"全人全责"居家照护服务指南

邓玉华　李言涛　主编

科学技术文献出版社
SCIENTIFIC AND TECHNICAL DOCUMENTATION PRESS
·北京·

图书在版编目（CIP）数据

"全人全责"居家照护服务指南 / 邓玉华，李言涛主编. —北京 ：科学技术文献出版社，2019.5

ISBN 978-7-5189-5316-5

Ⅰ．①全… Ⅱ．①邓… ②李… Ⅲ．①家庭—护理—指南 Ⅳ．① R473.2-62

中国版本图书馆 CIP 数据核字（2019）第 051376 号

"全人全责"居家照护服务指南

策划编辑：孙江莉	责任编辑：宋红梅　　责任校对：文　浩　　责任出版：张志平

出　版　者　科学技术文献出版社

地　　　址　北京市复兴路15号　邮编 100038

编　务　部　(010) 58882938，58882087（传真）

发　行　部　(010) 58882868，58882870（传真）

邮　购　部　(010) 58882873

官方网址　www.stdp.com.cn

发　行　者　科学技术文献出版社发行　全国各地新华书店经销

印　刷　者　北京时尚印佳彩色印刷有限公司

版　　　次　2019 年 5 月第 1 版　2019 年 5 月第 1 次印刷

开　　　本　787×1092　1/16

字　　　数　722千

印　　　张　32

书　　　号　ISBN 978-7-5189-5316-5

定　　　价　128.00元

编　委　会

序

FOREWORD ▶▶▶

　　读着这本《"全人全责"居家照护服务指南》的书稿，字里行间浸透着作者严谨细致的治学风格与智慧，凝结着作者以技术为民服务的情怀与担当。

　　作者在书中以简洁明了的方式，告诉读者在居家照护中如何用符合技术要求的方法照护好失能老人。这不仅使我肃然起敬，而且仿佛把我带回了10多年中与同事们共同探索长期护理保险中的一幕幕难以忘怀的瞬间……

　　众所周知，人口老龄化是全球面临的共同挑战之一。与先期进入老龄化的发达国家和地区相比，我国的老龄化人口不仅基数大、增速快，而且未富先老、带病进入老龄化及家庭小型化、空巢化的特点更加突出，并且独生子女家庭和失独家庭老人也已进入老龄化状态。认清这些基本国情，以此作为探索完善社保体系建设的出发点和落脚点至关重要。

　　从国际视野看，目前，全世界已有80多个国家和地区实施了各种方式的长期护理保险，虽然制度模式各有差异，但其成功的关键都离不开护理队伍的服务技术，而良好的服务技术是实现良好服务理念的最佳体现。

　　就大多数人和家庭而言，人人都会老，家家有老人。随着年龄增长，身体功能逐渐衰退，多种终身性慢病缠身且久治不愈，导致半失能或失能状态不可避免。

　　青岛市是全国进入人口老龄化较早的城市之一。随着半失能和失能老人的增多，许多失能老人靠常年住院维系生命，大部分失能和半失能老人，处于医院不能养、养老院不能医、居家照护难的困境，给个人和家庭造成经济、陪护和精神负担等沉重压力。再加上疗养式住院的增多，增加了医保基金的无效或低效率支出，加剧了有限医保基金的可持续性支付风险。由此，青岛市开始了"医护分开、医养结合、护有所保"的护理保险制度探索之路。

　　带着这些重负，我们一次次地到基层调研，向一线的养老护理员、护士长和院长们请教、商讨，征询他们的意见和建议。调研中，每当我们看到从事临终关怀的照护人员用亲情般的温暖和爱心悉心照护着一位位卧床不起、将要走向生命终点的失能失智老人时，他们的一言一行、一举一动都深深地感动着、震撼着我们的心灵。

正是这些拥有大爱情怀、默默无闻常年奉献在护理一线的照护人员和带头实干的院长们，给了我们探索、创制长期护理保险的信心、智慧和力量。为此，我们永远都不会忘记拼搏奉献在护理一线、为青岛市长期护理保险的建设和发展做出贡献的每一位工作人员！

在长期护理保险的探索历程中，我们深刻体会到，照护人员队伍技术服务能力的提升才是长期护理保险制度全面覆盖的真实标志。没有良好的护理技术支持，再好的政策与制度也只是束之高阁的花瓶，而护理技术培训又是护理队伍建设所不可或缺的重要基础。这正是《"全人全责"居家照护服务指南》一书对推进专兼结合的护理队伍能力建设的价值所在。

如果说从 2006 年实际探索历程的第一个标志性历史文件——《青岛市劳动和社会保障局关于将退休参保人员老年医疗护理纳入社区医疗保险管理的试点意见》（青劳社〔2006〕46 号）算起，到 2012 年 6 月青岛市人民政府办公厅转发了市人力资源和社会保障局等九部门《关于建立长期医疗护理保险制度的意见（试行）的通知》出台，正式启动青岛市长期护理保险制度时，我们经历了长达 7 年的分类试点实验，从最初的几家试点机构，再到几十家，逐步发展到目前的 700 多家定点护理服务机构，其中，约 90% 为民营。享受长期护理保险待遇的失能失智人员达 6 万多人，民营机构承担了98% 的服务量。

在民营社区护理机构的扶植培育中，最大的难题就是护理队伍技术服务能力培训这一短板。实践证明，仅靠各家"小作坊式"的内部培训难以达到统一优质的护理服务质量。启动青岛市长期护理保险制度后，由青岛市四方区爱心护理院谭美青院长主编的以"院护"为主的《爱心护理院医生工作手册》《爱心护理院护士工作手册》《爱心护理院护理员工作手册》才正式出版；2015 年，青岛市市南区人民医院医疗专护病房护士长汲芳等同志，又正式出版了以"专护"为主的《医疗专护病房工作手册》；而今天，我们有幸分享到了邓玉华和李言涛同志共同主编的以"家护"为主的《"全人全责"居家照护服务指南》，不仅填补了青岛市长期护理保险居家护理培训教材的空白，而且对于提升居家照护团队的技能，减少因培训缺位而导致的护理不足或护理过度等问题，确保居家护理服务质量具有重要意义。如果说居家照护培训是护理保险中的长跑工程，请坚信，历史总是比较喜欢助力长跑的，有时也助力中跑，但很少助力短跑。期待更多丰富多彩的培训作品奉献社会，奉献给用爱和尊严守护陪送失能老人走完生命最后一站的崇高职业者们。

随着国家护理保险制度建设的进程和现代信息技术的发展，建议再版时增加互联网、物联网、人工智能和区块链及辅助器具等科技成果应用的内容，并将残疾人护理纳入其中，细化分类护理服务技术门类，增加健康生活方式和慢病与失能防控的基础教育培训教材，促进各种门类照护技术培训的持续发展。特别是针对医疗护理资源可及性不足的广大农村地区，编写出更加通俗易懂、易学易会的居家和巡护指导教材。不仅为广大村医，而且为有阅读能力的失能人员亲属和义工、志愿者提供简易版普及读物，让大家照着学就会做，既能使需要照护的半失能和失能老人更多获益、更有尊严，又能普及传播健康生活方式，从源头上防控因病过早失能和致贫、返贫，助力推进健康中国建设。

实际上，许多农村地区医疗和护理服务的可及性和可获得性与城市比相差甚远，许多青壮年外出务工，家中留守老人一旦进入半失能或失能状态，生活处境更加艰难。因此，长期护理保险发展的重点和难点，特别是"家护"和"巡护"发展的主攻方向，应逐步向农村延伸，这是我国的基本国情和社保制度"保基本"的本质要求。当然，作为覆盖和服务全体社会成员的长期护理保险也要针对不同群体的个性化保障诉求、支付能力和支付愿望的差别，正确处理好政府与市场"两只手"，以及"保基本"与"超基本"的关系，厘清政府与市场责任边界和各自的功能与职责，按照权利与义务对等的原则充分发挥商业保险、养老企业和基层医疗机构，特别是民营服务主体开发"保基本"之外"超基本"的多层次、多样化、个性化服务增值产品，缓解不平衡、不充分的矛盾，支持长期护理事业与产业发展，实现合作共赢，共建共享的溢出效益。

我们相信，这本书的出版将为我国长期护理保险的地方试点、基层探索和顶层设计互动，提供可资参考的素材。期盼政府各有关部门、有关行业和社会各界关心支持探索长期护理保险建设的志士仁人，齐心协力为早日建成具有中国特色的长期护理保险制度，用中国的方案解决中国失能老人的照护问题而献计献策，共铸中华民族尊老、敬老、爱老的传统美德与人性光辉。

最后，请允许我以退休参保人的身份，真诚地向为本书的编写和出版付出辛勤劳动的各位专家学者和一线照护工作者表示衷心的感谢和崇高的敬意。

原青岛市社会保险事业局局长
耿成亮
2019 年 4 月 29 日

前　言
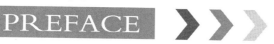

　　我国正面临着人口老龄化的严峻挑战，高龄化、慢病化、空巢化程度加剧，且老年人口基数大、未富先老、失能失智比例高等特点突出。随着家庭的小型化和功能的逐渐弱化，亲属对老年人特别是对功能障碍比较严重的老年人的照护能力日趋下降。推广居家照护服务技术，建立居家照护服务团队，有利于缓解"医院不能养老，家庭不能医疗"的困境，突出以照护服务为重点的居家养老将成为我国未来养老服务工作的核心。

　　青岛市是全国较早进入老龄化社会的城市之一，为应对人口老龄化挑战，于2012年7月在全国率先实施"专护""院护""家护""巡护"等服务模式的青岛市长期护理保险制度，荣获2015年中国地方政府创新"最佳实践奖"，2016年被列入全国长期护理保险试点城市后，通过学习日本、荷兰、美国、中国台湾等国家和地区的先进经验，对碎片化的服务与资源进行整合和升级改造，结合本地实际，倡导"以人为中心"的理念，于2018年4月出台了升级版的"全人全责"的新型照护模式。制约照护服务的瓶颈，仍然是照护资源严重不足，培训不到位，专业的长期照护人员匮乏。有些国家的长期照护人员需要通过国家职业资格考试，从业人员有着较高的专业水准，也是令人尊重的职业。我国对养老照护人员的培养仍处于发展初期，培养体系不够完善，培养质量相对偏低。居家照护不同于机构护理，照护服务工作需要在被照护人员家中进行，由于照护人员需要整日奔波劳累，导致人员变换快、流动性大；另外，知识水平参差不齐，是技术力量最为薄弱的领域。有的照护人员毕业后就直接从事居家照护工作，没有临床经验，独立工作时遇到棘手问题没有同事商量、讨论，严重者甚至贻误病情，导致被照护人员或家属不满或引发投诉，照护质量堪忧。因此，在今后相当长的时间里，注重培养一支数量足、素质高的居家照护服务团队是我国老年人照护工作中不可缺少的组成部分，也是将政府政策落实到位的重要环节。为了满足广大照护工作者的需求，使居家照护逐渐向标准化、规范化、精细化、人性化的服务体系推进，我们组织了一批具有丰富经验的一线专家、院校教师、居家服务管理人员与骨干等团队精英，精心编写了这本服务指南，旨在提高居家照护质量，缩短居家照护与机构护理的差距。

本书遵循青岛市"全人全责"的新型照护模式，着重考虑以社区机构为支撑，以居家照护服务为主线，以专业照护人员为主责，围绕"失能""失智"人员的需求，兼顾人的全面需要，考虑对被照护者的照护服务进行全方位的技术指导进行编撰。涵盖基本生活照料、常用护理技术、常见疾病护理、常见失智症的居家照护、居家常用基本康复训练技术与功能维护、居家照护基本礼仪和沟通技巧及居家照护中常见的风险防范等内容，同时还收录了政府政策文件集锦，插入了案例分析、护理文书书写示范、知识拓展、国外照护计划与照护方法借鉴等，是一本不可多得的居家照护服务专业性指导用书。本书不仅可作为护理服务机构专业人员较好的培训教材，也可作为居家照护人员的工具用书，亦可作为医护团队制订照护计划的指导用书，护理院校师生的教辅资料，家属和社会各界照护人员的参考用书。

在本书的编撰过程中，我们对政府文件用词和专业用语的差异进行了反复斟酌，对文件中的"失能""失智"描述，考虑到因专业书籍中很少应用，为了避免歧义，编写中，则根据编写章节内容的不同采用了"患者""服务对象""老人"等不同用语来替代。

本书编写完成后，我们特意邀请了原青岛市社会保险事业局局长耿成亮同志为本书作序。他饱含深情的回忆，怀着对青岛市创建长期护理保险制度实践探索中"老医保"团队的情结，寄托了对早日建成有中国特色的长期护理保险制度、用中国方案解决中国失能老人的照护问题的深切期盼，给我们编写组提出了很多宝贵的意见和建议，有待今后进一步探究与完善，待时机成熟或再版时将予以考虑加入相关内容。另外，书中照片由青岛万林健康产业集团及山东省烟台护士学校协助拍摄，在此表示诚挚的谢意！特别感谢张甜、杨茂林、杨棋惠、王若涵、孙鹏积极配合参与拍摄，感谢他们对老年事业做出的贡献！

由于编者水平有限，加上时间仓促，离广大读者的要求还有差距，敬请各位同仁斧正。

目 录

CONTENTS ▶▶▶

第一章　基本生活照料

老年患者因老化及各种疾病的侵袭而健康受损，因此，对老年患者的护理，不仅要重视疾病的护理，更要注重日常生活的照料。

第一节　基本照料

一、居家环境及清洁消毒

（一）居家环境

由于患者在居室内活动的时间较多，患者居室环境设置上应注意以方便、安全和舒适及尽可能地增加患者接触社会、接触自然的机会为原则。

1. **房屋的出入口与走廊**　出入口与走廊是患者身体经常变换姿势和方向的地方，应通过安装扶手、增添醒目的颜色标记、改造台阶、增加照明等相关措施，防止患者发生跌倒等意外。

2. **室内环境**　室内陈设应简单、明净、宽畅，便于患者活动。如使用轮椅，应注意在床前留出足够的供轮椅旋转和照护人员操作的空间。患者房间宜用温暖的色彩，家具、装饰物品宜少而精，够用，应选择沉稳、不易移动、无棱角家具，椅子座面高度在35~42 cm。室内适宜的温度为（22±4）℃，湿度40%±10%，室内最好有冷暖设备，采光适当，设有夜间照明装置。

3. **床单位**　床是患者休息睡眠的地方，对卧床老人更为重要。在床的选择上要注意软硬度适宜，以便保持身体均匀支撑。床不可过高，要便于上下，以40~45 cm为宜，必要时配床档。床旁配备床头柜、床头灯，便于老人卧床时使用。

4. **厕所与浴室**　厕所与浴室是患者使用频率较高的地方，最好邻近卧室或在卧室内，室内通风，室温适当、恒定，宜用带扶手坐式便器，高度45 cm左右，便器旁有扶手、摇铃等（图1-1），排便环境要隐蔽。浴盆安装应较低，浴盆旁边也应有扶手，浴盆内铺橡胶垫，以防滑倒。下

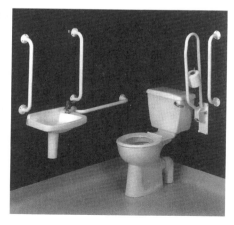

图1-1　有扶手便器

水道排水通畅，地面无积水并防滑。

（二）常用清洁剂的使用及常见污渍去除方法

1. 常用清洁剂及使用方法

（1）碱：用热水泡开后再加少量温水，一般用于清洗油腻较重的餐具。

（2）洗衣粉（洗衣液）：洗衣粉使用时最适宜用热水，但避免用过热的开水。一般用于清洗衣物、床上用物等生活用品。

（3）肥皂：一般用于洗手、衣物、抹布及小物件生活用品。

（4）去污粉：先将洗涤用物用水冲湿，再用湿抹布蘸去污粉，反复擦拭污物处，之后用清水冲净，再用干抹布擦干。

（5）洗涤剂：取少许加一定量清水，将洗涤用物浸泡其中，后再用清水冲净。一般用于蔬菜、瓜果、炊具、餐具等物品的洗涤。

2. 常见污渍去除方法

碘酊污渍用乙醇擦拭；甲紫污渍用乙醇或草酸溶液擦拭；陈旧血迹用过氧化氢溶液擦拭后，再用清水洗净；高锰酸钾污渍用维生素 C 溶液擦洗，或用 0.2%～0.5% 过氧乙酸溶液浸泡后，再用清水清洗；墨水用肥皂、清水搓洗，不能洗净时用稀盐酸或草酸溶液清洗，也可用氨水或过氧化氢溶液褪色；铁锈污渍浸入 1% 热草酸溶液中，再用清水洗净，也可用热醋酸浸泡。

（三）常用消毒方法

1. 煮沸消毒法 将物品放于水中，然后加热煮沸，从水沸后开始计时，经 5～10 min 达到消毒效果，这是一种简单、经济、应用广泛的消毒方法，适用于耐湿、耐高温的物品。

2. 日光暴晒法 将物品放在直射阳光下暴晒 6 h，定时翻动，使物品各面均能受到日光照射。由于日光具有热、干燥和紫外线的作用，有一定的杀菌力。常用于床垫、毛毯、衣服、书籍等物品的消毒。

3. 微波消毒灭菌法 将物品放于微波炉内，定时，使温度迅速上升，达到消毒灭菌的作用。常用于食物及餐具的处理和耐热非金属材料的消毒。

4. 化学消毒剂的使用方法

（1）浸泡法：将被消毒的物品洗净、擦干后浸没在消毒液内，按规定的浓度与时间进行浸泡。常用 1∶500 的 84 消毒液浸泡 10～30 min 消毒物品。

（2）擦拭法：用蘸有消毒液的抹布擦拭被污染物体的表面，如用 1∶500 的 84 消毒液擦拭物品表面。

（3）喷雾法：用喷雾器将化学消毒剂均匀地喷洒于空气中或物体表面达到消毒的目的，喷洒顺序宜先上后下，使物品表面全部湿润为度，如用 2% 的过氧乙酸喷洒密闭空间。

（4）熏蒸法：将消毒剂加热成气体进行消毒，如用食醋加热产生的气体进行空气消毒。

二、皮肤与衣着卫生

（一）皮肤的保护与清洁

老年患者皮肤保存水分的能力减弱，汗腺、皮脂腺分泌减少，皮肤易干燥脱屑，对外界各种刺激的耐受性及损伤后的愈合能力均下降。因此，应注意对皮肤的保护，避免各种不良刺激对皮肤的损伤。

在日常生活中要注意保持皮肤清洁，特别是皱褶部位，如腋下、肛门、外阴等处的皮肤，沐浴可清除污垢、保持毛孔通畅，利于预防皮肤疾病。建议冬季每周沐浴 1 次，夏季则可每天温水洗浴。凡能活动、自行洗澡者可用盆浴或淋浴，或采用洗澡椅（图 1-2），但应协助老人做好准备，嘱老人注意安全，勿反锁浴室门，避免空腹或饱餐后洗澡，年老体弱者必须有人协助。对卧床患者，照护人员要帮助其擦浴。合适的水温可促进皮肤的血液循环、改善新陈代谢、延缓老化过程。但同时亦要注意避免烫伤和着凉，建议沐浴时的室温调节在 24~26 ℃，水温则以 40 ℃左右为宜；沐浴时间以 10~15 min 为宜，时间过长易发生胸闷、晕厥等意外；洗浴时应注意避免碱性肥皂的刺激，宜选择弱酸性的硼酸皂、羊脂香皂，以保持皮肤 pH 在 5.5 左右；沐浴用的毛巾应柔软，洗时轻擦，以防损伤角质层。老人的足部也要注意清洁，定期修剪趾（指）甲及脚垫，视力欠佳者可用带放大镜的指甲剪（图 1-3）。也可预防性地在晚间热水泡脚后用磨石板去除过厚的角化层，再涂护脚霜，避免足部的皲裂。已有手足皲裂的老年患者可在晚间沐浴后或热水泡手足后，涂上护手护脚霜，再戴上棉质手套、袜子，穿戴一晚或一两个小时，可有效改善皲裂状况。

老年患者发质较脆弱、稀松且易脱落，做好头发的清洁和保养，可减少脱落、焕发活力。应定期洗头，干性头发每周清洗 1 次，油性头发每周清洗 2 次。对卧床不起的老人应帮助其在床上洗发，可使用充气式洗头盆（图 1-4），洗完后将头发擦干，并梳好。

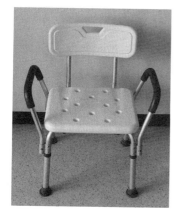

图 1-2　洗澡椅

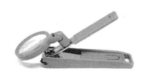

图 1-3　带放大镜的指甲剪

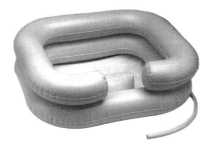

图 1-4　充气式洗头盆

（二）衣着卫生

服装的选择，首先必须考虑实用性，即是否有利于人体的健康及穿脱方便。衣服的质地应较为松软、轻便，以便全身气血流畅，内衣宜用柔软、吸水性强、透气性良好、不刺激皮肤、可调节体温且耐洗的棉织品；外衣随季节不同而各取所宜，如麻织品、丝织品宜做夏衣，毛织品散热低，宜做冬衣。服装的色彩要注意选择柔和、不褪色、容易观察是否干净的色调。服装款式的选择还应考虑安全舒适及时尚，适合患者的个性特征及社会活动需求。一般要求较为宽松，方便穿脱、不妨碍活动及便于变换体位并保证安全。即使是自理能力缺陷的也要尽量鼓励与指导患者参与服装的穿脱过程，以最大限度地保持和发挥其残存功能。因此，服装的设计上要注意适合患者的特点，例如，上衣的拉链上应留有指环，便于拉动；衣服纽扣宜大些，方便系扣；尽量选择前开门式上装，裤子最好采用松紧带，便于穿脱。

帽子可起到保暖及防暑作用，冬季宜戴毛织帽以防体温从头部向外扩散。患者血液循环较差，下肢特别是脚易感寒冷，鞋子一定要合脚，并避免受寒和潮湿，以防寒从脚入。

第二节　饮食照料

一、营养与饮食

（一）营养需求

由于老年患者器官老化，功能衰退，对各种营养素的需要与其他人群有所不同，即数量由多变少，质量由低变高。因此，饮食中所含的营养素应做到种类齐全，数量适宜，比例适当，达到平衡，这就是平衡膳食。

1. 热能　一般情况下患者的热能摄取量为（2000~2400）kcal/d。由于户外活动及运动量减少，脂肪组织增多，基础代谢降低，热能消耗减少，有人统计60岁以后每10年热量需要量减少10%，所以应避免摄入热量过多而导致机体肥胖，诱发疾病。热能的来源主要是食物中的脂肪、糖类和蛋白质，应控制产热多的食物摄入量，以能够维持标准体重。

2. 糖类　由于老年患者对糖的耐受能力减退，胰岛素对血糖的调节作用减弱，故糖类的供应量应根据老人的具体情况做适当调整，一般糖类供给能量应占总热能的55%~60%。摄入的糖类以多糖为好，如谷类、薯类含较丰富的淀粉，在摄入多糖的同时，还可提供维生素、膳食纤维等其他营养素。而过多摄入单、双糖（主要是蔗糖，如砂糖、红糖等）能诱发龋齿、心血管疾病与糖尿病。

3. 蛋白质　老年人的体内代谢过程以分解代谢为主，需要较为丰富的蛋白质来补充组织蛋白的消耗，但由于其体内的胃、胰蛋白酶分泌减少，过多的蛋白质可加重消化系统和肾脏的负担，因此，每天的蛋白质摄入量应为1~1.5 g/kg，占总热量的20%。且供给的优质蛋白应占摄取蛋白质总量的 50% 以上，如奶类、鱼类、瘦肉、大豆及其制品等。

4. 脂肪　老年人胆汁酸的分泌减少，脂酶活性降低，对脂肪的消化和利用缓慢，且体内脂肪组织随年龄增加而逐渐增加，因此膳食中过多的脂肪不利于心血管系统、消化系统。但是，适量的脂肪有助于菜肴的调味和帮助一些脂溶性维生素的吸收。总的原则是：脂肪供给能量不超过总热量的 20% ~ 25%，并应尽量选用含不饱和脂肪酸较多的植物油，而减少膳食中饱和脂肪酸和胆固醇的摄入，例如，多吃一些花生油、豆油、菜油、玉米油等，尽量避免猪油、肥肉、酥油等动物性脂肪。

5. 矿物质　矿物质主要包括钙、铁、钠、钾等。食盐摄入量应为 6 ~ 8 g/d，患高血压、冠心病的人员应在 5 g/d 以下，钙与铁的消化吸收能力下降，容易患骨质疏松症、缺铁性贫血等疾病，应加强食物中钙与铁的供应，含钙高的食物有乳类、海产品、蛋黄、豆腐等，含铁高的食物有黑木耳、海带、动物血等。

6. 维生素　维生素在维持身体健康、调节生理功能、延缓衰老过程中起着极其重要的作用。富含维生素 A、维生素 B_1、维生素 B_2、维生素 C 的饮食，可增强机体的抵抗力，特别是 B 族维生素能增加人的食欲。蔬菜和水果可增加维生素的摄入，且有较好的通便功能。老年患者消化吸收功能减退，咀嚼能力下降，为适应此变化，食物在制作过程中就难免过软、过烂、过细，上述因素均会造成维生素的损失，因此，要特别注意补充。

7. 膳食纤维　膳食纤维是高分子糖类，不能被人体的消化酶消化，但能被细菌所含的纤维素酶分解为多糖类物质，主要存在于谷、薯、豆、蔬果类等食物中。这些虽然不被人体所吸收，但在帮助通便、吸附由细菌分解胆酸等而生成的致癌物质、促进胆固醇代谢、防止心血管疾病、降低餐后血糖和防止热能摄入过多方面起着重要的作用。因此，每日摄入一定量的粗粮、新鲜蔬菜及水果，不仅有利于消化和肠蠕动，避免便秘，而且可以预防结肠癌和降低血清胆固醇。

8. 水　水是人体的重要组成成分，占体重的 50% ~ 60%。随着年龄的增长，人体含水量逐渐减少，70 岁时约比 25 岁时减少 30%。缺水可引起口渴、皮肤干燥、尿少、大便干结、血液黏稠、消化液分泌减少等，严重时还可发生电解质失衡、脱水、循环障碍而危及生命；但过多饮水也会增加心、肾功能的负担，因此，老年患者每日饮水量（除去饮食中的水）一般以 1500 mL 左右为宜，分次缓慢饮用，避免一次大量饮水。饮食中可适当增加汤羹类食品，既能补充营养，又可补充相应的水分。

（二）饮食原则

1. 食物的选择　食物的选择种类要多样化，营养丰富，注意"四个搭配"，即荤素搭配，以素为主；粗细搭配，多吃粗粮；干稀搭配，混合食用；生熟搭配，适量生食。摄取食物做到"三高、一低、四少"，即高蛋白质、高维生素、高纤维素，低脂肪，少盐、少油、少糖、少辛辣调味品。

2. 饮食应易于消化吸收　由于消化功能减弱，咀嚼能力也因为牙齿松动或脱落而受到一定的影响，因此，食物加工要做到细、软、松，既给牙齿咀嚼的机会，又便于消化，少吃油炸、油腻、过黏的食品。

3. 食物温度适宜　　人的口腔和食管的温度为 36.5~37.2 ℃，其耐受温度为 50~60 ℃，最适宜的进食温度是 10~50 ℃。消化道对食物的温度较为敏感，饮食宜温偏热，但不宜过烫，以免损伤口腔食管壁的黏膜引起炎症甚至引发癌变。两餐之间可加用热饮料，以解除疲劳，增加温暖。

4. 良好的饮食习惯　　根据患者的生理特点，少量多餐、定时定量的饮食习惯较为适合，要避免暴饮暴食或过饥过饱，膳食内容的改变也不宜过快，要照顾到个人爱好。由于肝脏中储存肝糖原的能力较差，对低血糖的耐受能力不强，容易饥饿，所以在两餐之间可适当增加点心。水果宜在餐前 1~3 h 或餐后 1 h 食用，晚餐不宜过饱，因为夜间的热能消耗较少，如果多吃了富含热能而又较难消化的蛋白质和脂肪会影响睡眠。

二、饮食照料

1. 相关知识

由于患者代谢、生理功能及饮食习惯的改变，影响到他们对营养物质的摄取，从而影响其健康。故合理饮食有助于维持其机体功能，是维护健康、预防疾病和延缓衰老的一个重要条件。

噎食是指进食时，食物误入气管或卡在食管第一狭窄处压迫呼吸道，引起严重呼吸困难，甚至窒息，是老年人猝死的常见原因之一。

【目的】

（1）维持机体各种生理功能。

（2）预防疾病及促进疾病康复。

（3）促进组织修复，提高机体免疫力。

【适应证】

不能下床和吞咽困难者、自主进食困难者。

2. 操作程序

【评估】

（1）老人自理能力、吞咽功能，是否需要协助。

（2）是否需要佩戴义齿。

（3）是否需要服用餐前药物。

【用物】

根据病情准备好轮椅、义齿、食物、饮用水、餐具等物品。

【实施】

协助进食、进水技术规范见表 1-1。

表 1－1　协助进食、进水技术规范

操作流程	操作说明
准备工作	·环境：清洁、整齐、空气新鲜、气氛轻松愉快 ·患者准备：询问进食前是否需要排便，协助洗手。系上围裙，协助戴义齿，协助服用餐前口服药。根据自理情况采取适宜体位 ·照护人员：着装整洁，修剪指甲，洗手，戴口罩，备齐用物
协助进食、进水	·根据需要准备轮椅或床上支具，茶杯或小水壶盛装 1/2～2/3 的温水，准备吸管、汤匙及小毛巾 ·鼓励患者自行进餐，照护人员将食物、餐具等放在患者易取放的位置，给予必要的帮助，协助进食 ·能自己饮水的患者手持水杯或借助吸管饮水，叮嘱患者饮水时身体坐直或前倾，小口饮用，出现呛咳，应稍事休息再饮用 ·不能自行饮水的使用汤匙喂水，水为汤匙的 1/2～2/3 为宜，见患者咽下后，再喂下一口
整理记录	·小毛巾协助老人擦干口角水痕；整理用物，分类放置 ·叮嘱患者保持体位 30 min 后躺下休息 ·洗手、记录
评价反馈	·协助喂食程序正确，动作熟练 ·患者满意度高，护患沟通好，态度和蔼，自然大方
异常处理	·不能进餐的由照护人员喂食。对长期卧床的要根据其病情采取相应的措施，如帮助其坐在床上（图 1－5）并使用特制的餐具进餐；根据患者的进食习惯、进食的次序与方法等耐心喂食，每次喂食适量（食物约为汤勺量的 1/3）、速度适中，温度适宜，以便咀嚼和吞咽。饭和菜、固体和液体食物应轮流喂食 ·对双目失明或双眼被遮盖的患者，除遵守上述喂食要求外，还应在喂食前告知食物名称以增加兴趣，促进消化液分泌。如患者要求自己进食，可设置"时钟形"平面图放置食物

3. 重点难点

（1）根据患者自理能力，选择适宜的进餐方式。

（2）进餐、饮水的速度不宜过快，防止呛咳。

4. 注意事项

（1）食物温度适宜，开水晾温，防止发生烫伤。

（2）喂食或进食过程中说话、看电视、速度过快等容易发生呛噎。所以患者进食时应选择合适的体位，

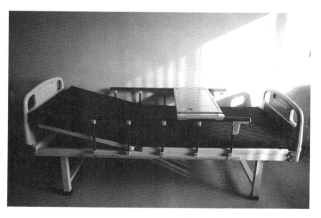

图 1－5　便于进餐的摇床

尽可能采取坐位或者半卧位。进食时要集中注意力，不宜说话或者看电视。

（3）进餐和饮水后不宜立即平卧，减少或避免长久增加腹压的动作和姿势，包括过度弯腰、穿紧身衣裤、腰带扎得过紧等，防止食物反流。

（4）对于咀嚼或吞咽困难的患者，可将食物打成糊状，再协助进食。

（5）对不能自理的患者每日分次定时喂水。

（6）发生呛咳、噎食现象时就地抢救，立即用手抠出口内积存食物，对意识清楚的患者，可鼓励其咳嗽或吐出食物；当发现患者阻塞物为易碎的食物如馒头、面包等，抠出的同时可将患者倒转，用手叩击其背，使食物咳出。必要时拨打120，及时前往医院就医。

第三节　排泄照料

一、帮助患者如厕

1. 相关知识

排泄是机体将新陈代谢所产生的废物排出体外的生理活动过程，是人体的基本生理需要之一，也是维持生命的必要条件之一。

【目的】

协助患者安全如厕。

【适应证】

适应于意识清醒、病情较轻、有一定自理能力的患者。

2. 操作程序

【评估】

患者病情、意识、自理能力、配合程度、如厕环境等。

【用物】

轮椅、坐便椅、卫生纸等，必要时在床旁备坐便椅。

【实施】

帮助患者如厕护理技术规范见表1-2。

表1-2　帮助患者如厕护理技术规范

操作流程	操作说明
准备工作	·环境：室温适宜，酌情关闭门窗，必要时遮挡 ·患者、家属：了解如厕的方法、注意事项及配合要点 ·照护人员：着装整洁，备齐用物

续表

操作流程	操作说明
协助如厕	·照护人员使用轮椅推行或搀扶患者进入卫生间，协助其转身面对照护人员，双手扶住坐便器旁的扶手 ·照护人员一手搂抱患者腋下（或腰部），另一手协助脱下裤子 ·双手环抱其腋下，协助缓慢坐于坐便器上，双手扶稳扶手进行排便 ·患者便后自己擦净肛门或身体前倾由照护人员协助用手纸擦净肛门 ·患者自己借助卫生间扶手支撑身体起身，协助穿好裤子 ·按压坐便器冲水按钮冲水 ·能采取坐位但行走不便的患者，照护人员可协助其在床旁使用坐便椅排便，方法同上
整理记录	·照护人员使用轮椅推行或搀扶患者回房间休息，卫生间开窗通风或开启抽风设备清除异味，之后将其关闭 ·协助患者使用坐便椅排便后，倾倒污物，清洗消毒便盆，晾干备用 ·洗手，记录
评价反馈	·患者安全如厕，护患沟通好，态度和蔼，自然大方
异常处理	·能采取坐位但行走不便的患者，照护人员可协助其在床旁使用坐便椅排便（图1-6），方法同上 ·不能下床的患者可在照护人员协助下在床上使用便盆

3. 重点难点

（1）排便过程中注意观察患者的面色、脉搏、呼吸，注意保暖。

（2）排便时避免过度用力。

4. 注意事项

（1）房间靠近卫生间，方便如厕。

（2）卫生间设有坐便器并安装扶手，方便坐下和站起。

（3）卫生用品放在患者伸手可以取用的位置。

（4）保持卫生间地面整洁，无水渍，以免滑倒。

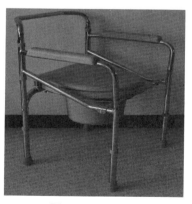

图1-6　坐便椅

二、帮助卧床患者使用便盆及尿壶排泄

1. 相关知识

【目的】

为卧床的患者提供便器，满足其基本需求。

【适应证】

意识清醒、卧床、自理能力差、体弱的患者。

2. 操作程序

【评估】

患者病情、意识、自理能力、配合程度、如厕环境等。

【用物】

便盆、便壶（男或女）、一次性护理垫、卫生纸，必要时备温水、水盆、毛巾。

【实施】

帮助卧床患者使用便盆和尿壶护理技术规范见表1-3和表1-4。

表1-3　帮助卧床患者使用便盆护理技术规范

操作流程	操作说明
准备工作	·环境：室温适宜，酌情关闭门窗，必要时遮挡 ·患者、家属：了解使用便盆的方法、注意事项及配合要点 ·照护人员：着装整洁，修剪指甲，洗手，戴口罩，备齐用物
放置便盆	·仰卧位旋转便盆法：照护人员协助患者取仰卧位，掀开下身盖被折向远侧，协助其脱下裤子至膝部。叮嘱其配合屈膝抬高臀部，同时一手托起患者的臀部，另一手将一次性护理垫垫于患者的臀部，并将便盆放置于其臀下（便盆窄口朝向足部）。为防止其排尿溅湿盖被，可在会阴上部覆盖一张一次性护理垫，为其盖好盖被 ·侧卧位旋转便盆法：照护人员将患者裤子脱至膝部，双手扶住其肩部及髋部翻转身体，使其面向自己呈侧卧位，掀开下身盖被折向自己一侧，暴露臀部，将一次性护理垫垫于腰及臀下，再将便盆扣于臀部（便盆窄口朝向足部），协助患者恢复平卧位，在会阴上覆盖一张一次性护理垫，为其盖好盖被
撤去便盆	·排便后，照护人员一手扶稳便盆一侧，另一手协助患者侧卧，取出便盆放于地上 ·取卫生纸为其擦净肛门，必要时用温水清洗肛门及会阴部并擦干 ·撤去一次性护理垫
整理记录	·协助患者使其卧位舒适，穿好裤子，整理床单位，必要时协助洗手 ·开窗通风，观察、倾倒粪便，冲洗消毒便盆，晾干备用 ·洗手，记录
评价反馈	·患者安全排便，护患沟通好，态度和蔼，自然大方
异常处理	·如患者排便困难，可采用屏风遮挡、抬高卧位、环形按摩、使用简易通便器等方法协助排便

表1-4　帮助卧床患者使用尿壶护理技术规范

操作流程	操作说明
准备工作	·环境：室温适宜，酌情关闭门窗，必要时遮挡 ·患者、家属：了解使用尿壶的方法、注意事项及配合要点 ·照护人员：着装整洁，修剪指甲，洗手，戴口罩，备齐用物

续表

操作流程	操作说明
放置尿壶	·照护人员协助患者取仰卧位，掀开下身盖被折向远侧，协助其脱下裤子至膝部 ·叮嘱患者配合，屈膝抬高臀部，同时一手托起臀部，另一手将一次性护理垫垫于臀部下 ·叮嘱患者屈膝，双腿呈八字分开，照护人员手持尿壶（图1-7），将开口边缘贴紧会阴部，盖好盖被 ·排尿后，照护人员撤下尿壶 ·用卫生纸擦干患者会阴部，必要时，照护人员为其清洗或擦拭会阴部 ·撤去一次性护理垫
整理记录	·协助患者穿好裤子，整理床单位，必要时协助洗手 ·开窗通风，观察、倾倒尿液，冲洗尿壶，晾干备用 ·洗手，记录
评价反馈	·患者排尿通畅，护患配合度高
异常处理	·如发现患者因自行排尿困难而有意识采取限水行为，应及时进行健康宣教，讲清多饮水有利于冲洗尿道，可减少尿路感染的发生

3. 重点难点

（1）检查便器表面有无破损、裂痕等。

（2）注意保暖，保护患者隐私。

（3）便后观察排泄物性状及骶尾部位的皮肤，如有异常及时处理。

（4）保持床单位清洁、干燥。

（5）心梗或心衰患者强调排便时不可用力。

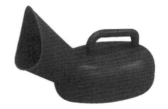

图1-7　尿壶

4. 注意事项

（1）使用便盆前检查便盆是否洁净完好，协助排便，避免长时间暴露患者身体，导致其受凉。便盆及时倾倒并清洗消毒，避免污渍附着，为患者旋转便盆时不可硬塞，以免损伤其皮肤。

（2）女性患者使用尿壶时，应注意确定贴紧会阴部，以免漏尿打湿床单位。接尿时避免长时间暴露患者身体，导致其受凉，尿壶及时倾倒并清洗消毒，减少异味及尿渍附着。

三、为患者更换尿垫、纸尿裤

1. 相关知识

【目的】

为尿失禁的患者保持清洁舒适。

【适应证】

（1）尿垫适用于完全卧床，或伴有痴呆、意识不清及尿失禁的患者。

（2）成人纸尿裤适用于能够行走、坐轮椅、卧床躁动不安，伴有尿失禁、尿滴沥的患者。

2. 操作程序

【评估】

患者病情、意识、自理能力、配合程度、环境等。

【用物】

一次性尿垫（图1-8）（或尿布）、纸尿裤（图1-9）、水盆、温热毛巾。

【实施】

为患者更换尿垫（尿布）、纸尿裤护理技术规范见表1-5。

表1-5 为患者更换尿垫（尿布）、纸尿裤护理技术规范

操作流程	操作说明
准备工作	·环境：室温适宜，酌情关闭门窗，必要时遮挡 ·患者、家属：了解更换尿垫（尿布、纸尿裤）的方法、注意事项及配合要点 ·照护人员：着装整洁，修剪指甲，洗手，戴口罩，备齐用物
更换尿垫	·照护人员将水盆、毛巾放在床旁座椅上 ·掀开患者下身盖被，双手分别扶住其肩部、髋部翻转身体呈侧卧位，将身下污染的一次性尿垫（尿布）向侧卧方向折叠，取温湿毛巾擦拭会阴部；观察其会阴部及臀部皮肤情况 ·将清洁的一次性尿垫（尿布）一半平铺，一半卷起，翻转身体呈平卧位，撤下污染的一次性尿垫（尿布）放入专用污物桶 ·整理拉平清洁的一次性尿垫（尿布）
更换纸尿裤	·照护人员将水盆、毛巾放在床旁座椅上 ·掀开患者下身盖被，协助其取平卧位，解开纸尿裤粘扣，将前片从两腿间后撤 ·双手分别扶住其肩部、髋部翻转身体呈侧卧位，将污染的纸尿裤内面对折于臀下，取温湿毛巾擦拭会阴部，观察会阴部及臀部皮肤情况。将清洁纸尿裤前后对折的两片（紧贴皮肤面朝内）平铺于臀下，向下展开上片 ·协助患者翻转身体至平卧位，从一侧撤下污染的纸尿裤放入污物桶，并拉平身下清洁的纸尿裤，从两腿间向上兜起纸尿裤前片，整理纸尿裤大腿内侧边缘至服帖，将前片两翼向两侧拉紧，后片粘片粘贴于纸尿裤前片粘贴区
整理记录	·整理床单位，盖好盖被，开窗通风 ·清洗毛巾，刷洗水盆。尿布需要集中清洗消毒晾干备用 ·洗手，记录

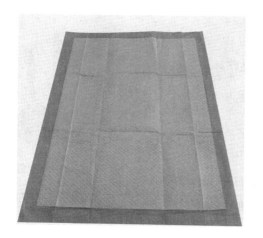

图 1 - 8　一次性尿垫

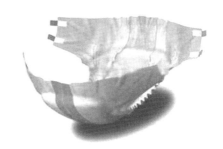

图 1 - 9　纸尿裤

3. 重点难点

（1）观察生命体征，观察小便的颜色、性质、量并记录。

（2）保持皮肤的清洁干燥，便后使用温水擦拭或清洗会阴部，减少尿液对局部皮肤的刺激，勤换衣裤、床单，防止皮肤受损。

（3）鼓励其多饮水能够促进排尿反射，预防泌尿系统感染。

（4）进行膀胱功能训练，定时使用便器，建立规则的排尿习惯，促进排尿功能的恢复。初始白天每隔 1 ~ 2 h 使用便器一次，夜间每隔 4 h 使用便器一次。以后逐渐延长间隔时间，以促进排尿功能恢复。使用便器时，可用手按压膀胱，协助排尿。

（5）做好心理护理，帮助患者树立重新控制排尿的信心，积极配合治疗和护理。

4. 注意事项

（1）定时查看尿垫浸湿情况，根据尿垫吸收锁水的能力进行更换，防止发生尿布疹及压疮。

（2）更换一次性尿垫（尿布）时，动作轻快稳，避免受凉。

（3）为患者更换一次性尿垫（尿布）时，应使用温热毛巾擦拭或清洗会阴部，减轻异味，保持局部清洁干燥。

（4）更换纸尿裤时，将纸尿裤大腿内、外侧边缘展平，防止侧漏。

（5）根据患者胖瘦情况选择适宜尺寸的纸尿裤。

四、使用开塞露辅助患者排便

1. 相关知识

【目的】

协助便秘患者排便。

【适应证】

用于老年体弱的便秘者。

2. 操作程序

【评估】

患者病情、意识、自理能力、配合程度、操作环境等。

【用物】

开塞露（图1-10）、剪刀、卫生纸、便盆、一次性尿垫。

【实施】

开塞露辅助患者排便护理技术规范见表1-6。

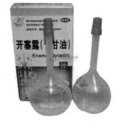

图1-10　开塞露

表1-6　开塞露辅助患者排便护理技术规范

操作流程	操作说明
准备工作	·环境：室温适宜，酌情关闭门窗，必要时遮挡 ·患者、家属：了解使用开塞露的目的、方法、注意事项及配合要点，体位舒适，愿意配合 ·照护人员：着装整洁，修剪指甲，洗手，戴口罩，备齐用物
摆放体位	·照护人员协助患者将裤子脱至膝部，取左侧卧位，臀部靠近床边，臀下垫一次性尿垫
注入药液	·照护人员拧开开塞露的盖帽，左手分开其臀部，右手持开塞露塑料壳球部，挤出少量药液润滑开塞露前端及肛门口，再将开塞露细管部分沿直肠壁插入肛门内，叮嘱患者深吸气，用力挤压开塞露塑料壳球部，将药液全部挤入肛门内，退出开塞露细管，同时左手取用卫生纸按压肛门5 min ·叮嘱其保持体位10 min后再行排便 ·10 min后照护人员协助排便
整理记录	·清理用物，分类放置，整理床单位 ·洗手，记录
评价反馈	·患者排便通畅，使用开塞露方法正确
异常处理	·应教会患者开塞露的使用方法，并在患者主诉有便意时鼓励其深呼吸、提肛（收紧肛门）来延缓排便

3. 重点难点

（1）开塞露应在患者有大便的感觉时使用，轻度便秘者用过开塞露之后保留5～10 min就会起效；便秘较严重者，应保留时间更长一些，但一般不会超过30 min。

（2）需根据患者的具体情况确定使用开塞露的时间。

4. 注意事项

（1）使用开塞露前，检查开塞露前端是否圆润光滑，以免损伤肛门周围组织。

（2）患有痔疮的患者使用开塞露时，操作应轻缓并充分润滑。

（3）对本品过敏者禁用，过敏体质者慎用。

（4）开塞露不可长期使用，以免耐受而失去作用。

五、协助患者呕吐时变换体位

1. 相关知识

【目的】

（1）防止患者呕吐时发生呛咳、误吸。

（2）促进呕吐物的排出，减少并发症的发生。

（3）有利于疾病的观察、处理。

【适应证】

年老体弱者、自理能力较差者。

2. 操作程序

【评估】

患者病情、意识、自理能力、配合程度、操作环境等。

【用物】

水杯及漱口水、毛巾、痰盂、一次性护理垫，必要时备吸管。

【实施】

协助患者呕吐时变换体位护理技术规范见表 1-7。

表 1-7　协助患者呕吐时变换体位护理技术规范

操作流程	操作说明
准备工作	·环境：室温适宜，酌情关闭门窗，必要时遮挡 ·患者、家属：了解变换体位的方法、注意事项及配合要点 ·照护人员：着装整洁，修剪指甲，洗手，戴口罩，备齐用物
沟通	·得知患者发生呕吐，照护人员立即来到其身边，用关怀的语气安慰其不要紧张 ·将痰盂置于患者面前地上盛接呕吐物，同时协助不能自理的患者变换体位
摆放体位	·既往身体状况良好、能自理的患者，叮嘱其取坐位，身体稍前倾，双手扶稳椅背或桌子、床沿等支撑物，照护人员在旁边看护 ·呕吐症状轻者，照护人员协助其取半卧位，头偏向一侧，口角边垫小毛巾 ·体弱、病重者，照护人员协助取侧卧位或仰卧位，头偏向一侧，口角边垫小毛巾
及时漱口	·患者呕吐停止后，照护人员立即取水杯协助其漱口 ·用毛巾擦净口角水痕，不能自己漱口的患者应对其进行口腔擦拭
整理记录	·撤去小毛巾，整理床单位 ·及时清理患者呕吐物，必要时遵嘱留取（呕吐物）标本 ·洗净双手，对其呕吐情况进行记录 ·记录内容包括呕吐时间、呕吐物的性质、量及颜色等
评价反馈	·协助患者及时清理，患者感觉舒适 ·体现人文关怀，有爱心
异常处理	·如有被服污染及时更换，开窗通风，避免加重呕吐，增强舒适感

3. 重点难点

（1）协助患者取坐位或半卧位，头偏向一侧，预防并发症的发生。

（2）密切观察其呕吐的方式、呕吐物的性状、量、色、气味等，并及时联系医生。

（3）协助呕吐后意识清楚能配合的患者用温开水或生理盐水漱口，应为不能自理的患者做好口腔护理，清除残留在其口腔内的呕吐物及异味。

（4）患者呕吐停止后，应给予少量、清淡、易消化的食物。严重呕吐者，可暂时禁食，前往医院就诊。

4. 注意事项

（1）发现呕吐物颜色呈红色、黄绿色、咖啡色等，应保留呕吐物，及时联系医生。

（2）患者呕吐时照护人员应协助其变换体位，避免动作过大，造成身体伤害。

（3）患者呕吐后，及时协助其漱口，消除口腔异味。

第四节　睡眠休息照料

一、休息照料

1. 相关知识

休息对维持人体健康非常重要，有效的休息不仅可以使身体放松，恢复精力和体力，还可以减轻心理压力，使人感到轻松愉快。休息不足会导致人体出现一系列躯体和精神反应，如疲乏、困倦、注意力分散，甚至出现紧张、焦虑、急躁、易怒等情绪体验，严重时造成机体免疫力下降，导致身心疾病的出现。

【目的】

（1）营造适宜的睡眠环境，改善患者睡眠。

（2）减轻或消除疲劳，缓解精神紧张和压力。

（3）维持机体生理调节的规律性，促进机体正常的生长发育。

（4）促进蛋白质的合成及组织修复，减少能量的消耗。

【适应证】

（1）存在睡眠障碍、睡眠呼吸暂停、睡眠习惯不良等问题的患者。

（2）生理疲惫、精神疲乏、有疾病的患者。

2. 操作程序

【评估】

（1）评估影响患者睡眠的因素，包括室内环境、晚餐时间及食品、大小便等。

（2）引起患者生理不适的原因，包括疼痛、恶心、呕吐、咳嗽、饥饿、口渴、姿势与体位、个人卫生、物理环境等方面。

（3）影响患者休息的心理原因。

（4）患者的睡眠情况。

【用物】

水盆、热水、毛巾、枕头、棉垫、呼吸器、便器、药物等。

【实施】

协助患者睡眠休息技术规范见表 1 – 8。

表 1 – 8 协助患者睡眠休息技术规范

操作流程	操作说明
准备工作	·环境：室内温湿度适宜，酌情关闭门窗，空气清新、光线适宜、无噪声 ·患者、家属：了解睡眠休息的意义，心情愉快、精神放松，完成个人清洁卫生，排尿、排便 ·照护人员：着装整洁，修剪指甲，洗手，戴口罩，备齐用物
沟通交流	·照护人员轻敲房门后进入房间，告知患者准备熄灯休息。询问其房间温湿度是否合适，有无需要帮助的地方
协助睡眠	·照护人员协助关闭窗户，闭合窗帘 ·调节室内空调或暖气开关，调节温湿度 ·检查其床铺有无渣屑，按压床铺硬度，展开被褥平整铺床，被褥松软适中。整理枕头至蓬松，高度随者习惯适当调整 ·去除身体刺激源，控制疼痛，按医嘱用药 ·协助其上床就寝，盖好盖被。询问是否还有需求，及时满足 ·保持适当的体位或姿势 ·减少紧张焦虑，保持心情舒畅 ·调节光线，开启地灯，关闭大灯 ·满足最低限度的睡眠时限，每日最少 6 h
整理物品	·整理用物，床铺平整、整洁、美观、舒适 ·洗手
评价反馈	·协助患者入睡，维持安静环境 ·巡视及时，患者无异常
异常处理	·如患者入睡困难，可对症处理

3. 重点难点

（1）主动询问其入睡前生活习惯及有无特殊嗜好；随时观察患者病情变化和入睡情况。

（2）动作轻稳，减少疲劳；根据患者情况，在身体受压部位垫海绵垫等。

（3）枕头不宜太高或太低，软硬度适中。

4. 注意事项

（1）患者入睡前，卧室适当通风换气，避免空气混浊或异味影响睡眠。

（2）居室环境的安排、布置、工作程序都要以患者为中心，充分考虑舒适性与方便性，以协助他们得到良好的休息。

（3）在协助休息时，照护人员应帮助患者调整姿势和体位，减轻或消除各种原因造成的不适。

（4）促进患者心理的放松，照护人员可以从引起他们焦虑和紧张的因素入手，调动患者家庭和社会支持系统，建立良好的护患关系，及时调节不良情绪，保持健康的心理状态。

二、晨间照料

1. 相关知识

晨间护理是基础护理的重要工作内容，一般于晨间诊疗工作前完成，以促进患者身心舒适，预防并发症。对于能离床活动、病情较轻的患者，应鼓励其自行完成以增强疾病康复的信心；对于病情较重、不能离床活动的患者，照护人员应予以协助完成。

【目的】

（1）促进患者清洁、舒适，预防压疮、肺炎等并发症的发生。

（2）观察和了解病情，为诊断、治疗及调整护理计划提供依据。

（3）进行心理和卫生指导，满足其心理需求，促进护患沟通。

（4）保持床铺整洁、美观。

【适应证】

危重、昏迷、瘫痪、高热、大手术后、年老体弱者。

2. 操作程序

【评估】

患者意识状态、病情、皮肤状况、自理能力和合作程度。

【用物】

口腔护理盘、毛巾1大2小、床刷、棉签、手电筒、梳子、指甲刀、50%乙醇、纸、水壶、脸盆。

【实施】

晨间护理技术规范见表1-9。

表1-9　晨间护理技术规范

操作流程	操作说明
准备工作	·环境：室温适宜，酌情关闭门窗 ·患者、家属：了解晨间护理的目的、方法、注意事项及配合要点。体位舒适，愿意合作 ·照护人员：着装整洁，修剪指甲，洗手，戴口罩，备齐用物
晨间护理	·口腔护理（擦洗顺序、方法正确，正确使用压舌板，夹取及绞干棉球正确） ·洗脸，洗手（水温合适，方法正确，未打湿床铺衣服） ·擦背按摩（协助翻身的方法正确，擦背水温合适，未打湿衣服、床铺，按摩手法正确，用力适当，注意保暖） ·整理床铺（整理床铺平紧、整洁，整理盖被平整、舒适，拍松枕头） ·梳头（梳理头发整齐，合理处置落发）

续表

操作流程	操作说明
整理记录	·整理用物，归放原处，床铺平整、整洁、美观 ·洗手、记录
评价反馈	·协助患者完成日常清洁工作，患者感觉舒适 ·协助卧床患者进行受压部位皮肤检查及按摩工作，无压疮发生
异常处理	·如发现长期卧床患者受压部位皮肤出现红肿等现象，立即采取勤翻身、勤按摩等措施减轻症状

3. 重点难点

（1）采用湿式扫床法清洁并整理床单位，必要时更换被服。

（2）根据病情和自理能力，协助其排便、洗漱及进食等。

（3）根据病情合理摆放体位，如腹部手术的患者采取半卧位。检查全身皮肤有无受压变红，进行背部及受压骨隆突处皮肤的按摩。

（4）根据需要给予叩背、协助排痰，必要时给予吸痰，指导有效咳嗽。

（5）检查各种管道的引流、固定及治疗完成情况。

（6）进行晨间交流时，询问夜间睡眠、疼痛及呼吸情况，肠功能恢复情况，以及活动能力。

（7）酌情开窗通风，保持病室内空气新鲜。

4. 注意事项

（1）保护患者，防止着凉。

（2）洗脸时注意清洁耳郭、耳后的污垢；洗手时洗净指缝、指甲。

（3）第一次擦洗背部时分段擦洗，第二次为边擦洗边按摩。

（4）擦洗过程中应经常询问患者主诉，是否不适，若有不适及时处理。

三、晚间照料

1. 相关知识

晚间护理是指晚间入睡前为患者提供的护理，以促进清洁而舒适地入睡。通过必要的晚间护理，可为患者提供良好的夜间睡眠条件，使其舒适入睡。同时，还能了解其病情变化，鼓励其战胜疾病的信心。

【目的】

（1）确保室内安静、清洁，为患者创造良好的夜间睡眠条件，促进入睡。

（2）观察和了解病情变化，满足患者身心需要。

（3）预防压疮的发生。

【适应证】

危重、昏迷、瘫痪、高热、大手术后、年老体弱者。

2. 操作程序

【评估】

患者意识状态、病情、皮肤状况、自理能力和合作程度。

【用物】

口腔护理盘、毛巾1大2小、床刷、50%乙醇、纸、水壶、脸盆。

【实施】

晚间护理技术规范见表1-10。

表1-10 晚间护理技术规范

操作流程	操作说明
准备工作	·环境：室温适宜，酌情关闭门窗 ·患者、家属：了解晚间护理的目的、方法、注意事项及配合要点。体位舒适，愿意合作 ·照护人员：着装整洁，修剪指甲，洗手，戴口罩，备齐用物
晚间护理	·整理床铺，必要时予以更换 ·根据患者病情和自理能力，协助排便、洗漱等，女性患者给予会阴冲洗 ·协助患者取舒适卧位，并检查全身皮肤受压情况，观察有无早期压疮迹象，按摩背部及骨隆突部位 ·进行管道护理，检查导管有无打折、扭曲或受压，妥善固定并保持导管通畅 ·保持室内空气流通，调节室温，根据情况增减盖被 ·了解患者睡眠情况，同时观察病情变化，并酌情处理
整理记录	·整理用物，床铺平整、整洁、美观，患者安全、保暖、舒适 ·洗手，记录
评价反馈	·患者入睡及时，无异常
异常处理	·疼痛患者按医嘱给予镇痛措施 ·对于睡眠不佳的应按失眠给予相应的护理

3. 重点难点

（1）采用湿式扫床法清洁并整理床单位，必要时更换被服。

（2）酌情开窗通风，保持病室内空气新鲜。

（3）根据患者病情合理摆放体位，如腹部手术的患者采取半卧位。检查全身皮肤有无受压变红，进行背部及受压骨隆突处皮肤的按摩。根据个人情况，在身体受压部位垫海绵垫等。

（4）根据需要给予叩背、协助排痰，必要时给予吸痰，指导有效咳嗽。

（5）检查各种管道的引流、固定及治疗完成情况。

4. 注意事项

（1）保护患者，防止着凉。

（2）动作轻稳，减少疲劳。

（3）随时观察患者病情变化和入睡情况。

第五节　清洁照料

一、头发的清洁护理

（一）床上梳头

1. 相关知识

多数患者可自行完成头发的清洁护理，但患病或身体衰弱会妨碍个体进行日常的头发清洁，导致头发清洁度降低。照护人员在协助他们进行头发护理时，应询问其个人卫生习惯，调整护理方法以适应他们的需要。

【目的】

（1）去除头皮屑及污秽，保持头发清洁和整齐，减少感染机会。

（2）按摩头皮，促进头部血液循环，促进头发的生长和代谢。

（3）维护老年人自尊，增加他们的自信。

【适应证】

（1）长期卧床不能自理的患者。

（2）关节活动受限的患者。

（3）肌肉张力降低、共济失调的患者。

2. 操作程序

【评估】

（1）患者年龄、病情、意识、自理能力、合作程度及梳洗习惯。

（2）头发及头皮状态。

（3）环境是否宽敞，光线是否充足或有足够的照明。

【用物】

（1）梳子、小毛巾、纸袋、生活垃圾桶。

（2）必要时备发夹、橡皮圈（套）、30%乙醇。

【实施】

床上梳头技术规范见表1－11。

表1－11　床上梳头技术规范

操作流程	操作说明
准备工作	·环境：整洁，明亮，酌情关闭门窗 ·患者、家属：知情配合 ·照护人员：着装整洁，修剪指甲，洗手，戴口罩，备齐用物

续表

操作流程	操作说明
床上梳头	·根据病情协助患者取坐位或半坐卧位，若病情较重，可协助其取侧卧或平卧位，头偏向一侧。取坐位或半坐卧位者，将毛巾铺于肩上，卧床者，毛巾铺于枕上 ·将头发从中间分成两股，照护人员一手握住一股头发，一手持梳子，由发根梳向发梢 ·梳头时尽量用圆钝齿的梳子，以防损伤头皮；如发质较粗或烫成卷发，可选用齿间较宽的梳子 ·根据个人喜好，将长发编辫或扎成束
整理物品	·将脱落的头发置于纸袋中，撤去毛巾 ·协助患者取舒适卧位，整理床单位 ·整理用物 ·洗手
评价反馈	·患者头发梳理整齐，满足自尊、舒适需要
异常处理	·若遇长发或头发打结不易梳理时，应沿发梢到发根的方向进行梳理。可将头发绕到手指上，也可用30%乙醇湿润打结处，再慢慢梳理开；避免过度牵拉，引起疼痛

3. 重点难点

（1）床上梳头要随时观察患者的病情变化，如病情异常及时停止操作。

（2）床上梳头要保持力度轻柔，以患者舒适为宜。

（3）梳子要及时消毒，避免交叉感染。

4. 注意事项

（1）照护人员在为患者进行头发护理过程中，应注意其个人喜好，尊重他们的习惯。

（2）对于将头发编成辫的患者，每天至少将发辫松开一次，经梳理后再编好。

（3）头发梳理过程中，可用指腹按摩头皮，促进头部血液循环。

（二）床上洗头

1. 相关知识

【目的】

（1）去除头皮屑和污物，清洁头发，减少感染机会。

（2）按摩头皮，促进头部血液循环及头发生长代谢。

（3）使患者舒适，增进其身心健康，建立良好的护患关系。

【适应证】

（1）长期卧床不能自理的患者。

（2）关节活动受限的患者。

（3）肌肉张力降低、共济失调的患者。

2. 操作程序

照护人员在实际工作中可根据患者不同的病情与条件选择不同的洗头方法，家庭常用的洗头法有马蹄形垫洗头法、扣杯法和洗头车洗头法等。

【评估】

患者年龄、病情、意识、心理状态、配合程度及头发卫生状况。

【用物】

一次性护理垫、毛巾、浴巾、别针、眼罩、纱布、耳塞或棉球（以不吸水棉球为宜）、量杯、洗发液、梳子、橡胶马蹄形卷或自制马蹄形卷（或备洗头车，如用扣杯法洗头还需另备毛巾 2 条、脸盆 1 个）、水壶（内盛 43～45 ℃热水或按患者习惯调制）、脸盆或污水桶、电吹风、垃圾桶，如选择用扣杯式洗头法需另备搪瓷杯 1 个、毛巾 2 条、橡胶管。

【实施】

床上洗头护理技术规范见表 1－12。

表 1－12　床上洗头护理技术规范

操作流程	操作说明
准备工作	·环境：宽敞、明亮，酌情关闭门窗 ·患者、家属：知情配合 ·照护人员：着装整洁，修剪指甲，洗手，戴口罩，备齐用物
前期准备	·移开床头桌，关闭门窗 ·协助患者取仰卧位，上半身斜向床边，将衣领松开向内折，将毛巾围于颈下，用别针别好 ·将一次性护理垫铺于枕上，且将枕垫于患者肩下 ·将洗发器置于患者头下，开口处置于患者后颈下，头部置于水槽中，排水管下端置于面盆或污水桶中 ·用棉球塞好双耳，用眼罩或纱布盖好双眼
床上洗头	·松开患者头发，测量水温，将水壶内的温水倒入量杯中备用 ·根据患者情况选择洗头方法 ①马蹄形垫洗头法（图 1－11） 协助患者取仰卧位，上半身斜于床边，将枕垫于其肩下。置马蹄形垫（如无马蹄形垫，可自制马蹄形卷替代，如图 1－12 所示）于患者后颈下，使其颈部枕于马蹄形垫的突起处，头部于水槽中。马蹄形垫下端置于脸盆或污水桶中 ②扣杯法（图 1－13） 协助患者取仰卧位，置枕垫于肩下。铺一次性护理垫于患者头部。取脸盆 1 个，盆底放 1 条毛巾，倒扣搪瓷杯于盆底毛巾上，杯上垫折成四折并外裹有防水薄膜的毛巾，将患者头部枕于毛巾上，脸盆内置一根橡胶管，下接污水桶 ③洗头车洗头法（图 1－14） 协助患者取仰卧位，上半身斜向床边，头部枕于洗头车的头托上，将接水盘置于其头下

续表

操作流程	操作说明
床上洗头	·用温水慢慢湿润头发，均匀涂上洗发液，由前额发际至脑后部反复揉搓，同时用指腹轻轻按摩头皮 ·一手抬起头部，另一手洗净脑后部头发 ·用温水冲洗头发，直至冲净 ·解下颈部毛巾，擦去头发上的水分，取下眼罩（或纱布）和耳内棉球，用毛巾包好头发，擦干面部 ·撤去用物，将枕从患者肩下移向床头，协助患者仰卧于床正中，头枕于枕上 ·解下包头的毛巾，再用浴巾擦干头发，用电吹风吹干头发，梳理成型
整理记录	·撤去垫巾、浴巾，整理用物 ·协助患者取舒适卧位，整理床单位 ·洗手，记录
评价反馈	·协助患者完成洗发，护患配合好 ·患者舒适度增加
异常处理	·洗头过程中，应注意观察患者的病情变化，如出现面色、脉搏及呼吸改变等异常，应立即停止操作

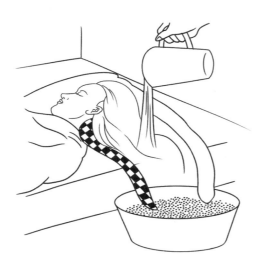

图 1-11 马蹄形垫床上洗头法

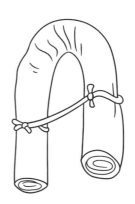

图 1-12 马蹄形卷

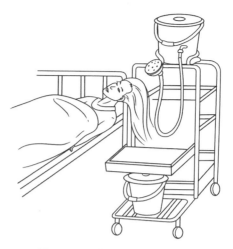

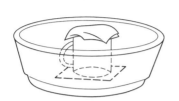

图 1 - 13　扣杯式床上洗头法　　　　图 1 - 14　洗头车床上洗头法

3. 重点难点

（1）为患者洗头时，照护人员应运用人体力学原理，身体尽量靠近床边，保持良好姿势，避免疲劳。

（2）极度衰弱老年人不宜洗发。

4. 注意事项

（1）洗发时间不宜过久，避免引起患者头部充血或疲劳不适。

（2）操作过程中注意控制室温和水温，避免打湿衣物和床铺，防止患者着凉。

（3）操作过程中注意保持患者舒适体位，保护伤口及各种管路，防止水流入耳和眼。

（4）洗头频率取决于个人日常习惯和头发卫生状况。对于出汗较多或头发上沾有各种污渍的患者，应酌情增加洗头次数。

（5）如头部有外伤等可酌情避免洗头。

二、口腔清洁技术

（一）刷牙

1. 相关知识

口腔由牙齿、牙龈、舌、颊、软腭及硬腭等组成，具有摄取、咀嚼和吞咽食物，以及发音、感觉、消化等重要功能。良好的口腔卫生可促进机体的健康和舒适，并且对保持老年人的健康十分重要。因此，照护人员应认真评估老年人的口腔卫生状况，指导老年人重视并掌握正确的口腔清洁技术，从而完成日常口腔清洁活动，维持良好的口腔卫生状况。对于机体衰弱和存在功能障碍的老年人，照护人员应协助其完成口腔清洁护理。

【目的】

（1）去除口腔污物，保持口腔清洁。

（2）按摩牙龈，增强牙周组织的抗病能力。

【适应证】

身体状况良好，能自理的老年人。

2. 操作程序

【评估】

（1）患者意识，自理能力和合作程度。

（2）口腔卫生状况包括：口唇、口腔黏膜、牙龈、牙齿、舌、腭、唾液及口腔气味等。

【用物】

牙刷、牙膏、水杯、小毛巾、温水等。

【实施】

刷牙的技术规范见表1－13。

表1－13　刷牙的技术规范

操作流程	操作说明
准备工作	·环境：整洁，明亮；卫生间地面有防滑设施 ·患者、家属：知情配合，能走动的患者，到卫生间刷牙；协助不能走动的患者在床上刷牙 ·照护人员：着装整洁，修剪指甲，洗手，戴口罩，备齐用物
刷牙流程	①颤动方式刷牙法 ·牙刷毛面与牙齿成45°，刷头指向牙龈方向，使刷毛进入龈沟和相邻牙缝内，做短距离的快速环形颤动。每次只刷2～3颗牙齿，刷完一个部位后再刷相邻部位 ·对于前排牙齿内面，可用牙刷毛面的顶部以环形颤动方式刷洗 ·刷牙齿咬合面时，将刷毛压在咬合面上，将毛端深入裂沟区做短距离的前后来回颤动 ②竖刷牙法 ·将牙刷刷毛末端置于牙龈和牙冠交界处，沿牙齿方向轻微加压，并顺牙缝纵向刷洗
轻刷舌面	·刷完牙齿后，再由内向外刷洗舌面，以清除食物碎屑和减少致病菌 ·协助老年人刷牙时，可嘱其伸出舌头，握紧牙刷并与舌面成直角，用较小力量先刷向舌面尖端，再刷舌的两侧面
清洁漱口	·嘱老年人彻底漱口，清除口腔内的食物碎屑和残余牙膏。必要时重复刷洗和漱口，直至口腔完全清洁
整理物品	·用清水洗净牙刷，甩去多余水分后控干，待用 ·撤去用物，小毛巾擦净口周水迹，整理衣着 ·整理用物，保持环境整洁
评价反馈	·刷牙程序正确，患者舒适度高，了解口腔卫生保健知识
异常处理	·尽量选用刷头较小、表面平滑、刷柄扁平而直、刷毛质地柔软且疏密适宜的牙刷。不可使用已磨损的牙刷或硬毛牙刷，因其不仅清洁效果欠佳，且易导致牙齿磨损及牙龈损伤

3. 重点难点

（1）刷牙的同时注意观察口唇、口腔黏膜、牙龈等情况。

（2）刷牙力度适宜，避免损伤牙龈。

4. 注意事项

（1）正确选择和使用口腔清洁用具，应选用无腐蚀性的牙膏，含氟牙膏具有抑菌和保护牙齿的作用，可推荐使用。牙刷在使用间隔应保持清洁和干燥，至少每隔 3 个月更换一次。

（2）采用正确的刷牙方法，使用温水刷牙，通常于晨起和就寝前进行，每次餐后也建议刷牙。每次刷牙时间不应少于 3 min。

（3）协助卧床患者操作时，动作轻稳，避免打湿床铺。

（二）牙线的使用

1. 相关知识

【目的】

清除牙间隙食物残渣，去除齿间牙菌斑，预防牙周病。

【适应证】

身体状况良好，能自理的老年人。

2. 操作程序

【评估】

（1）患者意识，自理能力和合作程度。

（2）口腔卫生状况包括：口唇、口腔黏膜、牙龈、牙齿、舌、腭、唾液及口腔气味等。

【用物】

牙线（图 1 – 15）、水杯、小毛巾、温水等。

【实施】

牙线使用技术规范见表 1 – 14。

表 1 – 14　牙线使用技术规范

操作流程	操作说明
工作准备	·环境：整洁、明亮 ·患者、家属：了解使用牙线的目的、方法、注意事项及配合要点 ·照护人员：着装整洁，修剪指甲，洗手，戴口罩，备齐用物
使用流程	·将牙线两端分别缠于双手食指或中指，以拉锯式将其嵌入牙间隙 ·拉住牙线两端使其呈"C"形，滑动牙线至牙龈边缘，绷紧牙线，沿一侧牙面前后移动牙线以清洁牙齿侧面，然后用力弹出，再换另一侧，反复数次直至牙面清洁或将嵌塞食物清除 ·温水漱口，以清除口腔内的碎屑

操作流程	操作说明
整理物品	·小毛巾擦净口周水迹，整理衣着 ·整理用物，保持环境整洁
评价反馈	·患者牙齿清洁，无食物嵌塞
异常处理	·操作中注意对牙齿侧面施加压力时，施力要轻柔，切忌将牙线猛力下压，以免损伤牙龈

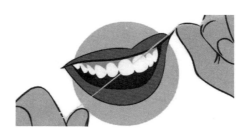

图1-15 牙线

3. 重点难点

（1）使用牙线的同时注意观察口唇、口腔黏膜、牙龈等情况。

（2）使用牙线时，应注意适当遮蔽，注意动作文雅。

4. 注意事项

（1）尼龙线、丝线及涤纶线均可作牙线材料，建议每日使用牙线剔牙两次，餐后立即进行效果更佳。

（2）力度适宜，避免损伤牙龈。

（三）义齿的清洁护理

1. 相关知识

【目的】

（1）清除义齿间隙食物残渣，去除齿间牙菌斑及牙石，预防牙周病。

（2）延长义齿使用寿命。

【适应证】

佩戴义齿的老年人。

2. 操作程序

【评估】

（1）患者意识，自理能力和合作程度。

（2）口腔卫生状况包括：口唇、口腔黏膜、牙龈、牙齿、舌、腭、唾液及口腔气味等。

（3）义齿佩戴情况：观察义齿佩戴是否合适，有无义齿连接过紧或过松；义齿内套有无结石、牙斑及食物残渣；检查义齿表面有无破损或裂痕。

【用物】

牙刷、义齿清洁剂、温水等。

【实施】

义齿的清洁技术规范见表1-15。

表1-15　义齿的清洁技术规范

操作流程	操作说明
准备工作	·环境：整洁，明亮 ·患者、家属：了解义齿清洁的目的、方法、注意事项及配合要点 ·照护人员：着装整洁，修剪指甲，洗手，戴口罩、戴手套，备齐用物
清洁流程	·协助老人取下义齿，摘戴义齿时要放准位置，用手指轻压人工牙颌面，轻缓就位，不要用牙咬合就位，以免卡环变形或义齿损坏。上下均有义齿时，先摘取上面，再摘取下面 ·按照刷牙方法，使用义齿清洁剂，浸泡、清洁义齿 ·进行口腔清洁。流动水冲净义齿，协助老人佩戴义齿
整理物品	·整理用物，保持环境整洁
评价反馈	·患者义齿清洁、浸泡方法正确
异常处理	·注意勿将义齿浸于热水或乙醇中，以免变色、变形及老化

3. 重点难点

（1）日间佩戴义齿，因其会积聚食物碎屑、牙菌斑及牙石，故应在餐后取下义齿进行清洗，其清洗方法与刷牙方法相同。

（2）夜间休息时，应将义齿取下，使牙龈得到充分休息，防止细菌繁殖，并按摩牙龈。

4. 注意事项

（1）取下的义齿应浸没于贴有标签的冷水杯中，每日换水一次。

（2）流动清水下刷洗义齿，刷毛过硬和过于用力刷洗会磨损义齿。

（3）佩戴义齿前，照护人员应协助老年人进行口腔清洁，并保持义齿湿润以减少摩擦。

三、皮肤的清洁护理

（一）淋浴和盆浴

1. 相关知识

【目的】

（1）去除皮肤污垢，保持皮肤清洁，促进身心舒适，增进健康。

（2）促进皮肤血液循环，增强皮肤排泄功能，预防感染和压疮等并发症发生。

（3）促进他们身体放松，增加其活动机会。

（4）为照护人员提供观察患者并与其建立良好护患关系的机会。

【适应证】

病情较轻，能够自行完成洗浴的患者可采用淋浴或盆浴。

2. 操作程序

【评估】

（1）患者年龄、病情、意识、自理能力、心理状态、配合程度。

（2）皮肤情况及日常沐浴习惯。

【用物】

脸盆、毛巾、浴巾、浴皂（根据皮肤情况选择酸碱度适宜的浴皂或浴液）、洗发液、清洁衣裤、拖鞋、垃圾桶。

【实施】

淋浴和盆浴护理技术规范见表1－16。

表1－16　淋浴和盆浴护理技术规范

操作流程	操作说明
准备工作	·环境：整洁，明亮；调节室温至22 ℃以上，水温保持在41～46 ℃ ·患者、家属：知情配合，了解沐浴的目的、方法及注意事项；穿好浴衣和拖鞋，根据需要协助患者排便 ·照护人员：着装整洁，修剪指甲，洗手，戴口罩，备齐用物
实施沐浴	·将用物放于浴盆或浴室内易取处，检查浴盆或浴室是否清洁，浴室放置防滑垫 ·患者沐浴时，照护人员应在可呼唤到的地方，并每隔5 min检查患者的情况，注意观察其在沐浴过程中的反应 ·如采用盆浴，应根据情况协助患者移出浴盆，帮助他们擦干皮肤。浴盆浸泡时间不应超过20 min，浸泡过久易导致疲倦 ·根据情况协助患者穿好清洁衣裤和拖鞋，送其回卧室，取舒适卧位
整理物品	·清洁浴盆或浴室，将用物放回原处 ·洗手
评价反馈	·程序正确，操作规范，动作熟练，轻柔 ·患者满意度高，护患沟通好，态度和蔼，自然大方
异常处理	·若发生晕厥，应立即将患者抬出、平卧并保暖，及时拨打120急救电话

3. 重点难点

（1）采用合理的清洁方法：一般全身状况良好者，可行淋浴或盆浴；传染病患者应根据病情和隔离原则进行沐浴；对于活动受限的患者可采用床上擦浴。

（2）正确选择清洁用品：应根据其个人的皮肤状况、喜好及清洁用品的性质、使用目的和效果选择洗浴用品和护肤用品。

（3）提供私密空间，注意保暖：关闭门窗或拉上隔帘。为其擦浴时，注意保护隐私，避免着凉。

（4）预期老年人需求：事先将换洗的清洁衣服和卫生用品置于老年人床边或浴室内。

4. 注意事项

（1）沐浴应在进食 1 h 后进行，以免影响消化功能。

（2）嘱患者如在沐浴过程中感到虚弱无力、眩晕，应立即呼叫帮助。

（3）保证安全。沐浴区域应配备必要的安全措施，如防滑地面、扶手等。

（二）床上擦浴

1. 相关知识

【目的】

（1）去除皮肤污垢，保持皮肤清洁，促进身心舒适，增进健康。

（2）促进皮肤血液循环，增强皮肤排泄功能，预防感染和压疮等并发症发生。

（3）促进身体放松，增加活动机会。

（4）为照护人员提供观察患者并与其建立良好护患关系的机会。

（5）观察患者一般情况，活动肢体，防止肌肉挛缩和关节僵硬等并发症发生。

【适应证】

（1）病情较重、长期卧床、制动或活动受限（如使用石膏、牵引）。

（2）身体衰弱而无法自行沐浴的患者。

2. 操作程序

【评估】

患者年龄、病情、意识、心理状态、合作程度及皮肤卫生状况。

【用物】

浴巾 2 条、毛巾 2 条、浴皂、小剪刀、梳子、浴毯、50% 乙醇、护肤用品（润肤剂、爽身粉）、脸盆 2 个、水桶 2 个（一桶用于盛 50～52 ℃热水，并按年龄、季节和个人习惯增减水温；另一桶用于接盛污水）、清洁衣裤和被服，另备便盆、便盆巾、垃圾桶。

【实施】

床上擦浴技术规范见表 1 – 17。

表 1 – 17　床上擦浴技术规范

操作流程	操作说明
准备工作	·环境：整洁，明亮；调节室温在 24 ℃以上，关好门窗，拉上窗帘或使用屏风遮挡 ·患者、家属：了解床上擦浴的目的、方法及注意事项；根据需要协助患者排便；患者体位舒适，愿意配合 ·照护人员：着装整洁，修剪指甲，洗手，戴口罩，备齐用物

操作流程	操作说明
擦洗面部和颈部	·将脸盆和浴皂放于床旁桌上，倒入温水约2/3满。将一条浴巾铺于患者枕上，另一条浴巾盖于其胸部。将毛巾叠成手套状，包于照护人员手上。将包好的毛巾放入水中，彻底浸湿 ·先用温水擦洗患者眼部，由内眦至外眦，使用毛巾不同部位轻轻擦干眼部 ·询问患者面部擦洗是否使用浴皂。按顺序洗净并擦干前额、面颊、鼻翼、耳后、下颌直至颈部。除眼部外，其他部位一般采用清水和浴皂各擦洗一遍后，再用清水擦净及浴巾擦干的顺序擦洗
擦洗上肢和手	·为其脱去上衣，盖好浴毯。先脱近侧后脱远侧。如有肢体外伤或活动障碍，应先脱健侧，后脱患侧 ·移去近侧上肢浴毯，将浴巾纵向铺于患者上肢下面 ·将毛巾涂好浴皂，擦洗其上肢，直至腋窝，而后用清水擦净，并用浴巾擦干 ·将浴巾对折，放于床边处。置脸盆于浴巾上。协助其将手浸于脸盆中，洗净并擦干。根据情况修剪指甲。操作后移至对侧，同法擦洗对侧上肢
擦洗胸部和腹部	·根据需要换水，测试水温 ·将浴巾盖于胸部，将浴毯向下折叠至脐部。照护人员一手掀起浴巾一边，用另一包有毛巾的手擦洗其胸部。擦洗女性患者乳房时应环形用力，注意擦净乳房下皮肤皱褶处。必要时，可将乳房抬起以擦洗皱褶处皮肤。彻底擦干胸部皮肤 ·将浴巾纵向盖于胸、腹部（可使用2条浴巾）。将浴毯向下折叠至会阴部。照护人员一手掀起浴巾一边，用另一包有毛巾的手擦洗其腹部一侧，同法擦洗腹部另一侧。彻底擦干腹部皮肤
擦洗背部	·协助患者取侧卧位，背向照护人员。将浴巾纵向铺于患者身下 ·将浴毯盖于患者肩部和腿部 ·依次擦洗后颈部、背部至臀部 ·进行背部按摩 ·协助其穿好清洁上衣。先穿远侧，后穿近侧；如有肢体外伤或活动障碍，应先穿患侧，后穿健侧 ·将浴毯盖于胸、腹部，换水
擦洗下肢、足部和会阴部	·协助患者平卧 ·将浴毯撤至床中线处，盖于远侧腿部，确保遮盖会阴部位。将浴巾纵向铺于近侧腿部下面 ·依次擦洗踝部、膝关节、大腿，洗净后彻底擦干 ·移盆于足下，盆下垫浴巾 ·一手托起小腿部，将足部轻轻置于盆内，浸泡后擦洗足部。根据情况修剪趾甲。彻底擦干足部。若足部过于干燥，可使用润肤剂 ·照护人员移至床对侧。将浴毯盖于洗净的腿上，同法擦洗近侧腿部和足部。擦洗后，用浴毯盖好，换水 ·用浴巾盖好上肢和胸部，将浴毯盖好下肢，只暴露会阴部。洗净并擦干会阴部 ·协助其穿好清洁裤子

操作流程	操作说明
整理物品	·协助患者取舒适体位，为其梳头 ·整理床单位，按需更换床单 ·整理用物，洗手
评价反馈	·程序正确，操作规范，动作熟练、轻柔 ·患者满意度高，护患沟通好，态度和蔼，自然大方
异常处理	·擦浴过程中应注意观察病情变化及皮肤情况，如出现寒战、面色苍白、脉速等征象，应立即停止擦浴，并给予适当处理

3. 重点难点

同淋浴和盆浴。

4. 注意事项

（1）擦浴时应注意保暖，控制室温，随时调节水温，及时为患者盖好浴毯。天冷时可在被内操作。

（2）操作时动作敏捷、轻柔，减少翻动次数。通常于 15～30 min 内完成擦浴。

（3）擦浴时注意保护患者隐私，尽可能减少暴露。

（4）擦浴过程中，注意遵循节力原则。

（5）擦浴过程中，注意保护伤口和管路，避免伤口受压、管路打折或扭曲。

四、会阴护理

1. 相关知识

会阴护理包括清洁会阴部位及其周围皮肤。有自理能力的患者可自行完成会阴护理；对于自理能力受限的患者，照护人员在其进行会阴护理时，特别是面对异性患者时会感到困窘，也会局促不安，但不能因此而忽视患者的卫生需求。

【目的】

（1）去除会阴部异味，预防和减少感染。

（2）防止皮肤破损，促进伤口愈合。

（3）增进舒适，保持患者清洁。

【适应证】

（1）生殖系统及尿道炎症。

（2）大小便失禁，皮肤受刺激或破损。

（3）分泌物过多或尿液浓度过高。

（4）有留置导尿管。

（5）产后及各种会阴术后。

2. 操作程序

【评估】

根据患者病情及会阴部卫生状况、有无伤口、有无失禁和留置尿管等。

【用物】

毛巾、浴巾、无菌棉球、大量杯、镊子、一次性护理垫、一次性手套、浴毯、卫生纸、水壶（内盛 50~52 ℃的温水）、便器、屏风。

【实施】

会阴护理技术规范见表 1-18。

表 1-18 会阴护理技术规范

操作流程	操作说明
准备工作	·环境：调节室温，关闭门窗，拉上窗帘或使用屏风遮挡 ·患者、家属：了解会阴护理的目的、方法及注意事项；根据需要协助患者排便；患者体位舒适，愿意配合 ·照护人员：着装整洁，修剪指甲，洗手，戴口罩、戴手套，备齐用物
准备体位	·协助患者取仰卧位，将盖被折于会阴部以下，将浴毯盖于患者胸部，协助患者暴露会阴部
准备温水	·备水：在脸盆内放入温水置于床旁桌上，将毛巾放入脸盆内，卫生纸放于合适的地方备用 ·照护人员戴好一次性手套，协助患者在其臀下垫一次性护理垫
擦洗会阴部	①男性患者会阴部护理 ·擦洗大腿上部：将浴毯向上折叠遮盖患者胸部，暴露阴茎部位。清洗并擦干两侧大腿的上部 ·擦洗阴茎头部：轻轻提起阴茎，将浴巾铺于下方。由尿道口向外环形擦洗阴茎头部。更换毛巾，反复擦洗，直至擦净阴茎头部 ·擦洗阴茎体部：沿阴茎体由上向下擦洗，应特别注意阴茎下面的皮肤 ·擦洗阴囊部：小心托起阴囊，擦洗阴囊下面的皮肤皱褶处 ②女性患者会阴部护理 ·体位：协助患者取仰卧位，屈膝，两腿分开 ·擦洗大腿上部：将浴毯向上折叠遮盖患者胸部，暴露会阴部。清洗并擦干两侧大腿的上部 ·擦洗阴唇部位：左手轻轻合上阴唇部位，右手擦洗阴唇外的黏膜部分，从会阴部向肛门方向擦洗（从前往后） ·擦洗尿道口和阴道口部位：左手分开阴唇，暴露尿道口和阴道口。右手从会阴部向直肠方向轻轻擦洗各个部位。彻底擦净阴唇、阴蒂和阴道口周围的部分
会阴冲洗	·置便器：如果患者使用便器，先铺一次性护理垫于患者臀下，再置便器于患者臀下 ·冲洗：照护人员一手持装有温水的大量杯，一手持夹有棉球的大镊子，边冲水边擦洗会阴部，从会阴部冲洗至肛门部，冲洗后，将会阴部彻底擦干 ·整理：撤去便器、一次性护理垫。协助患者放平腿部，取舒适卧位

续表

操作流程	操作说明
清洁肛门	·取侧卧位：将浴毯放回原位，盖于会阴部 ·协助患者保持侧卧位，擦洗肛门 ·涂软膏：如果患者有大小便失禁，可在肛门和会阴部位涂一层凡士林或氧化锌软膏 ·清洗后观察会阴部及周围部位的皮肤状况
整理物品	·脱去一次性手套，协助患者穿好衣裤，取舒适卧位 ·撤去浴毯和脏单，整理床单位 ·将用物放回原处，洗手
评价反馈	·程序正确，操作规范，动作熟练、轻柔 ·患者满意度高，护患沟通好，态度和蔼，自然大方
异常处理	·注意观察会阴部有无红肿、分泌物及其性质，若有伤口者观察伤口情况，发现异常及时处理

3. 重点难点

（1）操作时注意遮挡，保护患者隐私。

（2）擦洗时应掌握由内向外、由上到下的擦洗顺序，擦过肛门的纱球及镊子均不可再使用。

4. 注意事项

（1）留置导尿者进行会阴护理时注意导尿管是否通畅，避免脱落或打结。

（2）天冷时注意保暖，纱球需加温（38~40 ℃），干湿适中，擦洗时动作轻柔，凡有血迹及污垢部位需擦洗干净。

五、足部清洁

1. 相关知识

【目的】

（1）患者对足部清洁知识有所了解。

（2）患者能积极配合，按时进行足部清洁。

（3）促进血液循环，使足部清洁。

（4）减轻疲劳。

【适应证】

术后、卧床及不能自理的患者。

2. 操作程序

【评估】

患者的病情及足部的状况。

【用物】

毛巾、香皂、润肤乳、按摩膏、指甲剪、洗脚盆、水壶（内盛 40 ~ 42 ℃ 的热水）、脚盆架、踏脚凳。

【实施】

足部清洁技术规范见表 1 - 19。

表 1 - 19　足部清洁技术规范

操作流程	操作要求
准备工作	·环境：光线充足，室温适宜 ·患者、家属：了解足部清洁的目的、方法及注意事项；患者体位舒适，愿意配合 ·照护人员：着装整洁，修剪指甲，备齐用物
操作流程	·关好门窗，房间温度适宜 ·脸盆放于适当处，调节水温 ·协助患者选择合适的体位，保持身体平衡 ·戴手套，患者足部浸泡于水中，毛巾叠成手套状，包于照护人员手上，将包好的毛巾放入水中，彻底浸湿 ·擦洗患者足踝、足背、趾缝、足底，洗净并擦干，脱手套。根据患者需要使用润肤品（在操作过程中应注意患者反应并沟通，了解患者需要）
整理物品	·协助患者取舒适卧位，整理床单位，清理用物 ·洗手
评价反馈	·患者配合度高，足部清洁程序正确
异常处理	·糖尿病患者洗脚水温不超过 37 ℃，不要长时间泡脚，浸泡时间控制在 5 ~ 10 min；洗脚后用浅色、柔软的纯棉毛巾轻轻擦干足部，注意不要擦破趾缝间的皮肤

3. 重点难点

（1）泡脚水不能太热，最好以 40 ℃ 左右为宜。

（2）中老年人泡脚时间不宜过长，一般以 15 ~ 30 min 为宜。

（3）不宜饭后马上泡脚，最好吃完饭过 1 h 后再泡。

（4）中药泡脚，最好用木盆或搪瓷盆，以避免影响药物疗效。

4. 注意事项

（1）保证洗脚水温适宜。

（2）洗脚过程中，应掌握好泡脚时间、按摩时的手法及力度。

（3）不要穿太紧的袜子及太紧的鞋，尽量在脚和鞋之间留一点间隙以利于血液循环。

（4）洗完脚后要用软干的毛巾将脚擦干，并一定要擦干趾缝之间的水迹。

六、修剪指甲

1. 相关知识

【目的】

（1）去除过长指（趾）甲，清洁手、足部，促进患者舒适。

（2）按摩手、足部，促进血液循环及代谢。

（3）增进患者身心健康，建立良好的护患关系。

【适应证】

视力、自理能力差的老年人。

2. 操作程序

【评估】

老人的健康状况和自理程度，指（趾）甲状况。

【用物】

指甲刀、毛巾或纸巾，必要时备温水、水盆。

【实施】

修剪指甲护理技术规范见表1－20。

表1－20　修剪指甲护理技术规范

操作流程	操作说明
准备工作	·环境：光线充足，室温适宜 ·患者、家属：了解修剪指甲的目的、方法及注意事项；患者体位舒适，愿意配合 ·照护人员：着装整洁，修剪指甲，备齐用物
修剪 指（趾）甲	·在患者手（或足）下铺小毛巾 ·左手握住患者一只手（或足）的手指（脚趾） ·右手持指甲刀（弧形），修剪指甲长度与指端平齐 ·逐一修剪，手指圆剪，脚趾平剪 ·用指甲锉逐一修理锉平指（趾）甲边缘毛刺
整理物品	·用纸巾包裹碎屑并丢入垃圾桶内，整理用物 ·洗手
评价反馈	·修剪指（趾）甲动作轻巧，患者无损伤
异常处理	·不可损伤皮肤，尤其对患有糖尿病的患者，以免损伤组织，引起感染而不易痊愈。一旦剪到皮肤应立即处理

3. 重点难点

（1）剪指（趾）甲前手足部应放温水中浸泡，可软化指（趾）甲且不易损伤皮肤。

（2）先用专用剪刀剪，再用指甲锉锉平，交叉进行。

（3）老年人最佳剪指甲频率：手指甲每月 2 次，脚趾甲每月 2~3 次。

4. 注意事项

（1）剪指（趾）甲不可修剪过深、过短。

（2）剪指甲顺序：应先剪中间，后两边。

（3）避免边角剪得过深。

七、更换床单（卧床患者）

1. 相关知识

【目的】

（1）为卧床患者更换床单、被套、枕套，使其舒适，并保持病室的整洁。

（2）便于观察患者，预防压疮。

【适应证】

昏迷、术后、活动能力差、不能自理的卧床患者。

2. 操作程序

【评估】

评估患者病情、意识状态、活动能力、配合程度等。

【用物】

大单、被套、枕套、床旁桌、床旁椅、中单或一次性医用垫单、床刷。

【实施】

更换床单（卧床患者）护理技术规范见表 1 - 21。

表 1 - 21 更换床单（卧床患者）护理技术规范

操作流程	操作说明
准备工作	·环境：同病室内无患者进行治疗或进餐 ·患者、家属：患者体位舒适，愿意配合 ·照护人员：着装整洁，修剪指甲，洗手，戴口罩，备齐用物
移开桌椅	·移开床旁桌，距床约 20 cm ·移开床旁椅至床尾正中，距床约 15 cm ·将所有用物放置在床尾椅上
协助翻身	·松开床尾盖被，拉起对侧床档，将枕头移至对侧，协助患者翻身侧卧于对侧
铺单折角	·松开大单及橡胶单、中单，将中单向内卷至患者身下，用床刷扫净橡胶单，搭于患者身上 ·将大单内卷置于其身下，用床刷扫净床褥 ·取清洁大单放于床的正中处，分别向床头、床尾展开 ·右手将床头床垫托起，左手伸过床头中线，将大单包塞于床垫下，在距床头约 30 cm 处，向上提起大单边缘，将上半三角覆盖于床上，下半三角平整地塞于床垫下，再将上半三角翻下塞于床垫下 ·转至床尾，同法折角

续表

操作流程	操作说明
协助翻身	·拉起近侧床档，将枕头移至近侧，协助患者翻身侧卧于近侧，放下对侧床档
铺单折角	·松开大单及橡胶单、中单，取出污染中单放入污衣袋内 ·扫净橡胶单，搭于患者身上，取出污染大单放入污衣袋内 ·同法依次铺好清洁大单、橡胶单、中单
更换被套	·将枕头移至中间，协助患者取平卧位 ·在污被套内将棉胎折叠成"S"形并取出放于晨间护理车上 ·将被套一端齐床尾放置，被套纵中线与床纵中线对齐，分别向床尾、近侧、对侧展开 ·将被套开口端的上层约1/3部分打开，将折好的棉胎置于被套开口处，底边与被套开口边平齐 ·将棉胎上缘中部拉至被套封口处，棉胎上端与被套封口紧贴，将竖折的棉胎向两边展开，与被套平齐，对好两上角，盖被的上缘平齐污被套 ·撤出污被套，置于污物袋中 ·至床尾，逐层拉平盖被，系带，将盖被的两侧向内折与床沿平齐，折成被筒，将盖被尾端向内折叠齐床尾或塞于床垫下
套枕放平	·一手托起患者头部，一手取枕头，撤至床尾椅上 ·取下污枕套，放于污物袋中 ·更换清洁枕套，整理枕头，使之四角充实，枕头开口处背门，接缝向下 ·一手托起患者的头部，一手将枕头置于其头下
桌椅归位	·移回床旁桌椅，保持床单位整洁美观
整理物品	·整理用物，打开门窗，洗手
评价反馈	·床铺平紧，照护人员动作轻稳，注意节力
异常处理	·在更换床单过程中注意观察患者病情变化，如有不适立即停止操作

3. 重点难点

（1）更换大单、被套时注意患者保暖及防止坠床。

（2）患者被服一旦被伤口渗出液、尿液、粪便等污染，应及时更换。

4. 注意事项

（1）床铺应符合实用、耐用、舒适、安全、美观的原则。大单、被套、枕套均应做到平、整、紧、实、美。

（2）动作轻稳，避免抖动、拍打等动作，以免微生物传播。

（3）应用省时、节力原则：应用臂部肌肉力量，手臂动作平稳协调，有节律地连续进行；先铺床头，后铺床尾，再铺中部，铺好一侧，再铺另一侧，避免多余无效动作，减少走动次数。

八、协助患者更衣及指导

1. 相关知识

【目的】

（1）协助患者更换清洁衣裤。

（2）满足患者舒适的需要。

【适应证】

术后、昏迷、卧床、自理能力差的患者。

2. 操作程序

【评估】

患者病情、意识、肌力、移动能力、有无肢体偏瘫、手术、引流管等。

【用物】

干净衣裤、盛污衣容器，必要时可备温水擦浴会阴护理用物。

【实施】

协助患者更衣护理技术规范见表1－22。

表1－22　协助患者更衣护理技术规范

操作流程	操作方法
准备工作	·环境：温度适宜，酌情关闭门窗 ·患者、家属：了解更衣的方法及注意事项，愿意配合 ·照护人员：着装整洁，修剪指甲，洗手，戴口罩，备齐用物
准备体位	·协助患者取舒适体位，根据患者病情采取不同的更衣方法，病情稳定可采取半坐卧位或坐位更换；手术或卧床可采取轴式翻身法更换
更衣流程	·脱衣方法：无肢体活动障碍时，先近侧，后远侧；一侧肢体活动障碍时，先健侧，后患侧 ·穿衣方法：无肢体活动障碍时，先远侧，后近侧；一侧肢体活动障碍时，先患侧，后健侧
整理物品	·协助患者取舒适卧位，整理床单位，清理用物 ·洗手
评价反馈	·更衣方法正确，无损伤
异常处理	·更衣过程中，注意保护伤口和各种管路，避免管路打折、堵塞、脱出等

3. 重点难点

（1）脊柱损伤、手术患者更衣时注意用轴式翻身法翻身。

（2）不可强行牵拉强直或痉挛的肢体，保持肢体在功能位范围内活动。

（3）减少患侧活动与牵拉程度，避免疼痛和影响治疗。

4. 注意事项

（1）更衣时，注意保暖，为患者盖好被子，天冷时应在被内操作。

（2）更衣时应注意患者的病情变化，如有不适，应立即停止操作，并给予适当处理。

（3）脏衣裤应放于污衣容器内，不可放在地上，以免交叉感染。

（4）更衣可与温水擦浴、会阴护理等同时进行。

第六节　舒适照料

一、冷疗法

1. 相关知识

冷疗法是用低于人体温度的物质作用于体表皮肤，通过冷作用于人体的局部或全身，达到止血、止痛、消炎和退热的一种治疗方法。

根据应用的面积及方式，冷疗法可分为局部冷疗法和全身冷疗法。局部冷疗法包括冰袋、冰囊、冰帽、冷湿敷等。全身冷疗法包括温水擦浴、乙醇拭浴。在护理工作中，应了解各种冷疗的特点，熟悉冷疗法的目的、方法、禁忌，确保安全有效地使用冷疗法。

【冷疗的作用】

（1）控制炎症扩散：冷疗可使毛细血管收缩，局部血流减少；降低细胞的新陈代谢和微生物的活力，从而限制炎症的扩散。常用于炎症的早期。

（2）减轻局部充血和出血：冷疗可使毛细血管收缩，减轻局部充血和出血，常用于鼻出血、软组织损伤的早期、扁桃体摘除术后、牙疼、烫伤、高热、中暑等。

（3）减轻疼痛：冷疗可抑制细胞活动，降低神经末梢的敏感性；使毛细血管通透性降低，渗出减少，从而减轻局部组织肿胀而缓解疼痛，常用于牙痛和烫伤。

（4）降温：冷直接与皮肤接触，通过传导、蒸发作用散热，从而降低体温，常用于高热患者。

【禁忌证】

（1）组织破损及慢性炎症：用冷使局部毛细血管收缩，血液循环不良，组织营养不良，影响伤口愈合及炎症吸收。

（2）局部血液循环明显不良：用冷可加重血液循环障碍，导致局部组织缺血、缺氧而坏死。

（3）冷过敏者：可导致出现过敏症状，如荨麻疹、关节疼痛等。

（4）禁忌部位

① 枕后、耳郭、阴囊等处：可引起冻伤。

② 心前区：可引起反射性心率减慢。

③ 腹部：可引起腹泻。

④ 足底：可引起反射性末梢血管收缩而影响散热，或引起一过性冠状动脉收缩。

2. 操作程序

（1）冰袋（冰囊、冰帽）

【评估】

①患者的病情、治疗情况及合作程度。

②患者的全身循环及局部皮肤情况。

【用物】

冰袋（冰囊或冰帽）、冰块、木槌、脸盆、布袋、毛巾、海绵、不脱脂棉球、凡士林纱布、水桶、肛表、手消毒液。

【实施】

冰袋（冰囊、冰帽）使用技术规范见表1-23。

表1-23　冰袋（冰囊、冰帽）使用技术规范

操作流程	操作说明
准备工作	·环境：安静，整洁，光线适中，酌情关门窗 ·患者、家属：知情配合 ·照护人员：着装整洁，修剪指甲，洗手，备齐用物
装冰入袋	·将冰块装入帆布袋内，用木槌敲碎冰块，把砸碎的小冰块放入凉水盆中，溶去冰块棱角 ·检查冰袋（冰囊、冰帽）无破损，装袋至1/2～2/3满
排气套袋	·缓慢放平冰袋使液体接近冰袋口，排出冰袋（冰囊、冰帽）内的气体后夹紧冰袋（冰囊）口或旋紧冰帽口并擦干，检查无漏水后套上布袋
核对解释	·核对床号、姓名、腕带，并说明操作目的和配合方法
放置冰袋	·放置冰袋（冰囊、冰帽）于所需部位：高热降温置于前额、头顶及体表大血管分布处；扁桃体摘除术后置于颈前颌下；鼻出血者悬吊于鼻根部；冰帽则戴于头上，耳郭、枕后需放置棉垫（使用冰槽需在耳内塞不脱脂棉球，双眼盖凡士林纱布）
观察反应	·冷疗过程中询问患者的感觉，注意观察患者局部皮肤颜色等反应
取下冰袋	·降温患者若体温降至39 ℃以下，取下冰袋。冰袋或冰帽内液体倒空，倒挂晾干备用
整理记录	·整理床单位，洗手并记录用冷的时间、部位及患者反应
评价反馈	·患者理解冰袋（冰囊、冰帽）的目的并配合 ·患者肿胀减轻、疼痛消退、体温降低
异常处理	·患者主诉不适或皮肤出现苍白、青紫、肛温低于30 ℃等，均应立即停止用冷，防止室颤等不良反应的发生

【重点难点】

①观察用冷部位局部情况，皮肤色泽，防止冻伤。倾听患者主诉，有异常应立即停止用冷。

②使用冰帽时，应注意监测肛温，肛温不得低于30 ℃。

【注意事项】

①随时观察冰袋（冰囊、冰帽）有无漏水，是否夹紧，如有应立即更换。

②冰融化后，应及时更换。

③使用时间应在 30 min 以内，以防发生继发效应。

（2）冷湿敷

【评估】

①评估患者的病情、治疗情况及合作程度。

②评估患者全身循环及局部皮肤情况。

【用物】

冰水置于盆或桶内、卵圆钳 2 把、敷布 2 块、凡士林、纱布、棉签、一次性护理垫、手消毒液。

【实施】

冷湿敷技术规范见表 1 – 24。

表 1 – 24　冷湿敷技术规范

操作流程	操作说明
准备工作	·环境：安静，整洁，光线充足 ·患者、家属：知情配合 ·照护人员：着装整洁，修剪指甲，洗手，备齐用物
核对解释	·备用物至床旁，核对床号姓名，解释操作目的及配合方法，取舒适体位
冷敷患处	·暴露患处，将一次性护理垫垫在冷敷部位下，在该部位涂抹凡士林后盖上一层纱布，将敷布浸于冰水或冷水中，用敷料钳拧至不滴水为宜，敷于患处，每 3 ~ 5 min 更换 1 次，持续 15 ~ 20 min
观察效果	·冷敷过程中注意观察局部皮肤情况及患者的反应
取下敷布	·敷毕，擦去凡士林，取下敷布
整理记录	·整理床单位，洗手后记录使用的时间、部位、患者的反应
评价反馈	·用冷的时间正确，达到冷疗目的，患者无不适
异常处理	·若冷敷部位皮肤颜色出现异常或患者有颤抖、疼痛、麻木感等应立即停止使用并报告医生

【重点难点】

冷敷部位为开放性伤口，须按无菌技术操作，敷后换药。

【注意事项】

①冷敷前，局部应涂凡士林，保护皮肤。

②冷敷时注意观察局部皮肤的颜色及患者的主诉，以免发生冻伤。

（3）乙醇（温水）拭浴

【评估】

①患者的年龄、病情、体温、意识、活动能力、治疗情况、有无乙醇过敏史等情况。

②患者局部皮肤状况，如颜色、温度，有无硬结等，有无感觉障碍及对冷过敏等。

③患者对使用冷疗的心理反应及合作程度。

【用物】

治疗盘内备大毛巾、小毛巾、热水袋及套、冰袋及套；治疗盘外备脸盆（内盛放 32～34 ℃温水 2/3 满或盛放 30 ℃、25%～35%乙醇 200～300 mL），手消毒液。必要时备干净衣裤、便器。

【实施】

乙醇（温水）拭浴技术规范见表 1－25。

表 1－25　乙醇（温水）拭浴技术规范

操作流程	操作说明
准备工作	·环境：整洁，明亮，调节室温，必要时屏风遮挡 ·患者、家属：知情配合 ·照护人员：着装整洁，修剪指甲，洗手，戴口罩，备齐用物
评估患者	·患者的年龄、病情、体温、意识、活动能力、治疗情况、有无乙醇过敏史、皮肤状况、心理状态及合作程度
推至床旁	·将用物推至床旁，放在便于操作处
核对解释	·核对患者床号、姓名、腕带 ·解释温水拭浴或乙醇拭浴的目的、方法、注意事项及配合要点
安置体位	·松开床尾盖被，协助患者脱去上衣，取舒适卧位 ·冰袋置头部（图 1－16），热水袋置足底
垫巾拭浴	①拭浴方法 ·脱去衣裤，大毛巾垫擦拭部位下，小毛巾浸入温水或乙醇中，拧至半干，缠于手上成手套状，以离心方向拭浴，拭浴毕，用大毛巾擦干皮肤 ②拭浴顺序 ·双上肢：患者取仰卧位，按顺序擦拭 颈外侧→肩→上臂外侧→前臂外侧→手背 侧胸→腋窝→上臂内侧→前臂内侧→手心 ·腰背部：患者取侧卧位，从颈下肩部→臀部擦拭，擦拭毕，穿好上衣 ·双下肢：患者取仰卧位，按顺序擦拭 外侧：髂骨→下肢外侧→足背 内侧：腹股沟→下肢内侧→内踝 后侧：臀下→大腿后侧→腘窝→足跟 ③拭浴时间 ·每侧（四肢、背腰部）3 min，全过程 20 min 以内

续表

操作流程	操作说明
观察病情	·患者有无出现寒战、面色苍白、脉搏呼吸异常等情况
撤热水袋	·拭浴毕，取下足底热水袋
整理记录	·根据需要更换干净衣裤，协助患者取舒适体位 ·整理床单位，开窗，拉开床帘或撤去屏风 ·用物处理 ·洗手，记录时间、效果、反应
观察处置	·拭浴后 30 min 测体温，将体温绘制于体温单上，体温降至 39 ℃以下时取下头部冰袋
评价反馈	·患者感觉舒适，满意
异常处理	·拭浴过程中发现患者面色苍白、打寒战、呼吸及脉搏异常时，应立即停止拭浴并报告医生，给予相应的处理

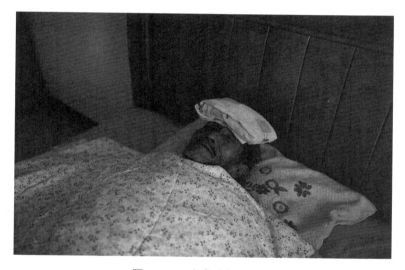

图 1-16　患者头部置冰袋

【重点难点】

①血液循环不良时、慢性炎症或深部化脓病灶时、组织损伤、破裂或有开放性伤口处不可用冷疗。

② 拭浴的禁忌部位：心前区、腹部、后颈、足底。因心前区用冷可导致反射性心率减慢、心房纤颤或心室纤颤及房室传导阻滞；腹部用冷容易引起腹泻；足底用冷可导致反射性末梢血管收缩影响散热或引起一过性冠状动脉收缩。

③颈外侧、腋窝、肘窝、掌心、腹股沟、腘窝等大血管表浅处应稍延长拍拭时间，以促进散热。

【注意事项】

①拭浴过程中，注意观察局部皮肤情况及患者反应。

②婴幼儿、血液病高热患者禁用乙醇拭浴。因婴幼儿用乙醇擦拭皮肤易造成中毒，甚至导致昏迷和死亡，血液病患者用乙醇擦浴易导致或加重出血。

③拭浴时，以拍拭（轻拍）方式进行，避免用摩擦方式，因摩擦易生热。

④拭浴的全过程不宜超过 20 min，以防产生继发效应。拭浴过程中密切观察患者反应，如发现患者面色苍白、寒战、呼吸及脉搏异常时，应立即停止拭浴并报告医生，给予相应的处理。

二、热疗法

1. 相关知识

热疗法是用高于人体温度的物质作用于体表皮肤，通过热作用于人体表面，使血管扩张、血流加速、血液黏滞度降低，从而达到治疗目的。

【热疗的作用】

（1）促进炎症的消散和局限：热疗可使局部血管扩张，血流速度加快，利于组织中毒素的排出；同时促进血液循环，增加血流量，加快新陈代谢，增强白细胞的吞噬功能。在炎症早期用热可促进炎性渗出物的吸收和消散；在炎症后期用热，可因白细胞释放蛋白溶解酶，溶解坏死组织，从而有助于坏死组织的清除及组织修复，使炎症局限。

（2）缓解疼痛：热疗能降低痛觉神经的兴奋性，改善血液循环，减轻炎性水肿，加速致痛物质的排出及渗出物的吸收，从而解除局部神经末梢的压力。热疗还可使肌肉、肌腱和韧带等组织松弛，可缓解因肌肉痉挛、关节强直而引起的疼痛。常用于腰肌劳损、肾绞痛、胃肠痉挛等患者。

（3）减轻深部组织充血：热疗可使局部血管扩张，体表血流增加，因而相对减轻深部组织的充血。

（4）保暖：热疗可使局部血管扩张，促进血液循环，使患者感到温暖舒适。多用于危重、年老体弱及末梢循环不良患者的保暖。

【禁忌证】

（1）急性腹痛未明确诊断前：热疗法虽能缓解疼痛，但容易掩盖病情真相而贻误疾病的诊断与治疗。

（2）面部危险三角区的感染：因面部危险三角区血管丰富而又没有瓣膜，且与颅内海绵窦相通，应用热疗可使血管扩张，血流增多，导致细菌及毒素进入血液循环，促进炎症扩散，造成颅内感染引起败血症。

（3）各种脏器的内出血时：热疗法使局部血管扩张，增加脏器的血流量和血管的通透性而加重出血。

（4）软组织损伤或扭伤早期：在 48 h 以内，如局部用热，可促进血液循环，加重皮下出血、肿胀和疼痛。

（5）其他：心肝肾功能不全、皮肤湿疹、急性炎症、孕妇、金属移植物部位、恶性肿瘤病变部位等不宜热疗，局部麻痹、感觉异常者慎用。

2. 操作程序

（1）热水袋

【评估】

①患者的一般情况：年龄、病情、体温、意识、视力、肌力、感觉功能、治疗情况，局部皮肤状况，活动能力和合作程度。

②患者及家属的认知反应、目的、方法、注意事项及配合要点。

③热水袋的温度、注水量、密闭性等。

【用物】

布套、热水、热水袋（图 1 - 17）、干毛巾、水温计。

【实施】

热水袋使用技术规范见表 1 - 26。

表 1 - 26　热水袋使用技术规范

操作流程	操作说明
准备工作	·环境：安静整洁，光线适中 ·患者、家属：知情配合 ·照护人员：着装整洁，修剪指甲，备齐用物
备热水袋	·检查热水袋有无破损，热水袋与塞子是否配套，以防漏水 ·测量、调节水温：一般水温调至 60 ~ 70 ℃，对意识不清、老年人、婴幼儿、麻醉未清醒、末梢循环不良等患者，水温应调至 50 ℃，以防发生烫伤 ·热水袋去塞，平放，一手持热水袋口边缘，另一手灌热水，边灌边提高热水袋，装袋至 1/2 ~ 2/3 满。水装入过满不能与皮肤贴紧，影响均匀供热 ·驱气：逐渐放平热水袋，驱尽袋内空气，因为空气是热的不良导体，影响传热。旋紧塞子，擦干倒提，检查无漏水后装入布套，避免热水袋与皮肤直接接触，以防烫伤
查对解释	·携热水袋至患者床旁，核对床号、姓名并解释，以取得配合
操作过程	·置热水袋于所需部位，袋口向身体外 ·根据不同目的，掌握用热时间。用于治疗时间不超过 30 min，用于保暖可持续
安置整理	·用热完毕，将热水袋中的水倒空，倒挂晾干，吹气，旋紧塞子，放阴凉处备用，布套洗净备用
洗手记录	·洗手，记录用热时间、部位、效果及反应
评价反馈	·程序正确，操作规范，动作熟练，轻柔 ·护患沟通好，操作中密切观察病情
异常处理	·如出现皮肤潮红、疼痛等，立即停止使用，并在局部涂凡士林，以保护皮肤 ·对意识不清、感觉迟钝的患者使用热水袋时，应再包一块大毛巾或放于两层毛毯之间，并定时检查局部皮肤情况，以防烫伤

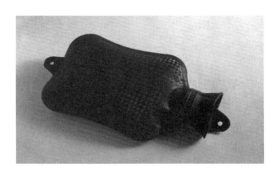

图1-17　热水袋

【重点难点】

①昏迷、感觉迟钝、循环不良的老人使用热水袋时，水温应低于50 ℃。

②使用时间一般不超过30 min。

【注意事项】

①应加强巡视，观察热疗部位的皮肤温度、颜色、用热效果。

②严格控制热疗的时间、温度。热水袋成人一般水温为60～70 ℃。

③如出现皮肤潮红、疼痛等，立即停止使用，并在局部涂凡士林，以保护皮肤。

④对意识不清、感觉迟钝的患者使用热水袋时，应再包一块大毛巾或放于两层毛毯之间，并定时检查局部皮肤情况，以防烫伤。

（2）烤灯

【评估】

①患者的一般情况：年龄、病情、体温、意识、视力、肌力、感觉功能、治疗情况，局部皮肤状况，活动能力和合作程度。

②患者及家属的认知反应、目的、方法、注意事项及配合要点。

③红外线灯或鹅颈灯性能。

【用物】

红外线灯或鹅颈灯，必要时备有色眼镜、屏风。

【实施】

烤灯使用技术规范见表1-27。

表1-27　烤灯使用技术规范

操作流程	操作说明
准备工作	·环境：安静整洁，宽敞 ·患者、家属：知情配合 ·照护人员：着装整洁，洗手，戴口罩，准备烤灯（图1-18）及用物 ·根据治疗部位，选用不同功率灯泡：胸腹、腰、背部应选用500～1000 W，手足选用250 W（鹅颈灯40～60 W）
查对解释	·携用物至床旁，查对床号、姓名，并指导患者取适当卧位

续表

操作流程	操作说明
操作过程	· 暴露患处，必要时用屏风遮拦，以维护患者隐私。患者身体其他部位注意保暖 · 烤灯对准患处，并保持安全距离。灯距一般为 30～50 cm，用手试温，温热为宜。照射时间为 20～30 min，照射前胸、面、颈部时，注意保护患者的眼睛，可用湿纱布遮盖或戴有色眼镜
安置整理	· 照射完毕，关掉烤灯电源
洗手记录	· 洗手，记录照射时间、部位、距离、效果与皮肤状况的改变等
评价反馈	· 程序正确，操作规范，动作熟练
异常处理	· 注意观察皮肤颜色，若出现紫红色则应立即停止照射，并涂上凡士林保护皮肤

【重点难点】

①照射前胸、面、颈部时，注意保护患者的眼睛，可用湿纱布遮盖或戴有色眼镜。

②人体有金属移植物部位慎用热疗，因为金属是热的良导体，易造成烫伤。

【注意事项】

①调节好灯具距离及温度，照射距离为 30～50 cm，温热为宜（用手试温）。照射时间 20～30 min。

②注意观察皮肤颜色，若出现紫红色则应立即停止照射，并涂上凡士林保护皮肤。

（3）热湿敷

【评估】

①患者的一般情况：年龄、病情、体温、意识、视力、肌力、感觉功能、治疗情况，局部皮肤状况，活动能力和合作程度。

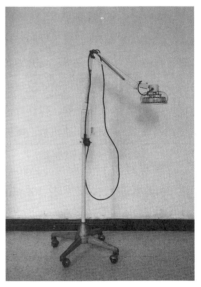

图 1-18 烤灯

②患者及家属的认知反应、目的、方法、注意事项及配合要点。

③浸泡液的温度等。

【用物】

治疗盘、敷垫（略大于患处面积）2 块，敷钳 2 把，凡士林、棉签、纱布、一次性护理垫。

【实施】

热湿敷技术规范见表 1-28。

表1-28　热湿敷技术规范

操作流程	操作说明
准备工作	·环境：安静整洁，宽敞明亮 ·患者、家属：知情配合 ·照护人员：着装整洁，修剪指甲，洗手，戴口罩，备齐用物
查对解释	·携用物至患者床边，核对床号、姓名并解释，以取得患者的配合
操作过程	·指导或协助患者取适当卧位，暴露患处，下垫一次性护理垫，必要时备屏风遮挡 ·将敷垫浸入50~60℃的热水中，水温计监测水温，用敷钳夹起拧干以不滴水为度，放手腕内侧试温，以不烫手为宜 ·用棉签蘸凡士林涂于受敷处，面积大于热敷面积，保护皮肤免于烫伤，上盖一层纱布 ·将备好的热敷垫敷于患处，上盖塑料纸及棉垫，可保湿保温，因湿热穿透性强，热敷效果好。若病情许可，患处不忌压，可将热水袋放在棉垫上，以维持温度。若过热，可掀起敷垫一角散热，以免引起烫伤 ·持续热湿敷15~20 min，热敷过程中，注意观察局部皮肤状况。面部热敷后，嘱患者30 min后方可外出，以防感冒
安置整理	·热敷完毕，揭开纱布，擦去凡士林，整理床单位
洗手记录	·洗手，记录热湿敷部位、时间、效果与反应
评价反馈	·程序正确，操作规范，动作熟练
异常处理	·伤口部位热敷，按无菌技术处理伤口

【重点难点】

面部热敷后，嘱患者30 min后方可外出，以防感冒。

【注意事项】

①热湿敷水温以50~60℃为宜，拧干不滴水为度，放在手腕部以不烫手为宜。

②每3~5 min更换一次敷布，持续15~20 min。

③伤口部位热敷，按无菌技术处理伤口。

（4）热水浸泡

【评估】

①患者的一般情况：年龄、病情、体温、意识、视力、肌力、感觉功能、治疗情况，局部皮肤状况，活动能力和合作程度。

②患者及家属的认知反应、目的、方法、注意事项及配合要点。

③热水浸泡的温度、注水量等。

【用物】

浸泡盆（若有伤口应备无菌浸泡盆）、纱布2块、治疗盆、长镊子、药液（遵医嘱）、热水适量（水温43~46℃）。

【实施】

热水浸泡技术规范见表1-29。

表 1-29　热水浸泡技术规范

操作流程	操作说明
准备工作	·环境：安静整洁，宽敞明亮 ·患者、家属：知情配合 ·照护人员：着装整洁，修剪指甲，洗手，备齐用物
查对解释	·携用物至患者床边，核对床号、姓名并解释，以取得患者的配合
操作过程	·将 43~46 ℃温水倒入浸泡盆内 1/2 满，暴露患处，将肢体慢慢放入浸泡盆，必要时用长镊子夹布轻擦创面，使之清洁 ·浸泡时间 30 min，随时观察局部皮肤有无发红、疼痛等反应 ·浸泡完毕，用纱布擦干浸泡部位，若有伤口，按外科无菌换药处理
安置整理	·清理用物，分类放置
洗手记录	·洗手，记录热水浸泡部位、时间、效果与反应
评价反馈	·程序正确，操作规范，动作熟练
异常处理	·老年人、糖尿病患者、足部感觉异常者进行热水浸泡时要注意水温，以免发生烫伤

【重点难点】

热水坐浴的水温为 40~45 ℃，温水浸泡的水温为 43~46 ℃，浸泡时间 30 min。

【注意事项】

①随时观察局部皮肤有无发红、疼痛等反应。

②浸泡完毕，用纱布擦干浸泡部位，若有伤口，按外科无菌换药处理。

③老年人、糖尿病患者、足部感觉异常者进行热水浸泡时要注意调节水温，以免发生烫伤。

三、烫伤的预防与应急处理

烫伤是指由高温液体（沸汤、沸水、热油）、高温固体（烧热的金属等）或高温蒸汽等所致的损伤。随着社会人口老龄化的迅速发展，跌倒、烫伤、误服等安全问题在老年人中发生的概率较高，不但影响了老年人的生活质量，甚至导致了死亡。

1. 烫伤的原因

（1）老年人因神经系统生理的老化、皮肤组织老化而导致痛温觉减退。

（2）老年人行动不畅或者视力衰退。

（3）老年人感官退化，反应迟缓。

（4）中医拔罐、针灸、艾灸等理疗手段，理疗器温度过高或者操作技术不当都会造成烫伤。

（5）患有糖尿病、脉管炎、心血管疾病的老人周围神经病变，痛觉减退，沐浴或者泡脚的时候很容易出现烫伤的问题。

（6）老年人黑色素细胞不断减少，对有害射线的抵抗力低，在烈日下暴晒，很容易烫伤。

2．临床表现

（1）Ⅰ度烫伤：皮肤灼红、痛觉过敏、干燥无泡。

（2）浅Ⅱ度烫伤：局部红肿疼痛，有大小不等的水泡。

（3）深Ⅱ度烫伤：可有水泡，痛觉迟钝，有拔毛痛。

（4）Ⅲ度烫伤：无水泡，痛觉消失，无弹性，拔毛不痛，干燥如皮革样或呈蜡白、焦黄，甚至碳化成焦痂，痂下水肿。

3．预防措施

（1）喝热汤或者热水时，提前给老人放凉，必要时向老人说明，引起注意。

（2）培养老人物品固定放置的良好习惯，热水瓶放在固定或者房间的角落等不易碰倒的地方。

（3）房间内若需要使用蚊香时，将蚊香专用器放在安全的地方。

（4）泡脚、坐浴前应先试好水温再应用，适宜温度为 40～45 ℃，不宜过高；洗澡时，先开冷水，再开热水，结束时，先关热水，后关冷水。

（5）减少热水袋、护手宝等物品的应用，如必须用，应注意温度低于 50 ℃，盖子要拧紧，外表应用毛巾包裹。

（6）使用电器时，反复告知其注意事项，并定期检查电器是否完好。应用红外线烤灯、电暖器时，应注意与老年人的皮肤距离应大于 30 cm。

（7）应用药物热疗时，应了解药物的作用和注意事项，注意观察皮肤的颜色和反应，如有明显红肿应停止使用，及时就医。

（8）外出时，给老人做好遮阳措施，如遮阳帽或遮阳伞，不要在太阳直射的地方长时间停留。

4．应急处理

（1）用冷水冲洗被烫伤的部位 5～10 min，直到不再感觉到疼痛。因冷水可迅速降温，减少对皮肤深部组织的伤害。

（2）冲过冷水后，用剪刀把烫伤处的衣服剪开，可以避免皮肤被衣服二次烫伤，同时也防止发生感染。如果皮肤与衣服粘在一起，不可直接把衣服扯下来。

（3）用干净的毛巾把烫伤的皮肤盖上，并轻轻包裹。如烫伤的部位是头、颈、会阴部时，一定要暴露。

（4）烫伤后不可在局部涂抹牙膏、酱油、清凉油、绿药膏等非无菌物品，为了防止感染的发生，应到医院进行无菌换药及对症处理。

四、老年性皮肤瘙痒症的照料

老年性皮肤瘙痒症是一种常见的、以瘙痒为主的老年性皮肤病，病因复杂，反复不愈，给患者带来了很大的痛苦，降低了患者的生活质量。通过合理的药物治疗、有效的皮肤护理、正确的饮食指导、适时的心理关怀、细致的健康教育，可提高患者的舒适度，减轻患者的痛苦，避免或减少皮肤瘙痒的发生。

1. 原因

（1）老年人由于新陈代谢减缓，皮脂腺和汗腺分泌功能降低，皮脂和汗液量少，不能有效滋润皮肤而使之处于干燥状态。

（2）老年人机体代谢产生的"废物"排泄不畅，尤其一到冬季，气候寒冷，洗澡更衣次数减少，皮表污垢增多，皮肤表皮自然衰亡的细胞存积，容易堵塞皮脂腺和汗腺，刺激皮肤末梢神经产生瘙痒。

（3）如果洗澡次数过于频繁、洗澡水温过高、使用碱性较大的肥皂或者药皂，容易使本来就不健全的皮脂膜受到破坏，皮肤自我保护作用减弱，也易发生皮肤瘙痒。

（4）老年人皮肤处于退行性改变过程，皮肤对外界刺激的耐受能力明显减弱。在外界物理或化学因素的刺激下，如气候骤变，气温过冷或过热，接触有刺激性的物质，穿着对皮肤有刺激性的衣服等，都可以引起皮肤瘙痒。

（5）人体随着年龄的增长，各类内科疾病的出现，例如，患有糖尿病、心血管疾病、肝肾疾病等，或吃了某些药物、辛辣等刺激性食物，也可引起皮肤瘙痒。

2. 临床表现

老年性皮肤瘙痒病多在冬季发病，往往以晚间为重，常在脱衣入睡时发生。主要是阵发性皮肤瘙痒，难以遏止。患者常因此而连续、强烈地搔抓至皮破血流，发生疼痛时方才住手。瘙痒时间短则数分钟，长的可达数小时之久。由于过度频繁地搔抓，皮肤呈现抓痕、血痂，久则皮肤肥厚、粗糙、色素沉着，甚则湿疹样变。患者皮肤除自觉瘙痒及瘙痒所致的继发性皮肤损害外，一般无原发性皮肤损害。由于夜间瘙痒，常因睡眠不好而引起白天精神不振、头晕乏力。情绪激动、寒风侵袭、衣物摩擦等各种影响皆可引起瘙痒或使之加重。

3. 预防措施

（1）饮食照料：指导患者多吃富含维生素和助消化的食物如芝麻、花生等，因为气血充足才能营养皮肤。忌食鱼虾、咖啡、烟酒等易激发组织胺活性的食品，少吃姜、葱、辛辣刺激性的食物。指导患者多饮水，每天不少于 1500 mL，多食粗纤维食物，保持大便通畅。血脂不高的患者可多吃一些含胶原蛋白较多的食物，如猪皮、猪脚、牛筋等；银耳、百合、白果、荸荠等甘寒凉润的食品，对皮肤有滋润作用，适当食用可以滋润皮肤，减少由于干燥而引起的皮肤瘙痒。

（2）起居照料：生活起居要有规律，睡眠适时。注意气候影响，特别是避免寒风侵袭和炎夏季节时汗液的刺激，及时调整衣着，减少气候对皮肤的刺激。避免接触或吸入环境中的特殊物质如花粉、尘螨等，保持室内空气新鲜。注意室内温度和湿度，必要时可在房间内使用加湿器，以增加室内湿度（湿度保持在 50%~60% 为宜），冬季避免过度使用电热毯和暖气。内衣最好穿纯棉制品的衣服，以免产生静电刺激皮肤。

（3）皮肤护理：防止皮肤过分干燥是护理老年性皮肤瘙痒症的重要护理环节。①保持皮肤清洁湿润。沐浴后在经常感觉瘙痒的部位适当涂抹一些含有少量油脂的润肤液（如甘油水、绵羊油等）。②沐浴指导。告知患者沐浴应在饭后 30 min 为宜，以免影响消化，冬春季节每周洗澡 1~2 次即可，夏天出汗多，洗澡次数增加。每次沐浴 10~20 min，水温 30~40 ℃，室温 22~24 ℃，以免发生晕厥或烫伤。注意沐浴四忌：忌太勤、忌水过烫、忌揉搓过频、忌肥皂碱性太强。③选择合适的内衣。最好选择本色的纯棉、麻、丝织物，布质柔软、光滑、吸湿性强的内衣，以防摩擦皮肤而加重瘙痒。④避免搔抓皮肤。搔抓不仅会使皮肤破损，还会继发皮炎、湿疹，而且搔抓可以使局部的感觉因反复刺激而更加兴奋、敏感，使瘙痒进一步加重，越痒越抓，形成恶性循环。可选择含有薄荷、冰片的止痒药膏来止痒，同时可多用护肤霜。

（4）心理护理：患者由于皮肤瘙痒易出现烦躁不安、急躁易怒或情绪低落，因此照护人员要关心体贴患者，同情和理解患者，做好安抚工作，态度和蔼，鼓励患者树立战胜疾病的信心。尽量减少或避免一切可能使之加重的刺激因素，如用手挠抓、热水烫洗、乱搽药物、刺激性食物等。对一些经治已愈或显效的患者仍有瘙痒的感觉，及时给予疏导，可根据自身爱好采取如听音乐、看书等方式转移对疾病的注意力，保持情绪稳定。

（5）健康宣教：指导患者加强体育锻炼，增强体质，提高机体免疫力。散步、八段锦、太极拳等运动强度不大，比较适合老年人。

五、协助叩背排痰法

1. 相关知识

叩背排痰是利用重力原理及机械的力量通过胸壁震动气道，使附着在肺、支气管内的分泌物脱落，通过体位引流，使分泌物到达细支气管，通过患者咳嗽排出体外。

【目的】

（1）保持呼吸道通畅，避免痰液淤积。

（2）提高药效，促进病情恢复。

（3）预防感染，减少并发症发生。

【适应证】

危重、年老体弱、长期卧床、人工气道、排痰无力等患者。

【禁忌证】

（1）咳血、年老体弱、不能耐受体位引流者。

（2）以下禁忌叩击和震颤：

①脑出血急性期（7~10 天），颅内动脉瘤或动脉畸形，颅内手术后 7 天以内；

②咳血、肺大泡患者；

③低血压、肺水肿患者，近期有急性心肌梗死、心绞痛史者；

④未引流的气胸、近期肋骨骨折或有严重骨质疏松者，近期脊柱损伤不稳定者；

⑤胸壁疼痛剧烈、肿瘤部位、肺栓塞等；

⑥任何疾病所致生命体征不稳定者。

2. 操作程序

【评估】

（1）患者的病情与基本情况：神志、咳嗽能力、诊断、生命体征、SpO$_2$、血气分析及痰液检查结果等。

（2）看胸片结果确定病灶、胸部听诊确定湿啰音集中部位（上中下肺、特别注意肺底的听诊，每个部位一个呼吸周期）。

（3）患者及家属的认知反应、目的、方法、注意事项及配合要点。

【用物】

纸巾、听诊器、毛巾（必要时）、手消毒液、笔。

【实施】

叩背排痰技术规范见表1－30。

表1－30　叩背排痰技术规范

操作流程	操作说明
准备工作	·环境：安静，整洁，必要时关闭门窗、屏风遮挡 ·患者、家属：了解叩背排痰的目的，操作中可能出现的不适，愿意配合操作 ·照护人员：着装整洁，修剪指甲，洗手，戴口罩，备齐用物
评估解释	·查对患者床号、姓名、腕带 ·评估患者的病情、耐受能力、合作程度 ·通过听诊、判断湿啰音集中的部位 ·查阅X线胸片、判断炎性灶所在的肺叶或肺段 ·向患者解释以取得合作
安置体位	·选择合适的体位 （1）肺尖部炎症：取坐位（图1－19） （2）肺底和肺叶上段、中段、下段炎症：取侧卧位，去枕侧卧位，头低10°～15°等体位（图1－20） （3）一般情况良好者：取膝胸卧位，以患者耐受为宜
叩击震颤	·叩击部位用毛巾或其他保护物包盖以保护皮肤 ·叩击：照护人员五指并拢成空杯状（图1－21），利用腕力快速有节奏叩击背部。叩击顺序应从下至上、从外至内，有节律地叩击患者背部 ·震颤：嘱患者深呼吸，呼气时手掌紧贴胸壁，施加一定压力并做好轻柔的上下抖动，吸气时停止震颤，每个部位重复5个呼吸周期，注意震颤紧跟叩击后进行，并在呼气时震颤，此法不适宜婴幼儿 ·排痰
安置整理	·排痰后再次肺部听诊 ·清洁患者面部，撤去用物，协助取舒适体位 ·整理床单位
观察记录	·操作中应密切观察病情、生命体征、呼吸情况 ·洗手，记录叩背排痰的效果和排除痰液的性质、颜色及量

续表

操作流程	操作说明
评价反馈	·操作规范，动作熟练，力量适中 ·鼓励有效咳嗽，有效清除痰液，护患沟通好，态度和蔼，自然大方
异常处理	·操作中密切观察患者的反应，观察痰液的量、颜色、性质，如有异常，立即报告医生做相应处理

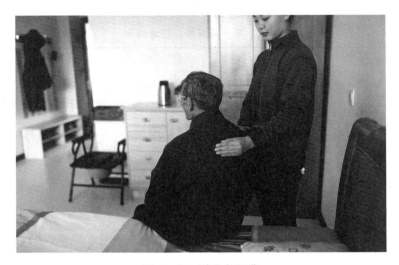

图1-19　肺尖部叩背

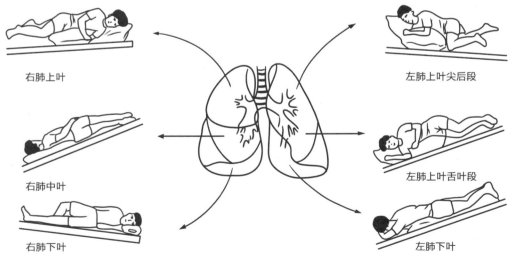

图1-20　体位摆放

3. 重点难点

（1）叩背如在雾化吸入后进行，对其排痰效果更好。因雾化吸入将药液变成细微气雾，随着患者吸气而进入呼吸道，可以湿化呼吸道，稀释痰液，降低黏稠度，利于排痰。

（2）根据患者病情及耐受情况选择合适的体位，根据体位引流原理，痰液栓子脱落后，比较容易进入大气道后顺利咳出。

（3）选择有效的排痰方法

①有效咳嗽：针对神志清醒，能够配合，痰多黏稠，不宜咳出和术后患者；

②体位引流：针对支气管－肺疾病有大量痰液者；

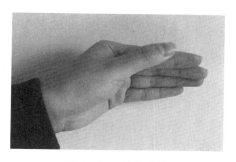

图1-21　拍背手法

③叩击震颤：针对长期卧床，痰液黏稠、不易咳出和长期建立人工气道者。

4. 注意事项

（1）选择时间应在餐后2 h至餐前30 min进行，以避免治疗中发生呕吐。

（2）注意听诊肺部有无呼吸音异常及干、湿啰音，以明确病变部位。

（3）宜用单层薄布保护胸廓部位，避免直击引起皮肤发红，但覆盖物不宜过厚，以免降低叩击效果，叩击时避开乳房、心脏、骨突部位及衣服拉链、纽扣等。

（4）叩击频率一般为100～200次/min；幅度以手掌根部离开胸壁3～5 cm，手指尖部离开胸壁10～15 cm为宜；力量以患者不感到疼痛为宜，每次叩击时间为5～10 min，如患者耐受性好，可以适当增加叩背时间；操作时应密切观察患者的反应，鼓励患者有效咳嗽，排痰后再次肺部听诊。

（5）操作后患者应注意休息，照护人员协助其做好口腔清洁，祛除痰液。

第七节　安全照料

一、协助更换体位

1. 相关知识

对重度患者来说，因长期卧床，心身压力很大，易出现精神萎靡、消化不良、便秘、肌肉萎缩等；由于局部皮肤长期受压，血液循环不畅，呼吸道分泌物不易咳出，有些易出现压疮、坠积性肺炎等。因此，应定时协助变换卧位，以预防并发症的发生。

【目的】

（1）变换姿势，增进舒适度。

（2）预防并发症，如压疮、坠积性肺炎等。

（3）适应治疗、护理的需要，如背部皮肤护理、便于更换床单或整理床单位。

（4）协助滑向床尾而自己不能移动的移向床头，恢复正确而舒适的卧位。

【适应证】

因脑梗死后遗症、重度帕金森综合征、重度类风湿性关节炎等长期卧床及其他原因导致身体不能活动的人员。

2. 操作程序

【评估】

（1）患者的一般情况：年龄、体重、病情、局部皮肤受压情况、手术部位及引流情况、需更换卧位的原因。

（2）患者及家属的认知反应：对更换卧位的作用和操作方法的了解程度、心理状态、合作能力。

【用物】

根据病情准备好枕头、床单等物品。

【实施】

协助更换体位技术规范见表1－31。

表1－31　协助更换体位技术规范

操作流程	操作说明
准备工作	·环境：安全、安静 ·患者、家属：知情配合 ·照护人员：着装整洁，修剪指甲，洗手，戴口罩，备齐用物
评估解释	·评估患者身体情况及心理状态 ·向患者解释并取得合作
安置体位	·协助患者取合适卧位，必要时准备软枕
一人协助翻身侧卧	·做好解释工作，说明操作要点 ·将各种导管及输液装置等安置妥当，必要时将盖被折叠至床尾或一侧 ·患者仰卧，两手放于腹部，双腿屈曲 ·先将患者肩部、臀部移向照护人员的床沿（图1－22），再将双下肢移近（图1－23） ·一手托肩，一手扶膝，轻轻将患者转向对侧，背向照护人员 ·按侧卧位法，在背部、胸前及两膝间放置软枕，使患者安全、舒适
二人协助翻身侧卧	·照护人员两人站在床的同一侧，一人托住颈肩部和腰部，另一人托住臀部和腘窝部；两人同时将患者稍抬起移向近身侧，然后分别托扶其肩、腰、臀和膝部，轻轻转向对侧；同一人法安置好患者
一人协助移向床头	·做好解释操作工作。枕头横立于床头，将各种导管及输液装置安置妥当，必要时将盖被折叠至床尾或一侧。患者仰卧屈膝，双手握住床头栏杆（图1－24），照护人员一手托住其肩背部，一手托住膝部，在照护人员助力的同时，患者脚蹬床面，挺身上移，移向床头

操作流程	操作说明
二人协助移向床头	·患者仰卧屈膝，照护人员两人分别站在病床的两侧，交叉托住其颈肩部和臀部，或一人托住其肩及腰部，一人托住臀及腘窝部，两人同时抬起患者移向床头，安置好舒适的体位
协助从床上坐起	·患者仰卧位，先把外侧手放于胸前，内侧手呈外展位；外侧腿呈屈曲位，照护人员一只手放于其外侧肩胛后方，另一手放于外侧骨盆后方，同时转移外侧躯干向内旋转，使之呈侧卧位（图1-25）。将双侧小腿放于床沿外，再把放置于肩胛处的手移向头颈内后侧部，放置于骨盆处的手移向双侧膝关节后方；置于头部的手往上抬，置于膝部的手同时把患者的双腿往内移，直至帮助患者坐起（图1-26） ·从床上坐起的动作有时可采取背后操作方法，照护人员跪于床上，上肢自患者的双腋下穿过并固定于前臂，与患者合力向上向后，最终帮助患者坐于床上（图1-27）
整理记录	·协助取舒适体位，整理床单位 ·整理用物 ·洗手，书写记录单
评价反馈	·程序正确，操作规范，动作熟练，轻柔 ·患者满意度高，护患沟通好，态度和蔼，自然大方

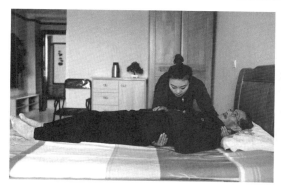

图1-22　移动上半身

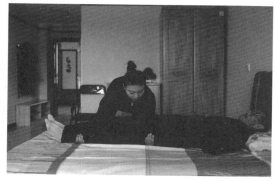

图1-23　移动双下肢

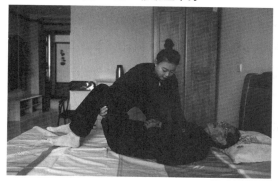

图1-24　一人协助移向床头

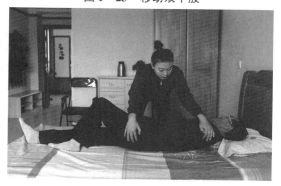

图1-25　协助患者翻身侧卧1

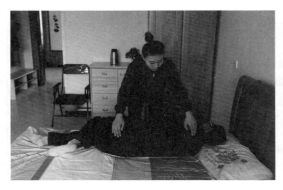

图 1-26 协助患者翻身侧卧 2

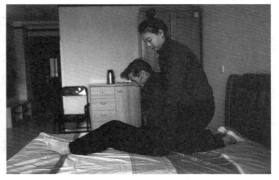

图 1-27 协助患者坐起

3. 重点难点

（1）协助翻身时，不可拖拉，以免擦伤患者皮肤；应将患者身体稍抬起，再行翻身；移动体位后，需用软枕垫好其背部及膝下，以维持舒适体位；两人协助翻身时，注意动作协调轻稳，并注意省力原则。

（2）若患者身上置有多种导管，翻身时应先将导管安置妥当；翻身后，检查各导管是否扭曲，注意保持导管通畅。

（3）为手术后患者翻身时，翻身前先检查敷料是否脱落或潮湿，如脱落或被分泌物浸湿，应先换药再行翻身。

4. 注意事项

（1）帮助更换卧位前，一定要解释清楚更换卧位的意义，以取得合作。

（2）协助患者翻身时，不可拖拉，以免擦伤其皮肤；应将身体稍抬起，再行翻身；移动体位后，需用软枕垫好背部及膝下，以维持其舒适体位；两人协助翻身时，注意动作协调轻稳，并注意省力原则。

（3）根据病情及皮肤受压情况，确定翻身间隔时间，以防压疮发生，同时做好交接工作，如发现患者皮肤发红，应增加翻身次数。

二、协助肢体被动活动

1. 相关知识

肌肉具有收缩性和伸展性，当某种原因导致肌肉及其周围组织损伤，如果没有得到很好的治疗，随着时间的推移，则肌肉、肌腱缩短，发生挛缩，关节活动范围明显受限，人体的灵活性将明显降低或丧失。

【目的】

（1）使机体活动受限的关节活动范围增大。

（2）防止肌肉、肌腱萎缩。

（3）增加人体的灵活性，使患者感觉舒适。

【适应证】

昏迷及其他原因导致身体不能自主活动的患者。

2. 操作程序

【评估】

（1）患者的一般情况：年龄、体重、病情、局部情况及肢体活动情况。

（2）患者及家属的认知反应：对肢体被动活动操作方法的了解程度、心理状态、合作能力。

【用物】

根据病情准备好枕头、毛巾等物品。

【实施】

（1）上肢运动

1）增加肩前屈（图1-28）

①患者体位：仰卧位，上肢前屈，屈肘，前臂及手放松；②操作者位置：面向患者站在牵拉一侧，上方手从内侧握住肘关节，下方手放在肩胛骨腋缘固定肩胛骨；③牵拉手法：上方手将肱骨被动前屈到最大范围，以拉长肩后肌群。

2）增加肩后伸（图1-29）

①患者体位：俯卧位，上肢放在体侧，前臂及手放松；②操作者位置：面向患者站在牵拉一侧，上方手放在肩胛骨上固定肩胛骨，下方手从掌侧握住肘关节；③牵拉手法：上方手将肱骨被动后伸到最大范围，以拉长肩前屈肌群。

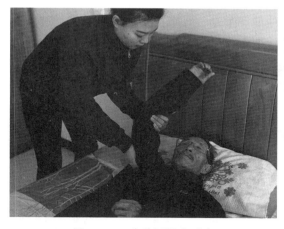

图1-28　肩前屈固定手法

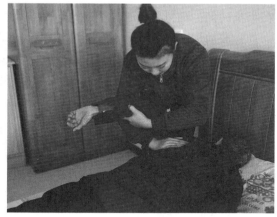

图1-29　肩后伸固定手法

3）增加肩外展（图1-30）

①患者体位：仰卧位，肩外展，屈肘90°；②操作者位置：面向患者站在牵拉一侧，上方手托住肘关节，下方手放在肩胛骨腋缘固定肩胛骨；③牵拉手法：上方手将肱骨被动外展到最大范围，以牵拉肩内收肌群。

4）增加肩外旋（图1-31）

①患者体位：仰卧位，肩外展90°，屈肘90°；②操作者位置：面向患者站在牵拉一侧，内侧手握住肱骨远端，外侧手握住前臂远端；③牵拉手法：外侧手将前臂向上向床面

被动运动至最大范围，以拉长肩内旋肌群。

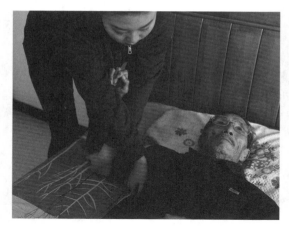

图 1 - 30　肩外展固定手法

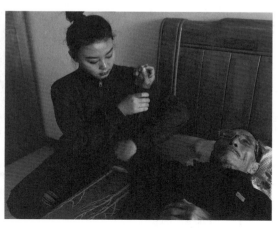

图 1 - 31　肩外旋固定手法

5）增加肩内旋（图 1 - 32）

①患者体位：仰卧位，肩外展 90°，屈肘 90°；②操作者位置：面向患者的足，站在牵拉一侧，内侧手握住肱骨远端，外侧手握住前臂远端；③牵拉手法：外侧手将前臂向床面下运动至最大范围，以牵拉肩外旋肌群。

6）增加肩水平外展

①患者体位：仰卧位，患侧肩位于床沿，上肢外展 90°；②操作者位置：面向患者站在牵拉一侧，内侧手握住肱骨远端，外侧手握住前臂远端；③牵拉手法：双手将上肢向地面方向被动运动（水平外展）至最大范围，以牵拉胸肌；④胸肌的牵拉也可以在坐位进行（图 1 - 33），患者双手五指交叉放在头后部，操作者位于患者身后，双手分别握住肘关节并被动向后运动（水平外展），同时让患者深吸气后呼气。

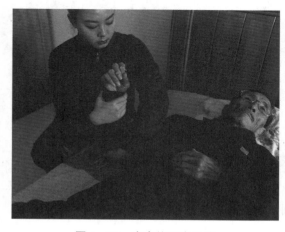

图 1 - 32　肩内旋固定手法

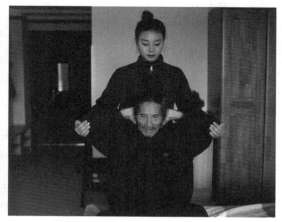

图 1 - 33　肩水平外展固定手法

7）增加肩胛骨的活动（图 1 - 34）

①患者体位：坐在椅上，头转向非牵拉侧，稍向前屈，直至颈部后外侧有酸胀感。牵

拉侧上肢外展，屈肘，手放在头后部；②操作者位置：站在患者身后牵拉侧，外侧手从前面托住上臂远端，内侧手放在牵拉侧颈肩部交界处；③牵拉手法：外侧手向上抬，内侧手向下压，同时，让患者深吸气后深呼气，以牵拉提肩胛肌。

8）增加伸肘（图1-35）

①患者体位：仰卧位，上肢稍外展；②操作者位置：面向患者头部站在牵拉一侧，内侧手放在肱骨近端，外侧手握住前臂远端掌侧；③牵拉手法：被动伸肘至最大范围，以牵拉屈肘肌群。

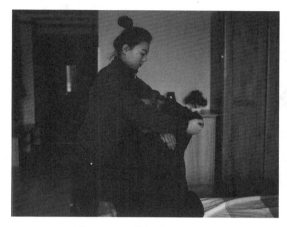

图1-34　增加肩胛骨活动

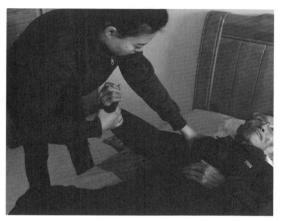

图1-35　增加伸肘

9）增加屈肘（图1-36和图1-37）

①患者体位：仰卧位，上肢稍外展；②操作者位置：面向患者站在牵拉一侧，上方手握住前臂远端掌侧，下方手托住肘部；③牵拉手法：被动屈曲肘关节至最大范围，以牵拉伸肘肌群。患者也可取坐位，手放在颈后部。操作者外侧手握住肘部向上牵拉，内侧手握住腕部向下牵拉，此法对牵拉肱三头肌长头的效果较好。

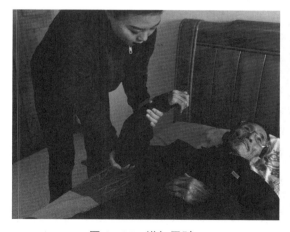

图1-36　增加屈肘1

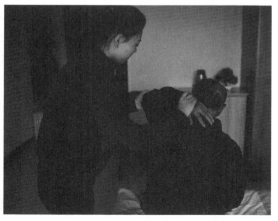

图1-37　增加屈肘2

10）增加前臂旋前或旋后（图1-38）

①患者体位：仰卧位，上肢稍外展，屈肘90°；②操作者位置：面向患者站在牵拉侧，

上方手握住前臂远端掌侧，下方手握住肘关节以固定肱骨；③牵拉手法：旋前或旋后至最大范围。牵拉时，桡骨围绕尺骨转动。

11）增加伸腕（图1-39）

①患者体位：仰卧位，前臂旋前放在床沿或腕伸出桌沿，手指放松；②操作者位置：坐在牵拉一侧，一手握住前臂远端固定，一手握住手掌；③牵拉手法：被动伸腕至最大范围。

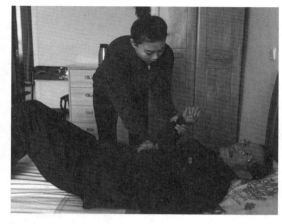

图1-38　前臂旋前或旋后

图1-39　增加伸腕

12）增加屈腕（图1-40）

①患者体位：仰卧位或坐在桌旁，上肢放在桌上，屈肘90°，前臂旋后，手指放松；②操作者位置：站在牵拉一侧，一手握住前臂远端固定，一手握住手掌；③牵拉手法：被动屈腕至最大范围。

13）增加伸指（图1-41）

①患者体位：仰卧位，牵拉侧上肢稍外展，屈肘90°；②操作者位置：面向患者站在牵拉一侧，上方手握住前臂远端，下方手放在手指掌侧五指相接触；③牵拉手法：下方手被动伸腕至最大范围，再将手指完全伸直。上述手法也可在坐位进行。

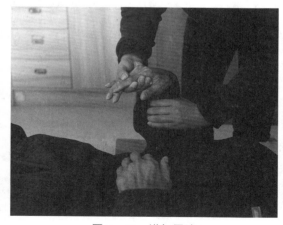

图1-40　增加屈腕

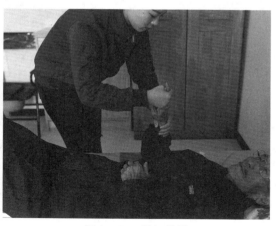

图1-41　增加伸指

14）增加屈指（图1-42）

①患者体位：仰卧位，牵拉侧上肢稍外展，屈肘90°；②操作者位置：面向患者站在牵拉一侧，上方手握住前臂远端，下方手握住手指；③牵拉手法：下方手被动屈腕至最大范围，再将手指完全屈曲。

（2）下肢运动

1）增加屈膝时的屈髋（图1-43）

①患者体位：仰卧位，下肢稍屈髋、屈膝；②操作者位置：面向患者站在牵拉一侧，下方手握住足跟，上方手托住股骨远端；③牵拉手法：双手托起下肢，被动屈髋、屈膝至最大范围。

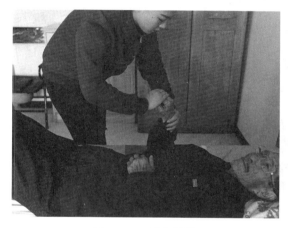

图1-42　增加屈指

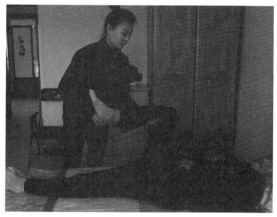

图1-43　增加屈膝时的屈髋

2）增加伸膝时的屈髋（图1-44）

①患者体位：仰卧位，下肢伸直，牵拉侧下肢放在操作者肩上；②操作者位置：面向患者头部站在牵拉一侧，内侧肩部托住患者下肢，双手放在股骨远端以固定股骨及骨盆；③牵拉手法：保持膝关节伸直，同时尽量屈曲髋关节至最大范围。

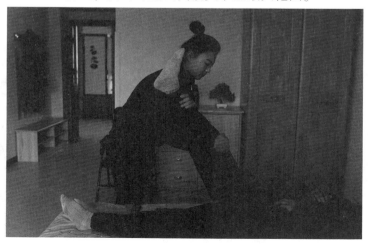

图1-44　增加伸膝时的屈髋

3）增加伸髋

①患者体位：俯卧位，牵拉侧下肢屈膝，非牵拉侧下肢伸膝；②操作者位置：面向患者站在非牵拉侧，上方手放在臀部固定骨盆，下方手放在髌骨前方托住大腿；③牵拉手法：下方手将大腿抬离床面，后伸髋至最大范围（图1-45）。如患者不能俯卧位，也可以取仰卧位。牵拉侧下肢伸髋直置于治疗床沿，非牵拉侧下肢屈髋、屈膝置于床面上。操作者面向患者站在治疗床头，一侧手放在非牵拉侧髌骨下方，另一侧手放在牵拉侧髌骨上方。牵拉时牵拉侧手向下压大腿，使髋后伸至最大范围，以牵拉髂腰肌（图1-46）。

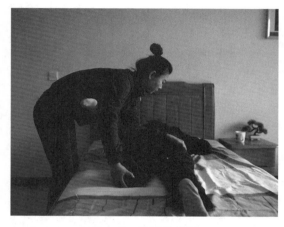

图1-45　俯卧位伸髋1

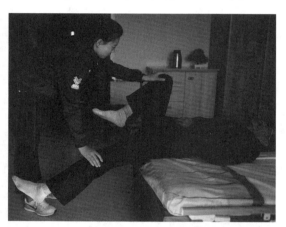

图1-46　仰卧位伸髋2

4）增加髋外展（图1-47）

①患者体位：仰卧位，下肢伸直；②操作者位置：面向患者站在牵拉一侧，上方手放在对侧大腿内侧，下方手从腘窝下托住牵拉侧大腿；③牵拉手法：下方手将下肢外展至最大范围。

5）增加髋内收（图1-48）

①患者体位：侧卧在床边，牵拉侧在上，下方下肢屈髋、屈膝90°，上方下肢髋稍后伸，屈膝；②操作者位置：站在患者背后，上方手放在髂嵴上固定骨盆，下方手放在股骨远端；③牵拉手法：下方手内收髋至最大范围。

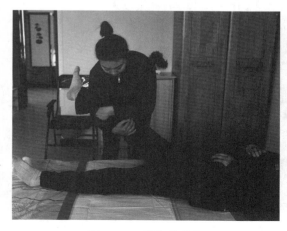

图1-47　增加髋外展

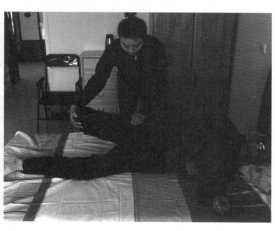

图1-48　增加髋内收

6）增加髋旋转

①患者体位：俯卧位，牵拉侧下肢屈膝90°，非牵拉侧下肢伸直；②操作者位置：面向患者站在牵拉一侧，上方手放在臀部固定骨盆，下方手握住小腿远端外踝处；③牵拉手法：增加髋外旋时，下方手将小腿向内转至最大范围（图1-49）；增加髋内旋时，下方手将小腿向外转至最大范围（图1-50）。

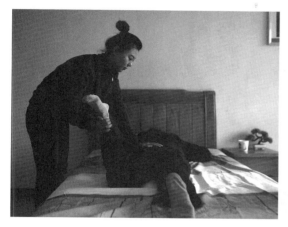

图1-49 增加髋外旋

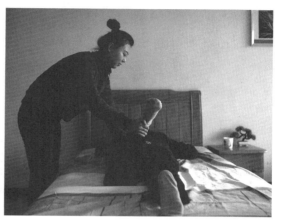

图1-50 增加髋内旋

7）增加屈膝（图1-51）

①患者体位：俯卧位，牵拉侧下肢屈膝，在大腿下垫一毛巾卷，防止牵拉时挤压髌骨，非牵拉侧下肢伸直；②操作者位置：面向患者站在牵拉一侧，上方手放在臀部固定骨盆，下方手握住小腿远端内外踝处；③牵拉手法：下方手被动屈膝至最大范围。

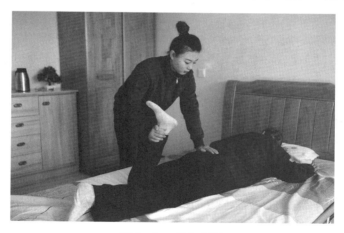

图1-51 增加屈膝

8）增加伸膝

①患者体位：当伸膝在中间范围时，取俯卧位，下肢伸直，在大腿远端放一毛巾卷；②操作者位置：面向患者足部站在牵拉一侧，上方手放在大腿后方固定骨盆及股骨，下方手握住小腿远端内外踝处；③牵拉手法：下方手将小腿向下压至最大范围（图1-52）。

若伸膝在末端活动受限，患者可取仰卧位。操作者站在牵拉一侧，上方手放在髌骨上方固定大腿，下方手握住小腿远端内外踝处，向上抬小腿（图1-53）。

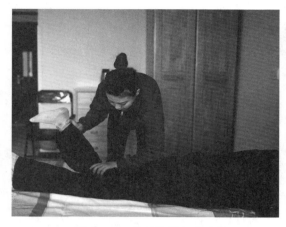
图1-52　俯卧位增加伸膝

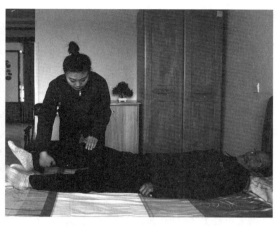
图1-53　仰卧位增加伸膝

9）增加踝背伸（图1-54）

①患者体位：仰卧位；②操作者位置：站在牵拉侧下肢外侧，上方手握住内外踝处固定小腿，下方手握住足跟，前臂掌侧抵住足底；③牵拉手法：下方手将足跟向远端牵拉，前臂向近端运动，使踝背伸。上述手法，当屈膝时，主要牵拉比目鱼肌，伸膝时主要牵拉腓肠肌。

10）增加踝跖屈（图1-55）

①患者体位：坐位或仰卧位；②操作者位置：站在牵拉侧下肢外侧，上方手握住内外踝处固定小腿，下方手握住足背；③牵拉手法：下方手向下活动足至最大范围，使踝被动跖屈。

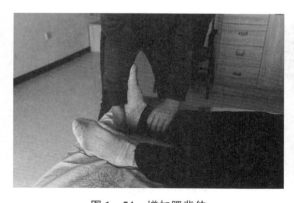
图1-54　增加踝背伸

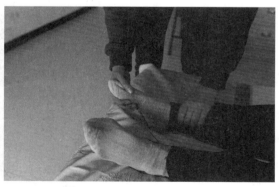
图1-55　增加踝跖屈

11）增加踝的内翻或外翻（图1-56）

①患者体位：仰卧位，下肢伸直；②操作者位置：站在牵拉下肢的外侧，上方手握住内外踝下方的距骨处，下方手握住足跟；③牵拉手法：当牵拉外翻肌群时，将足跟向内转动；当牵拉内翻肌群时，将足跟向外转动。

3. 重点难点

（1）被动运动时患者应完全不用力，肌肉不收缩，肢体处于放松状态，由照护人员的外力完成整个过程。

（2）做被动运动时应尽量不引起明显的疼痛，如有肌肉韧带急性损伤、骨折、深静脉血栓等情况时应避免进行被动运动。

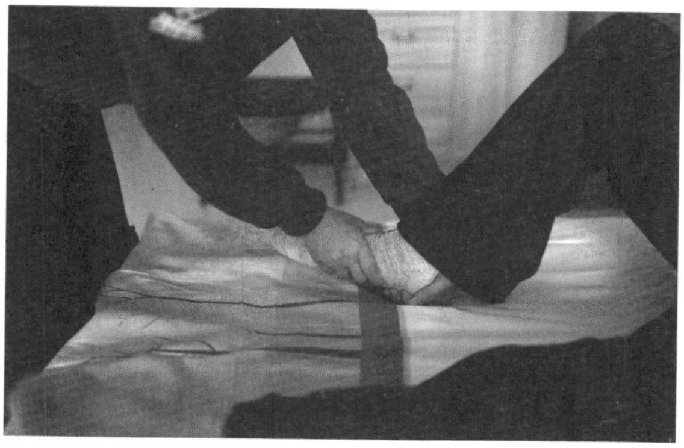

4. 注意事项

（1）被动运动应在晨、晚间护理后

图1-56　增加踝的内翻或外翻

进行，每天可进行被动活动1~2次，每个部位可重复4~6次。

（2）关节活动度个体差异较大，被动运动应缓慢而柔和，要有节律性，被动活动范围应根据情况进行调整，避免造成伤害。

（3）操作者应注意观察患者心率、呼吸等情况，如发现异常应随时停止被动运动，并与相关人员取得联系，给予对症处理。

三、安全保护

1. 相关知识

患者因虚弱、意识不清或其他原因容易发生坠床、撞伤、抓伤等意外，为确保安全，并保证治疗、照料工作的顺利进行，有时需要使用一定的保护具。

【目的】

（1）用来限制身体或机体某部位的活动。

（2）确保安全，以达到维护治疗与护理的需要。

（3）防止坠床的发生。

【适应证】

因脑梗死后遗症、重度帕金森综合征、重度类风湿性关节炎等长期卧床及其他原因导致身体不能活动的人员。

2. 操作方法

【评估】

（1）患者的一般情况：意识、病情、体重、肢体活动等情况。

（2）患者及家属的认知反应：对使用约束具的作用和操作方法的了解程度、心理状态、合作能力。

【用物】

根据病情准备好床档、约束带、支被架等物品。

【实施】

安全保护技术规范见表1-32。

表1-32 安全保护技术规范

操作流程	操作说明
准备工作	·环境：安全、安静 ·患者、家属：知情配合 ·照护人员：着装整洁，修剪指甲，洗手，戴口罩，备齐用物
评估解释	·评估患者身体情况及情绪状态 ·解释并取得合作
安置体位	·协助取合适卧位，必要时准备衬垫
选择床档	·木制床档：使用时将床档稳妥固定于两侧床边，床档中间为活动门，操作时将门打开，平时关闭
宽绷带约束	·使用时先用棉垫包裹手腕部或踝部，再用宽绷带打成双套结套在棉垫外稍拉紧，使肢体不易脱出，以不影响血液循环为宜，然后将带子系于床沿
肩部约束带	·肩部约束带用宽布制成，宽8 cm，长120 cm，一端制成袖筒，使用时患者两侧肩部套上袖筒，腋窝衬棉垫，两袖筒上的细带在胸前打结固定，把两条较宽的长带尾端系于床头，必要时将枕横立于床头，亦可将大单斜折成长条，作肩部约束。松紧适宜，然后将带子系于床沿
膝部约束带	·膝部约束带用布制成，宽10 cm，长250 cm，宽带中部相距15 cm分别缝制2条两头带，使用时，两膝腘窝处衬棉垫，将约束带横放于两膝上，宽带下的两头带各缚住一侧膝关节，然后将宽带两端系于床沿。亦可用大单斜折成长条进行固定
尼龙褡扣约束带	·约束带由宽布和尼龙褡扣制成。使用时在被约束部位衬棉垫，将约束带置于关节处，对合约束带上的尼龙褡扣，松紧适宜，然后将带子系于床沿
支被架	·使用时将架子罩于防止受压的部位，盖好被子
整理记录	·协助患者取舒适体位，整理床单位 ·整理用物 ·洗手，书写记录单
评价反馈	·程序正确，操作规范，动作熟练、轻柔 ·患者满意度高，护患沟通好，态度和蔼，自然大方
异常处理	·使用约束带后应加强巡视，定时松解，如发现约束肢体苍白、麻木、湿冷应立即放松约束带

3. 重点难点

（1）使用约束带时，带下应垫衬垫，固定须松紧适宜。注意经常观察约束部位的皮肤颜色、温度、活动及感觉，若发现肢体苍白、麻木、冰冷时，应立即放松约束带。

（2）约束带要定时松解，每2 h放松一次，必要时进行局部按摩，促进血液循环。

4. 注意事项

（1）严格掌握保护具应用的适应证，维护患者的自尊。使用前要取得患者及其家属的理解，使用时做好心理护理。

（2）保护具只能短期使用，肢体处于功能位置，并协助患者翻身，加强生活照料，保证安全、舒适。

（3）记录使用保护具的原因、时间、部位、每次观察结果、相应的照料措施、解除约束的时间等。

四、跌倒照料

1. 相关知识

老年患者的生理性和病理性改变所造成的不安全因素，严重地威胁人的健康甚至危及生命，其中跌倒的发生率高，是伤残和死亡的重要原因之一。因此，照护人员应意识到其重要性，及时采取有效措施保证患者的安全。

【目的】
保证患者的安全，防止并发症的发生。

【适应证】
年老体弱的患者。

2. 操作程序

【评估】

（1）患者的一般情况：年龄、体重、病情、局部肢体活动情况。

（2）患者及家属的认知反应：对操作方法的了解程度、心理状态、合作能力。

【用物】
各种扶手、拐杖等安全用物。

【实施】

（1）患者居住环境的设施布局科学合理：首先要有安全保护措施，如通道有扶手，卫生间安坐便器并有扶手，浴缸安扶手。睡床高低适宜、必要时加床档，室内应有紧急呼救电话，并安装在患者易取的部位。其次是布局应简单而无障碍，如室内必需的家具生活用品尽量摆放整齐，使活动通道宽敞易于活动、生活用品容易取放。尤其是患者在视力减退、记忆力减退、手脚不灵活的情况下，更应做到家具生活用品放置固定、安全。

（2）患者穿戴应合理：衣服要舒适，尽量穿合身宽松的衣服。尤其是裤脚不宜太长，最好选择收口裤腿或用带扎起裤腿。鞋子选择合脚的软底布鞋。穿脱裤子、鞋袜应坐在稳定的坐凳上进行。

（3）调整生活方式：如厕时尽可能使用扶手；转身、转头时动作一定要慢；放慢起身、下床的速度，避免睡前饮水过多以致夜间多次起床；晚上床旁尽量放置小便器。

（4）防治骨质疏松：由于跌倒所致损伤中危害最大的是髋部骨折，尤其对于骨质疏松的患者而言需要特别注意。因此，老年人要加强膳食营养，保持均衡的饮食，适当补充维生素 D 和钙剂；必要时应进行激素替代治疗，增强骨骼强度，降低跌倒后的损伤严重程度。

3. 重点难点

有服降压药者应起坐缓慢，避免直立性低血压发生。

4. 注意事项

（1）患者居住环境的设施布局科学合理。

（2）衣服要舒适，尽量穿合身宽松的衣服。

（3）转身、转头时动作一定要慢。

五、床椅转移

（一）偏瘫患者的床椅转移法

略，详见第四章。

（二）不能行走患者的床椅转移法

1. 相关知识

轮椅与床之间的转移是进行转移活动的第一步，这一动作要求能耐受轮椅坐位、没有不稳定的骨折等不安全因素的影响；如果要进行独立的转移，还必须有一定的躯干、肢体控制能力，轮椅与床之间的落差要尽可能小。在转移的过程中，照护人员应遵循安全、快捷、实用的原则来指导、帮助完成转移动作。

【目的】

（1）变换姿势，增加舒适度。

（2）协助完成一些日常活动。

（3）护送患者治疗和室外活动。

（4）促进血液循环和体力的恢复。

【适应证】

不能行走但能坐起的患者。

2. 操作程序

【评估】

（1）患者的一般情况：年龄、体重、病情、躯体活动能力、病损部位及合作程度。

（2）患者及家属的认知反应：对操作方法的了解程度、心理状态、合作能力。

【用物】

轮椅、平板、滑板等。

【实施】

（1）轮椅与床之间的侧方转移法（图1－57）

轮椅锁定置于床边，与床约成20°。取坐位，躯干前屈，两臂交叉于肋下。一位照护人员站在身后，两腿夹住轮椅的一侧后轮，双手从腋下穿过，抓住交叉的前臂，两臂环绕胸部并夹紧其胸廓下部。另一位面向床，双脚前后站立，双臂托住下肢，一手在大腿部，另一手在小腿部，患者越重手的位置越高。两位照护人员同时重心后移抬起，再退一步将患者放在轮椅上。操作过程中手要夹紧，将臀部抬高避免碰到轮椅。

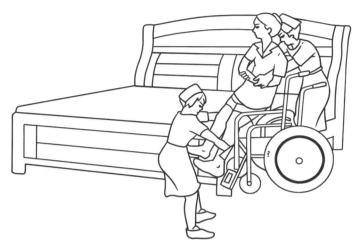

图 1-57　轮椅与床之间的侧方转移法

（2）轮椅与床之间的垂直转移法（图 1-58）

轮椅垂直锁定于床边，正面尽可能贴近床边。取坐位，躯干前屈，背向轮椅，身体尽可能接近床边。两位照护人员面向床，两脚前后分开，站在两边，照护人员一手托住臀部，一手置于患者大腿下面然后握紧另一人的手。患者的上肢放在两位照护人员的肩上。同时抬起向后移动身体重心放在轮椅上。

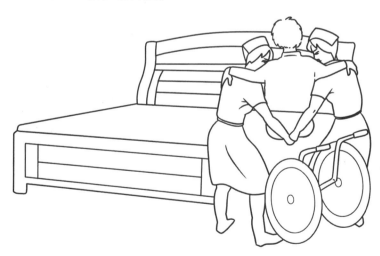

图 1-58　轮椅与床之间的垂直转移法

3. 重点难点

患者在床、轮椅之间的转移应根据病情、身体力量状况及周围的环境进行设计，然后选择最佳的转移方法。

4. 注意事项

（1）经常检查轮椅，保持良好性能，确保安全。

（2）如有下肢水肿、溃疡和关节疼痛，可垫一软枕保护。

六、轮椅使用

1. 相关知识

轮椅作为助行工具，不仅方便患者在室内外的活动，还能扩大患者的生活范围。轮椅分为：普通型轮椅（图1－59）、高靠背可躺式轮椅（图1－60）、电动轮椅车（图1－61）、其他特殊轮椅。

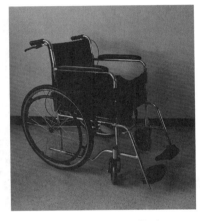

图1－59　普通型轮椅

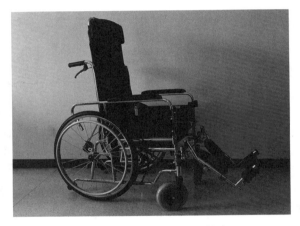

图1－60　高靠背可躺式轮椅

【目的】

（1）护送不能行走但能坐起的患者检查、治疗、外出等。

（2）帮助离床活动，促进体力恢复。

【适应证】

不能行走但能坐起的患者。

2. 操作程序

【评估】

（1）患者的一般情况：年龄、体重、病情、躯体活动能力、病损部位及合作程度。

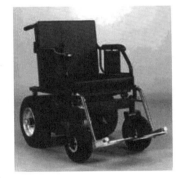

图1－61　电动轮椅车

（2）患者及家属的认知反应：对操作方法的了解程度、心理状态、合作能力。

【用物】

轮椅。

【实施】

轮椅使用技术规范见表1－33。

表1-33 轮椅使用技术规范

操作流程	操作说明
准备工作	·环境：安全、安静 ·患者、家属：知情配合 ·照护人员：着装整洁，备齐用物
评估解释	·评估身体情况及情绪状态 ·向患者解释并取得合作
安置体位	·使患者坐于轮椅正中部位，双眼平视、两肩放松、双手握扶住扶手，背向后靠并抬头，髋关节尽量保持在90°左右。不能自己保持平衡者，应加系安全带固定，以保证安全
调整肢体	·大小腿之间的角度一般在110°~130°范围以内，以120°为最合适，髋部与膝部应处于同一高度，必要时放置软枕以预防压疮的发生 ·两脚自然平行放置、双脚之间的距离与骨盆同宽，有利于稳定 ·肘关节保持在120°左右为宜，这样可以使上肢肌肉放松
推轮椅上下坡	·推轮椅上坡时嘱患者身体尽量向前倾，防止轮椅后翻 ·推轮椅下坡时应减速，并嘱患者握扶住扶手，必要时用安全带适当保护 ·当坡度较大时，应倒转轮椅，使轮椅缓慢下行（图1-62）
推轮椅上下台阶	·推轮椅上台阶时，应先将轮椅前面的小轮向上翘起，使轮椅向后倾，将小轮先置于台阶上，然后再将大轮子推过台阶，过门槛时，应翘起前轮，避免过度震动，保证安全（图1-63） ·推轮椅下台阶时，应背向前进方向，照护人员在前，轮椅在后，嘱患者扶紧扶手。提起车把，将后面的大轮移到台阶下，然后以后面的大轮为支点，抬起前轮，然后平稳地把前轮转移到台阶下（图1-64）
整理记录	·协助取舒适体位，整理床单位 ·整理用物 ·洗手，书写记录单
评价反馈	·程序正确，操作规范，动作熟练 ·患者满意度高，护患沟通好，态度和蔼，自然大方
异常处理	·推轮椅运送时，应随时观察病情变化，速度要慢，一旦发生感觉不适，立即处理

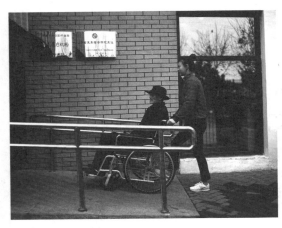

图 1 – 62　倒转轮椅下行

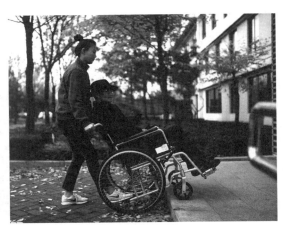

图 1 – 63　推轮椅上台阶

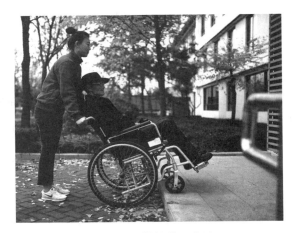

图 1 – 64　推轮椅下台阶

3. 重点难点

（1）遇有一级台阶时，应先将轮椅前面的小轮向上翘起，使轮椅向后倾，将小轮先置于台阶上，然后再将大轮推过台阶。过门槛时，翘起前轮，避免过度震动，保证安全。

（2）推轮椅进出电梯轮椅应背向前进方向，照护人员在前，轮椅在后。

4. 注意事项

（1）应经常检查轮椅，保持良好的性能，确保安全。

（2）寒冷季节患者注意保暖，防止受凉。

（3）推轮椅下坡时应减速，并嘱患者抓紧扶手，必要时用束腰带适当保护；当坡度较大时，应倒转轮椅，使轮椅缓慢下行。推轮椅上坡时嘱患者身体尽量向前倾，防止轮椅后翻。

第八节　常用导管的日常维护

一、胃管维护

1. 相关知识

病情危重、存在消化功能障碍、不能经口或不愿经口进食的患者，为保证其营养素的摄取、消化、吸收，维持细胞的代谢，可以经过胃管给予特殊饮食，以促进机体结构和功能的恢复。

【目的】

供给食物营养液和药物以维持机体营养和患者治疗的需要。

【适应证】

不能经口进食者，如昏迷及病情危重的患者。

2. 操作程序

【评估】

（1）患者的一般情况：年龄、病情、临床诊断、环境。

（2）局部鼻腔情况：皮肤完整情况。

（3）患者的认知反应：对插胃管目的的认识、心理反应及合作程度。

【用物】

（1）治疗碗内盛 50 mL 注射器、纱布。

（2）胶布、夹子或橡胶圈、别针、听诊器、适量温开水、鼻饲液200 mL（38～40 ℃）。

【实施】

胃管维护技术规范见表1－34。

表1－34　胃管维护技术规范

操作流程	操作说明
准备工作	·环境：安全、安静，采用屏风遮挡 ·患者及家属：知情配合 ·照护人员：着装整洁，修剪指甲，洗手，戴口罩，备齐用物
评估解释	·评估患者身体情况及情绪状态 ·向患者解释并取得合作
安置体位	·协助患者侧卧或仰卧，头偏向照护人员一侧 ·铺治疗巾于患者颌下

续表

操作流程	操作说明
注食前验证	·检查口腔内有无胃管盘曲 ·避免受压、折叠、扭曲 ·检查胃管是否在胃内，有 3 种方法：①用注射器抽出胃液；②将听诊器放于胃部，用注射器快速注入 10 mL 空气，听到气过水声；③将胃管末端放入水中，无气泡溢出
灌注食物	·松开胃管末端胶塞及纱布 ·先注入少量温开水，然后灌注流质饮食或药物，再注入少量温开水 ·每次鼻饲液 200 mL（38～40 ℃），间隔时间不少于 2 h
反折固定	·盖好胃管末端胶塞并用纱布包好，用别针固定于患者衣领
整理记录	·撤弯盘、治疗巾，协助取舒适体位，整理床单位 ·整理用物 ·洗手，书写记录单
评价反馈	·程序正确，操作规范，动作熟练、轻柔 ·患者满意度高，护患沟通好，态度和蔼，自然大方
异常处理	·注食过程中如遇到阻力或患者出现呛咳、呼吸困难、发绀等，是胃管误入气管，照护人员应立即拔出胃管，并及时报告分管医生或护士，待患者症状缓解后再由专业照护人员实施插管

3. 重点难点

确定胃管在胃内方可注食，每次鼻饲量不超过 200 mL，间隔时间不少于 2 h，注入流食前后均注入少量温开水。药片应研碎溶解后注入；新鲜果汁和奶液应分别注入，防止出现凝块。

4. 注意事项

（1）操作动作轻稳，防止管道脱出。

（2）鼻饲中应做到"三避免"：避免灌入空气；避免灌注速度过快；避免鼻饲液过热或过冷。

（3）长期鼻饲者应每天进行口腔护理，定期更换胃管（普通胃管每周更换一次，硅胶管每月更换一次）。

（4）胃肠内营养液现用现配，粉剂应搅拌均匀，配制后的营养液放置冰箱冷藏，24 h 内用完。

二、导尿管维护

1. 相关知识

尿路内常用的引流管有肾造瘘管、耻骨上膀胱造瘘管和尿道内留置导尿管，通过留置的造瘘管和导尿管将尿路内的残渣、血块、脓液、尿液等引流到体外，以防止尿路堵塞和尿路感染，同时也可作为冲洗和治疗之用。

【目的】

（1）将手术后尿路内的残渣、血块、脓液、尿液等引流到体外。

（2）正确记录尿量，测量尿比重，以密切观察病情变化。

（3）某些手术后留置尿管，便于引流和冲洗，可减轻手术切口的张力，有利于愈合。

（4）为尿失禁或会阴部有伤口的患者留置导尿管，可保持会阴部干燥、清洁。

【适应证】

（1）昏迷、截瘫、尿潴留等不能自行排出尿液的患者。

（2）手术后需要持续膀胱内引流、膀胱冲洗和进行某些治疗的患者。

2. 操作程序

【评估】

（1）环境是否安全、安静，可否采用屏风遮挡。

（2）身体情况及情绪状态。

（3）引流袋内液体的颜色、性质及量，是否有异味。

（4）尿道口周围有无异常。

【用物】

治疗碗、乙醇棉球、碘伏棉球、纱布、镊子、血管钳、橡皮圈、安全别针、引流袋。

【实施】

导尿管维护技术规范见表1－35。

表1－35　导尿管维护技术规范

操作流程	操作说明
准备工作	·环境：安全、安静，采用屏风遮挡 ·患者、家属：知情配合 ·照护人员：着装整洁，修剪指甲，洗手，戴口罩，备齐用物
评估解释	·评估患者身体情况及情绪状态 ·解释并取得合作
安置体位	·协助取平卧位 ·铺治疗巾于患者一侧身下
引流通畅	·保持引流通畅，引流管应当放置妥当，防止受压、扭曲或堵塞
固定引流管	·固定时引流管应留出足够翻身的长度 ·用橡皮圈和安全别针将集尿袋的引流管固定在床单上 ·防止翻身牵拉使导尿管滑脱 ·离床活动时，安置好导尿管和集尿袋，防止导尿管滑脱 ·无菌集尿袋应低于引流部位，防止尿液倒流造成逆行感染 ·保持周围清洁干燥，及时更换浸湿敷料

操作流程	操作说明
消毒尿道口及外阴	·尿道内留置导尿管者，每日用碘伏棉球消毒尿道口及外阴2次，除去分泌物及血痂
更换集尿袋	·定时放出集尿袋中的尿液，每日更换一次集尿袋。更换集尿袋时，先用血管钳夹紧尿管或引流管，再将尿管或引流管与集尿袋分离，用乙醇棉球消毒接口处，再更换消毒的集尿袋
更换导尿管	·长期置管者应定时更换，尿道内导尿管每周更换一次，蕈状导尿管每两周更换一次，拔管后间隔4 h再安置
整理记录	·撤弯盘、治疗巾，协助取舒适体位，整理床单位 ·整理用物 ·洗手，书写记录单
评价反馈	·程序正确，操作规范，动作熟练，轻柔 ·患者满意度高，护患沟通好，态度和蔼，自然大方
异常处理	·如发现尿液浑浊、结晶或有沉淀时，及时送检并进行膀胱冲洗

3. 重点难点

长期留置导尿管者，在拔管前应做间歇性夹管和引流。夹闭导尿管，每3～4 h松开一次，使膀胱定时充盈和排空以促进膀胱功能的恢复。

4. 注意事项

（1）鼓励勤翻身、多饮水，避免感染与结石。

（2）尽量不拆卸接口处，以减少感染机会，冲洗及换管时注意无菌操作。

（3）对急性尿潴留、膀胱高度膨胀的应缓慢解除，一般先放出500 mL尿液，其余部分在几小时内逐渐放出，并采用间歇性引流法。

（4）长期留置膀胱造瘘管的可采取适时夹管、间歇引流方式，以训练膀胱排尿、储尿功能，避免发生膀胱肌无力。

（5）防止逆行感染，每日用消毒液消毒尿道口和外阴1～2次。如果分泌物过多，可用0.02%高锰酸钾溶液清洗，然后用消毒棉球消毒；每日更换集尿袋，每周更换导尿管一次；及时放出集尿管内尿液并记录，倾倒时不可将引流管末端抬高（需低于耻骨联合）。

三、肠造瘘口管道维护

1. 相关知识

所谓结肠造口是指外科医生为了治疗某些肠道疾病（如直肠癌、溃疡性结肠炎等）而在腹壁上所做的人为开口，并将一段肠管拉出开口外，翻转缝于腹壁，从而形成了肠造口，用于排泄粪便，粪便可收集于贴在开口处的特质塑料袋内。结肠造口术虽然在技术上已经很成熟，但是毕竟改变了生理通道，在心理和生理上都对患者产生伤害。由于患者的造口护理知识缺乏和心理接受程度欠缺，会造成一些并发症的发生，如造口周围溃疡、造口水肿、造口狭窄、造口出血、造口疝等。

【目的】

（1）保证人工肛门周围皮肤干燥、清洁。

（2）减轻异味。

（3）提高生存质量。

【适应证】

直肠癌人造肛门术后患者。

2. 操作程序

【评估】

（1）环境是否安全、安静，可否采用屏风遮挡。

（2）身体情况及情绪状态。

（3）造瘘口肠黏膜的血液循环，肠造瘘口有无回缩、出血及坏死。

（4）造瘘袋内液体的颜色、性质及量，是否有气体。

（5）造瘘口周围皮肤有无异常。

【用物】

（1）选择合适的肛袋、圆尺、剪刀、记号笔、氧化锌软膏、生理盐水、清洁手套、一次性护理垫、碘伏棉球。

（2）另备垃圾袋、留取标本盒。

【实施】

肠造瘘口的管道维护技术规范见表 1 - 36。

表 1 - 36　肠造瘘口的管道维护技术规范

操作流程	操作说明
准备工作	·环境：安全、安静，采用屏风遮挡 ·患者、家属：知情配合 ·照护人员：着装整洁，修剪指甲，洗手，戴口罩，备齐用物
评估解释	·评估患者身体情况及情绪状态 ·向患者解释并取得合作
安置体位	·协助取平卧位，以患者能看到整个肛门口为宜 ·铺一次性护理垫，置便盆于人造肛门下方
保护隔离	·若腹壁及会阴部刀口未愈合，可用敷料加以保护隔离，防止肠内容物污染创口

操作流程	操作说明
更换造瘘口袋	·轻轻将造瘘口袋底盘顺时针拨开，避免损伤皮肤，将旧造口袋丢弃 ·清理造瘘口周围粪便，观察造瘘口周围血液循环，开口位置，造瘘口周围皮肤是否有红润破溃 ·用圆尺测量造瘘口直径，在肛袋上标明并剪开大小适合的肛袋内口 ·清洁周围皮肤，轻轻将肛袋底盘完全粘于皮肤上，轻压数秒 ·观察肛袋底盘与皮肤的黏合程度，肠管的暴露情况 ·将肛袋气体排出，出口封死
观察肛袋	·观察肛袋固定情况及内容物性状
整理记录	·撤弯盘、治疗巾，协助患者取舒适体位，整理床单位 ·整理用物 ·洗手，书写记录单
评价反馈	·程序正确，操作规范，动作熟练，轻柔 ·患者满意度高，护患沟通好，态度和蔼，自然大方

3. 重点难点

（1）平时沐浴水温保持在 37~42 ℃为宜，水温过高对肠刺激作用减弱，水温过低易引起肠麻痹。

（2）在排便习惯未形成之前，应佩戴造口袋，以免残余粪便流出造成污染。

4. 注意事项

（1）保证更换物品的清洁，没有污染的情况下，可3~5天更换一次底盘。

（2）操作时不能用力过猛，以免损伤组织。

（3）随时观察有无异常，遇有腹部不适及肠痉挛时应暂停操作。

四、胆道外引流管维护

1. 相关知识

胆道手术患者，无论是切开或穿刺胆总管，在手术结束时，都要在胆总管内放一根"T"形橡皮管，目的是引流胆汁、减轻胆道压力或支撑胆管，防止胆管狭窄，如胆总管探查术、胆总管切开取石、急性梗阻性化脓性胆管炎、胆管癌姑息手术、胆管炎性狭窄等。

【目的】

（1）引流胆汁，防止胆汁排出受阻，胆总管内压增高引起的胆汁性腹膜炎、膈下脓肿等并发症。

（2）术后继续引流残余结石。

（3）支撑胆道，避免术后胆总管切口瘢痕狭窄、粘连等并发症。

【适应证】

胆总管探查或切开取石等胆道术后放置"T"形管引流的患者。

2．操作程序

【评估】

（1）环境是否安全、安静，可否采用屏风遮挡。

（2）身体情况及情绪状态。

（3）腹壁戳口处的血液循环。

（4）引流袋内液体的颜色、性质及量，是否有异味。

（5）戳口处周围皮肤有无异常。

【用物】

（1）治疗碗、乙醇棉球、纱布、镊子、血管钳。

（2）引流袋。

【实施】

胆道外引流管的管道维护技术规范见表1－37。

表1－37　胆道外引流管的管道维护技术规范

操作流程	操作说明
准备工作	·环境：安全、安静，采用屏风遮挡 ·患者、家属：知情配合 ·照护人员：着装整洁，修剪指甲，洗手，戴口罩，备齐用物
评估解释	·评估患者身体情况及情绪状态 ·向患者解释并取得合作
安置体位	·协助患者侧卧或仰卧，患者头偏向照护人员一侧 ·铺治疗巾于患者一侧身下
固定"T"形管	·妥善固定"T"形管 ·一般还应在皮肤上加2～3条胶布固定 ·将胆汁引流袋固定于床沿
注意保持引流通畅	·注意保持引流通畅，随时检查"T"形管是否通畅 ·避免受压、折叠、扭曲 ·应定时向远端引流袋处进行挤捏，避免逆行挤捏 ·引流袋的连接管不宜太短，尽量不固定在床上 ·严防引流袋因翻身、搬动、起床活动时牵拉而脱落 ·病情允许时鼓励患者下床，活动时引流袋可悬吊于衣服上，位置应低于腹部切口高度
观察胆汁量及性状	·有无鲜血、结石、蛔虫及沉淀物，必要时送检和细菌培养 ·引流袋每日更换一次，先用血管钳夹紧"T"形管，再将"T"形管与引流袋分离，用乙醇棉球消毒接口处，再更换消毒的引流袋

续表

操作流程	操作说明
整理记录	·撤弯盘、治疗巾，协助取舒适体位，整理床单位 ·整理用物 ·洗手，书写记录单
评价反馈	·程序正确，操作规范，动作熟练、轻柔 ·患者满意度高，护患沟通好，态度和蔼，自然大方
异常处理	·胆汁引流量一般每天 300 ~ 700 mL，量少可能因"T"形管阻塞或肝功衰竭所致，量多可能是胆总管下端不够通畅 ·如体温不降，大便颜色变浅，黄疸未退，说明胆道有炎症，部分胆汁未进入肠道，及时与医生联系

3. 重点难点

（1）正常胆汁呈深绿色或棕黄色，较清晰，无沉淀物。颜色过淡或过于稀薄（表示肝功能不佳）、混浊（感染）或有泥沙样沉淀（结石）均不正常。

（2）胆汁引流量一般每天 300 ~ 700 mL，量少可能因"T"形管阻塞或肝功衰竭所致，量多可能是胆总管下端不够通畅。

4. 注意事项

（1）观察、记录引流液的颜色、性质和量。更换引流袋时不能用力过猛，以防止引流管脱出。

（2）观察及保护"T"形管周围皮肤，如有胆汁侵蚀可用氧化锌软膏保护。

（3）操作过程中随时观察有无异常，遇有腹部不适及肠痉挛时应暂停操作。

（4）注意观察全身状况，如体温下降，大便颜色加深，黄疸消退，说明胆道炎症消退，部分胆汁已进入肠道。否则，表示胆管下端尚不通畅。如有发热或腹痛，考虑胆汁渗漏导致胆汁性腹膜炎的可能，及时与医生联系。

（5）拔管前应试行夹管 1 ~ 2 天，夹管时注意腹痛、发热、黄疸是否又出现，若出现应及时向医生报告。

（6）术后 10 ~ 14 天可行"T"形管造影，造影后继续引流 24 h 以上。"T"形管一般放置 2 周左右拔管，如无特殊情况由医生处理拔管。

第二章　常用护理技术

第一节　生活护理技术

一、口腔护理

（一）口腔清洁技术

略，详见第一章。

（二）口腔护理技术

1. 相关知识

口腔是消化道的起段，具有咀嚼食物、品尝滋味、吞咽食物、帮助发音、辅助呼吸等功能。正常口腔内存有一定量的致病性和非致病性微生物，当人健康时，饮水、进食、漱口、刷牙等活动可以清除一定的病原微生物，不会引发口腔疾病。当人患病时，机体抵抗力下降，饮水、进食减少，口腔内的温度、湿度、食物残渣适宜微生物生长，容易引起口臭、口部溃疡，食欲下降，甚至继发其他并发症。因此，为保持口腔清洁湿润，照护人员应协助无法自行完成口腔清洁的患者每日进行 2~3 次口腔护理，进行健康教育，协助做好口腔健康维护。

【目的】
（1）保持口腔清洁、湿润，预防口腔感染。
（2）防止口臭、牙垢，促进食欲，保持口腔功能。
（3）观察口腔黏膜、舌苔变化，闻及有无特殊气味，提供诊断信息。如患者口腔闻及烂苹果味，提示糖尿病酮症酸中毒；肝功能不全患者口腔闻及肝臭味，提示肝昏迷先兆。

【适应证】
昏迷、高热、鼻饲、口腔疾患、大手术后及其他原因导致生活不能自理患者。

2. 操作程序

【评估】
（1）患者一般情况：年龄、意识状态、病情，自我进行口腔清洁的能力等。
（2）口腔卫生评估：观察口唇的色泽、湿润度、有无干裂、出血、疱疹等；口腔黏膜的颜色，有无溃疡、疱疹、出血等；牙齿是否齐全，有无义齿、龋齿、牙垢等；口腔有无异常气味等。

（3）口腔保健知识了解情况，情绪状态及合作程度。

【用物】

（1）治疗盘：内盛一次性口腔护理包（治疗碗、16个以上棉球、弯血管钳、镊子、压舌板、治疗巾、纱布、弯盘、漱口杯、吸水管、棉签、手电筒，如图2-1所示），手消毒液、开口器备用。

（2）外用药：按需准备液状石蜡、冰硼散、锡类散、西瓜霜、金霉素甘油等。

（3）常用漱口溶液见表2-1。

表2-1　常用漱口溶液

溶液名称	作用	适用范围
0.9%氯化钠溶液	清洁口腔，预防感染	口腔 pH 中性
朵贝尔溶液（复方硼砂溶液）	抑菌，消除口臭	口腔 pH 中性
0.02%呋喃西林溶液	清洁口腔，广谱抗菌	口腔 pH 中性
1%～4%碳酸氢钠	真菌感染	口腔 pH 弱酸性
1%～3%过氧化氢	遇有机物放出新生氧，抗菌除臭	口腔 pH 弱酸性
0.1%醋酸	酸性防腐剂，抑菌	铜绿假单胞菌感染，口腔 pH 弱碱性
2%～3%硼酸	酸性防腐剂，抑菌	口腔 pH 弱碱性

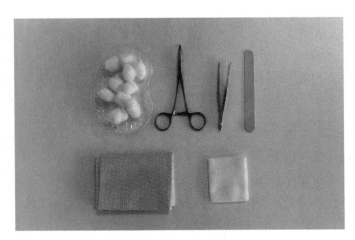

图2-1　一次性口腔护理包

【实施】

口腔护理技术规范见表2-2。

表 2 - 2 口腔护理技术规范

操作流程	操作说明
准备工作	·环境：整洁，明亮 ·患者、家属：知情配合 ·照护人员：着装整洁，修剪指甲，洗手，戴口罩，备齐用物
评估解释	·评估患者口腔情况、自理能力 ·向患者解释并取得合作
安置体位	·协助患者侧卧或仰卧，头偏向照护人员一侧 ·铺治疗巾于患者颌下、胸前，弯盘置于口角旁
观察漱口	·用棉球湿润口唇，协助意识清醒患者漱口，吐至弯盘内 ·嘱患者张口，观察口腔黏膜有无出血、溃疡等现象 ·昏迷及无法张口患者，可用开口器
擦洗口腔	·清点棉球数量，一手持镊夹取棉球，另一手持钳协助绞干棉球 ·嘱患者张口、咬合上下齿，压舌板撑开左侧颊部 ·纵形由内向外擦牙外侧面 ·嘱患者张口，擦左上内侧面→左上咬合面→左下内侧面→左下咬合面→左侧颊部 ·同法擦右侧 ·由内向外擦洗硬腭、舌面、舌下，勿触及咽部
漱口涂药	·协助意识清醒者漱口，用治疗巾擦净口唇水渍，清点污棉球 ·检查口腔，酌情涂药于患处
整理记录	·撤弯盘、治疗巾，协助患者取舒适体位，整理床单位 ·整理用物 ·洗手，书写记录单
评价反馈	·程序正确，操作规范，动作熟练，轻柔 ·患者满意度高，护患沟通好，态度和蔼，自然大方
异常处理	·教会患者配合的方法，注意边做边观察，如有面色、脉搏、呼吸等异常，立即停止 ·弯血管钳夹取棉球进行口腔擦拭过程中一定要注意安全，末端必须夹闭，口腔护理前后要注意清点棉球数目是否相符。一旦发生躁动患者咬住棉球或擦洗时棉球不慎脱落口腔内，应及时取出，防止引发患者窒息

3. 重点难点

（1）为昏迷或不能张口、牙关紧闭者进行口腔护理时，照护人员不可用暴力助其张口，需用开口器，应先将压舌板从臼齿处平放入，轻轻撑开上下牙齿，从臼齿将闭合的开口器放入后再打开一定角度，撤出压舌板，待用。

（2）有活动义齿者，取下义齿并用冷水刷洗，浸于冷水中备用。

4. 注意事项

（1）擦洗动作要轻柔，对凝血功能差的患者，特别要防止损伤口腔黏膜及牙龈。

（2）昏迷患者禁忌漱口。擦洗时须用血管钳夹紧棉球，每次只夹取一个棉球，不可遗留在口腔，棉球不可过湿，以不挤出水分为宜，防止误吸。

（3）如果患者长期使用激素及抗生素，照护人员应注意观察其口腔内有无真菌感染征象。口腔内真菌感染多见鹅口疮，常见症状为口腔黏膜可见白色斑块，不易拭去，用力擦去后露红色创面等。

（4）按消毒隔离原则处理传染病患者用物。

二、预防压疮的护理

（一）皮肤清洁技术

略，详见第一章。

（二）皮肤护理技术

1. 相关知识

皮肤由表皮、真皮和皮下组织构成，完整的皮肤不仅具有天然的屏障作用，可避免微生物入侵，还具有保护机体、调节体温、吸收、分泌、排泄及感觉功能。当人体年老体弱或患病时，不能自行完成皮肤的清洁护理，身体的代谢产物如皮脂、汗液及表皮碎屑等，与外界细菌和尘埃形成污垢，黏附于皮肤表面，可刺激皮肤，降低皮肤的抵抗力，破坏其屏障作用，导致各种感染；长期卧床的患者，由于局部组织长期受压，血液循环不畅，活动减少，还易发生压疮、坠积性肺炎、下肢深静脉血栓等并发症。因此，照护人员应协助患者保持皮肤的清洁，正确评估皮肤的健康状况，做好受压部位皮肤的按摩，促进血液循环，预防压疮的发生。

【目的】

（1）促进血液循环，预防压疮等并发症的发生。

（2）促进患者舒适，减轻疲劳。

（3）观察患者的一般情况，满足其身心需要。

【适应证】

适用于长期卧床，局部皮肤持续受压的患者。

2. 操作程序

【评估】

（1）患者的一般情况，如年龄、病情、治疗情况、意识状态、自理能力等。

（2）患者背部皮肤情况，如皮肤的清洁度、颜色、温湿度、柔软度、弹性、感觉功能、有无水肿及破损等改变。

（3）患者与家属的认知及配合操作等情况，如患者与家属对背部按摩作用的了解及合作程度、心理状态。

【用物】

（1）浴巾 1 条、毛巾 1 条、脸盆 1 个（内盛 50～52 ℃温水）、50％乙醇适量、水温计 1 支、手消毒液。

（2）必要时备清洁衣裤、便盆、便盆巾。

【实施】

背部按摩技术规范见表 2–3。

表 2–3　背部按摩技术规范

操作流程	操作说明
准备工作	·环境：整洁，明亮 ·患者、家属：知情配合 ·照护人员：着装整洁，修剪指甲，洗手，戴口罩，备齐用物
核对解释	·将用物放于方便取用之处，核对患者并解释
调节室温	·关好门窗，挂帘遮挡患者，调节室温至 24～26 ℃
安置卧位	·协助患者身体移向床缘靠近操作者侧，取俯卧或侧卧位，露出背部，观察骨突处皮肤受压情况
温水擦洗	·脸盆放于床旁桌上，倒入热水至 2/3 满，测试并调节水温至 50～52 ℃，按床上擦浴的方法依次擦洗患者颈部、肩部、背部和臀部
按摩背部	·全背按摩：操作者斜站在患者右侧，两手掌蘸少许 50％乙醇，均匀分布于两掌心及大小鱼际处，从患者骶尾部开始，沿脊柱两侧向上按摩，至肩部时用力稍轻，两手掌分别滑向外侧，向下做环形按摩至腰部、骶尾部，如此有节奏地按摩数次，持续按摩至少 3 min，再用拇指指腹由骶尾部开始沿脊柱向上按摩至第 7 颈椎处（图 2–2） ·局部按摩：用手掌的大小鱼际肌蘸少许 50％乙醇，紧贴皮肤按摩受压处，压力均匀、做向心性按摩，由轻到重，再由重到轻，每次按摩 3～5 min
整理记录	·用浴巾擦去皮肤上过多的乙醇；协助患者穿好衣服并取舒适卧位，询问并满足患者需要，整理床单位 ·开窗通风，清理用物 ·洗手，记录
评价反馈	·程序正确，操作规范，动作熟练，轻柔 ·患者舒适度高，护患沟通好，态度和蔼，自然大方
异常处理	·操作过程中，注意监测患者生命体征，如有异常立即停止操作 ·若受压部位皮肤出现红、肿等淤血红润期表现时，则不能在压疮处按摩，以防皮肤破损，引起感染，可用拇指指腹以环形动作围绕压疮周围正常皮肤处进行按揉，以增进局部皮肤的血液循环，改善缺氧

3. 重点难点

（1）按摩力度适中，以防损伤皮肤组织。背部手术、肋骨骨折等患者禁忌按摩背部。

（2）反应性充血皮肤不主张按摩。

4. 注意事项

（1）操作中维护患者隐私，遮挡患者，注意保暖，避免受凉。

（2）按摩背部时注意节力原则，根据按摩部位的变化，调整身体姿势，减少体力消耗。

（三）压疮的预防和护理

1. 相关知识

压疮也称为褥疮或压力性溃疡，是由于局部组织长期受压，引起血液循环障碍，发生持续缺血、缺氧、营养不良而致局部软组织溃烂和坏死，是长期卧床和老年患者最严重、最常见的并发症。

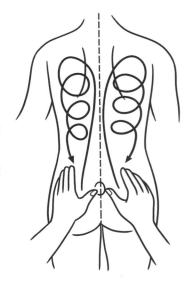

图 2 - 2　背部按摩示意

（1）发生压疮的主要原因

①压力因素，包括垂直压力、摩擦力和剪切力。

②理化因素，皮肤长期受到潮湿或排泄物等因素的刺激。

③全身营养不良。

④其他因素，如年龄因素、感觉障碍或矫形器使用不当等。

（2）压疮的易发部位：多发生于无肌肉包裹或肌肉层较薄、缺乏脂肪组织保护又经常受压的骨隆突处（图 2 - 3）。

仰卧位好发于：枕骨粗隆、肩胛部、肘、脊椎体隆突处、骶尾部、足跟。

侧卧位好发于：耳部、肩峰、肘部、肋骨、髋部、膝关节的内、外侧及内外踝。

俯卧位好发于：耳部、颊部、肩部、女性乳房、男性生殖器、髂嵴、膝部、脚趾。

（3）预防压疮的措施

①避免局部组织长期受压。定时翻身，间歇性解除局部压力，一般每两个小时翻身一次，必要时每小时翻身一次；保护骨隆突处和支持身体空隙处，对长期卧床的患者，可用家庭用气垫床、水垫褥等增加身体与床面的接触面积，降低骨隆突部位皮肤所受的压力；正确使用石膏、绷带及夹板固定。

②避免摩擦力和剪切力。卧床患者防止身体下滑；协助患者翻身、更换被服时，需将患者抬离床面，切忌拖、拉、推等动作；保持床单平整、干燥、无碎屑；不使用破损便器。

③避免潮湿等理化因素的刺激。保持患者皮肤和床单干燥是预防压疮的重要措施。

④促进局部血液循环。每日进行主动或被动关节活动，维持关节的活动性和肌肉张力，促进肢体的血液循环；对易发生压疮的患者，经常检查受压皮肤情况，并行温水擦浴、背部按摩、红外线灯照射等，以改善局部血液循环。

⑤增进营养的摄入。对易发生压疮的患者，如果病情允许，可给予高蛋白质、高热量、高维生素饮食，以增强机体抵抗力和组织修复能力。

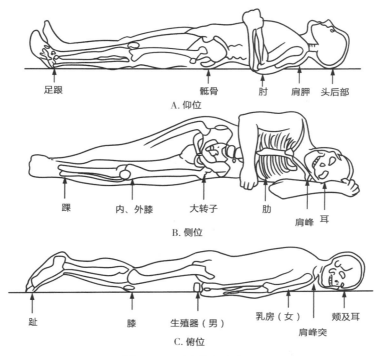

足跟   骶骨   肘   肩胛 头后部
A. 仰位

踝   内、外膝   大转子   肋   肩峰 耳
B. 侧位

趾   膝   生殖器（男）   乳房（女）   颊及耳   肩峰突
C. 俯位

图 2-3   压疮的易发部位

【目的】
保护骨隆突处皮肤，扩大受力面积，减轻骨隆突部位皮肤的压力。

【适应证】
昏迷、瘫痪、机体极度消瘦、肥胖、脱水、水肿、使用矫形器患者及老人。

2. 操作程序

【评估】
（1）患者的一般情况，如年龄、病情、治疗情况、意识状态、自理能力等。

（2）患者受压部位皮肤情况，如皮肤的清洁度、颜色、温湿度、柔软度、厚度、弹性、感觉功能、有无水肿及破损等改变。

（3）患者与家属的认知及配合操作等情况，如患者及家属对家庭用气垫的了解、心理状态、合作程度。

【用物】
（1）床褥、大单各一，皮肤清洁用物等。

（2）家庭用气垫一套（图 2-4）。

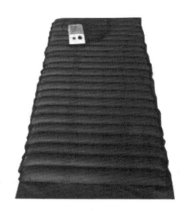

图 2-4   家庭用防压疮气垫

【实施】

家庭用气垫技术规范见表 2 - 4。

表 2 - 4　家庭用气垫技术规范

操作流程	操作说明
准备工作	·环境：整洁，明亮 ·患者、家属：知情配合 ·照护人员：着装整洁，修剪指甲，洗手，戴口罩，备齐用物
核对解释	·将用物放于方便取用之处，核对患者并解释
铺气垫床	·将气垫放于床上，棕床和钢丝床务必要放上一层床褥后再将气垫放上去，以免气垫被硬质的棕床和钢丝床磨破 ·装有管状气垫的一面向上放置，将进气口放在患者的脚端，以尽量减少气流噪声对患者的影响 ·气垫上铺大单，避免患者皮肤直接接触气垫
连接充气	·打开充气泵的纸盒包装，将充气泵上的出气管口和通气管接头连接好，通过床垫边上的安全环进气，确保导管通畅 ·充气时先检查气泵的压力是否调到最大，第一次充气要调到最大，充气时间为 30 min 左右，等充满后将功率调至中间
安置整理	·观察患者背部皮肤情况，必要时进行背部按摩或者温水擦浴 ·将患者轻轻移至床垫中间，取仰卧位，躺卧舒适 ·整理床单位
评价反馈	·程序正确，操作规范，动作熟练，轻柔 ·患者满意度高，护患沟通好，态度和蔼，自然大方
异常处理	·操作过程中，注意监测患者生命体征，如有异常立即停止操作 ·若进气不畅时，应及时检查通气导管是否有扭曲受压情况，接头是否连接紧密，有无漏气现象

3. 重点难点

预防压疮的关键是消除危险因素，做到"六勤一好"，即勤观察、勤翻身、勤擦洗、勤按摩、勤整理、勤更换，营养好。

4. 注意事项

（1）经常观察患者皮肤受压情况，坚持实施预防措施。压疮早期皮肤发红，如采取翻身、减压等措施可使局部症状减轻或好转；当皮肤出现浅表溃疡、渗出液多时，应及时进行治疗和护理。

（2）长期卧床的患者，保持皮肤的清洁干燥；经常按摩背部及四肢，促进局部血液循环，配合叩背排痰等，预防下肢静脉血栓及肺部感染等并发症的发生。

三、鼻饲法

1. 相关知识

为了维持生命与健康、预防疾病及促进康复，人体必须摄取食物，从食物中获取一定量的热能和营养素。对于病情危重、存在消化功能障碍、不能经口或不愿经口进食的患者，为保证其营养素的摄取、消化、吸收，维持细胞的代谢，保持组织器官的结构和功能，调控免疫、内分泌等功能和修复组织、促进康复，需给予特殊饮食，包括胃肠内营养和胃肠外营养。其中，鼻饲法是胃肠内营养中常用的一种操作技术。

【目的】

供给食物营养液和药物以维持机体营养和患者治疗的需要。

【适应证】

不能经口进食者，如昏迷、有口腔疾患、某些手术后或肿瘤、食管气管瘘、拒绝进食、病情危重的患者及早产儿。

2. 操作程序

【评估】

（1）患者目前病情，讲解插管的目的，操作过程中的配合要点，如胃管进入咽喉部做吞咽动作，有恶心感时做深呼吸等相关知识。

（2）评估鼻腔局部情况如鼻周围皮肤、外形有无畸形、鼻黏膜是否有肿胀、炎症，有无鼻中隔偏曲、鼻息肉等。

（3）有义齿或戴眼镜应取下，并说明原因。

【用物】

（1）消毒鼻饲包：胃管 1 根、治疗碗、压舌板、镊子、止血钳、50 mL 注射器、纱布、治疗巾、水温计。

（2）治疗盘（插管）：液状石蜡、棉签、胶布、夹子或橡胶圈、别针、纸巾、听诊器、适量温开水、鼻饲液 200 mL（38～40 ℃）、一次性手套、手消毒液。

（3）治疗盘（拔管）：治疗碗、纱布、弯盘、松节油、棉签等，根据患者情况准备漱口液或口腔护理用物。

【实施】

鼻饲法技术规范见表 2－5。

表 2－5 鼻饲法技术规范

操作流程	操作说明
准备工作	·环境：整洁，明亮 ·患者、家属：知情配合 ·照护人员：着装整洁，修剪指甲，洗手，戴口罩，备齐用物
核对解释	·将用物携至床旁，核对患者并解释

操作流程	操作说明
摆好体位	· 协助患者取半坐位、坐位或仰卧位 · 昏迷患者取去枕仰卧位，头向后仰
清洁鼻腔	· 观察鼻腔，选择通畅一侧，用湿棉签清洁鼻腔
量长润管	· 检查胃管，测量插入长度，一般成人由鼻到胃的距离为 45～55 cm（自前额发际至剑突处） · 润滑胃管前端（15～20 cm），处理胃管末端
插管验证	· 自鼻腔轻轻插入至咽喉部（10～15 cm）时，嘱患者吞咽，继续插至预定长度 · 昏迷患者当胃管插入 15 cm 时，托起患者头部，使下颌靠近胸骨柄，徐徐插至所需长度（图 2－5） · 检查口腔内有无胃管盘曲 · 初步固定胃管 · 检查胃管是否在胃内，有 3 种方法：①用注射器抽出胃液；②将听诊器放于胃部，用注射器快速注入 10 mL 空气，听到气过水声；③将胃管末端放入水中，无气泡溢出 · 再次固定胃管
灌注食物	· 先注入少量温开水，然后灌注流质饮食或药物，再注入少量温开水
反折固定	· 盖好胃管末端胶塞并用纱布包好，用别针固定于患者衣领
整理记录	· 整理床单位，安置并观察患者 · 洗手，记录置管日期和时间
拔出胃管	· 核对解释 · 治疗巾铺于患者颌下并放弯盘，去胶布 · 戴手套反折胃管末端拔管，管端至咽喉处快速拔出
整理记录	· 清洁患者口鼻、面部，擦去胶布痕迹、放平床头，帮助患者取舒适卧位 · 洗手，记录
评价反馈	· 程序正确，操作规范，动作熟练，轻柔 · 患者满意度高，护患沟通好，态度和蔼，自然大方
异常处理	· 插管过程中如遇到阻力或患者出现呛咳、呼吸困难、发绀等症状，多是胃管误入气管，应立即拔出胃管，待患者症状缓解后再实施插管

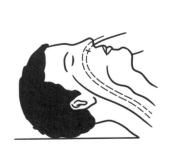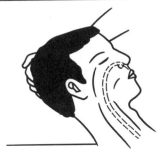

图 2－5　为昏迷患者插胃管

3．重点难点

（1）为提高昏迷患者插管成功率，取去枕仰卧位，头向后仰，当胃管插入 15 cm 时，托起患者头部，使下颌靠近胸骨柄，徐徐插至所需长度。

（2）确定胃管在胃内方可注食，每次鼻饲量不超过 200 mL，间隔时间不少于 2 h，注入流食前后均注入少量温开水。药片应研碎溶解后注入；新鲜果汁和奶液应分别注入，防止出现凝块。

4．注意事项

（1）插管动作要轻稳，通过食管 3 个狭窄处（环状软骨水平处、平气管分叉处、食管通过膈肌处）时要格外注意，避免损伤食管黏膜。

（2）鼻饲中应做到"三避免"：避免灌入空气；避免灌注速度过快；避免鼻饲液过热或过冷。

（3）长期鼻饲者应每天进行口腔护理，定期更换胃管（普通胃管每周更换一次，硅胶管每月更换一次，有说明书的应严格遵循产品说明书规定的更换日期更换），晚间末次喂食后拔出，次日清晨再从另一侧鼻孔插入。

（4）胃肠内营养液现用现配，粉剂应搅拌均匀，配制后的营养液放置于冰箱冷藏，24 h 内用完。

四、导尿术

1．相关知识

泌尿系统通过尿液的生成和排尿排出机体的代谢产物，对机体内环境的稳定起重要的调节作用。一般成人每日排尿 3~5 次，24 h 尿量为 1000~2000 mL，正常情况下，排尿受意识支配，无痛、无障碍，可自主随意进行。临床上，许多因素可直接或间接地影响机体排泄功能的正常进行，引起尿液性状异常及排尿活动异常。因此，照护人员应掌握与排泄有关的护理知识与技术，帮助患者维持正常的排泄功能，满足其排泄的需要。

【目的】

（1）为尿潴留患者引出尿液，解除痛苦。

（2）协助临床诊断。

（3）为膀胱肿瘤患者进行局部化疗。

【适应证】

（1）急、慢性尿潴留。

（2）危重患者尿量监测；尿液特殊检验如尿培养等。

（3）探查尿道有无梗阻；测定膀胱容量，残余尿量；进行膀胱尿道测压及逆行性膀胱造影检查等。

（4）膀胱灌注药物。

（5）膀胱尿瘘的治疗及防止输尿管反流（包括家庭自行导尿）。

（6）盆腔手术的术前准备：大中型手术中防止膀胱过度充盈及观察尿量。

（7）膀胱注水试验，判断有无膀胱破裂。

2. 操作程序

【评估】

（1）患者的年龄、病情、临床诊断、导尿目的、意识状态、生命体征、合作程度、心理状况、生活自理能力。

（2）患者膀胱充盈度、会阴部皮肤黏膜情况及清洁度。

（3）向患者及家属解释导尿的目的、方法、注意事项和配合要点。根据患者的自理能力，嘱其清洗外阴或提供帮助。

【用物】

（1）导尿包：内有弯盘2个，硅胶导尿管2根（8号和10号各1根），止血钳2把，小药杯1个，内置若干棉球，液状石蜡棉球置于瓶内，标本瓶1个，洞巾1块，纱布2块（男患者使用），或使用一次性导尿包。

（2）其他：弯盘1个，治疗碗1个（内置消毒液棉球若干），止血钳1把，清洁手套或指套1副，0.5%碘伏，无菌手套1副，一次性护理垫，大毛巾、无菌持物钳及容器，手消毒液，便盆及便盆巾，屏风。男患者加2～3块纱布。

【实施】

患者导尿术技术规范见表2-6和表2-7。

表2-6　男患者导尿术技术规范

操作流程	操作说明
准备工作	·环境：整洁，明亮 ·患者、家属：知情配合 ·照护人员：着装整洁，修剪指甲，洗手，戴口罩，备齐用物
核对解释	·携用物至床旁，核对并解释操作目的和配合要点
准备环境	·酌情关闭门窗，围帘或屏风遮挡患者，调节室温，光线充足
患者准备	·患者取仰卧位，脱裤子至膝部，暴露外阴，两腿平放略分开 ·将一次性护理垫垫于患者臀下，弯盘置于患者两腿之间 ·放便盆于同侧床尾床旁椅上，打开便盆巾
初步消毒	·戴手套，右手持止血钳夹消毒液棉球进行初步消毒，消毒顺序依次为阴阜、阴茎、阴囊 ·左手用无菌纱布裹住阴茎将包皮向后推暴露尿道口，自尿道口向外向后旋转擦拭尿道口、龟头及冠状沟 ·污棉球、纱布置弯盘内，将弯盘移至床尾

操作流程	操作说明
开包倒液	·在患者两腿之间，打开无菌导尿包，先打开无菌包外层，再用无菌持物钳打开无菌包内层 ·用无菌持物钳取出小药杯置床尾内层包布边缘，倒0.5%碘伏，浸湿棉球
铺巾润管	·戴无菌手套，铺洞巾，使其与包布内层形成一无菌区 ·按操作顺序整理好用物，选择粗细适宜的导尿管，用液状石蜡棉球润滑导尿管前端
再次消毒	·左手用纱布包裹阴茎向后推，暴露尿道口 ·右手持止血钳夹消毒液棉球再次消毒尿道口、龟头及冠状沟 ·污棉球、小药杯、止血钳置于弯盘内妥善移至床尾
插管导尿	·左手用无菌纱布固定阴茎并提起，使之与腹壁成60°角，使耻骨前弯消失，嘱患者深呼吸 ·用另一止血钳夹导尿管对准尿道口轻轻插入尿道22~24 cm，见尿液流出再插入1~2 cm，将尿液引入弯盘内（图2-6）
留取标本	·需留取尿培养标本者，用无菌标本瓶接取中段尿5 mL，盖好瓶盖，放合适处
安置患者	·撤下洞巾，擦净外阴，脱手套，撤走用物 ·协助患者穿好裤子，整理床单位
整理记录	·清理用物，尿标本贴标签后送检 ·洗手，记录导尿时间、量、尿液性状和患者反应
评价反馈	·程序正确，操作规范，动作熟练，轻柔 ·患者满意度高，护患沟通好，态度和蔼，自然大方
异常处理	·插管时，动作要轻柔，男性尿道有3个狭窄，切忌用力过猛而损伤尿道黏膜

表2-7　女患者导尿术技术规范

操作流程	操作说明
准备工作	·环境：整洁，明亮 ·患者、家属：知情配合 ·照护人员：着装整洁，修剪指甲，洗手，戴口罩，备齐用物
核对解释	·携用物至床旁，核对并解释操作目的和配合要点

续表

操作流程	操作说明
准备环境	·酌情关闭门窗，围帘或屏风遮挡患者，调节室温，光线充足
患者准备	·松开床尾盖被，协助患者脱去对侧裤腿，盖在近侧腿部，并盖上大毛巾，对侧腿用盖被遮盖，两腿屈膝外展，露出外阴 ·将一次性护理垫垫于患者臀下，弯盘置于患者两腿之间 ·放便盆于同侧床尾床旁椅上，打开便盆巾
初步消毒	·戴手套，右手持止血钳夹消毒液棉球消毒阴阜、大阴唇 ·左手分开大阴唇，消毒小阴唇和尿道口 ·污棉球、纱布置弯盘内，将弯盘移至床尾
开包倒液	·在患者两腿之间，打开无菌导尿包，先打开无菌包外层，再用无菌持物钳打开无菌包内层 ·用无菌持物钳取出小药杯置床尾内层包布边缘，倒0.5%碘伏，浸湿棉球
铺巾润管	·戴无菌手套，铺洞巾，使其与包布内层形成一无菌区 ·按操作顺序整理好用物，选择粗细适宜的导尿管，用液状石蜡棉球润滑导尿管前端
再次消毒	·小药杯置于外阴处 ·左手拇指、示指分开并固定小阴唇，右手持止血钳夹消毒液棉球，分别消毒尿道口、小阴唇、尿道口 ·污棉球、小药杯、止血钳置于弯盘内妥善移至床尾
插管导尿	·左手继续固定小阴唇，右手将弯盘置于洞巾旁，嘱患者深呼吸 ·用另一止血钳夹导尿管对准尿道口轻轻插入尿道4~6 cm，见尿液流出再插入1~2 cm，将尿液引入弯盘内（图2-7）
留取标本	·需留取尿培养标本者，用无菌标本瓶接取中段尿5 mL，盖好瓶盖，放合适处
安置患者	·撤下洞巾，擦净外阴，脱手套，撤走用物 ·协助患者穿好裤子，整理床单位
整理记录	·清理用物，尿标本贴标签后送检 ·洗手，记录导尿时间、量、尿液性状和患者反应
评价反馈	·程序正确，操作规范，动作熟练，轻柔 ·患者满意度高，护患沟通好，态度和蔼，自然大方
异常处理	·为女患者插尿管时，如导尿管误入阴道，应更换无菌导尿管，然后重新插管 ·老年女性尿道口回缩，插管时应仔细观察辨认，避免误入阴道

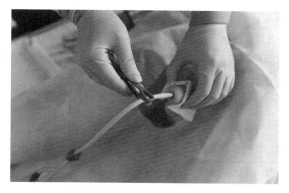

图 2 - 6　男患者导尿术

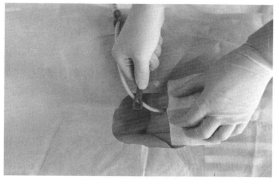

图 2 - 7　女患者导尿术

3. 重点难点

对膀胱高度膨隆且极度虚弱的患者，第一次放尿不得超过 1000 mL，大量放尿可使腹腔内压急剧下降，血液大量滞留在腹腔内，导致血压下降而虚脱；另外，膀胱内压突然降低，还可导致膀胱黏膜急剧充血，发生血尿。

4. 注意事项

（1）严格执行查对制度和无菌操作原则。

（2）在操作过程中注意保护患者的隐私，注意保暖，防止患者着凉。

（3）为避免损伤和导致泌尿系统的感染，应掌握男性和女性尿道的解剖特点。

五、膀胱冲洗术

1. 相关知识

留置导尿及泌尿生殖系统手术后的患者，易出现尿液浑浊、管型、结晶或血尿、脓尿、尿路梗阻等异常现象，给患者带来痛苦。膀胱冲洗术是通过留置导尿管或耻骨上膀胱造瘘管，将药液输注膀胱内，然后再经导管排出体外，如此反复多次将膀胱内残渣、血液、脓液等冲出，防止感染或堵塞尿路。

【目的】

（1）留置导尿的患者，保持其尿液引流通畅。

（2）清除膀胱内的血凝块、黏液、细菌等异物，预防感染。

（3）治疗某些膀胱疾病，如膀胱炎、膀胱肿瘤等。

【适应证】

留置导尿及泌尿生殖系统手术后出现尿液浑浊、管型、结晶等异常现象的患者。

2. 操作程序

【评估】

（1）患者年龄、病情、意识状态、自理能力、心理状态及合作程度。

（2）向患者及家属解释膀胱冲洗的目的、方法、注意事项及配合要点。

【用物】

（1）导尿用物、无菌膀胱冲洗器 1 套，消毒液、无菌棉签、输液架、便盆及便盆巾。

（2）常用冲洗液：生理盐水、0.02% 呋喃西林溶液、3% 硼酸溶液或 0.1% 新霉素溶液；灌入溶液的温度为 38～40 ℃，若为前列腺肥大摘除术后，用 4 ℃ 的生理盐水冲洗。

【实施】

膀胱冲洗术技术规范见表 2－8。

表 2－8　膀胱冲洗术技术规范

操作流程	操作说明
准备工作	·环境：整洁，明亮 ·患者、家属：知情配合 ·照护人员：着装整洁，修剪指甲，洗手，戴口罩，备齐用物
核对解释	·备齐用物携至床旁，再次解释操作目的
导尿固定	·按留置导尿术插管并固定导尿管
排空膀胱	·排出尿液，便于冲洗液顺利进入膀胱
连接装置	·连接冲洗液与膀胱冲洗器，将冲洗液倒挂于输液架上，距床面约 60 cm，排气后关闭导管 ·消毒导尿管尾端开口和引流管接头，分别与"Y"形管的两个分管连接，"Y"形管的主管连接冲洗导管（图 2－8）
冲洗膀胱	·关闭引流管，放开冲洗管，使溶液滴入膀胱，调节滴速，一般为 60～80 滴/min。待患者有尿意或滴入溶液 200～300 mL 后，关闭冲洗管，放开引流管，将引流液全部引流出来后，再关闭引流管。按需要反复冲洗
冲洗后处理	·冲洗完毕，取下冲洗管，消毒导尿管口和引流接头并连接 ·清洁外阴部，固定好导尿管
整理记录	·协助患者取舒适卧位，清理物品 ·洗手，记录冲洗液名称、冲洗量、引流量、引流液性质、冲洗过程中患者反应等
评价反馈	·程序正确，操作规范，动作熟练，轻柔 ·患者满意度高，护患沟通好，态度和蔼，自然大方
异常反馈	·冲洗时嘱患者深呼吸，尽量放松，若患者出现腹痛、腹胀、膀胱剧烈收缩等情况，应暂停或停止冲洗，并与医生联系 ·若引流的液体少于灌入的液体量，应考虑是否有血块或脓液阻塞，可增加冲洗次数或更换导尿管

3. 重点难点

（1）冲洗前正确评估患者，选择合适的冲洗液，各管道连接前后严格消毒。

（2）注意观察生命体征，冲洗后如出血较多或血压下降，应立即报告医生，采取措施。

4. 注意事项

（1）严格执行无菌操作，防止尿路逆行性感染的发生。

（2）冲洗过程中保持导尿管通畅，注意询问患者感受，观察患者反应及引流液性状。

六、灌肠法

（一）大量不保留灌肠

1. 相关知识

粪便的性状可以反映整个消化系统的功能情况。各种因素如年龄、活动、饮食、排便习惯、疾病、药物等，均可能影响正常排便，出现便秘、肠胀气等不良反应。大量不保留灌肠通过向结肠内灌入一定量溶液，起到清除粪便和积气，清洁肠道的作用；或帮助

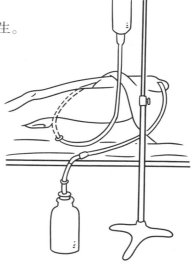

图 2-8　膀胱冲洗术

中毒患者清除、稀释肠道内的有害物质，减轻中毒等，是临床上常见的一种操作技术。

【目的】

（1）解除便秘、肠胀气。

（2）稀释或清除肠道内的有害物质，减轻中毒。

（3）清洁肠道，为肠道手术、检查、分娩做准备。

（4）降温。

【适应证】

（1）顽固性便秘的患者。

（2）肠胀气的患者。

（3）需要清除肠道内毒物、减轻中毒的患者（服毒或食物中毒患者）。

（4）通过灌肠达到降温目的的患者（高热患者）。

（5）术前准备的患者（腹腔、盆腔手术）。

2. 操作程序

【评估】

（1）了解患者的病情、生命体征、临床诊断、灌肠的目的。

（2）了解患者的意识、心理状况、自理情况、合作和耐受程度及排便情况，评估肛门周围皮肤及黏膜情况。

（3）向患者解释灌肠的目的、过程和注意事项，使其配合操作。

【用物】

（1）治疗盘内备灌肠筒 1 套（全长约 120 cm 的橡胶管、玻璃接管）或一次性灌肠装置。弯盘、肛管、止血钳（或液体调节器）、一次性手套、棉签、润滑剂、卫生纸、一次性护理垫、手消毒液、输液架、水温计、便盆。

（2）灌肠液：常用 0.1% ~ 0.2% 的肥皂液或生理盐水，成人每次用量为 500 ~ 1000 mL。

溶液温度一般为 39 ~ 41 ℃，降温时为 28 ~ 32 ℃，中暑时为 4 ℃。

【实施】

大量不保留灌肠法技术规范见表 2 - 9。

表 2 - 9　大量不保留灌肠法技术规范

操作流程	操作说明
准备工作	·环境：整洁，明亮 ·患者、家属：知情配合 ·照护人员：着装整洁，修剪指甲，洗手，戴口罩，备齐用物
备物解释	·携用物至床旁，注意操作环境隐蔽，室温适宜
安置卧位	·协助患者取左侧卧位，双膝屈曲，褪裤至膝部，臀部移至床边。垫一次性护理垫于臀下，盖被保暖，置弯盘于臀边
挂灌肠筒	·灌肠筒挂于输液架上，液面距肛门 40 ~ 60 cm（图 2 - 9）
润管排气	·戴手套，连接肛管；润滑肛管前段，排尽肛管内空气，夹管
插管灌液	·左手垫卫生纸分开臀部，露出肛门，嘱患者深呼吸，右手持肛管轻轻插入直肠 7 ~ 10 cm ·固定肛管，松开止血钳，使液体缓慢流入
拔出肛管	·待溶液流尽时，夹住肛管，用卫生纸包住肛管轻轻拔出，分离肛管放入弯盘，擦净肛门
安置患者	·脱下手套，协助患者取舒适体位，嘱其尽可能平卧，保留 5 ~ 10 min 后再排便
排便观察	·卧床患者，保留垫巾，根据患者耐受度按需要给予便器，协助排便；能下床的患者可协助自行排便 ·观察粪便性状，必要时留取标本送检
整理记录	·排便后及时取出便器，整理床单位，开窗通风，清理用物 ·洗手，记录灌肠时间、液体种类、量及结果、患者反应
评价反馈	·程序正确，操作规范，动作熟练，轻柔 ·患者满意度高，护患沟通好，态度和蔼，自然大方
异常处理	·观察筒内液面下降情况，并根据患者反应，控制灌肠液流速。如溶液流入受阻，可稍移动肛管，轻轻挤压肛管前端 ·如患者有便意，可将灌肠筒适当放低，减慢流速，并嘱患者深呼吸 ·如患者主诉腹部剧烈疼痛，面色苍白，立即停止操作，报告医师给予及时处理

3. 重点难点

（1）及时观察灌肠液的温度、浓度、流速、压力和量，为颅脑疾患、心脏疾患、患者及小儿灌肠应慎重，压力要低，流速要慢；为伤寒患者灌肠时，溶液量不得超过 500 mL，压力要低（液面距肛门高度不应超过 30 cm）；若患者有痔疮，要选用较细的肛管，且插管时，动作宜慢，防止肛门损伤。

（2）妊娠、急腹症、消化道出血和严重心血管疾病的患者禁忌灌肠。

4. 注意事项

（1）操作过程中注意保护患者隐私，尽量减少暴露，防止着凉。

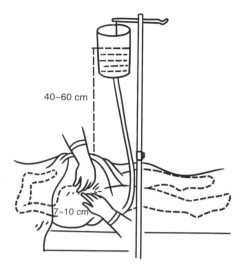

图 2 - 9 大量不保留灌肠

（2）正确选用灌肠液，肝性脑病患者禁用肥皂水灌肠，减少氨的产生和吸收，以免加重中毒；充血性心衰和水钠潴留的患者禁用生理盐水灌肠，以免加重体液潴留，增加心脏负担。

（3）选用合适的体位，一般患者选用左侧卧位，年老体弱、大便失禁的患者，可采取仰卧位，臀下垫便器。

（二）小量不保留灌肠

1. 相关知识

小量不保留灌肠是将小容量的溶液直接注入直肠，协助排除淤积在直肠中的粪便的方法。粪便积于直肠不能排出时，其中的水分被吸收过多而使其变得干硬，因而引起排便困难，此时用小量不保留灌肠，即用高渗溶液吸出肠黏膜中的一部分水分而将粪便稀释，灌入的润滑剂可使粪便和肠壁润滑，加之灌入的溶液对肠管的刺激等，而促进粪便排出。

【目的】

为盆腔、腹腔手术后的患者及危重患者、年老体弱患者、小儿及孕妇等解除便秘，排除肠道气体，减轻腹胀。

【适应证】

（1）盆腔或腹部手术后腹胀或便秘的患者。

（2）危重患者、年老体弱者、小儿或孕妇出现便秘或肠胀气的人。

2. 操作程序

【评估】

（1）了解患者病情、年龄、临床诊断、意识状态、心理状况和合作理解程度。

（2）了解患者排便情况和灌肠的目的。

（3）了解患者的肛门皮肤、黏膜的状况。

（4）向患者讲解灌肠的目的、过程和注意事项，使其配合操作。

【用物】

（1）治疗盘：注洗器、量杯或小容量灌肠筒、肛管、弯盘、止血钳、液状石蜡、棉签、卫生纸、水温计、一次性手套、手消毒液、一次性护理垫。按需准备便盆、便盆巾。

（2）常用的灌肠液：① 1∶2∶3 溶液（50% 硫酸镁 30 mL、甘油 60 mL、温开水 90 mL）；②油剂（甘油 50 mL 加等量温开水）；③植物油 120～180 mL，温度 39～41 ℃。

【实施】

小量不保留灌肠技术规范见表 2-10。

表 2-10　小量不保留灌肠技术规范

操作流程	操作说明
准备工作	·环境：整洁，明亮 ·患者、家属：知情配合 ·照护人员：着装整洁，修剪指甲，洗手，戴口罩，备齐用物
核对解释	·同大量不保留灌肠
安置卧位	·协助患者取左侧卧位，双膝屈曲，褪裤至膝部，臀部移至床边。垫一次性护理垫于臀下，盖被保暖，置弯盘于臀边
润管排气	·戴手套，润滑肛管前段，用注洗器抽吸灌肠液，连接肛管，排尽管内空气，夹管
插入肛管	·左手垫卫生纸分开臀部，暴露肛门，嘱患者深呼吸，右手持肛管轻轻插入直肠 7～10 cm
注入溶液	·固定肛管，松开止血钳，缓慢注入灌洗液 ·注毕夹管，取下注洗器再吸取灌肠液，松夹后再行灌洗，如此反复直至溶液注完（图 2-10）
拔出肛管	·夹住肛管，用卫生纸包住肛管轻轻拔出，放入弯盘，擦净肛门
保留溶液	·脱下手套，协助患者取舒适卧位，嘱其尽量保留溶液 10～20 min 再排便
观察整理	·卧床患者，保留垫巾，将卫生纸、便器放于易取处；能下床患者协助排便，注意观察粪便形状，必要时留取标本送检 ·及时整理床单位，清理用物
洗手记录	·洗手，记录灌肠时间、液体种类、量、排便情况及患者反应
评价反馈	·程序正确，操作规范，动作熟练，轻柔 ·患者满意度高，护患沟通好，态度和蔼，自然大方
异常处理	·每次抽吸灌肠液时应反折肛管末端，防止空气进入肠道，引起腹胀

3. 重点难点

（1）灌肠时注意溶液的温度、浓度、流速、压力和量。

（2）如用小容量灌肠筒，液面距肛门不应超过 30 cm。

4. 注意事项

（1）灌注前告知患者排空尿液，避免膀胱膨胀，压迫肠道，影响溶液的保留。

（2）灌肠时，压力宜低，注入速度不可过快，以免刺激肠壁，引起排便反射，使溶液难以保留。

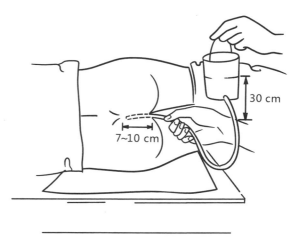

图 2 – 10　小量不保留灌肠

（三）保留灌肠

1. 相关知识

保留灌肠是自肛门灌入药物，保留在直肠或结肠内，通过肠黏膜吸收达到治疗目的。临床上常用于患者的镇静、催眠及肠道感染的治疗。

【目的】

（1）镇静、催眠。

（2）治疗肠道感染。

【适应证】

（1）次日手术患者术前镇静催眠。

（2）肠道感染的患者。

2. 操作程序

【评估】

（1）了解患者的病情、肠道病变部位、临床诊断。

（2）了解患者的意识状态、生命体征、心理状态和合作理解程度。

（3）向患者讲解保留灌肠的目的、过程和注意事项，嘱患者排尽尿便，配合操作。

【用物】

（1）治疗盘：注洗器、量杯或小容量灌肠筒、弯盘、止血钳、液状石蜡、棉签一次性手套、水温计、卫生纸、一次性护理垫、手消毒液。按需备便盆和便盆巾。

（2）药物及剂量遵医嘱准备，灌肠溶液量不超过 200 mL，温度 39 ~ 41 ℃。①镇静催眠常用 10% 水合氯醛；②肠道抗感染常用 2% 小檗碱、0.5% ~ 1% 新霉素或其他抗生素等。

【实施】

保留灌肠技术规范见表 2 – 11。

表 2－11　保留灌肠技术规范

操作流程	操作说明
准备工作	·环境：整洁，明亮 ·患者、家属：知情配合 ·照护人员：着装整洁，修剪指甲，洗手，戴口罩，备齐用物
核对解释	·携用物至床旁，核对患者并解释
安置卧位	·根据病情选择不同的卧位，垫小枕，抬高臀部约 10 cm。如慢性细菌性痢疾病变部位在乙状结肠和直肠，取左侧卧位；阿米巴痢疾病变部位多见于回盲部，取右侧卧位
润管排气	·戴手套，润滑肛管前端，连接肛管或小容量灌肠筒，排尽管内空气
插管灌液	·左手垫卫生纸分开臀部，暴露肛门，嘱患者深呼吸，右手持肛管轻轻插入直肠 15～20 cm，缓慢注入药液后，再注入温开水 5～10 mL，抬高肛管末端，使溶液全部灌入
拔出肛管	·夹住或反折肛管，轻轻拔出，用卫生纸轻轻按揉肛门处
保留药液	·协助患者平卧，臀部抬高 10 cm，嘱患者尽量保留药液 1 h 以上
观察整理	·保留过程中注意观察患者反应 ·协助患者排便，排便后及时取出便器，整理床单位，开窗通风，清理用物
洗手记录	·洗手，记录灌肠时间、液体种类、量及结果、患者反应
评价反馈	·程序正确，操作规范，动作熟练，轻柔 ·患者满意度高，护患沟通好，态度和蔼，自然大方
异常处理	·直肠、结肠和肛门等手术后及排便失禁者不宜做保留灌肠

3. 重点难点

（1）如用灌肠筒，液面距肛门应小于 30 cm。

（2）掌握"细、深、少、慢、温、静"的操作原则，即肛管细，插入深，液量少，流速慢，温度适宜，灌后静卧。

4. 注意事项

（1）灌肠前了解其目的和病变部位，以便确定患者的卧位和插管深度。

（2）宜在晚上睡前进行，灌肠前嘱患者排尽大小便，肛管要细，注药速度要慢，以减少刺激，延长药液保留时间，利于黏膜吸收。

第二节 常用给药技术

一、给药指导

（一）安全用药原则

1. 遵医嘱用药 医嘱是用药的依据，患者不可擅自更改用药或随意停药，有疑问及时请教医生。

2. 严格执行查对制度 "三查"指服药前、中、后均要查对，"七对"包括核对床号、姓名、药名、剂量、浓度、给药时间及用法，注意检查药物的有效期及质量，凡是过期或已变质药物均不能使用。

3. 按正确方法安全用药 做好用药指导，做到"五准确"，即将检查好的药物在准确的时间，通过准确的途径，把准确剂量和准确浓度的药物给予准确的患者。几种药物联合使用，应注意有无配伍禁忌。

4. 观察用药后药物的疗效及不良反应 对易过敏的药物，使用前要了解患者的用药史、过敏史、家族史，做好药物过敏试验，加强观察并及时记录。

（二）家庭小药箱

1. 内服药

（1）感冒药：泰诺、康泰克、速效伤风胶囊、白加黑感冒片、强力银翘片、板蓝根冲剂、阿昔洛韦、阿糖腺苷、利巴韦林等。

（2）解热镇痛药：安乃近、吲哚美辛栓、布洛芬等。

（3）助消化药：多酶片、胃蛋白酶、木香顺气丸等。

（4）止泻药：碱式碳酸铋、复方地芬诺酯、诺氟沙星等。

（5）祛痰镇咳药：棕色合剂、急支糖浆、止咳糖浆、川贝枇杷膏等。

（6）抗生药：阿莫西林、头孢菌素类、阿奇霉素、环丙沙星、诺氟沙星、乙酰螺旋霉素、甲硝唑片、替硝唑等。注意控制指征，防止抗生素滥用。

（7）降压药：卡托普利、美托洛尔、硝苯地平、氨氯地平（络活喜）等，用药前应了解患者的基础血压。

（8）降糖药：二甲双胍类、磺脲类、格列奈类等，注意服药时间，外出时要随身携带糖果，预防低血糖等并发症。

（9）其他：哮喘患者可备沙丁胺醇气雾剂，冠心病患者可在家常备硝酸甘油、速效救心丸、异山梨酯等救急药物。

2. 外用药

（1）安尔碘、乙醇：用于皮肤表面消毒。

（2）风油精：用于提神、止痒、虫咬处。

（3）伤湿止痛膏：用于扭伤、关节痛。

（4）创可贴：用于小伤口贴敷。

（5）开塞露、甘油栓：用于便秘。

（6）氯霉素眼药水，红霉素眼膏：用于眼部炎症。

外用药切记不能内服。

（三）协助患者正确服药

1. 相关知识

（1）正确保管药物

①药物应放在阴凉干燥处，避免阳光直射。

②药物应按内服药、外用药、注射药、剧毒药分类保管，定期检查药物的质量和有效期，按有效期的先后顺序有序使用，过期药、变质药不可使用。

③易氧化和遇光变质的药物如维生素 C、氨茶碱、盐酸肾上腺素等，应装入有色密盖瓶中，置于阴凉处，而针剂类则应放在黑纸遮光的药盒内。

④易挥发、潮解或风化的药物如干酵母、糖衣片、乙醇等，需装瓶密闭保存，用后盖紧瓶盖。

⑤易被热破坏的药物如胰岛素、抗毒血清、胎盘球蛋白等，须放置冰箱内保存（冷藏温度为 2 ~ 10 ℃）。

⑥易燃、易爆的药物如乙醚、乙醇，应远离明火，单独存放于阴凉处以防意外。

⑦各类中药均置于阴凉干燥处，芳香性药品应密盖保存。

（2）正确服用药物

①体位：指导老年人取坐位或半卧位，利于吞服以防误吸。

②方法：指导患者用温水送服药物，不要用牛奶、果汁、酒类送服。口含片应口腔内含化，硝酸甘油应舌下含化，不可咀嚼、吞咽，不可饮水。片剂用温水送服，胶囊应整粒吞服，不可掰开服用。

③时间：按照药物的半衰期确定服药的时间和次数，不同的药物均有各自的最佳吸收和作用时间，如催眠药、止泻药在睡前服，利尿及泻剂要清晨或白天服。

④饮食：应加强老年人用药期间饮食的指导。服用头孢菌素类、磺胺类药物应多食素食，碱化尿液从而增强疗效。服用钙剂不宜与菠菜同服以免形成草酸钙，影响钙的吸收。服用保钾利尿剂如螺内酯、氨苯蝶呤等，忌进食香蕉、葡萄、海带等含钾高的食物，以免引起高血钾等，服用排钾利尿剂则应通过饮食适当补钾。

（3）根据药物性质正确指导患者服药

①抗生素及磺胺类药物必须按时给药，以维持有效的血药浓度。

②饭前服的药物：健胃药、胃动力药（多潘立酮、甲氧氯普胺、莫沙必利等）、质子泵抑酸剂（雷贝拉唑、奥美拉唑等）、保护胃黏膜的药（枸橼酸铋钾、硫糖铝等）。

③与食物同服的药物：抑酸药 H_2 受体拮抗剂（西咪替丁、雷尼替丁、法莫替丁等），早晚餐与食物同服。

④饭后服的药物：助消化药（乳酶生、胃蛋白酶、胰酶等）、抗酸药（碳酸氢钠、氢氧化铝等）、对胃黏膜有刺激性的药物（止痛片、阿司匹林、吲哚美辛等）。

⑤服后多饮水的药物：服用发汗药、磺胺类药物后应多饮水，以免因尿少析出结晶，堵塞肾小管。

⑥服后不宜立即饮水的药物：止咳糖浆对呼吸道黏膜有安抚作用，服后不宜立即饮水，以免冲淡药液，降低疗效，同时服用多种药物时，应最后服止咳糖浆。

⑦需测脉的药物：服用强心苷类药物前应先测量患者脉率（心率）及节律，若成人脉率低于 60 次/min 或节律异常时，应暂停服药并报告医生。

⑧用吸管服用的药物：对牙齿有腐蚀作用或使牙齿染色的药物，如酸剂、铁剂，服用时应避免与牙齿接触，可用吸水管吸入，服药后及时漱口。

⑨缓释片、肠溶片胶囊吞服时不可嚼碎。

【目的】

（1）患者能了解用药的目的及相关知识，正确服药。

（2）协助不能自理的患者服用药物。

【适应证】

有知识需求，需要进行服药指导或不能自行服药的患者。

2. 操作程序

【评估】

（1）患者一般情况：年龄、病情、意识状态、药物治疗方案。

（2）局部评估：评估患者吞咽功能、自行服药能力、有无鼻饲管及口腔、食道疾患。

（3）患者自理能力、合作程度及对药物的认知水平。

【用物】

（1）药车：服药本、小药卡、药盘（图 2 – 11）、药杯、量杯、药匙、滴管、研钵、湿布、治疗巾。

（2）手消毒液、壶（备温开水），根据需要另备纸、吸管。

【实施】

口服给药技术规范见表 2 – 12。

表 2 – 12　口服给药技术规范

操作流程	操作说明
准备工作	·环境：整洁，明亮 ·患者、家属：知情配合 ·照护人员：着装整洁，修剪指甲，洗手，戴口罩，备齐用物
评估解释	·评估患者吞咽功能、自理能力 ·向患者解释用药目的、方法并取得合作
两人核对	·两人核对医嘱、服药本与小药卡，按床号将小药卡插入药盘内，放好药杯 ·对照服药本，注意药物配伍禁忌，严格查对

续表

操作流程	操作说明
正确取药	·固体药：用药匙取。粉剂、含化片用纸包好放入药杯中 ·水剂：用量杯取。应先摇匀药液，开瓶盖，内面朝上，左手持量杯，拇指置于所需刻度，视线水平与量杯刻度同高，右手握瓶，瓶签向着手心，倒出所需溶液，再倒至药杯内。湿纱布擦净瓶口，拧紧瓶盖 ·更换药液品种时，应洗净量杯再用 ·油剂和不足 1 mL 的滴剂：在药杯内先倒入少量温开水，以滴计算的药液用滴管吸取，1 mL 按 15 滴计算，滴药时倾斜滴管
再次核对	·摆药完毕，物归原处，根据服药本重新核对一遍，发药前由另一照护人员再次核对，确认无误
安置体位	·携带服药本，准备温开水 ·协助患者坐位或半坐卧位
核对解释	·核对床号、姓名、药名、剂量、浓度、时间、方法，确认患者后发药
协助服药	·指导患者按照药物的性质正确服药。再次核对，对危重及不能自行服药者应喂服
安置整理	·协助患者取舒适体位，整理床单位 ·收回药杯，先浸泡消毒，后冲洗清洁，再消毒备用 ·整理用物
洗手记录	·洗手，书写记录单
评价反馈	·发药正确，操作规范，患者按时服药，护患沟通好，态度和蔼，自然大方 ·患者了解用药知识，主动配合，无不良反应
异常处理	·如患者不在或因故暂时不能服药，则不能分发药物，做好交接 ·对肢体障碍、精神疾患的患者要送药到口，确认患者服下后才能离开 ·鼻饲者须将药物研碎，用水溶解后，从胃管注入，再以少量温开水冲净胃管

3. 重点难点

（1）掌握常见药物的不良反应，并能结合患者病情进行用药指导。如心衰患者服用洋地黄类药物，应注意观察患者用药期间是否有二联律、黄视现象。服用头孢类药物应观察患者有无过敏反应并避免饮酒。服用阿司匹林应注意观察患者有无恶心、呕吐等胃肠道症状，并观察有无牙龈出血、皮下瘀斑等现象。

（2）一旦患者发生药物的不良反应，应立即停药，通知医生及家属，遵医嘱用药。若发生呼吸心搏骤停，立即实施心肺复苏术。保留余药，

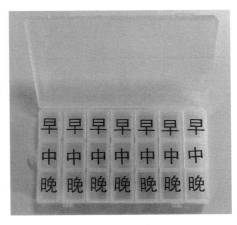

图 2-11　口服药盘

做好记录。

4. 注意事项

（1）认真执行查对制度。

（2）发药前应了解患者的有关情况，如患者不在或因故暂时不能服药，则不能分发药，同时应做好交接。

（3）发药时若患者提出疑问，照护人员应再次认真核对，确认无误后耐心解释。

（4）观察患者服药后的效果和不良反应，有异常情况及时与医生联系，酌情处理。

二、注射给药法

注射给药法是将无菌药液注入体内，达到诊断、预防和治疗疾病的目的。常用注射法包括皮内注射法、皮下注射法、肌内注射法和静脉注射法。

（一）皮内注射

皮内注射（ID）是将少量药液注入表皮和真皮之间的方法。因皮内注射主要用于药物的过敏试验法，家庭不具备基本抢救条件，因此，为保证患者安全，不建议居家进行皮内注射。

（二）皮下注射（使用胰岛素笔)

1. 相关知识

皮下注射（H）是将少量药液注入皮下组织的方法。

【目的】

（1）用于注射胰岛素、肾上腺素等不宜口服，且需在一定时间内发挥药效的药物。

（2）疫苗的预防接种。

【适应证】

需皮下注射胰岛素等药物的患者。

【部位】

上臂三角肌下缘、上臂外侧、腹部、大腿外侧、后背等。

2. 操作程序

【评估】

（1）患者的一般情况：年龄、病情、意识状态、肢体活动度、治疗方案、用药史。

（2）局部评估：局部皮肤有无炎症、感染、瘢痕、硬结、皮肤病等。

（3）患者自理程度、对皮下注射技术的认知及合作程度等。

【用物】

（1）注射盘：75%乙醇、无菌棉签、砂轮、弯盘、1~2 mL注射器、5~6号针头、按医嘱备药，注射卡。

（2）另备手消毒液、医疗垃圾桶、生活垃圾桶、锐器盒。

【实施】

皮下注射技术规范见表 2 – 13。

表 2 – 13 皮下注射技术规范

操作流程	操作说明
准备工作	·环境：整洁，明亮 ·患者、家属：知情配合 ·照护人员：着装整洁，修剪指甲，洗手，戴口罩，备齐用物
两人核对	·两人核对医嘱、注射卡，核对床号、姓名、药名、剂量、浓度、给药时间及方法，注意药物配伍禁忌 ·评估注射部位，确认患者后备药
抽吸药液	·检查药液质量，锯痕、消毒安瓿、掰开，检查并取出注射器 ·调整针头斜面，抽吸药液，备用
核对解释	·携用物至床旁，核对床号、姓名、腕带 ·向患者解释操作目的及注意事项，取得合作 ·评估患者自理能力、注射部位皮肤
定位消毒	·协助患者取合适体位，选择注射部位 ·常规消毒皮肤，待干
再次排气	·再次核对药物，排尽注射器内空气，备干棉签
核对进针	·左手绷紧注射部位皮肤，右手持注射器，示指固定针栓，针尖斜面向上与皮肤成 30 ~ 40°角（图 2 – 12），快速刺入皮下（图 2 – 13） ·针梗进入约 2/3
注入药液	·右手固定针栓，左手抽吸无回血后缓慢推注药液
拔针按压	·注射毕，用无菌干棉签轻压针刺处，快速拔针、按压穿刺点片刻
再次核对	·再次核对床号、姓名、药物
整理记录	·协助患者取舒适卧位，整理床单位，清理用物 ·洗手，记录
评价反馈	·查对规范，程序正确，动作熟练 ·患者满意度高，护患沟通好，态度和蔼，自然大方
异常处理	·进针后抽吸无回血方可推药，如抽吸有回血，应该拔针后更换部位重新穿刺

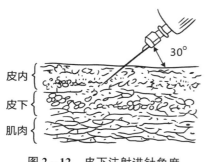

图 2 - 12　皮下注射进针角度

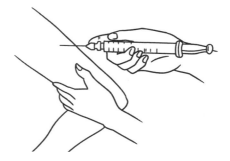

图 2 - 13　皮下注射

3. 重点难点

糖尿病患者胰岛素治疗时可采用多部位皮下轮流注射法。腹部是优先选择的注射部位。因为腹部的皮下脂肪较厚，捏起腹部皮下注射，既可减少注射至肌肉层的危险，胰岛素的吸收也最快。一般在肚脐两侧旁开 3 ~ 4 指的距离外注射，这个部位最适合注射短效胰岛素或与中效混合搭配的胰岛素。普通胰岛素的规格为 400 U/10 mL，用法一般为每日 3 次，餐前 30 min 注射，注射后 30 min 内必须进食含有糖类的正餐或加餐。未启用的胰岛素应放入冰箱冷藏。

4. 注意事项

（1）刺激性过强的药物不宜做皮下注射。

（2）注射药液不足 1 mL 时，应选择 1 mL 注射器抽液，以保证剂量准确。

（3）进针角度不宜超过 45°角，过瘦者捏起注射部位并减小进针角度。

（4）长期注射者，应有计划地更换注射部位，以免局部产生硬结。

附：胰岛素笔

胰岛素笔注射技术规范见表 2 - 14。

表 2 - 14　胰岛素笔注射技术规范

操作流程	操作说明
准备安装	·使用胰岛素笔时，旋下笔帽，拧开笔芯架 ·推回活塞杆，把笔芯插到笔芯架上，将笔芯架卡到笔上，卡好时会响一声
混匀药液	·水平滚动数次再上下摇晃 10 余次，混匀胰岛素制剂
套好针头	·套上一个新的针头，把外针帽和内针帽相继取下
检查排气	·拔出注射推键，调至 2 单位处 ·将笔身竖直拿着，用手指轻弹笔芯架数下。完全按下注射推键，直到有响声提示，剂量显示回到零，针尖出现胰岛素液滴

操作流程	操作说明
实施注射	·确定有足够剂量的胰岛素，选择所需要的剂量与合适的注射部位，75% 乙醇消毒皮肤，待干 ·完全按下注射推键，直至提示声响，剂量显示度数为 0。将针头置于皮下至少 6 s 后拔针，干棉签按压 30 s
处理针头	·盖上外针帽，捏住笔芯架，旋下针头，妥善处理废弃针头，注射后盖紧笔帽
评价反馈	·患者操作程序正确，能自行注射胰岛素，无不良反应
异常处理	·一旦患者出现低血糖反应，应立即补充含糖食物或饮料，重者应静脉注射葡萄糖溶液

（三）肌内注射

1. 相关知识

肌内注射（IM）是将一定量药液注入肌内组织的方法。

【目的】

（1）不宜口服、皮下、静脉注射给药、要求短时间内起效的药物。

（2）注射刺激性大或剂量大的药物，如注射黄体酮。

【适应证】

需注射一定剂量起效较快或刺激性强药液的患者。

【部位】

（1）臀大肌注射定位：十字法：从臀裂顶点向左或向右划一水平线，从髂嵴最高点向下做一垂线，将臀部分为四个象限，取外上象限避开内角（从髂后上棘至股骨大转子的连线）即为注射区。连线法定位：取髂前上棘与尾骨连线外上 1/3 处（图 2 - 14）。

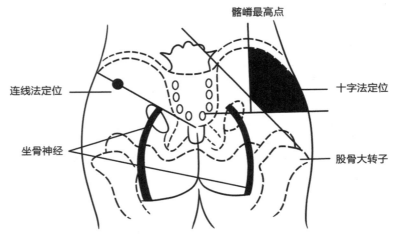

图 2 - 14　臀大肌注射区域定位

（2）臀中小肌注射定位：髂前上棘外侧3横指处（以患者手指宽度为准），或照护人员以示指、中指尖分置于髂前上棘和髂嵴下缘，两指和髂嵴之间形成的三角区域为注射区（图2－15）。

（3）股外侧肌定位：大腿中段外侧，髋关节下10 cm至膝关节上10 cm，宽约7.5 cm。

（4）上臂三角肌定位：上臂外侧，肩峰下2~3横指。

2. 操作程序

【评估】

（1）患者的一般情况：年龄、病情、意识状态、治疗方案、药物性质等。

（2）局部评估：局部有无炎症、感染、瘢痕、硬结、皮肤病等。

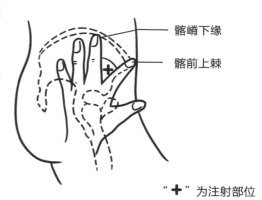

髂嵴下缘

髂前上棘

"＋"为注射部位

图2－15　臀中小肌注射区域定位

（3）患者的自理程度、对肌内注射技术的认知及合作程度等。

【用物】

（1）注射盘：安尔碘、无菌棉签、砂轮、弯盘、2~5 mL注射器、6~7号针头、按医嘱备药，注射卡。

（2）另备手消毒液、医疗垃圾桶、生活垃圾桶、锐器盒。

【实施】

肌内注射技术规范见表2－15。

表2－15　肌内注射技术规范

操作流程	操作说明
准备工作	·环境：整洁，明亮 ·患者、家属：知情配合 ·照护人员：着装整洁，修剪指甲，洗手，戴口罩，备齐用物
两人核对	·两人核对医嘱、注射卡，核对床号、姓名、药名、剂量、浓度、给药时间及方法，注意药物配伍禁忌 ·评估注射部位，确认患者后备药
抽吸药液	·检查药液质量，锯痕、消毒安瓿、掰开，检查并取出注射器 ·调整针头斜面，抽吸药液，备用
核对解释	·携用物至床旁，再次核对床号、姓名、腕带，取得患者合作
安置卧位	·根据注射部位，确定恰当体位。多用侧卧位：患者上腿伸直，下腿弯曲。卧床不能翻身患者可采取仰卧位进行臀中小肌注射

续表

操作流程	操作说明
定位消毒	·选择注射部位，常规消毒皮肤，待干
核对排气	·再次核对药物，排尽注射器内空气，备干棉签
进针注药	·左手拇指和示指分开固定注射部位皮肤 ·右手以握笔姿势持注射器，中指固定针栓，针头与皮肤成90°角 ·右手手腕带动手臂，快速刺入针梗的2/3深度 ·抽动活塞，确认无回血后，缓慢推注药液
拔针按压	·注射毕，用无菌干棉签轻压针刺处，快速拔针、按压穿刺点片刻
再次核对	·再次核对床号、姓名、药物
整理记录	·协助患者取舒适卧位，整理床单位，清理用物 ·洗手，记录注射时间，观察患者反应
评价反馈	·查对规范，程序正确，无痛注射 ·护患沟通好，指导到位，患者无不适
异常处理	·注射时勿将针梗全部刺入，以免针梗从衔接处折断。一旦针头折断，为防止针头移位，应保持肢体和局部不动，用血管钳将断端取出

3. 重点难点

（1）实施无痛注射：分散患者注意力，维持患者正确的姿势，使肌肉松弛。注射时坚持"两快一慢"，即进针快、拔针快，推药慢且均匀。多种药物同时注射时，先注射刺激性小的药物，再用粗长针头深部注射刺激性强的药物。

（2）注射时严格执行"三查""七对"制度："三查"即操作前、中、后查对，"七对"即核对床号、姓名、药名、剂量、浓度、给药时间及方法。

4. 注意事项

（1）2岁以下小儿首选臀中小肌注射，不宜选择臀大肌注射，以免因臀大肌发育不完善，注射时损伤坐骨神经。

（2）需长期注射时，应交替更换注射部位，减少硬结的发生。

（3）注射两种以上的药物，应注意药物的配伍禁忌。

（四）静脉注射

1. 相关知识

静脉注射（IV）是将一定量的无菌药液经静脉输入体内的方法，是起效最快的给药方法。

【目的】

（1）不宜口服、皮下、肌内注射，又需要迅速起效者。

（2）做诊断性检查。

（3）静脉营养治疗。

（4）输液或输血。

【适应证】

需静脉推注呋塞米、毛花苷 C、葡萄糖酸钙等药液的患者。

【部位】

肘部的贵要静脉、正中静脉、头静脉、足背静脉等。

2. 操作程序

【评估】

（1）患者的一般情况：年龄、病情、意识状态、静脉治疗方案、肢体活动度等。

（2）局部评估：注射血管粗直、弹性好、远离关节及静脉瓣，注射点皮肤状况。

（3）患者的自理程度、对静脉注射技术的认知及合作程度等。

【用物】

（1）注射盘：安尔碘、无菌棉签、砂轮、弯盘、5～20 mL 注射器、6～7 号针头、按医嘱备药，注射卡。

（2）另备止血带、小枕、胶贴、手消毒液、医疗垃圾桶、生活垃圾桶、锐器盒。

【实施】

静脉注射技术规范见表 2－16。

表 2－16　静脉注射技术规范

操作流程	操作说明
准备工作	·环境：整洁，明亮 ·患者、家属：知情配合 ·照护人员：着装整洁，修剪指甲，洗手，戴口罩，备齐用物
评估核对	·两人核对医嘱、注射单与注射卡 ·评估注射部位，确认无误后备药
抽吸药液	·查对、锯痕、消毒安瓿、去屑、掰开，检查并取出注射器 ·调整针头斜面，抽吸药液，排气 ·安瓿套针头上，置注射盘内备用
核对解释	·携用物至床旁，再次核对床号、姓名、腕带，向患者或家属解释，取得其合作
选择静脉	·选择粗、直、弹性好且易于固定的静脉，避开关节和静脉瓣 ·在穿刺部位的肢体下放置小垫枕 ·如采用头皮针，备好胶贴
定位消毒	·距穿刺点上方约 6 cm 处扎止血带 ·选择注射部位，常规消毒皮肤，待干

续表

操作流程	操作说明
核对排气	·再次核对患者床号、姓名 ·连接头皮针排尽空气
静脉穿刺	·嘱患者握拳 ·一手绷紧静脉下端皮肤，固定血管，一手持注射器，针尖斜面向上，与皮肤成15°~30°角 ·自静脉上方或侧方刺入皮下，再沿静脉走向潜行刺入静脉，见回血，再顺静脉进针少许
注药观察	·嘱患者松拳、放松止血带，固定针头，缓慢推注药液（图2-16） ·随时听取患者主诉，观察局部情况
拔针按压	·注射毕，用无菌干棉签轻压针刺处 ·快速拔针、按压穿刺点片刻
再次核对	·再次核对床号、姓名、药物
整理用物	·协助患者取舒适卧位，整理床单位，清理用物
洗手记录	·洗手，记录注射时间，药物名称、浓度、剂量，观察患者注射局部及用药后反应
评价反馈	·查对到位，程序正确，一次性穿刺成功 ·关爱患者，护患关系好
异常处理	静脉注射常见的失败原因有： ·针尖斜面未全部进入血管，抽吸有回血，推注时部分药液外溢引起局部隆起、疼痛 ·针尖斜面刺破静脉的对侧管壁，抽吸有回血，推注少量药液不一定有隆起，疼痛 ·针头未刺入血管，刺入过浅在皮下组织或刺入过深进入深层组织，抽吸无回血，推注无隆起，疼痛 针对上述穿刺失败的情形，均应立即拔针，无菌棉签按压止血后，选择血管重新穿刺

3. 重点难点

（1）肥胖患者：注射时宜消毒手指，摸清血管走向，稍加大进针角度，在静脉上方进针。

（2）水肿患者：用手沿静脉解剖位置按揉局部，待静脉充分显露后再行穿刺。

（3）老年患者：注射时可用手指分别固定穿刺段静脉上下两段，再沿静脉走向穿刺。

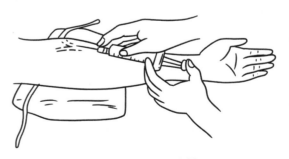

图2-16 静脉注射

4. 注意事项

（1）根据患者年龄、病情、药物性质，掌握推药速度。推注毛花苷C之前应数脉率，若脉率低于60次/min或出现节律异常，应暂停给药，联系医生。

（2）长期注射者应注意从远心端向近心端有计划地使用静脉。

（3）注射对组织有强刺激性的药物，应另备盛有无菌生理盐水的注射器和头皮针，穿刺成功后，先注入少量生理盐水，确认针头在血管内，再连接有药液的注射器。

三、静脉输液

1. 相关知识

静脉输液是利用大气压和液体静压的原理，将一定量的无菌溶液或药液输入静脉的方法。

【目的、适应证、常用溶液】

目的、适应证与常用溶液见表 2－17。

表 2－17　静脉输液的目的、适应证与常用溶液

目的	适应证	常用溶液
补充水分和电解质；纠正水、电解质及酸碱失衡	脱水、酸碱失衡患者，如剧烈呕吐、腹泻、大手术后等的患者	等渗溶液：0.9%氯化钠溶液、复方氯化钠溶液、5%葡萄糖氯化钠溶液等；碱性溶液：5%碳酸氢钠溶液、11.2%乳酸钠溶液
补充营养，供给热量	慢性消耗性疾病、不能经口进食如昏迷、恶病质、暂禁食等的患者	5%葡萄糖溶液、10%葡萄糖溶液，静脉高价营养液如脂肪乳剂、复方氨基酸溶液
输入药物，治疗疾病	需输入药物对症治疗如感染、中毒的患者	感染者可输入抗生素；中毒者可输入解毒剂
补充血容量，改善微循环	用于大出血、休克、严重烧伤的患者	右旋糖酐、羟乙基淀粉、白蛋白、血浆

【部位】

常用四肢浅静脉如手背静脉、肘部头静脉、贵要静脉等（图 2－17），小儿可选头皮静脉，中心静脉置管可选颈外静脉、锁骨下静脉。

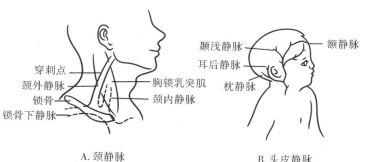

A. 颈静脉　　　　　　　B. 头皮静脉

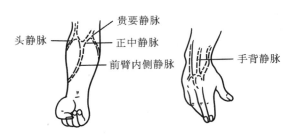

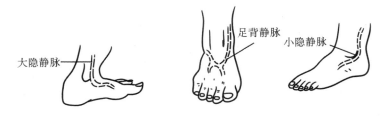

C. 上肢浅静脉

D. 下肢浅静脉

图 2－17　常用静脉注射部位

【方法】

临床上静脉输液按照输入液体是否与大气相通，分为密闭式和开放式静脉输液两种；按照输液器材进入血管的位置分为周围静脉输液法和中心静脉输液法两种，其中目前使用的输液器材主要有头皮钢针、静脉留置针、输液泵等。

2. 操作程序

【评估】

（1）患者一般情况：病情、年龄、意识状态、心肺功能、静脉治疗方案、肢体活动度、药物过敏史等。

（2）局部情况：评估血管充盈度、弹性，注射点皮肤状况。

（3）患者自理能力、对静脉输液技术的认知及合作程度等。

【用物】

（1）治疗盘：皮肤消毒液（安尔碘）、无菌干棉签、0.9%氯化钠（250 mL 塑料瓶）、输液器（单头）、输液瓶贴；止血带、治疗巾、小垫枕、输液胶贴、血管钳、弯盘、输液执行单、输液执行记录卡。

（2）另备：剪刀、手消毒液、医疗垃圾桶、生活垃圾桶、锐器盒、输液架。

（3）静脉留置针：另备留置针

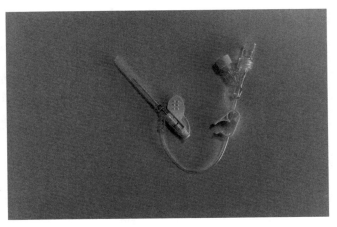

图 2－18　静脉留置针

（图2-18）、输液敷贴、封管用物（2~5 mL注射器内盛封管液）。

【实施】

密闭式静脉输液技术规范见表2-18；静脉留置针输液技术规范见表2-19。

表2-18 密闭式静脉输液技术规范

操作流程	操作说明
准备工作	·环境：整洁，明亮 ·患者、家属：知情配合，已排尿、排便 ·照护人员：着装整洁，修剪指甲，洗手，戴口罩，备齐用物
评估核对	·两人核对医嘱、输液卡 ·向患者解释并取得合作，评估患者皮肤、血管情况
准备药液	·核对医嘱、输液卡和瓶贴，准确核对床号、姓名、药名、浓度、剂量、给药时间及方法 ·核对药液标签，检查药液质量，贴瓶贴，启瓶盖 ·消毒瓶塞至瓶颈，消毒两次，检查输液器包装、有效期与质量，将输液器针头插入瓶塞
核对解释	·备齐用物携至患者床旁，核对患者床号、姓名、腕带，备输液贴
初步排气	·关闭调节夹，旋紧头皮针连接处 ·输液瓶挂于输液架上，初次排气（首次排气原则：不滴出药液），检查有无气泡
皮肤消毒	·协助患者取舒适体位；垫小垫枕与治疗巾 ·选择静脉，扎止血带（距穿刺点上方6 cm） ·消毒皮肤（直径≥5 cm；消毒两次）
静脉穿刺	·再次核对，再次排气至有少量药液滴出，检查有无气泡，取下护针帽 ·固定血管，20°进针，见回血后再将针头沿血管方向潜行少许
固定针头	·穿刺成功后，松止血带、松拳、松调节器 ·待液体滴入通畅后用输液贴固定（图2-19）
调节滴速	·根据患者的年龄、病情和药物性质调节滴速（至少15 s） ·操作后核对患者，告知注意事项
整理记录	·安置患者于舒适体位，放呼叫器于易取处，整理床单位 ·整理用物，六步洗手，记录输液执行记录卡 ·巡视观察，及时更换液体
拔针按压	·输液完毕，准备拔针 ·核对解释，揭去输液贴，轻压穿刺点上方，关闭调节夹，迅速拔针 ·嘱患者按压片刻至无出血，并告知注意事项

操作流程	操作说明
安置整理	·协助患者取舒适体位，询问需要 ·清理治疗用物，分类放置，六步洗手，取下口罩 ·记录输液结束时间及患者反应
评价反馈	·一次排气成功，一次穿刺成功 ·无菌观念强，查对到位，注意保护患者安全、做好职业防护 ·沟通有效，体现人文关怀
异常处理	·发热反应：减慢或停止输液，遵医嘱给予抗过敏药物，患者高热时降温，寒战时保暖，保留剩余药液和输液器送检 ·循环负荷过重：立即停止输液，通知医生，端坐位，双腿下垂，高流量（6～8 L/min）乙醇（20%～30%）湿化给氧，遵医嘱给予强心剂、利尿剂、扩血管药物，必要时给予镇静剂和四肢轮扎 ·静脉炎：患肢抬高并制动，局部用50%硫酸镁热湿敷或超短波理疗，外敷如意金黄散、喜疗妥，合并感染者，给予抗生素 ·空气栓塞：立即采取左侧头低足高位，高流量氧气吸入，密切观察病情，做急救准备

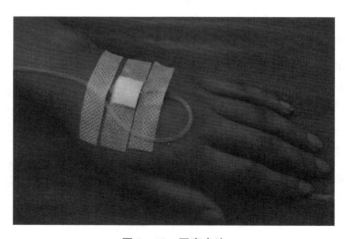

图 2 – 19   固定方法

表 2 – 19   静脉留置针输液技术规范

操作流程	操作说明
准备工作	·环境：整洁，明亮 ·患者、家属：知情配合，已排尿、排便 ·照护人员：着装整洁，修剪指甲，洗手，戴口罩，备齐用物
评估核对	·两人核对医嘱、输液卡 ·向患者解释并取得合作，评估患者皮肤、血管情况

续表

操作流程	操作说明
准备药液	·核对医嘱、输液卡和瓶贴 ·核对药液标签，检查药液质量，贴瓶贴，启瓶盖 ·消毒瓶塞至瓶颈，消毒两次，检查输液器包装、有效期与质量，将输液器针头插入瓶塞
核对解释	·备齐用物携至患者床旁，核对患者床号、姓名、腕带，备无菌敷贴、胶贴
初步排气	·再次检查药液质量后挂输液瓶于输液架上 ·检查并打开留置针包装，连接输液器 ·排空装置内气体，检查有无气泡
皮肤消毒	·协助患者取舒适体位；垫小垫枕与治疗巾 ·选择静脉，扎止血带（距穿刺点上方 10 cm） ·消毒皮肤（直径≥8 cm；消毒两次）
静脉穿刺	·再次核对，再次排气至有少量药液滴出，检查有无气泡，旋转松动外套管，取下护针帽 ·固定血管，嘱患者握拳，进针，见回血后边推进边抽出针芯
固定针头	·穿刺成功后，松开止血带，嘱患者松拳，打开调节器 ·待液体滴入通畅后用无菌敷贴固定，管道标签上注明置管日期、时间及签名
调节滴速	·根据患者的年龄、病情和药物性质调节滴速（至少 15 s） ·操作后核对患者，告知注意事项
整理记录	·安置患者于舒适体位，放呼叫器于易取处，整理床单位 ·整理用物，六步洗手，记录输液执行记录卡 ·巡视观察，及时更换液体
注液封管	·输液毕，关闭调节器，将吸有封管液的注射器连接头皮针，先拔出部分针头，仅剩下针尖斜面留在肝素帽内，推液封管： ①正压封管：向留置针导管内推注 2～5 mL 封管液，剩 0.5～1 mL 时，边推注边退针，使留置针内充满封管液，并夹闭拔针 ②脉冲式封管：每推注 0.2 mL 封管液，暂停 1 s，再推注 0.2 mL，如此反复完成封管
再次输液	·再次输液时，消毒留置针肝素帽，将静脉输液针头插入肝素帽内即可
拔针按压	·输液完毕，准备拔针 ·核对解释，揭去敷贴，轻压穿刺点上方，关闭调节夹，迅速拔针 ·嘱患者按压 2～3 min 至无出血，并告知注意事项

续表

操作流程	操作说明
安置整理	·协助患者取舒适体位，询问需要 ·清理治疗用物，分类放置，六步洗手，取下口罩 ·记录输液结束时间及患者反应
评价反馈	·一次排气成功，一次穿刺成功 ·无菌观念强，查对到位，注意保护患者安全，做好职业防护 ·沟通有效，体现人文关怀
异常处理	·若输液前后发现穿刺部位肿胀及静脉走行方向有红、肿、热、痛及硬结，应立即拔针，局部冷敷，更换部位重新穿刺 ·输液滴注不畅可试抽回血，再用无菌生理盐水冲洗导管。如试抽无回血，冲洗有阻力，考虑导管阻塞，应拔出留置针，不可强行推注以免造成栓塞

3. 重点难点

（1）根据病情、年龄、药物性质确定输液的速度。成人一般 40～60 滴/min，儿童 20～40 滴/min。对年老体弱、婴幼儿、心肺功能不良者输液速度宜慢；输注刺激性较强的药物、高渗、含钾或升压药时输液速度宜慢；对严重脱水、心肺功能良好者输液速度可适当加快。

（2）输液中注意保持输液通畅，防止输液管受压、扭曲，常见溶液不滴的原因有：

①针头斜面紧贴血管壁：表现为液体滴注不畅，回抽有回血，局部无改变。应调整针头方向或变换肢体位置。

②针头滑出血管：表现为局部肿胀，疼痛，回抽无回血。应更换针头，另选血管穿刺。

③针头阻塞：表现为液体不滴，挤压输液管有阻力，无回血。应更换针头，另选血管穿刺。

④压力过低：表现为滴速缓慢。应抬高输液瓶位置或降低肢体位置。

⑤静脉痉挛：表现为液体滴注不畅，回抽有回血。应在穿刺点上方实施热敷，缓解静脉痉挛。

4. 注意事项

（1）严格执行无菌操作原则及查对制度，杜绝差错事故的发生。

（2）对需要长期输液的患者，注意保护静脉，有计划地从远心端小静脉开始穿刺。24 h连续输液者应每天更换输液器一次。

（3）选择粗、直、弹性好的血管，避开静脉瓣和关节活动处血管。

（4）输液过程中应加强巡视，密切观察输液情况和患者的反应，如滴注是否通畅、滴管有无漏液、溶液有无滴尽。防止空气进入血管，穿刺部位有无肿胀、疼痛，询问患者有无不适感觉等，并在输液巡视卡上做好记录。

（5）进行静脉留置针输液时，每次输液完毕均应注入一定量的封管液，防止发生血液凝固，堵塞输液管。留置针保留时间为 72～96 h。

四、超声波雾化吸入法

1. 相关知识

超声波雾化吸入法是应用超声波声能，将药液变成细微的气雾由呼吸道吸入的方法。

【特点】

雾滴小而均匀，直径 <5 μm，雾量大小可以调节，药液可随深而慢的吸气到达终末支气管和肺泡，使患者感觉温暖舒适，治疗效果好，因此在临床上使用广泛。

【目的、适应证、常用溶液】

超声波雾化的目的、适应证与常用溶液见表 2－20。

表 2－20　超声波雾化的目的、适应证与常用溶液

目的	适应证	常用溶液
预防和治疗呼吸道感染	急慢性呼吸道感染患者如肺炎、肺脓肿、支气管炎、肺结核；胸部手术前后的患者	减轻黏膜水肿——地塞米松等；控制感染——庆大霉素、卡那霉素等抗生素
湿化气道，稀释痰液	痰液黏稠不易咳出的患者	α 糜蛋白酶、乙酰半胱氨酸
平喘解痉	支气管哮喘的患者	氨茶碱、沙丁胺醇
治疗肺癌	肺癌患者	5－氟尿嘧啶、顺铂等

2. 操作程序

【评估】

（1）一般情况：评估患者病情、年龄、意识状态、雾化吸入治疗方案、用药史、过敏史等。

（2）局部情况：评估患者自主呼吸、面部及口腔状况。

（3）自理能力、心理状态及合作程度。

【用物】

（1）超声波雾化吸入器：超声波发生器、水槽、晶体换能器、雾化罐、透声膜、螺纹管、口含嘴或面罩（图 2－20）。

（2）常用药物：遵医嘱准备药液。

（3）其他：水温计、蒸馏水、弯盘、注射器、手消毒液。

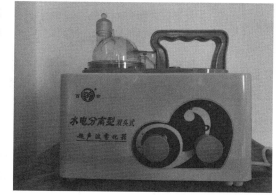

图 2－20　超声波雾化发生器

【实施】

超声波雾化吸入疗法技术规范见表 2－21。

"全人全责"居家照护服务指南

表 2-21 超声波雾化吸入疗法技术规范

操作流程	操作说明
准备工作	·环境：整洁，明亮 ·患者、家属：知情配合，学会雾化吸入的方法 ·照护人员：着装整洁，修剪指甲，洗手，戴口罩，备齐用物
检查连接	·核对医嘱、护理卡和药液 ·检查雾化器功能、部件是否完好 ·连接雾化器，水槽内加入冷蒸馏水，液高 3 cm，浮标浮起，没过透声膜
准备药液	·核对药液标签并检查质量，抽吸并稀释药液至 30～50 mL，加入雾化罐 ·雾化罐放入水槽，旋紧水槽盖
核对解释	·备齐用物携至患者床旁，核对床头卡、腕带，确认患者床号、姓名无误 ·向患者解释并取得合作，评估患者口鼻、呼吸情况
安置体位	·协助患者取舒适体位，颌下铺治疗巾
调节雾量	·接通电源，打开电源开关，调节定时开关至 15～20 min ·调节雾量：大档 3 mL/min，中档 2 mL/min，小档 1 mL/min ·将口含嘴放入患者口内，患者闭口做深呼吸
巡视观察	·巡视患者，使用中发现异常及时处理
关机整理	·治疗结束即取下口含嘴，擦净面部 ·先关雾化开关，再关电源开关 ·放出水槽水并擦干，将口含嘴、雾化罐、螺纹管浸泡于消毒液中 1 h
评价反馈	·患者症状减轻或消除，治疗有效 ·操作正确，护患沟通良好
异常处理	·使用中如水槽水温超过 60 ℃，应关机、更换蒸馏水 ·如雾化罐内药液不足，不必关机，取下针头，从盖上小孔注入即可

3. 重点难点

（1）工作原理：超声波发生器通电后发出高频电能，使水槽底部晶体换能器发生超声波声能，声能透过雾化罐底部的透声膜作用于罐内的药液，破坏药液表面张力，使其成为细微雾滴，随患者的深吸气进入呼吸道。

（2）水槽底部的晶体换能器和雾化罐底部的透声膜薄而质脆，易破碎，操作及清洗过程应防止损坏。

4. 注意事项

（1）使用前，检查雾化器各部件是否完好，有无松动、脱落等异常情况。注意仪器的保养。

（2）水槽和雾化罐内切忌加热水或温水。

（3）连续使用雾化器时，中间需间隔 30 min。

五、局部给药法

（一）舌下给药法

【目的】

硝酸甘油片剂常用于舌下给药，药物可通过舌下口腔黏膜的毛细血管吸收，起效快，含服 2 ~ 3 min，即可减轻心绞痛的症状。

【方法】

嘱患者硝酸酯类药物（图 2 – 21）应放在舌下系带一侧舌下热窝处（图 2 – 22），自然溶解吸收，不可嚼碎吞服。

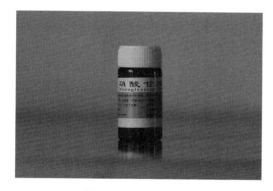

图 2 – 21　硝酸甘油

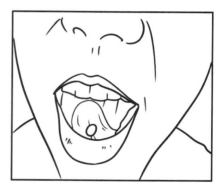

图 2 – 22　舌下给药

（二）滴眼药法

【目的】

将药液滴入结膜囊，起到消炎、杀菌、收敛、散瞳等作用。

【方法】

协助患者取坐位或仰卧位，拭去眼部分泌物，头稍后仰，眼向上看。照护人员核对药物后，一手食指固定上眼睑，拇指将患者下眼睑向下方牵引；另一手持滴管，手掌根部置于患者前额上；滴管距离眼睑 1 ~ 2 cm，将药液 1 ~ 2 滴滴入眼下部结膜囊内；轻提上睑，使药液均匀扩散于眼球表面。患者闭目 2 ~ 3 min，用棉球拭去流出药液并紧压泪囊部 1 ~ 2 min（图 2 – 23）。注意动作要轻柔，勿使滴管末端触及睫毛或眼睑缘，以防污染。

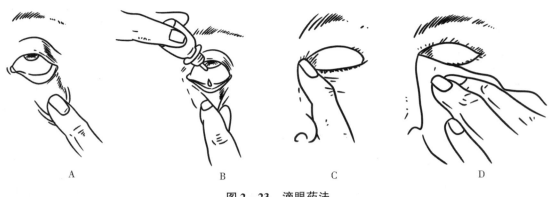

图 2 - 23   滴眼药法

(三) 滴耳药法

【目的】

将药液滴入耳道，起到消炎、收敛作用。

【方法】

协助患者取坐位或侧卧位，患耳向上，用棉签清洁耳道，照护人员一手将耳郭向后上方轻拉，使耳道变直（图 2 - 24），一手持滴瓶，将药液 2 ~ 3 滴滴入耳道，轻压耳屏，使药液进入中耳。嘱患者保持原体位 1 ~ 2 min，必要时用干棉球塞入外耳防止药液流出。如为小儿滴药，需将其耳郭向下牵拉，方可使耳变直。

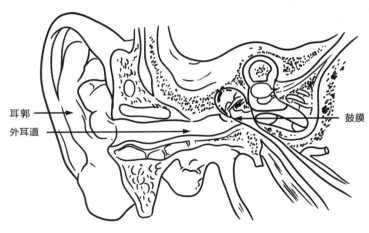

图 2 - 24   耳道结构

(四) 滴鼻药法

【目的】

将药液滴入鼻腔，治疗上额窦炎、额窦炎，或滴入血管收缩剂，减轻鼻塞症状。

【方法】

协助患者取坐位，头垂直向后仰，鼻孔向上。治疗上额窦炎、额窦炎时，头后仰并向患侧倾斜，擤鼻擦净，解开衣领。照护人员一手轻推鼻尖以充分显露鼻腔，另一手持滴管距鼻孔约 2 cm 处滴入药液 3 ~ 5 滴（图 2 - 25）。轻捏鼻翼、使药液均匀分布于鼻腔黏膜。稍停片刻后恢复正常体位，用纸巾拭去外流的药液。如使用麻黄素等血管收缩剂不宜超过 3 天，以防出现反跳性黏膜充血。

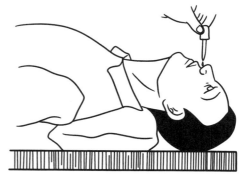

图 2 - 25　滴鼻药法

（五）直肠给药法

【目的】

直肠插入栓剂或挤入开塞露，起到软化粪便或解热降温的作用。

【方法】

1. 甘油栓的使用　协助患者取侧卧位，膝部弯曲，暴露肛门。照护人员戴上指套或手套，嘱患者张口深呼吸，将栓剂插入肛门，用食指将栓剂沿直肠壁朝脐部方向送入。保持侧卧位 15 min，以防栓剂滑脱或融化后渗出肛门外。若栓剂滑出肛门外，应重新插入。

2. 开塞露的使用

略，详见第一章。

（六）阴道给药法

【目的】

阴道内插入栓剂，治疗阴道炎。

【方法】

协助患者取仰卧位，双腿分开，屈膝仰卧于检查床上，支起双腿。照护人员一手戴指套或手套取出栓剂，嘱患者张口深呼吸，尽量放松。利用置入器或戴上手套将阴道栓剂沿阴道下后方轻轻送入 5 cm，达阴道后穹窿。嘱患者平卧 15 min。为避免药物或阴道渗出物弄污内裤，可使用卫生棉垫。指导患者在治疗期间避免性生活，观察用药效果。

（七）皮肤给药法

【目的】

将药物直接涂抹于皮肤，达到局部用药的治疗作用。

【方法】

涂药前先用温水与中性肥皂清洁皮肤，皮炎者仅用清水清洗。

1. 溶液剂　多为非挥发性药物的水溶液，如 3% 硼酸溶液，适用于急性皮炎伴有大量渗液或脓液者，可用一次性护理垫垫于患处下面，用钳子夹持蘸湿药液的棉球洗抹患处，至清洁后用干棉球抹干。

2. 糊剂　多为半固体制剂，如氧化锌糊、甲紫糊等。适用于亚急性皮炎，有少量渗液或轻度糜烂者，可用棉签将药糊直接涂于患处，亦可将糊剂涂在纱布上然后贴在受损皮肤处，外加包扎。

3. 软膏或乳膏剂　多为膏状制剂，如硼酸软膏、硫酸软膏、尿素软膏等。适用于慢性增厚性皮损。可用棉签将软膏或乳膏剂涂于患处，不必过厚。

4. 酊剂和醑剂　不挥发性药物的乙醇溶液为酊剂，如碘酊；挥发性药物的乙醇溶液为醑剂，如樟脑醑。适用于慢性皮炎苔藓样变，可用棉签蘸药涂于患处，注意不宜用于黏膜消毒。

5. 粉剂　多为干燥粉末样制剂，如痱子粉、滑石粉。可将药粉均匀扑撒在受损皮肤处。

（八）中草药煎服法

【目的】

中草药煎服法是把中草药中的有效成分经过物理、化学作用转入到汤液里去，起到治疗的作用。

【方法】

中药入煎前先用冷水浸泡 15 min 左右，加水适量。一般中药煮沸煎 30 min，解表药、芳香类药不宜久煎，沸后煎 15～20 min。滋补药煮沸后，改用文火慢煎 40～60 min，矿石类药应先煎 1 h 后下其他药。每天 1 剂，每剂一般煎 2 次，第二煎时间略短，早晚各服 1 次，一般在饭后服为宜。煎药量：儿童每剂 50～100 mL，成人每剂 150～200 mL。

特殊药物的煎煮法：

1. 先煎药　如牡蛎、石决明、珍珠母、海蛤壳、鳖甲、水牛角等，宜打碎煮沸 10～15 min 后，再加入其他药同煎。

2. 后下药　如薄荷、藿香、木香、豆蔻、砂仁、杏仁、大黄、番泻叶等，一般药煎成后，再投入同煎 5～10 min 即可。

3. 溶化药　如芒硝、玄明粉等，其他药煎成取药汁，投入"溶化药"微火煎煮搅拌即可。

4. 冲服药　如阿胶、鹿角胶、蜂蜜、饴糖等，将冲服药用开水冲服后冲入煎好汁。

【服药忌口】

煎药容器以砂锅、搪瓷器皿为宜，热性病忌辛辣、油腻、烟酒；寒性病忌生冷食物；过敏性疾病、黄疸、痈、肿瘤、皮肤病患者忌食腥腻及刺激性食物；水肿患者忌盐；补血药忌饮茶。

第三节　治疗护理技术

一、无菌技术

1. 相关知识

无菌技术是指在医疗、护理操作中，防止一切微生物侵入人体和防止无菌物品、无菌区域被污染的技术。对照护人员而言，掌握无菌技术的相关理论知识，能够正确运用无菌技术，对预防、控制医院感染十分重要。每个照护人员必须严格遵守无菌技术操作规程，以保证患者的安全。

【目的】

（1）无菌持物钳使用法：用于取用和传递无菌物品。

（2）无菌容器使用法：存放无菌物品并使其在一定时间内保持无菌状态。

（3）无菌溶液取用法：保持无菌溶液在一定时间内处于无菌状态。

（4）无菌包使用法：存放无菌物品并使包内物品在一定时间内保持无菌状态。

（5）铺无菌盘法：将无菌治疗巾铺在清洁干燥的治疗盘内，形成一个无菌区，用于短时间放置无菌物品。

（6）戴、脱无菌手套法：确保医疗护理操作的无菌效果，保护患者免受感染。

【适应证】

适用于注射、导尿、穿刺、手术等医疗和护理实践中。

2. 操作程序

（1）无菌持物钳使用法

【评估】

①操作环境是否整洁、宽敞、明亮；操作台是否清洁、干燥。

②根据夹取物品的种类选择合适的持物钳。

③无菌持物钳存放是否合理。

【用物】

无菌持物钳（镊子、卵圆钳、三叉钳）、容器、手消毒液。

【实施】

无菌持物钳使用法技术规范见表2-22。

表2-22 无菌持物钳使用法技术规范

操作流程	操作说明
准备工作	·环境：安静，整洁，光线适中 ·照护人员：着装整洁，修剪指甲，洗手，戴口罩，备齐用物
评估用物	·持物钳名称、有效日期、灭菌标志是否符合要求
打开盖子	·将浸泡无菌持物钳的容器盖打开
取持物钳	·手持无菌持物钳上1/3处，将钳移至容器中央，使钳端闭合，垂直取出，钳端不可触及液面以上的容器内壁及容器口边缘。手持无菌持物钳时，手同时不可触及消毒液浸泡部位，关闭容器盖
正确使用	·使用过程中应始终保持钳端向下，不可倒转向上，以免消毒液反流，造成钳端污染（图2-26）

续表

操作流程	操作说明
及时放回	·使用后应闭合钳端，打开容器盖，立即将无菌持物钳竖直放回容器中，避免触及容器口周围，然后打开无菌持物钳的轴节，关闭容器盖
评价反馈	·取放无菌持物钳时，未触及容器口边缘 ·使用时钳端始终向下
异常处理	·无菌持物钳包有破损、潮湿，应予以更换

【重点难点】

①严格遵守无菌操作原则。

②检查无菌持物钳包有无破损、潮湿，消毒指示胶带是否变色及其有效期。

③取放无菌钳时，钳端闭合向下，不可触及容器口边缘，用后立即放回容器内。

【注意事项】

①无菌持物钳不能夹取未灭菌的物品，也不能夹取油纱布。

②取远处物品时，应当连同容器一起搬移到物品旁使用。

③使用无菌钳时不能低于腰部。

④无菌持物钳经压力蒸汽灭菌后，应浸泡在盛有消毒液的无菌有盖容器内，容器内的液面浸没钳的轴节以上 2~3 cm 处或镊子长度的 1/2 为宜，每个容器只放 1 把无菌持物钳。持物钳及容器每周清洁、灭菌两次，同时更换消毒液，使用频率较高的部门如门诊换药室则每日更换并灭菌；无菌持物钳也可用干置法保存，即将灭菌后的无菌持物钳放在干燥的无菌容器内，4~6 h 更换一次。

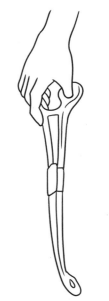

图 2-26　无菌持物钳
使用时钳端向下

（2）无菌容器使用法

【评估】

用于盛放无菌物品并保持无菌状态。

【用物】

无菌容器（无菌盒、罐、盘及贮槽等）、无菌持物钳及容器、笔。

【实施】

无菌容器使用法技术规范见表 2-23。

表 2-23　无菌容器使用法技术规范

操作流程	操作说明
准备工作	·环境：安静，整洁，光线适中 ·照护人员：着装整洁，修剪指甲，洗手，戴口罩，备齐用物

操作流程	操作说明
评估用物	·无菌容器名称、有效期、灭菌标志是否符合要求
打开盖子	·打开无菌容器盖，将盖的内面向上置于稳妥处（图2-27），或将盖的内面向下拿在手中，手不可触及盖的边缘和内面
夹取用物	·用无菌持物钳取出无菌物品，置于无菌容器或无菌区域内，从无菌容器中夹取无菌物品时，无菌持物钳及物品均不可触及容器的边缘
用毕盖好	·取出物品后应立即将容器盖盖严，避免容器内的无菌物品在空气中暴露过久。盖容器盖时，应先将盖的内面向下，再移至容器口上方盖严
手持容器	·手持无菌容器（如无菌治疗碗）应托住底部，手指不可触及容器的边缘和内面
评价反馈	·使用无菌容器和无菌物品方法正确，无污染
异常处理	·无菌容器打开后，时间超24 h，不再使用

【重点难点】

①严格遵守无菌操作原则。

②打开无菌容器时，应将容器盖内面朝上置于稳妥处，或将盖内面向下拿在手中。

③用毕立即将容器盖好，注明打开日期、时间。

④手持无菌容器时，应当托住底部。

⑤从容器中取无菌物品时，应将盖子全部打开，避免物品触碰边缘而被污染。

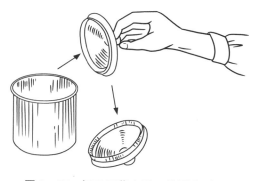

图2-27 打开无菌容器（盖置稳妥处）

【注意事项】

①使用无菌容器时，不可污染盖内面、容器边缘及内面。

②无菌容器打开后，有效使用时间为24 h。

（3）无菌溶液取用法

【评估】

操作环境、无菌溶液的名称及有效期。

【用物】

无菌溶液、启瓶器、弯盘、盛装无菌溶液的容器、消毒溶液、无菌棉签、笔，手消毒液、必要时备盛有无菌持物钳的无菌罐、无菌纱布罐等。

【实施】

无菌溶液取用法技术规范见表2-24。

表 2 – 24　无菌溶液取用法技术规范

操作流程	操作说明
准备工作	·环境：安静，整洁，光线适中 ·照护人员：着装整洁，修剪指甲，洗手，戴口罩，备齐用物
评估用物	·无菌溶液名称、浓度、剂量和有效日期，然后检查瓶盖有无松动，瓶身有无裂缝，溶液有无混浊、沉淀或变色等
开盖取塞	·用开瓶器打开瓶盖，消毒瓶塞，待干后打开瓶塞，注意手不触及瓶口及瓶塞内面
冲洗瓶口	·另一手持溶液瓶，瓶签向手心，先倒少量溶液于弯盘中，旋转冲洗瓶口（图 2 – 28）
倒取溶液	·在冲洗口原处倒所需液量于无菌容器中
盖塞记录	·倒好溶液后，立即塞好瓶塞 ·注明开瓶日期、时间，然后签名
评价反馈	·取用无菌溶液未被污染，瓶签未被浸湿
异常处理	·溶液瓶签不清，则不能使用

【重点难点】

①严格遵守无菌操作原则。

②对所使用的无菌溶液进行检查、核对。

③手握标签，先冲洗瓶口，再由原处倒所需液量于无菌容器内。

④取用后余液还需再用，立即塞上橡胶塞，记录开瓶日期、时间。

【注意事项】

①不可将无菌物品或非无菌物品伸入无菌溶液内蘸取，也不可直接接触瓶口倒液。

②已倒出的溶液不可再倒回瓶内。

③已打开的溶液如未污染有效使用时间是 24 h，余液只作清洁操作用。

（4）无菌包使用法

【评估】

操作环境、操作台面、无菌包的名称和有效期。

【用物】

包布、待灭菌物品（根据用途内放治疗巾、敷料、治疗碗、器械等）、化学指示卡及胶带、标签、无菌持物钳、盛放无菌物品的容器、笔、手消毒液等。

【实施】

无菌包使用法技术规范见表 2 – 25。

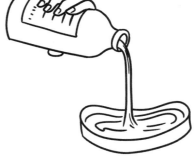

图 2 – 28　取用无菌溶液前冲洗瓶口

表 2 - 25 无菌包使用法技术规范

操作流程	操作说明
准备工作	·环境：安静，整洁，光线适中 ·照护人员：着装整洁，修剪指甲，洗手，戴口罩，备齐用物
评估用物	·无菌包名称、灭菌日期、有效期、化学指示胶带的颜色，有无潮湿及破损
松解包扎	·将无菌包放于清洁、干燥平坦处，撕开粘贴的胶带，或解开系带、缠好并放在包布下
打开布包	·手指捏住包布角外面，依次打开布包的对角、左右两角、内角
取用物品	·用无菌持物钳取出所需物品，放在无菌区内
重新包好	·如包内物品一次未用完，按原折痕依次包好，系带"一"字形缠绕扎好，注明开包日期、时间并签名
递送物品	·将包托在手上打开，另一手打开包布四角并捏住，将物品投入无菌区内。投放时，手托住包布使无菌面朝向无菌区域（图 2 - 29）
评价反馈	·无菌包打开方法正确，无污染
异常处理	·无菌包过期、潮湿或包内物品被污染时，则需重新灭菌

【重点难点】

①严格遵守无菌操作原则。

②打开无菌包时，手只能接触包布四角的外面，不可触及包布的内面。操作时手臂不可跨越无菌区。

【注意事项】

①无菌包应定期消毒灭菌，有效期 7 天；无菌包过期潮湿或包内物品被污染时，则需重新灭菌。

②已打开的无菌包在未被污染的情况下，包内物品 24 h 内有效。

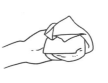
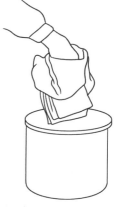

图 2 - 29 无菌包内取用物

（5）铺无菌盘法

【评估】

操作环境、检查与治疗项目、无菌物品有效期。

【用物】

无菌治疗巾包、无菌物品包、无菌容器、无菌持物钳、治疗盘、小卡片、笔、手消毒液。

【实施】

铺无菌盘法技术规范见表 2 - 26。

表2-26 铺无菌盘法技术规范

操作流程	操作说明
准备工作	·环境：安静，整洁，光线适中 ·照护人员：着装整洁，修剪指甲，洗手，戴口罩，备齐用物
评估用物	·无菌包名称、灭菌日期、有效期、灭菌指示胶带、有无潮湿破损
开包取巾	·打开无菌包，用无菌持物钳取一块治疗巾，置于治疗盘内，如包内治疗巾未用完，应按原折包好，注明开包日期及时间
铺无菌巾	·双手捏住无菌治疗巾一边外面两角，轻轻抖开，双折平铺于治疗盘上，内面为无菌面。将上层无菌巾呈扇形折至对侧，开口向外，使治疗巾内面构成无菌区（图2-30）
盖无菌巾	·放入无菌物品后，双手捏住上层治疗巾的左右角外面，将无菌巾拉平盖于无菌物品上，对齐上下层边缘。然后将开口处向上翻折两次，两侧边缘分别向下折一次，露出治疗盘边缘
记录整理	·记录铺盘日期、时间并签字
评价反馈	·无菌治疗巾内面未被污染 ·无菌治疗巾内物品放置合理，取用方便
异常处理	·无菌巾一旦潮湿，应视为被污染，即不可再使用

【重点难点】

①严格遵守无菌操作原则。

②检查无菌包有效期、有无破损、潮湿、化学指示胶带是否变色。

③双手捏住无菌巾上层两角的外面，轻轻抖开，双折铺于治疗盘内，上层向远端呈扇形折叠，开口边向外。

④放入无菌物品后，将上层盖于物品上，上下层边缘对齐，开口处向上翻折两次，两侧边缘向下翻折一次。

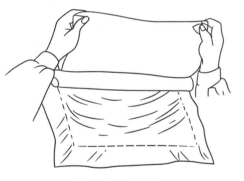

图2-30 铺盘法

【注意事项】

①治疗盘必须清洁干燥，无菌巾避免潮湿。

②非无菌物品不可触及无菌面。

③无菌盘有效期为4 h。

（6）戴、脱无菌手套法

【评估】

操作环境、无菌手套的号码及有效期。

【用物】

无菌手套、手消毒液。

【实施】

戴、脱无菌手套法技术规范见表2-27。

表2-27 戴、脱无菌手套法技术规范

操作流程	操作说明
准备工作	·环境：安静，整洁，光线适中 ·照护人员：着装整洁，修剪指甲，洗手，戴口罩，备齐用物
评估用物	·手套的号码、灭菌日期，包装是否完整、有无潮湿
打开手套	·将手套袋平放于清洁、干燥的操作台上打开
取戴手套	·两手同时掀起手套袋开口处，用一手拇指和食指同时捏住两只手套的反折部分，取出手套将两只手套五指对准，先戴一只手，再用已戴手套的手指插入到另一只手套的反折内面（手套外面），同法将手套戴好（图2-31）
调整手套	·双手交叉对合检查是否漏气，调整手套位置
脱下手套	·用戴着手套的手捏住另一手套腕部外面，翻转脱下；再将脱下手套的手指伸入另一手套内，捏住内面边缘将手套向下翻转脱下
整理用物	·将用过的手套放入医疗垃圾袋内
评价反馈	·方法正确，手套无破损
异常情况	·戴手套后发现有破洞，应立即更换

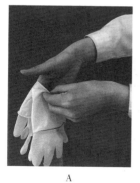
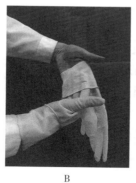
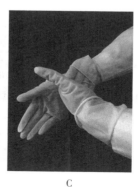
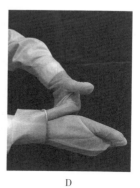

A　　　　　　　B　　　　　　　C　　　　　　　D

图2-31 戴手套

【重点难点】

①严格遵守无菌操作原则。

②无菌手套的尺码要合适，检查有无破损、潮湿及有效期。

【注意事项】

①戴手套时应当注意未戴手套的手不可触及手套的外面，戴手套的手不可触及未戴手套的手或者另一手套的内面。

②戴手套后如发现有破洞，应当立即更换。

③戴手套后双手应保持在腰部以上，避免污染。

二、生命体征监测

1. 相关知识

生命体征是体温、脉搏、呼吸及血压的总称。生命体征是机体内在活动的一种客观反映，是衡量机体身心状况的可靠指标。正常情况下，生命体征在一定范围内相对稳定，变化很小；而在病理情况下，其变化极其敏感。照护人员通过认真仔细地观察生命体征，可以获得患者生理状态的基本情况，了解机体重要脏器的功能活动，了解疾病的发生、发展及转归，为预防、诊断、治疗及护理提供依据。因此，正确掌握生命体征的评估与护理是临床护理工作中极为重要的内容之一。

正常成人在安静状态下体温的正常范围为 36.0～37.0 ℃（腋温）；脉率的正常范围为 60～100 次/min；呼吸的频率是 16～20 次/min；血压的正常范围为收缩压 90～139 mmHg，舒张压 60～89 mmHg。

【目的】

（1）测量患者体温、脉搏、呼吸、血压，判断有无异常情况。

（2）监测体温变化，分析热型，观察伴随症状；监测脉搏变化，间接了解心脏功能状态；监测呼吸变化，间接了解呼吸系统功能状态；监测血压变化，间接了解循环系统功能状况。

【适应证】

需进行生命体征监测的患者，为诊断、治疗、护理和预防提供依据。

2. 操作程序

【评估】

（1）患者的年龄、病情、意识、治疗等情况。

（2）患者在 30 min 内有无影响测量生命体征准确性的因素，如剧烈运动、情绪激动、紧张、进食、冷热敷等。

（3）患者的心理状态及合作程度。

【用物】

治疗盘、体温计、容器 2 个（1 个盛放已消毒的体温计、1 个盛放测温后的体温计）、纱布、血压计、听诊器、弯盘、表（有秒针）、记录本、笔、手消毒液。

【实施】

生命体征测量技术规范见表 2-28。

表 2 - 28　生命体征测量技术规范

操作流程	操作说明
准备工作	·环境：安静，整洁，光线适中 ·患者、家属：知情配合 ·照护人员：着装整洁，修剪指甲，洗手，戴口罩，备齐用物
评估患者	·患者的年龄、病情、意识、治疗情况、心理状态及合作程度 ·测量前 20 ~ 30 min 无剧烈运动、情绪激动、紧张、进食等
推至床旁	·将用物推至床旁，放在便于操作处
核对解释	·核对患者床号、姓名、腕带 ·解释测量的目的、方法、注意事项，取得患者的配合
安置卧位	·协助患者取舒适卧位
测量体温	·根据患者情况，选择腋下测量，用纱布或毛巾擦干腋下，检查体温计是否在 35 ℃ 以下，将体温计水银端放于腋窝深处，协助患者屈臂过胸夹紧，保持 10 min（图 2 - 32）
测量脉搏	·示指、中指、无名指的指端按压在桡动脉上，压力适中，测量脉搏搏动，计数 30 s，乘以 2。如有异常测量 1 min
测量呼吸	·保持测脉搏姿势，观察患者胸腹部起伏情况，计数 30 s，乘以 2。如有异常，测量 1 min
准确记录	·记录所测脉搏、呼吸结果
测量血压	·体位：手臂位置（肱动脉）与心脏呈同一水平（坐位：平第四肋；仰卧位：平腋中线） ·脱袖露臂：协助患者脱去一侧衣袖，露出上臂，手掌向上，肘部伸直
缠绕袖带	·打开血压计盒盖，开启水银槽开关，取出袖带，将袖带平整地缠于上臂中部，下缘距肘窝 2 ~ 3 cm，松紧以能伸入一指为宜
固定充气	·先触摸肱动脉搏动，再用一手固定听诊器胸件于肱动脉搏动最明显处，另一手握加压气球，关闭气门，充气至肱动脉搏动消失再升高 20 ~ 30 mmHg
缓慢放气	·放气速度以水银柱每秒下降 4 mmHg 为宜，注意水银柱刻度和肱动脉声音的变化
判断测值	·当听诊器中出现第一声搏动声，此时水银柱所指的刻度，即为收缩压；当搏动音突然变弱或消失，此时水银柱所指刻度即为舒张压
取带记录	·取下袖带，排尽袖带内余气，关紧气门，整理后放入盒内，血压计盒盖右倾 45°，使水银全部流回槽内，关闭水银槽开关，盖上盒盖，放回治疗车，记录测量结果
检测记录	·取出体温计，用纱布擦净体温计，读数，将体温计放入污物盒内，记录所测数值
告知整理	·告知患者测量结果，给予解释，协助患者取舒适卧位，整理床单位
洗手绘制	·洗手，将所测数值绘制在体温单上

续表

操作流程	操作说明
评价反馈	·患者感觉舒适、安全 ·操作过程熟练，与患者沟通自然，体现人文关怀 ·测量结果准确，记录方法正确，数值解释合理，操作动作轻柔，患者无不适
异常处理	·发现体温与病情不符合时，要查找原因，予以复测 ·脉搏短绌的患者，按要求测量脉搏，即一名照护人员测脉搏，另一名照护人员听心率，由听心率者发出开始、停止指令，同时测量 1 min ·危重患者呼吸微弱，可用少许棉花置于患者鼻孔前，观察棉花被吹动的次数，计时 1 min ·发现血压听不清或异常，应重测

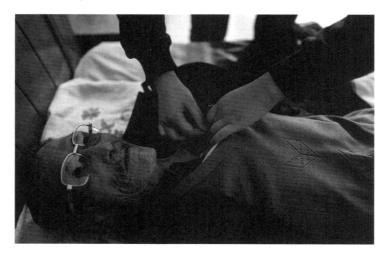

图 2-32　腋温测量法

3. 重点难点

（1）脉搏短绌的患者，按要求测量脉搏，即一名照护人员测脉搏，另一名照护人员听心率，由听心率者发出开始、停止指令，同时测量 1 min。

（2）危重患者呼吸微弱，可用少许棉花置于患者鼻孔前，观察棉花被吹动的次数，应计时 1 min。

（3）对需持续观察血压者，应做到"四定"，即定时间、定部位、定体位、定血压计。

4. 注意事项

（1）测量体温前应清点体温计数量，检查有无破损。定期检查体温计的准确性。

（2）发现体温与病情不符合时，要查找原因，予以复测。

（3）勿用拇指诊脉，因拇指小动脉的搏动较强，易与患者的脉搏相混淆。

（4）呼吸受意识控制，因此测量呼吸前不必解释，在测量过程中不使患者察觉，以免紧张，影响测量的准确性。

（5）发现血压听不清或异常，应重测。重测时，待水银柱降至"0"点，稍等片刻后再测量。

三、末梢血糖监测

1. 相关知识

血糖监测，就是对于血糖值的定期检查。实施血糖监测可以更好地掌控糖尿病患者的血糖变化，对生活规律、活动、饮食及合理用药都具有重要的指导意义，并可以帮助患者随时发现问题，及时到医院就医。空腹血糖正常范围为 3.9～6.2 mmol/L，餐后 2 h 血糖正常范围为 3.9～7.8 mmol/L。

【目的】

监测患者血糖水平，评价代谢指标，为临床治疗提供依据。

【适应证】

适合糖尿病急症患者和家庭自我监测。

2. 操作程序

【评估】

（1）患者意识状态、身体状况、血糖水平、降糖药用药史。

（2）患者采血部位皮肤有无感染、硬结、瘢痕、出血点。

（3）患者的心理状态和合作程度。

【用物】

治疗盘、血糖仪、采血笔、采血针头、血糖试纸、75% 乙醇、无菌棉签、无菌棉球、弯盘、记录本、笔、表、手消毒液、医疗垃圾桶、生活垃圾桶、锐器盒。

【实施】

末梢血糖监测技术规范见表 2－29。

表 2－29　末梢血糖监测技术规范

操作流程	操作说明
准备工作	·环境：整洁，明亮 ·患者、家属：知情配合 ·照护人员：着装整洁，修剪指甲，洗手，戴口罩，备齐用物
评估患者	·评估患者病情、治疗情况、穿刺部位的皮肤情况、心理状态及合作程度 ·确认患者是否符合血糖测定的时间要求
推至床旁	·将用物推至床旁，放在便于操作处
核对解释	·核对患者床号、姓名、腕带 ·向患者解释末梢血糖监测目的及注意事项，取得配合

续表

操作流程	操作说明
安置体位	·协助患者取平卧位，暴露采血部位（无名指指尖），揉搓采血部位至局部血运丰富
开机调校	·检查血糖仪与试纸代码是否一致，如一致，插入血糖试纸自动开机。检查采血笔功能是否正常，安装采血针头
皮肤消毒	·选择采血部位（指端），用75%乙醇消毒皮肤2次，再次核对，待干
进针采血	·显示屏出现滴血标志，穿刺采血。将患者手臂下垂10°~15°，将采血笔端放在手指指腹侧面，按下中间按钮，轻轻挤压手指，用棉签擦去第一滴血，再使血滴轻触试纸顶部5 s后读取结果（图2-33）、并告知患者，用棉签或棉球按压采血点1 min
观察指导	·协助患者取舒适体位，观察采血部位止血情况，询问其感受，向其解释测量结果并给予健康指导
处理针头	·取出采血针头，正确处理采血针
读数记录	·读取血糖值，记录结果
整理用物	·整理床单位，清理用物
评价反馈	·患者感觉安全，无不良反应 ·严格查对制度、无菌技术原则，采血部位正确，读取结果及时、准确，沟通有效、指导正确
异常处理	·血量不足会导致检测失败或测量值偏低；如血量太多溢出测试区，不但会污染仪器，还会引起检测结果误差。采血量必须能够完全覆盖试纸的整个测试区

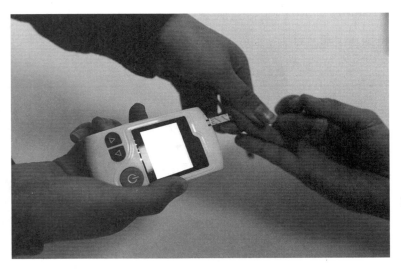

图2-33 血滴轻触试纸顶部

3. 重点难点

（1）测血糖前，确认血糖仪上的号码与试纸号码一致。

（2）采血量不能少于 0.05 mL，取血时不能涂血，轻轻挤压手指，挤压方向由手指根部至指尖，不可过度用力挤压采血部位，采到血液立即测定。

4. 注意事项

（1）严格执行查对制度，严格遵循无菌技术、标准预防原则。

（2）遵医嘱严格掌握采血时间，如空腹、餐后 1 h、餐后 2 h、随机血糖等。

（3）测定过程中血糖仪力求放置平稳，避免移动与倾斜。

（4）避免试纸发生污染，不能触摸血糖试纸的测试区和滴血区，以免影响测定结果。

四、标本采集法

1. 相关知识

标本采集是指采集患者的血液、体液、呕吐物、分泌物、排泄物及组织细胞等标本进行检验，以获得客观资料的过程。

【分类】

（1）血液标本采集

血液标本分 3 类：全血标本、血清标本、血培养标本。

①全血标本用于血常规检查、测定血沉和血液中某些物质的含量，如肌酐、尿素氮、尿酸、肌酸、血氨、血糖。

②血清标本用于测定血清酶、脂类、肝功能、电解质等。

③血培养标本则用于查找血液中的病原菌。

（2）尿液标本采集

临床上常采集尿标本用于物理、化学、细菌学等检查，以了解病情，协助诊断。尿标本分为 3 种：尿常规标本、尿培养标本和 12 h 或 24 h 尿标本。

①尿常规标本用于检查尿液的颜色、透明度，测定比重，有无细胞和管型，并做尿蛋白和尿糖定性检测等。

②尿培养标本用于细菌培养或细菌敏感试验，以了解病情，协助临床诊断和治疗。

③ 12 h 或 24 h 尿标本用于各种尿生化检查或尿浓缩查结核杆菌等检查。

（3）粪便标本采集

临床上采集粪便标本有助于评估患者的消化系统功能。粪便标本分 4 种：常规标本、细菌培养标本、隐血标本和寄生虫或虫卵标本

①常规标本用于检查粪便的性状、颜色、细胞等。

②细菌培养标本用于检查粪便中的致病菌。

③隐血标本用于检查粪便内肉眼不能查见的微量血液。

④寄生虫或虫卵标本用于检查粪便中的寄生虫、幼虫及虫卵计数检查。

2. 操作程序

【评估】

（1）患者病情、意识状态、诊断和治疗情况、需做的检查项目、目的。

（2）患者的心理状态、理解能力及合作程度。

【用物】

医嘱、检验单，手消毒液、根据检验目的准备：

（1）静脉血标本：注射盘内备消毒剂、棉签、弯盘、止血带、小垫枕；真空采血针、真空采血管（按检验项目选用），或备 5 mL 或 10 mL 一次性注射器（按采血量选用）；干燥试管、抗凝试管、血培养瓶，按需要备酒精灯、火柴。

（2）尿常规标本：一次性尿常规标本容器，必要时备便盆或尿壶。

（3）粪便常规标本：检便盒（内附棉签或检便匙）、清洁便盆。

【实施】

（1）静脉血标本采集技术规范（表 2－30）

表 2－30　静脉血标本采集技术规范

操作流程	操作说明
准备工作	·环境：整洁，明亮 ·患者、家属：知情配合 ·照护人员：着装整洁，修剪指甲，洗手，戴口罩，备齐用物
贴标签或条形码	·核对医嘱、检验申请单、标签（或条形码）及标本容器（或真空采血管），无误后贴标签（或条形码）于标本容器（或真空采血管）外壁上
推至床旁	·将用物推至床旁，放在便于操作处
核对解释	·核对患者的床号、姓名及腕带 ·核对检验申请单、标本容器（或真空采血管）及标签（或条形码）是否一致 ·向患者及家属说明标本采集的目的、方法、临床意义、注意事项及配合方法
安置体位	·协助患者取舒适体位
选择静脉	·选择合适的静脉，将一次性垫巾置于穿刺部位下
消毒皮肤	·常规消毒皮肤，直径不少于 5 cm，在穿刺点上方 6 cm 处扎止血带，再次消毒皮肤，嘱患者握拳
再次核对	·核对患者的床号、姓名
穿刺固定	·左手绷紧皮肤、固定静脉，右手持针（图 2－34）、针头与皮肤成 15°～30°角进针，见暗红色回血，固定穿刺针头

操作流程	操作说明
采集血液	·将采血针头插入采血管，待血液自动流入采血管至所需采血量，反折针头拔出，插入另一采血管（注射器采血：需抽动活塞至所需采血量）
拔针按压	·采血毕，松止血带、嘱患者松拳，快速拔针，按压穿刺点 1~2 min 至局部不出血为止
倒置摇匀	·全血标本或需抗凝的标本，迅速轻轻转动试管，使血液和抗凝剂混匀，以防血液凝固（注射器采血：须取下针头，将血液沿试管壁缓缓注入试管，同时抽取不同种类的血标本，应将血液先注入血培养瓶，然后注入抗凝管，最后注入干燥试管，抗凝管须摇匀）
撤物观察	·撤治疗巾、止血带，观察患者局部及全身反应
核对指导	·再次核对患者，向患者交代注意事项
整理记录	·协助患者取舒适卧位，整理病床单位，清理用物 ·记录，及时送检标本
评价反馈	·沟通到位，患者感觉无不适 ·动作轻巧，操作方法规范
异常处理	·扎止血带过紧、压迫静脉时间过长，容易影响某些指标的检查结果，因此，扎止血带不要过紧、压迫静脉时间不要过长

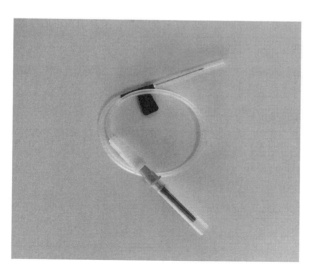

图 2-34　一次性密闭式双向采血针

【重点难点】
①严格执行查对制度及无菌技术操作原则。
②凡全血标本或需抗凝血的标本，采血后立即轻轻转动试管，使血液和抗凝剂混匀，

以防血液凝固。

③做血培养时，血培养瓶如有多种，血液注入顺序：厌氧血液培养瓶→需氧血液培养瓶→霉菌血液培养瓶。

【注意事项】

①血液生化检验一般要求早晨空腹安静时采血，应提前通知患者。

②根据不同的检验目的准备标本容器，并计算采血量。

③严禁同时采集两位患者的血标本，严禁在输液、输血的针头处抽取血标本，以免影响检验结果。

④真空试管采血时，不可先将真空试管与采血针头相连，以免试管内负压消失而影响采血。

⑤扎止血带不可过紧、压迫静脉时间不宜过长，否则容易引起淤血、静脉扩张，并且影响某些指标的检查结果。

（2）尿常规标本采集技术规范（表2－31）

表2－31　尿常规标本采集技术规范

操作流程	操作说明
准备工作	·环境：整洁，明亮 ·患者、家属：知情配合 ·照护人员：着装整洁，修剪指甲，洗手，戴口罩，备齐用物
评估解释	·评估患者自理能力、排尿功能 ·向患者解释留取尿常规标本的目的、方法
两人核对	·两人核对医嘱、检验单，选择适合的容器，按要求在容器外贴好标签
采集标本	·嘱患者清洁外阴 ·将晨起第一次尿留于标本容器内，留尿30～50 mL（测定尿比重需留尿100 mL），不可将粪便混于尿液中
再次核对	·核对确认标本留取正确
安置整理	·撤便器，协助患者穿裤，取舒适体位，整理床单位及用物
记录送检	·洗手，书写记录单 ·化验单、标本立即送检
评价反馈	·核对认真，操作规范，按要求留取尿标本 ·患者了解留取尿标本的方法、意义，主动配合
异常处理	·如患者自理能力良好，应嘱患者留尿常规标本前自行清洁会阴 ·对肢体障碍、不能自理的患者，照护人员应协助留取尿标本，必要时可通过导尿术留取标本

【重点难点】

①采集尿标本时，不可将粪便混入，常规标本留晨起第一次尿，以减少食物、药物对检验结果的影响，且尿液浓度较高，检验结果比较正确。

②如做尿妊娠试验留取晨尿，绒毛膜促性腺激素的含量较高，易获得阳性结果。女患者在月经期间不宜留取尿标本，以免影响检验结果。

【注意事项】

①会阴部分泌物过多时，应先清洁或冲洗再收集。

②如患者留取尿培养标本，可通过导尿术或留取中段尿法采集未被污染的尿液标本。能自理的患者则嘱其自行排尿，弃去前段尿，以试管夹夹住无菌试管，接取中段尿 5～10 mL，盖紧塞子。无法自理者按导尿术的方法清洁和消毒外阴部，按无菌导尿术引出尿液，留取中段尿 5～10 mL。

（3）粪便常规标本采集技术规范（表 2－32）

表 2－32　粪便常规标本采集技术规范

操作流程	操作说明
准备工作	·环境：整洁，明亮 ·患者、家属：知情配合 ·照护人员：着装整洁，修剪指甲，洗手，戴口罩，备齐用物
评估解释	·评估患者自理能力、排便功能 ·向患者解释留取粪便常规标本的目的、方法
两人核对	·两人核对医嘱、检验单，选择适合的容器，按要求在容器外贴好标签
采集标本	·患者排便于清洁便器内，用竹签取异常粪便 5 g（约蚕豆大小）放入蜡纸盒内 ·如为腹泻者应取黏液部分；如为水样便应取 15～20 mL 放入容器内
再次核对	·核对确认标本留取正确
安置整理	·撤便器，协助患者穿裤子，协助患者取舒适体位，整理床单位及用物
记录送检	·洗手，书写记录单 ·化验单、标本立即送检
评价反馈	·核对认真，操作规范，按要求留取粪便标本 ·患者了解留取粪便标本的方法、意义，主动配合
异常处理	·如患者自理能力良好，应嘱患者留粪便标本时注意勿将大小便混合，以免影响结果 ·对肢体障碍、不能自理的患者，照护人员应协助留取粪便标本

【重点难点】

①如患者留取培养标本，则可排便于消毒便器内，用无菌长棉签或竹签取带脓血或黏液的粪便 2～5 g，放入无菌培养管或无菌蜡纸盒中。

②如患者无便意时，可用长棉签蘸无菌等渗盐水，插入肛门 6～7 cm，沿一方向边旋转边退出棉签，放入无菌培养管中，塞紧。

【注意事项】

①粪便标本采集后容易干结，应及时送检。

②患者腹泻时的水样便应盛于容器中送检。

五、心肺复苏术

1. 相关知识

心肺复苏是对由于外伤、疾病、中毒、意外、低温、淹溺和电击等各种原因，导致呼吸停止、心跳停搏，必须紧急采取重建和促进心脏、呼吸有效功能恢复的一系列措施。基础生命支持技术又称现场急救，是指在事发现场，对患者实施及时、有效的初步救护，是指专业或非专业人员进行徒手抢救。一旦有意外发生时，可立即做出正确的判断与处理，为急救赢得时间，为患者的进一步治疗奠定基础。

【目的】

（1）建立患者的循环、呼吸功能。

（2）保证重要脏器的血液供应，尽快促进心跳、呼吸功能的恢复。

【适应证】

由于外伤、疾病、中毒、意外、低温、淹溺和电击等各种原因导致呼吸停止、心跳停搏的患者。

2. 操作程序

【评估】

事发地点、主要损伤部位、意识状态、大动脉搏动情况、有无自主呼吸。

【用物】

（1）治疗盘（内放纱布、血压计、听诊器、手电筒）、弯盘、抢救记录单、笔。

（2）手消毒液、医疗垃圾桶、生活垃圾桶、硬板床、脚踏垫。

【实施】

心肺复苏技术操作规范见表 2 - 33。

表 2 - 33　心肺复苏技术操作规范

操作流程	操作说明
现场安全	·确认现场安全
判断与呼救	·检查患者有无反应 ·检查是否无呼吸，并同时检查脉搏（图 2 - 35）。5 ~ 10 s 完成 ·确认患者意识丧失，立即呼叫，启动应急反应系统 ·取得 AED 及急救设备（或请旁人帮忙获得）
安置体位	·确保患者仰卧在坚固的平坦表面上 ·去枕，头、颈、躯干在同一轴线上 ·双手放于两侧，身体无扭曲

续表

操作流程	操作说明
心脏按压	· 在患者一侧，解开衣领、腰带 · 按压部位：胸骨中下 1/3 处 · 按压方法：手掌根部重叠，手指翘起，两臂伸直，使双肩位于双手的正上方，垂直向下用力快速按压 · 按压深度：5 ~ 6 cm · 按压速率：100 ~ 120 次/min · 胸廓回弹：每次按压后使胸廓充分回弹
开放气道	· 如有明确呼吸道分泌物，应当清理患者呼吸道，取下活动义齿 · 仰头提颏法（怀疑患者头部或颈部损伤时使用推举下颌法），充分开放气道
人工呼吸	· 立即给予人工呼吸 2 次 · 送气时捏住患者鼻子，呼气时松开，送气时间为 1 s，见明显的胸廓隆起即可。吹气同时，观察胸廓情况
判断效果	· 颈动脉恢复搏动、自主呼吸恢复、散大的瞳孔缩小、对光反射存在，面色、口唇、甲床和皮肤色泽转红
整理记录	· 整理用物，分类放置 · 记录患者病情变化和抢救情况
评价反馈	· 抢救及时，程序正确，操作规范，动作迅速 · 注意保护患者安全和职业防护
异常处理	· 判断意识、颈动脉搏动是否存在，应在 10 s 内完成，不可因反复判断而延误抢救

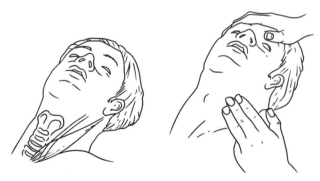

图 2-35 触摸颈动脉搏动

3. 重点难点

（1）患者平卧，立即抢救，避免因搬动而延误时机。

（2）判断意识、颈动脉搏动是否存在，应在 10 s 内完成，不可因反复判断而延误抢救。

（3）胸外按压时，确保按压的频率和深度，用力要均匀，每次按压后应让胸廓充分回弹，尽可能持续不间断按压。按压者的肩、肘、腕在一条直线上，手掌根部不能离开患者胸壁。

（4）人工呼吸前应清除患者口、鼻腔内泥、痰、呕吐物等，如有义齿应取出，以免义齿脱落坠入气管。

4. 注意事项

（1）在发现无呼吸或不正常呼吸的心脏骤停成人患者时，应立即启动紧急救护系统，立即对其进行心肺复苏。

（2）按压部位要准确，用力合适，以防止胸骨、肋骨压折。严禁按压胸骨角、剑突下及左右胸部。

（3）单一施救者应先开始胸外心脏按压，然后再进行人工呼吸，即先进行 30 次的胸外心脏按压，后做 2 次人工呼吸；尽可能减少按压中的停顿，并避免过度通气。

（4）按压深度成人 5~6 cm，频率为 100~120 次/min。

（5）严重心、胸外伤者，禁忌胸外心脏按压。

六、家庭氧疗

1. 相关知识

氧是生命活动所必需的物质，如果组织得不到足够的氧或不能充分利用氧，组织的代谢、功能甚至形态结构都可能发生异常改变，这一过程称为缺氧。氧气疗法指通过给氧，提高动脉血氧分压和动脉血氧饱和度，增加动脉血氧含量，纠正各种原因造成的缺氧状态，促进组织的新陈代谢，维持机体生命活动的一种治疗方法。随着便携式供氧装置的面世和家庭用氧源的发展，一些慢性呼吸系统疾病和持续低氧血症的患者可以在家中进行氧疗。家庭氧疗一般采用小型氧气瓶、氧气枕及制氧器等方法，对改善患者的健康状况，提高他们的生活质量和运动耐力有显著疗效。小型瓶装医用氧，同医院用氧一样，系天然纯氧。具有安全、小巧、经济、实用、方便等特点。有各种不同容量的氧气瓶，如 2 L、4 L、8 L、10 L、12 L、15 L 等。

【目的】

（1）纠正各种原因造成的缺氧状态，提高动脉血氧分压和动脉血氧饱和度，增加动脉血氧含量。

（2）促进组织的新陈代谢，维持机体生命活动。

【适应证】

（1）适用于冠心病、肺心病、哮喘、支气管炎、肺气肿等慢性疾病患者的家庭氧疗。

（2）轻度低氧血症：$PaO_2 > 50$ mmHg，$SaO_2 > 80\%$，无发绀，一般不需氧疗。如有呼吸困难，可给予低流量低浓度（氧流量 1~2 L/min）氧气；中度低氧血症：PaO_2 30~50 mmHg，SaO_2 60%~80%，有发绀、呼吸困难，需氧疗；重度低氧血症：$PaO_2 < 30$ mmHg，$SaO_2 < 60\%$，显著发绀、呼吸极度困难、出现三凹征，是氧疗的绝对适应证。

2. 操作程序

【评估】

（1）患者的年龄、病情、意识、治疗情况，患者的缺氧程度和血气分析结果。

（2）患者的鼻腔有无分泌物堵塞、有无鼻中隔偏曲等情况。

（3）患者的心理状态及合作程度。

【用物】

（1）治疗盘：小药杯（内盛冷开水）、湿化瓶（内盛灭菌蒸馏水）、纱布、弯盘、一次性吸氧管、棉签、扳手、用氧记录单、笔。

（2）氧气筒及氧气压力表装置、挂"四防"标志、手消毒液。

【实施】

鼻导管给氧法技术规范见表2－34。

表2－34　鼻导管给氧法技术规范

操作流程	操作说明
准备工作	·环境：整洁，明亮，周围无明火 ·患者、家属：知情配合 ·照护人员：着装整洁，修剪指甲，洗手，戴口罩，备齐用物
评估患者	·年龄、病情、意识、治疗情况、缺氧程度、血气分析结果、心理状态及合作程度 ·鼻腔有无分泌物堵塞、有无鼻中隔偏曲等情况
核对解释	·携用物至患者床旁，核对患者床号、姓名、腕带 ·向患者及家属解释吸氧法的目的、方法、注意事项及配合要点
吹尘装表	·先将氧气筒安置在氧气支架上，打开总开关放出少量氧气，吹去气门处灰尘，将氧气表接在氧气筒的气门上，略向后倾斜，用手初步旋紧螺帽，再用扳手旋紧，使氧气表垂直于地面，直立于氧气筒旁（图2－36）
连瓶试通	·连接湿化瓶，关闭流量表开关，打开总开关，再开流量表，检查氧气流出通畅，无漏气，关闭流量表
清洁鼻腔	·用湿棉签清洁双侧鼻腔
连接导管	·将鼻导管与湿化瓶的出口相连接
调节流量	·打开流量表，根据需要调节好氧流量
湿润检查	·鼻导管蘸水湿润；检查鼻导管是否通畅
插管固定	·将鼻导管轻轻插入双侧鼻孔约1 cm，再将导管绕过耳后，固定于下颌处 ·向患者和家属说明用氧期间不可自行调节氧流量
记录观察	·记录给氧时间，氧流量，患者反应，签名 ·观察缺氧症状、实验室指标、氧气装置有无漏气、是否通畅、有无氧疗不良反应
停止用氧	·先取下鼻导管，再关闭流量表
安置患者	·帮助患者清洁鼻部，安置患者舒适体位
卸表记录	·关闭总开关，放出余气后，关闭流量开关，再卸表 ·记录停止用氧时间及效果

续表

操作流程	操作说明
评价反馈	·沟通到位，患者满意 ·患者缺氧症状改善 ·未见呼吸道损伤及其他意外发生
异常处理	·中途改变流量，先分离鼻氧管与湿化瓶连接处，调节好流量再接上

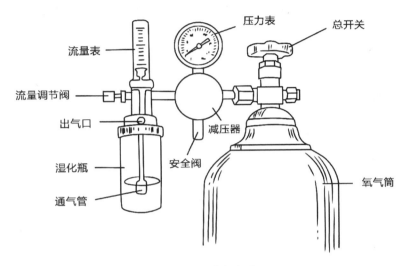

图 2 - 36　装氧气表

3. 重点难点

（1）用氧前，检查氧气装置有无漏气，是否通畅。

（2）常用湿化液为灭菌蒸馏水。急性肺水肿用 20% ~ 30% 乙醇，具有降低肺泡内泡沫的表面张力，使肺泡泡沫破裂、消散，改善肺部气体交换，减轻缺氧症状的作用。

4. 注意事项

（1）严格遵守操作规程，注意用氧安全，切实做好"四防"，即防震、防火、防热、防油。氧气瓶搬运时要避免倾倒撞击。氧气筒应放阴凉处，周围严禁烟火及易燃品，距明火至少 5 m，距暖气至少 1 m，以防引起燃烧。氧气表及螺旋口勿上油，也不用带油的手装卸。

（2）使用氧气时，应先调节流量后应用。停用氧气时，应先拔出导管，再关闭氧气开关。中途改变流量，先分离鼻氧管与湿化瓶连接处，调节好流量再接上，以免一旦开关出错，大量氧气进入呼吸道而损伤肺部组织。

（3）氧气筒内氧气勿用尽，压力表至少要保留 0.5 MPa（5 kg/cm²），以免灰尘进入筒内，再充气时引起爆炸。

（4）对未用完或已用尽的氧气筒，应分别悬挂"满"或"空"的标志，既便于及时调换，也便于急用时搬运，提高抢救速度。

（5）用氧过程中，应加强监测。

七、经口/鼻腔吸痰法

1. 相关知识

吸痰法是经口、鼻腔、人工气道将呼吸道的分泌物吸出，以保持呼吸道通畅，预防肺炎、肺不张、窒息等并发症的一种方法。

【目的】

（1）防止患者发生呼吸困难、发绀、吸入性肺炎。

（2）帮助吸出呼吸道分泌物，保持呼吸道通畅。

（3）获得化验标本。

【适应证】

用于各种原因引起的不能有效咳嗽、排痰者，如年老体弱、危重、昏迷、麻醉未清醒前、气管切开、会厌功能障碍等患者。

2. 操作程序

【评估】

（1）评估患者的病情、意识状态、呼吸道分泌物排出情况（痰液的性状、颜色、黏稠度及量）。

（2）观察呼吸情况：频率、节律、深浅度、有无痰鸣音及缺氧症状，有无呼吸困难和发绀，检查口腔、鼻腔情况，有无活动的义齿。

（3）心理状态、合作程度，取得患者及家属的配合。

【用物】

（1）注射器吸痰法：20～100 mL注射器，吸痰管若干。

（2）电动负压吸引器或简易吸痰器（图2－37）、一次性吸痰管若干、冲洗罐2只、手套、无菌盐水、手消毒液、必要时准备压舌板、开口器、舌钳等。

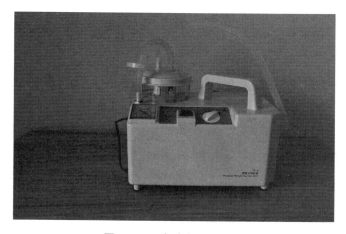

图2－37 电动负压吸痰器

【实施】

（1）注射器吸痰法：注射器吸痰法，是在无吸引器情况下，可用20 mL、50 mL或

100 mL 注射器,接头处连接吸痰导管或橡胶导管,其尖端放入口腔、鼻腔或气管套管内,边抽动注射器活塞边使导管后退,吸出痰液或呕吐物。是在紧急状态下的一种吸痰方法。

(2)经口/鼻腔吸痰法

经口/鼻腔吸痰技术规范见表 2 - 35。

表 2 - 35　经口/鼻腔吸痰技术规范

操作流程	操作说明
准备工作	·环境:整洁,明亮 ·患者及家属:知情配合 ·照护人员:着装整洁,修剪指甲,洗手,戴口罩,备齐用物
评估解释	·评估患者情况、配合能力及耐受力 ·向患者及家属解释并取得合作
安置体位	·协助家属将患者安置舒适并便于操作的体位 ·将用物放置床旁或便于操作的位置 ·检查吸引器的性能,接负压吸引器电源或简易吸痰器检查调试 ·负压吸引器调节压力 (0.02 ~ 0.04) MPa
实施操作	·打开冲洗水瓶 ·撕开吸痰管外包装前端,一只手戴无菌手套,将吸痰管抽出并盘绕在手中,根部与负压管相连。在无菌冲洗罐内试吸,检查吸痰管是否通畅,并湿润吸痰管 ·用戴无菌手套的一只手经口或鼻将吸痰管轻轻地送入气道,开放负压,边上提边旋转吸引,将分泌物吸净,避免上下提插 ·吸痰后,将吸痰管插入另一个冲洗罐中冲洗吸痰管和负压吸引管,关闭吸引器,分离吸引管,无菌护帽保护负压接头 ·关上吸引器开关将吸痰导管用手套翻转包裹后放入医疗垃圾袋中
观察效果	·观察吸痰效果,如需要再次吸痰应重新更换吸痰管 ·两次吸痰操作应间隔 3 ~ 5 min
安置整理	·清洁患者口鼻,帮助患者恢复舒适体位
指导要点	·嘱患者多饮水,自主咳痰,指导患者做深呼吸,进行有效咳嗽并咳出痰 ·指导患者及家属为患者变换体位以利于痰液排出,按时翻身叩背、鼓励咳嗽
洗手记录	·洗手、摘口罩、记录吸痰效果、签字
评价反馈	·程序正确,操作规范,无菌观念强 ·患者排痰顺利,学会有效咳嗽,沟通态度和蔼
异常处理	·教会患者及家属配合的方法,注意边做边观察,如有面色、脉搏、呼吸等异常或有恶心、憋气、咳嗽等咽喉不适症状,立即停止吸痰

3. 重点难点

(1)吸痰过程中轻轻左右旋转,上提吸痰,避免上下提插。

（2）采用一次性多孔吸痰管，吸痰管直径要小于使用的气管插管直径的 50%。用于气管切开的吸痰管长约 30 cm。

（3）经口鼻吸痰法为口咽部至气管，经口吸痰插管长度为 14~16 cm，经鼻的为 22~25 cm。

4. 注意事项

（1）严格无菌操作，一根吸痰管只能使用一次，每次吸痰后应更换吸痰管，先吸气管内再吸口鼻内。

（2）插管动作轻柔敏捷以防止损伤黏膜，每次吸痰时间不超过 15 s，如痰液较多，需要再次吸引，应间隔 3~5 min，患者耐受再进行。

（3）密切观察病情，当发现喉头有痰鸣音或排痰不畅时，应及时抽吸。吸痰过程中如果发现患者出现发绀、心率下降等缺氧症状时，应立即停止吸痰，待症状缓解后再吸痰。记录患者痰液性状、颜色、量。

（4）每日做口腔护理。

（5）痰液黏稠时，可配合叩背、蒸汽吸入、雾化吸入等方法使痰液稀释。

（6）持续吸痰时连接管 24 h 更换，储液瓶内的吸出液达瓶的 2/3 时应及时倾倒。

八、伤口换药

1. 相关知识

伤口换药，又称更换敷料或上药，是延期处理的开放性创伤、软组织感染、切开引流、手术切口感染等，由于局部组织病理反应，使创面出现渗液、化脓、坏死或组织缺损等，应予以适当处理的过程。这种处理包括检查创面，清除脓液及坏死组织，放置或去除引流物，更换敷料和包扎等。

【目的】

（1）清洁创面伤口，局部外用药物，促进炎症局限，或加速伤口肉芽生长及上皮组织扩展，促进伤口尽早愈合。

（2）去除坏死组织清洁伤口，去除异物、渗液或脓液，减少细菌的繁殖和分泌物对局部组织的刺激。

（3）观察伤口愈合情况以便酌情给予相应的治疗和处理。

（4）保证引流通畅，避免感染。

（5）包扎固定患部，减少患者痛苦。

【适应证】

皮肤破损、外伤、褥疮、手术后切口、拆线、制止伤口出血、解除压迫、处理引流、敷料污染严重、敷料移位等。

2. 操作程序

【评估】

（1）一般情况、病情、年龄、意识，了解全身状况及换药过程中可能发生的情况。

（2）充分了解伤口，创面的部位大小深浅，有无渗出，伤腔内填塞纱布的数量，引流物有无及是否拔除或更换，是否需要扩创或冲洗，是否需要拆线或缝合等。对所需的敷料器械药品等先检查是否齐备，特殊用品应准备齐全，如配置创面涂用的抗生素溶液，扩创所需的局部麻醉药刀片，深伤口所用的长血管钳探针。

（3）观察患者情绪及合作程度，取得家属的配合。

【用物】

（1）一次性换药包1个（图2-38）、血管钳2把、探针1个、手术剪1把、无菌敷料数块，无菌棉球若干，胶布、剪刀、棉签。

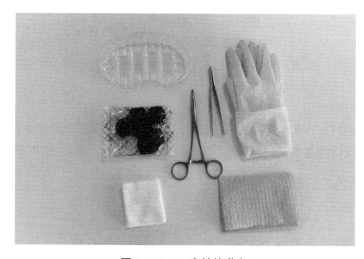

图2-38 一次性换药包

（2）75%乙醇棉球、碘伏棉球、生理盐水棉球若干；引流物或根据伤口所选择的药物、敷料、备用胸腹带或绷带；必要时备酒精灯、火柴、穿刺针、汽油或松节油；手消毒液、医用垃圾桶、生活垃圾桶、锐器盒（注：应用物品准备原则：用什么，取什么，用多少，取多少；先干后湿；先无刺激性，后有刺激性）。

（3）按需要准备外用药，如凡士林纱布、胰岛素、红霉素软膏、硼酸软膏、云南白药、湿润烫伤膏等。

（4）常用消毒溶液见表2-36。

表2-36 常用消毒溶液

溶液名称	作用	适用范围
0.9%氯化钠溶液	清洁创面，预防感染	开放及闭合的创面均可使用，冲洗，湿敷
碘伏消毒液	抑菌，消毒	黏膜、皮肤均可使用
75%乙醇	清洁，广谱抗菌	表面完整的皮肤
8万单位庆大霉素	真菌感染	创面冲洗、湿敷均可
1%~3%过氧化氢	清洗创面、溃疡，脓窦，松解坏死组织，去除黏附的敷料	清洗感染创面

续表

溶液名称	作用	适用范围
0.1%醋酸	清洗创面、去腐生肌促进肉芽生长	清洗感染创面
50%硫酸镁	挫伤、蜂窝织炎、丹毒等消炎消肿	局部湿热敷
0.02%呋喃西林溶液	溃疡、脓性伤口表面消毒	清洗感染创面
高渗葡萄糖	改善局部血液循环,改善创面周围营养,促进创面愈合;生肌,减少创面疼痛,利于创口愈合	创面冲洗,湿敷均可
高渗盐水	局部脱水,消肿	闭合,感染创口

【实施】

伤口换药技术规范见表2-37。

表2-37 伤口换药技术规范

操作流程	操作说明
准备工作	·环境:整洁,明亮,空气清洁,温度适宜 ·患者、家属:知情配合 ·照护人员:着装整洁,修剪指甲,洗手,戴口罩,备齐用物
评估解释	·评估患者全身情况 ·用物携至患者旁边,向患者及家属解释换药过程并取得合作 ·洗手,戴手套
安置体位	·协助患者家属将患者安放到舒适的体位,完整地暴露伤口并便于操作,将防水垫放于治疗巾下,垫于伤口下 ·注意隐私,并保暖
观察伤口	·松开胶布,一手自边缘揭去上层敷料,污染面向上放于弯盘中,用镊子揭去覆盖伤口的敷料于弯盘内 ·若敷料粘在伤口上,可用生理盐水或过氧化氢蘸湿后再取下,观察伤口情况。如有出血,用无菌棉球压迫止血 ·用棉签蘸汽油轻轻拭净伤口周胶布痕迹,观察患者反应 ·避免撕破皮肤,使患者再受到创伤 ·观察伤口大小、渗出物颜色、量、气味等
消毒并清理伤口	·以镊子夹取无菌生理盐水棉球由外向内环状清洗伤口 ·如有感染或脓性分泌物,先用过氧化氢棉球清洗后,再用盐水棉球清洗 ·如有坏死组织,进行有效的清理 ·用碘伏棉球由内向外环状消毒伤口周围皮肤。消毒范围距伤口边缘2 cm以上,以保持伤口周围皮肤的清洁

续表

操作流程	操作说明
伤口涂药并包扎	· 酌情选择外用药涂于患处或敷以药液纱布，如需引流放置引流物 · 依伤口大小用镊子夹取合适的方纱覆盖于伤口上，必要时再覆盖敷料 · 方纱应覆盖伤口周围 5 cm，不能再移动，以免将污物带入伤口内 · 胶布固定，方向应与伤口肌肉走向垂直，必要时用绷带包扎固定
安置整理	· 撤去弯盘及治疗巾，协助患者取舒适体位 · 整理用物 · 将所有换药用物包好，带回，按感染性医疗垃圾处理
洗手记录	· 洗手，摘口罩，书写记录单记录患者伤口及全身情况
评价反馈	· 程序正确，操作规范，无菌观念强 · 患者及家属满意度高，护患沟通好，态度和蔼，自然大方
异常处理	· 取得患者及家属的配合，注意边换药边观察患者有无面色、脉搏、呼吸等异常情况，如有应立即停止 · 如伤口出血较多，立即止血 · 如患者疼痛无法耐受，应停止换药

3. 重点难点

（1）表面潮湿的创面有利于组织生长，使用生理盐水纱布覆盖创面，同时生理盐水纱布还有通畅引流的作用，细菌在 6~8 h 就会进入对数增殖期，故对于感染严重的创面，要做到勤换药。

（2）庆大霉素湿敷，短期效果好，长期效果欠佳，且易导致耐药菌产生，应酌情使用。

（3）凡士林纱布可以用于脓肿切开后引流，同时对刚切开的脓肿有压迫止血作用。可直接放于浅表伤口上以利于创面的肉芽生长，更换周期视伤口情况而定，如伤口渗出较多应每日更换，渗出少可酌情更换。

4. 注意事项

（1）遵守无菌原则，分清有菌和无菌，接触伤口的物品必须无菌，防止污染及交叉感染，各种无菌敷料取出后，不得放回。

（2）换药污染的敷料及物品须放入医疗垃圾袋中，不得随便乱丢，按感染性医疗垃圾处理。

（3）先换清洁伤口，再换污染的伤口，最后换感染伤口，清洁伤口换药应由内向外消毒，感染伤口换药应由外向内消毒，有引流管时应先清洁伤口再清洁引流管。

（4）手术无菌切口 3 天换药一次，如有引流物，外层敷料渗湿随时更换。

（5）感染伤口，分泌物少可隔日换药，分泌物较多应每日更换。

九、气管插管/气管切开术与维护

（一）气管插管术与维护

1. 相关知识

气管内插管是指通过口腔或鼻孔经喉把特制的气管导管插入气管内，连接呼吸机，保证气道通畅，防止缺氧窒息，帮助呼吸的一种急救措施。

【目的】

（1）建立人工气道，保证呼吸道通畅，是实施急救的重要措施。

（2）改善自主通气，降低气道阻力，便于给氧和人工通气。

（3）气管插管技术是临床麻醉的重要组成部分，用于急诊科、ICU、麻醉科、病房及各种急救现场。

【适应证】

（1）自主呼吸突然停止。

（2）急诊科、ICU、麻醉科、病房及各种急救现场气道保护反射功能消失（如昏迷、心脏骤停等）。

（3）呼吸衰竭如低氧血症、高碳酸血症；需用大剂量镇静剂、麻醉剂或肌肉松弛剂者。

（4）呼吸道损失、狭窄、阻塞、气管食管瘘影响正常通气者。

（5）不能自主清除呼吸道分泌物，胃内容物反流或出血随时有误吸者。

2. 操作程序

【评估】

（1）年龄、意识、病情、有无出血性疾病，有无呼吸困难、咳嗽、憋气、喉头水肿、气道急性炎症等。

（2）咽喉部有无异物、肿瘤、损伤出血等。

（3）患者及家属有无紧张、焦虑等情绪反应，合作程度等。

【用物】

（1）一次性气管插管包1个（图2-39）、10 mL注射器、喉镜1套、液状石蜡纱布2块、无菌纱布2块、牙垫1个。

（2）另备：听诊器、手套、压舌板、呼吸气囊、备用气管导管、胶布、小枕、弯盘、氧气、吸痰器、无菌吸痰管2根、咽喉喷雾器、利多卡因、手消毒液。

【实施】

气管插管技术规范见表2-38。

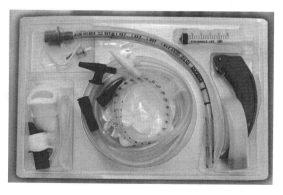

图2-39 一次性气管插管包

表2－38　气管插管技术规范

操作流程	操作说明
准备工作	·环境：安全，明亮 ·患者、家属：知情配合 ·操作者：着装整洁，洗手，戴口罩，备齐用物，立即操作
评估解释	·评估患者情况 ·向患者及家属解释并取得合作 ·快速手消，戴手套
安置体位	·开放气道：患者仰卧，清除口、鼻、口腔异物，头后仰，托下颌
实施操作	·如果患者存在自主呼吸，应先让患者吸高浓度氧3 min；如自主呼吸不足，应使用球囊面罩辅助呼吸 ·准备好插管器械，选择相应大小的气管导管 ·用右手拇指、示指、中指三指分开口唇并打开口腔 ·左手持喉镜沿右侧口角置入口腔，将舌体推向左侧，使喉镜移至中位，可见悬雍垂，慢慢推进使喉镜顶端抵达舌根，向前、向上方提喉镜，挑起舌根使会厌离开喉头显露声门 ·右手持气管导管，迅速插入气管内 ·确定导管在前牙的刻度，放入牙垫，退出喉镜 ·开始通气，立即确定导管位置，检查气管导管外口有无气体随呼吸排出，听诊两侧肺呼吸音是否一致 ·一经插管成功，口咽导管或牙垫将气管导管一起妥善固定，防止患者咬破或阻塞导管
护理要点	·气管插管要固定牢固，质地柔软的气管套管要与硬牙垫一起固定，可用胶布、寸带双固定，防止移位，要随时观察固定情况及导管外露长度。每日更换牙垫及胶布 ·保持导管通畅，及时吸出口腔及气管内分泌物，口腔、气管吸痰管要分开，严格无菌操作 ·保持口、鼻腔的清洁，每日行口腔护理2次 ·保持气道内湿润，痰液黏稠时可做雾化吸入 ·做好心理护理，消除紧张恐惧情绪
拔管操作	·患者神智清，生命体征平稳，呛咳反射恢复，咳痰有力，即可拔出套管。 ·拔管前做好解释，备好吸氧管 ·吸出口腔分泌物，气管内吸净痰液，用呼吸囊加压给氧1 min ·解除固定气管导管的寸带与胶布，置吸痰管与气管导管的最深处，边拔管边吸痰，拔管后立即给予吸氧
拔管护理	·观察患者有无鼻煽，呼吸浅促，唇甲发绀，心率加快，呼吸困难等 ·整理用物 ·备好吸痰器，雾化器，气管切开包，如呼吸困难、喉头水肿应立即气管切开
洗手记录	·洗手，书写记录单

操作流程	操作说明
评价反馈	·程序正确，操作规范，动作熟练，轻柔 ·患者建立有效呼吸，生命体征平稳
异常处理	·注意观察，心跳、呼吸停止应立即抢救

3. 重点难点

（1）要详细了解患者的病情及必要的体格检查。

（2）检查用物的性能，保证操作顺利完成。

（3）选择合适的导管，准确掌握各类患者的插管深度。

4. 注意事项

（1）插管时动作要轻柔、准确、迅速，以防损伤局部软组织。

（2）防止牙齿脱落误吸，引起窒息危及生命。

（3）检查导管位置，保证有效通气。

（4）做好患者及家属的解释工作，取得理解和配合。

（5）积极预防并发症，防止插管意外造成患者呼吸、心跳停止。

（二）气管切开术与维护

1. 相关知识

气管切开术是指颈段气管前壁切开，通过切口置入适当大小的金属或塑料气管套管，经套管呼吸。用于喉源性呼吸困难、咽喉阻塞引起的呼吸困难、呼吸功能失常或下呼吸道分泌物潴留所致的呼吸困难，是一种抢救危重患者的急救手术。

【目的】

清理呼吸道分泌物，保持呼吸道通畅，防止窒息及肺部感染。

【适应证】

（1）咽阻塞：咽喉部炎症、肿瘤、异物、外伤或瘢痕性狭窄等因素引起的急慢性喉阻塞，呼吸困难明显的患者。

（2）下呼吸道分泌物潴留：各种原因引起的下呼吸道分泌物潴留、炎症、胸部外伤或术后颅脑损伤、呼吸道烧伤、颅脑肿瘤、昏迷等不能有效咳嗽、排痰致下呼吸道分泌物阻塞者。

（3）需要较长时间应用呼吸机辅助呼吸者。

（4）预防性气管切开：口腔、鼻咽、颌面部、口腔等部位的手术，便于气管内麻醉及防止血液、分泌物进入下呼吸道，保持术后呼吸道通畅。

（5）气管异物经内镜下钳取未成功，可经气管切开取出异物。

2. 操作程序

【评估】

（1）评估患者一般情况：性别、年龄、体质、神志及镇静躁动评分。

（2）听诊：顺气管、支气管两侧听诊至肺底、肺尖有无啰音。

（3）患者及家属有无紧张、焦虑情绪反应、合作程度等。

【用物】

一次性气管切开包1个（图2-40）、气管套管、棉签、碘伏、乙醇、负压吸引器、纱布、麻药、治疗碗2个、无菌手套、吸痰管、生理盐水、弯盘、镊子2把、血管钳2把、开口纱布1块、生理盐水纱布1块、棉球若干、手消毒液。

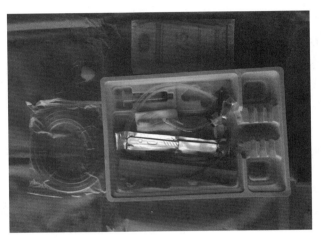

图2-40　一次性气管切开包

【实施】

气管切开技术规范见表2-39。

表2-39　气管切开技术规范

操作流程	操作说明
准备工作	·环境：安全，明亮，便于操作 ·患者、家属：知情配合 ·操作者：着装整洁，洗手，戴口罩，备齐用物，立即操作
评估解释	·核对，评估患者情况及家属合作程度 ·评估用物准备情况
安置体位	·协助患者摆放体位：一般取仰卧位，肩下垫枕，头尽量后仰，充分暴露颈前部和气管 ·若呼吸困难严重，无法取仰卧位，则只有取半卧位或坐位，但要保持头部与肋骨切迹在正中直线上
实施操作	·麻醉：一般用利多卡因局部麻醉 ·切口、分离颈前肌层、暴露器官、切开气管、插入气管 ·当医生切开气管时，协助递上带管芯的套管，同时准备吸痰管协助吸出血液、分泌物，固定套管

续表

操作流程	操作说明
术后护理	·术后取半卧或平卧位 ·观察切口渗血情况，每日更换纱布，污染严重者随时更换，严格无菌操作，有无感染及皮下血肿 ·观察分泌物性状、量及颜色 ·保持呼吸道通畅，及时吸痰，管套管双层湿纱布覆盖 ·清洗、消毒内套管 ·防止脱管，保持套管位置居中，固定套管系带，翻身或坐起时固定好导管以防移位 ·协助患者并指导家属翻身、拍背、鼓励咳嗽咳痰 ·保持气道湿化，必要时给予雾化吸入，可滴药湿化气管套管，鼓励患者多饮水，气管切口可用湿纱布覆盖 ·注意观察并发症，如皮下气肿、纵隔气肿，最严重出现气胸，一旦出现大出血，应立即进行气管插管或更换气囊导管，压迫止血，预防脱管，处理不当将迅速发生窒息，气管狭窄，气管切开术的晚期并发症，发生气管食管瘘时应暂时禁食或鼻饲饮食 ·心理护理，主动关心患者，指导家属与患者多沟通
气切维护	·患者取平卧位，头稍仰 ·清洁气道，戴手套，连接吸痰管，为患者吸净痰液，关闭吸引器 ·吸氧，按需要给予气管内滴药 ·准备套管，固定外套管，用一止血钳取出内套管，再取出气切处纱布 ·注意观察气切口周围皮肤情况，用镊子取盐水棉球擦洗气切口周围，再用乙醇棉球消毒气切口周围皮肤及外套管2次，从内向外，消毒范围5~6 cm ·用另一止血钳夹取备用的内套管装上并固定，夹开口纱布于套管下面，夹盐水纱布盖在套管口上或用人工鼻、面罩等盖上 ·禁用麻醉性止咳药，如可卡因、吗啡、阿托品等，若病情需要用止咳药，可使用止咳祛痰的氯化铵、止咳糖浆
拔管护理	·拔管应在病情稳定，呼吸功能恢复，咳嗽有力，能自行排痰，解除对气管切开的依赖心理时，才能进行堵塞实验。堵管时，一般第一天塞住1/3，第二天塞住1/2，第三天全塞，如堵24~48 h后无呼吸困难，能入睡、进食、咳嗽，即可拔管 ·拔管后的瘘口用75%乙醇消毒后，用蝶形胶布拉拢2~3天即可愈合 ·早期拔管可降低气管感染、溃疡等并发症的发生 ·观察切口有无漏气及分泌物，2天后换药
洗手记录	·洗手，书写记录单
评价反馈	·自主呼吸通畅，无呼吸困难，生命体征平稳
异常处理	·注意观察，心跳、呼吸如停止应立即抢救

3. 重点难点

（1）坚持无菌操作原则，做好气切口的皮肤消毒，防止感染。

（2）保持呼吸道湿润通畅，侧卧位有利于痰液的排出，定时变换体位利于咳痰。不用机械通气者，用生理盐水湿纱布覆盖气管套管，每 2～4 h 向呼吸道滴入生理盐水。痰液黏稠不宜咳出时，可行雾化吸入。必要时吸痰，吸痰时间不宜太长。

（3）观察患者生命体征及气管切口附近的情况，发现有皮下气肿、出血、脱管、肺部感染等并发症的发生，立即通知医生紧急处理。

4. 注意事项

（1）房间要安静、清洁、空气新鲜，温度 18～22 ℃，湿度 60%～70%。

（2）严格掌握气管切开的适应证和禁忌证，导管不宜插入太深，防止损伤气道黏膜和并发肺部感染等。

（3）保持气管切口周围皮肤清洁干燥，每日更换敷料，遵医嘱使用抗生素，防止切口感染。

（4）保持套管通畅并固定牢固，防止气管套管脱出，一般在固定带和皮肤之间松紧以能伸进一指为宜。

（5）定时口腔清洁，口腔护理动作要轻柔，避免患者剧烈呛咳。

（6）配合家属做好患者的心理疏导，给予精神安慰。

十、深静脉置管与维护技术

（一）经外周插管的中心导管置管术与维护

1. 相关知识

经外周插管的中心导管（PICC）是经周围静脉（贵要静脉、头静脉、肘正中静脉）穿刺置入中心静脉管，导管尖端位于上腔静脉。用于 7 天以上的中长期静脉输液治疗，或用于需要静脉输注高渗性、有刺激性药物，留置导管时间可长达 1 年。

【目的】

（1）中长期静脉输液治疗，减少反复穿刺带来的痛苦。

（2）减少周围静脉的刺激，保护外周血管。

（3）避免化疗药物外渗对局部组织的损伤。

（4）避免刺激性、腐蚀性和高浓度药物对血管的损伤。

【适应证】

（1）为长期静脉输液、但外周浅静脉条件差、不易穿刺成功者，提供可靠的输液通路。

（2）长期输入刺激性大、高渗透性或黏稠度较高的药物，如化疗药物、高糖、脂肪乳、氨基酸等。

（3）放置中心静脉导管风险较高或失败者。

（4）需要使用压力或加压泵快速输液者，如使用输液泵者。

（5）右锁骨下或颈内静脉插管禁忌证者。

（6）需要反复输入血液制品者。

（7）每日多次静脉抽血检查者。

（8）家庭病床的患者。

2. 操作程序

【评估】

（1）病情、年龄、血管条件、意识状态、有无过敏史、特殊用药史、凝血功能障碍及是否安装起搏器。

（2）既往穿刺史、有无相应静脉的损伤和穿刺侧肢体的功能损伤及皮肤感染等。

（3）患者及家属心理反应、合作程度。

【用物】

治疗盘、一次性 PICC 置入包（图 2 - 41）、碘伏、生理盐水、透明贴膜、无菌手术衣、无菌手套 2 副、皮尺、止血带、20 mL 注射器 3 个。

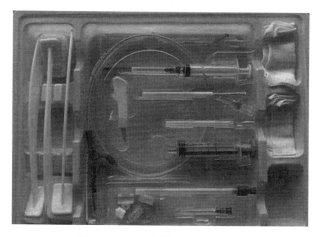

图 2 - 41　一次性 PICC 置入包

【实施】

PICC 置管术与维护技术规范见表 2 - 40。

表 2 - 40　PICC 置管术与维护技术规范

操作流程	操作说明
准备工作	·环境：整洁，明亮 ·患者、家属：知情配合 ·照护人员：着装整洁，修剪指甲，洗手，戴口罩，备齐用物，确认知情同意书已签字
评估解释	·携用物至患者旁，核对床号、姓名、年龄、性别 ·评估病情、年龄、血管条件、意识状态、治疗需求 ·了解既往静脉穿刺史，穿刺侧肢体功能状况 ·向患者及家属解释并取得合作，洗手

操作流程	操作说明
安置体位	·协助平卧后床头抬高 30°～40°角，暴露穿刺部位 ·选择最佳穿刺点，常用贵要静脉 ·预穿刺侧手臂外展与躯体成 90°角，测量穿刺点至胸锁骨向下至第三肋间为导管的长度，测量肘窝以上 10 cm 处，并记录
操作准备	·戴口罩，快速手消毒，穿无菌手术衣，戴无菌手套 ·消毒以穿刺点为中心直径 20 cm 区域，先 75% 乙醇脱脂清洁，再碘伏消毒 3 次
实施操作	·打开无菌换药包，更换无菌手套，铺无菌洞巾，建立无菌区 ·打开注射器、生理盐水和正压接头外包装以无菌操作放入无菌区内备用，检查导管的完整性，生理盐水预冲导管、连接管、肝素帽及穿刺针 ·扎止血带，以 20°～30°角进行静脉穿刺，见回血后降低角度推导入鞘 0.5 cm，以确保导管进入血管内 ·松开止血带，撤出针芯，固定好插管鞘，将导管自插管鞘缓慢、匀速推进，并嘱向穿刺侧手臂转头，下颌贴近局部 ·推进导管至预计的长度，固定导管位置，撤出插管鞘，撤出导丝，保留体外导丝 5 cm，余剪除 ·安装连接器及导管，抽回血确定导管位置，安装肝素帽、正压接头，冲管并正压封管 ·将体外导管放置呈"L"形，用免缝胶带及透明敷贴固定，将导管的种类、规格、直置管深度、日期注明
整理记录	·撤去用物、治疗巾，协助取舒适体位，整理床单位 ·洗手，书写记录单
导管维护	·观察穿刺点情况，有无红肿、渗出，导管有无脱出打折 ·告知维护的目的，取得患者及家属的配合 ·快速手消，戴口罩 ·准备无菌换药包，20 mL 注射器、生理盐水、正压接头 ·核对姓名及穿刺贴上的信息 ·携用物至床旁，协助摆放体位，铺治疗巾 ·固定导管，去除旧的透明敷料，观察穿刺点情况 ·快速手消，乙醇消毒以穿刺点为中心 10 cm 区域的皮肤 3 次 ·固定导管，用碘伏棉球再次消毒 3 次 ·打开 PICC 换药包，按无菌原则将透明敷贴、生理盐水、正压接头、肝素帽、20 mL 注射器等除去外包装于换药包内 ·戴无菌手套，20 mL 无菌注射器，抽取 20 mL 生理盐水 ·去除正压接头保护帽备用，持无菌纱布去除正压接头，乙醇棉球彻底清洁导管接头 ·更换正压接头后以脉冲方式冲管 ·免缝胶带固定导管连接器，以穿刺点为中心放置透明敷贴，去除纸质边框固定，免缝胶带蝶形固定导管连接器，再次用免缝胶带横向加强固定

续表

操作流程	操作说明
	· 快速手消后在敷贴上记录换药者姓名、日期、时间 · 整理用物，脱去手套，交代注意事项，洗手，做记录 · 协助舒适卧位
评价反馈	· 维护程序正确，无菌操作规范，动作熟练，轻柔 · 导管无堵塞、打折、脱管，位置准确，患者无痛苦，无并发症 · 患者及家属满意度高，无紧张焦虑情绪，关系融洽
异常处理	· 操作中如呼吸、心跳停止应立即抢救

3. 重点难点

（1）告知患者及家属置入 PICC 的目的、方法及注意要点。

（2）指导患者及家属保护置管侧肢体的方法，不能持重物。

（3）导管部位保持清洁干燥，洗浴时注意保护，不能自行取下贴膜，不能自行拔管。

（4）预防导管相关的并发症，维护导管的功能，增加患者的舒适度。

4. 注意事项

（1）注意保护导管，避免感染和导管损伤。

（2）换药操作前测量双上臂臂围与置管前对照。

（3）第一个 24 h 必须换药。以后伤口愈合良好，无感染、渗血时，每日更换敷料一次。每次更换敷料时应严格执行无菌操作，贴膜要自下向上撕取，并注意固定导管，防止脱管。更换后记录日期。

（4）每周采用 10 mL 以上注射器吸 10 mL 生理盐水脉冲式动作冲管，确保导管通畅。如若 PICC 管道不慎发生阻塞，可用负压将稀释的尿激酶 5000 U/mL、0.5 mL 注入 PICC 管腔内，停留 15～20 min 后用注射器回抽，有血液抽出即表明溶栓成功。如无血液抽出则可反复重复上述操作，使尿激酶在导管内停留一定时间，直至有血液抽出。要注意尿激酶的总量不宜超过 15 000 U。导管通畅后，回抽 5 mL 血液以确保抽回所有药物和凝块。

（5）当做 CT 和 MRI 检查时，禁止在导管上使用高压注射泵推注造影剂，影响正常使用。

（6）注意勿在置管侧手臂上方扎止血带、测血压，以防血液反流造成导管堵塞。

（7）衣服袖口不宜过紧，脱衣服时，应防止导管带出。

（8）透明敷料污染、卷边、潮湿等导致不完全脱落时及时告知照护人员更换敷贴，穿刺点及周围皮肤有瘙痒、皮疹、红肿、疼痛、分泌物及活动障碍等异常情况时及时告知照护人员处理，输液时疼痛、输液停滴、缓慢、导管内有血液反流，以及出现外露导管打折、脱落、漏水等异常情况时应及时联系照护人员。

（二）中心静脉置管术与维护

1. 相关知识

中心静脉置管术（CVC）是经皮穿刺进入中心静脉，主要经颈内、锁骨下、股静脉将导管插入上、下腔静脉并保留，保证了药液输入，减少了对静脉和皮肤的刺激，是急救危重患者、监测中心静脉压、建立有效通路安全输液的重要途径；是急救复苏、危重患者、大手术监测与治疗必不可少的方法。

【目的】

（1）快速输液、输血。

（2）输入高浓度的药物。

（3）补充、纠正水电解质失衡。

（4）检测中心静脉压（CVP）。

（5）长期肠外营养。

【适应证】

（1）周围静脉穿刺困难，需长期输液治疗，肠外营养治疗，药物治疗（化疗、高渗、刺激性），血液透析、血浆置换术。

（2）危重患者抢救，放置起搏器电极等。

（3）严重创伤、休克、急性循环衰竭、急性肾功能衰竭、危重患者、需定期监测中心静脉压者。

（4）介入治疗通路。

（5）体外循环心内直视手术。

2. 操作程序

【评估】

（1）患者的年龄、病情、意识状态、静脉治疗方案、药物过敏史等。

（2）CVC 穿刺部位、局部皮肤情况。

（3）患者自理能力、合作程度等。

【用物】

一次性中心静脉置管包 1 个（图 2 - 42）、口罩、帽子、手术衣、碘伏、2% 利多卡因、肝素、生理盐水 5 mL 注射器、肝素帽 2 个、三通 1 个、缝针、无菌敷料、手术刀、单腔或双腔导管 1 套。

【实施】

中心静脉置管术与维护技术规范见表 2 - 41。

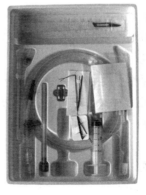
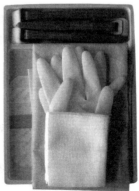

图 2 - 42　一次性中心静脉置管包

表 2 - 41　中心静脉置管术与维护技术规范

操作流程	操作说明
准备工作	·环境：整洁，明亮 ·患者、家属：入手术室、超声室或放射介入科，知情配合 ·操作者：着装整洁，洗手，戴口罩，备齐用物，确认知情同意书已签字
置管部位	·首选右侧颈内静脉、锁骨下静脉 ·左侧颈内静脉、颈外静脉、股静脉
安置体位	·以右侧颈内静脉插管为例，协助平卧或仰卧，去枕头后仰，头偏对侧使颈伸展，暴露穿刺部位，必要时垫高肩背部，头低 15°~30°角 ·确定穿刺点
实施操作	·戴帽子、口罩、穿刺区局部消毒，戴无菌手套，铺无菌巾 ·用 0.5%~1% 利多卡因局麻后，以此麻醉注射器试穿，针尖指向同侧乳头方向，与皮肤成 30°~45°角进针，进针过程中注射器内轻度负压，如成功进入静脉，记住方向、角度及进针深度后拔出试穿针 ·以穿刺针沿麻醉针穿刺方向进针，保持注射器适当负压，当有突破感后，回抽血流通畅，推注压力不大，血液颜色暗红，可判定穿刺针进入静脉中 ·由穿刺针导丝孔送入导丝 14~18 cm 后，拔出穿刺针 ·体表标记好导管的出口位置，使导管的涤纶套在出口内 1~2 cm 处，并使导管尖端位于右侧胸骨旁的第 3、第 4 肋间 ·用 0.5%~1% 利多卡因局麻后，于做好标记的导管出口处皮肤切 2 cm 左右的小口，沿切口向上、分离皮下组织，形成皮下隧道至导丝出口处，并于导丝出口处做 2 cm 切口 ·用隧道针将长期导管的末端从皮肤出口处沿皮下隧道引出至导丝处，调整导管的位置于离出口 1~2 cm 处的皮下 ·沿导丝送入扩张器扩张皮肤及皮下组织后，再沿导丝置入带芯的撕脱鞘 ·拔出导丝及撕脱鞘芯，同时立即以指腹堵住撕脱鞘口以避免血液流出或空气进入血管 ·沿撕脱鞘腔置入导管，向两侧撕开撕脱鞘至长期导管全部进入，注意避免导管打折 ·注射器分别于留置导管的动静脉端反复抽吸、推注，确定两端血流通畅 ·观察留置导管的末端位置，正常应位于上腔静脉接近右心房的开口处 ·肝素生理盐水封管，关闭夹子，拧上肝素帽 ·缝合切口，缝合固定留置导管于皮肤上，无菌敷料包扎
护理要点	①局部皮肤护理 除严密观察局部皮肤有无红肿、热痛等炎症反应外，每日以碘伏消毒穿刺点，用 3M 透明薄膜覆盖穿刺点及导管，严密观察体温变化，皮肤有无红肿，热痛等感染发生，当患者突然出现发冷发热，体温骤然升高，临床上又查不出其他原因时，应考虑为导管相关感染。24 h 内换药一次。伤口愈合良好后，无感染、渗血时，每 7 日更换敷料一次。如伤口敷料松开、潮湿时，随时更换。如穿刺部位有红肿、皮疹、渗出、过敏等异常情况，可缩短更换敷料时间，并要连续观察局部变化情况。每次更换敷料时应严格执行无菌操作，贴膜要自下向上撕取，并注意固定导管，防止脱管。更换后记录日期

续表

操作流程	操作说明
	②防栓塞护理 留置导管末端接肝素帽，因肝素可防止导管内血液凝固，使细菌介入的可能性减少。头皮针插入肝素帽内输液，每日输液结束时经头皮针注入肝素液 3 mL（125 U/mL），速度宜慢，并注意将头皮针退至只留针尖，以保证肝素液充满整个管腔，从而避免相对降低肝素液浓度导致堵塞。每日在接上头皮针时，注意回抽血液，以确定导管通畅，若未见回血，应判断是否脱管或是管内回血凝固。空气栓塞常发生在深部静脉置管中，如不迅速采取措施，患者将在几分钟内空气栓塞死亡
导管维护	①评估和观察要点 ·中心静脉固定情况，导管是否通畅 ·穿刺局部和敷料情况 ②操作步骤 ·衣帽整洁，洗手，戴口罩 ·备无菌换药包、生理盐水、正压接头、无菌手套、10 mL 注射器 ·携用物至床旁，协助患者摆好体位，暴露穿刺部位，垫治疗巾 ·固定导管，水平拉伸，反折除去旧的敷贴 ·快速手消，消毒穿刺点皮肤，先用乙醇由内向外螺旋式消毒 3 次，避开穿刺点 ·固定导管，再用碘伏同法消毒 3 次，消毒范围在 10 cm 以上，大于贴膜 ·快速手消，打开无菌换药包，建立无菌区，以无菌操作打开注射器、生理盐水、正压接头 ·戴无菌手套，注射器抽取生理盐水 20 mL，去除正压接头保护帽，预冲、排气备用 ·取无菌纱布去除正压接头，乙醇棉球擦拭导管接头 ·以穿刺点为中心采用无张力法重新贴无菌贴膜 ·在膜上注明更换日期、时间及更换者姓名 ·整理用物，协助患者取舒适卧位，询问需要 ·进行记录
封管方法	·每天输液完毕用肝素稀释液封管。必须采用正压封管，取冲管液 20 mL，消毒正压接头，缓慢推注 10 mL，当注射器内剩余 5 mL 冲管液时，边推注边分离注射器，保证退出时注射器乳头或头皮针为出液状态，关闭夹子
拔管方法	·拔除导管后，按压穿刺点 5 min 以上，防止出现局部血肿，用碘伏消毒局部，穿刺点涂红霉素眼膏，贴无菌敷贴或纱布。穿刺点与大静脉之间可能形成隧道，拔管后大静脉就与空气直接相通，为避免空气栓塞在穿刺点涂眼膏或凡士林纱布
评价反馈	·导管置入、维护、拔出操作正确，无菌操作规范，成功建立有效的静脉通路，动作熟练，轻柔 ·患者及家属满意度高，无并发症发生

续表

操作流程	操作说明
异常处理	·注意观察面色、脉搏、呼吸等，若出现异常，立即停止，并予以处理 ·若翻身、坐起时，导管与输液器脱离，立即把导管外露部分反折并用手捏紧，然后迅速告诉照护人员 ·伤口、手臂有红、肿、热、痛、活动障碍，导管有漏气、漏水、脱出、折断，输液时有疼痛、输液停滴、缓慢时要告知照护人员

3. 重点难点

（1）保持穿刺部位清洁干燥，出现贴膜卷曲、松动、渗血、渗液时及时告知照护人员。

（2）穿刺后 24 h 内穿刺手臂减少活动，避免提重物、高举、用力甩膀活动。妥善保护体内导管的部分不可牵拉。

（3）不能用于 CT 或磁共振等检查的高压注射。

（4）携带导管可以淋浴，避免盆浴泡浴，淋浴前用塑料保鲜膜在置管处缠绕 2～3 圈，淋浴后检查有无进水，如有要及时更换。

（5）指导患者及其家属了解置管术的重要性和必要性及术后注意事项。

4. 注意事项

（1）中心静脉导管的置管与维护应由经过培训的照护人员进行。

（2）正确冲管及封管，严格无菌技术操作。

（3）穿着宽松衣物更衣时勿牵拉拖拽导管，若固定导管双翼的缝线断开脱落，应及时重新固定，用无菌敷贴盖伤口，避免牵拉，防止脱出，昏迷和躁动患者给予适当约束，如有导管脱出，经 X 线确定不在血管内，应立即给予拔管，不可向内送导管。

（4）保持局部的清洁干燥，穿刺点敷料应每天更换，并用 75% 乙醇消毒后加碘伏消毒。应注意沿导管的方向向上揭去敷贴，以免将导管拔出，观察导管周围皮肤有无渗血、渗液、发红、分泌物等，有无导管滑脱、移位，同时注意晾干已消毒的皮肤，方可敷上胶贴，以免影响胶贴黏度。

（5）定期检查导管的通畅度，确保导管位置准确。每天更换全套输液装置，并用 75% 乙醇与碘伏消毒各管连接处，用无菌纱布包裹连接处。回抽见回血后方可接输液管输液，回抽时如可见小血栓不能推入。回抽回血不顺者可用肝素稀释液（25 U/mL）20 mL 作冲管，封闭。有堵管倾向者可用尿激酶溶栓。

（6）在进行静脉高营养治疗中，禁用该导管作测压系统，不得通过该导管输入抗生素、血细胞及血浆等。

第三章　居家常见疾病护理

第一节　脑梗死患者的护理

脑梗死旧称脑梗塞，又称缺血性脑卒中，是指因脑部血液供应障碍，缺血、缺氧所导致的局限性脑组织的缺血性坏死或软化。临床上最常见的有脑血栓形成和脑栓塞。

一、脑血栓形成

脑血栓形成是脑血管疾病中最常见的一种；是颅内外供应脑组织的动脉血管壁发生病理改变，血管腔变狭窄，或在狭窄的基础上形成血栓，造成脑局部急性血流中断、缺血、缺氧、软化坏死，出现相应的神经系统症状，常出现偏瘫、失语。

（一）发病原因

脑血栓形成最常见的病因是脑动脉粥样硬化；少见的病因有结缔组织病、先天性血管畸形、巨细胞动脉炎、肿瘤及血液高凝状态等。

（二）临床表现

本病好发于中老年人，多见于 50～60 岁以上的动脉硬化者，且多伴有高血压、冠心病或糖尿病。年轻发病者以各种原因的脑动脉炎为多见，男性稍多于女性。通常患者可有某些未引起注意的前驱症状，如头昏、头痛等；约有 25% 的患者发病前曾有短暂性脑缺血发作史。多数患者在安静休息时发病，不少患者在睡眠中发生，次日晨被发现不能说话，一侧肢体瘫痪。通常在 1～3 天内病情发展达到高峰。多数患者意识清楚，少数患者可有不同程度的意识障碍，持续时间较短。神经系统体征以脑血管闭塞的部位及梗死的范围而异，常见为各种类型的失语、偏瘫。

（三）辅助检查

主要的辅助检查包括头颅 CT、头颅 MRI、胸部 X 线片、腰椎穿刺脑脊液常规检查、监测血常规及血小板聚集率、凝血功能、血糖、血脂水平、肝肾功能、心电图等。

（四）治疗原则

1. 急性期治疗

（1）早期溶栓：应在 6 h 内采用溶栓药物治疗，可使血管再通，减轻脑水肿、缩小梗死灶。常用的药物有尿激酶、链激酶、组织型纤溶酶原激活剂等。

（2）调整血压：脑血栓患者血压维持在发病前稍高水平，除非血压过高（收缩压大于 220 mmHg），一般不使用降压药，以免血压过低导致脑血流量不足，加重脑梗死。

（3）防治脑水肿：常用 20% 甘露醇 125～250 mL 快速静滴及地塞米松加入甘露醇中静滴，还可以使用呋塞米。

（4）其他治疗：抗凝治疗、血液稀释疗法、血管扩张剂、钙通道阻滞剂、抗血小板聚集、脑代谢活化剂、中医药等药物治疗及高压氧舱治疗、手术治疗等。

2. 恢复期治疗　主要目的是促进神经功能的恢复。

（五）护理诊断

1. 躯体移动障碍　与偏瘫或平衡能力降低有关。
2. 吞咽障碍　与意识障碍或延髓麻痹有关。
3. 语言沟通障碍　与语言中枢功能受损有关。

（六）护理措施

1. 生活护理　指导家属将日常用品和便携式呼叫器置于患者健侧随手可及处，避免因不及时到达发生意外；教导正确协助患者洗漱、进食、如厕、穿脱衣服及搞好个人卫生的方法；保持床单整洁、干燥；定时翻身、有效拍背；早晚刷牙、饭后漱口，保持口腔清洁；适时温水擦浴，保持皮肤清洁，每日温水泡脚，促进血液循环和感觉舒适；指导家属和患者学会使用便器，保持大小便通畅和会阴部清洁。

2. 安全护理　偏瘫的患者要严防跌倒，家中要尽量排除障碍物，确保患者活动安全；有条件的家庭可为卧床老人购置医用病床，加护栏保护；地面要保持干燥，防湿、防滑，有条件的可去除门槛；为患者穿着防滑软橡胶底鞋；患者在家中行走时不要在其身旁擦身过或在其面前穿过，同时避免突然呼唤患者，以免分散其注意力；行走不稳或步态不稳者，选用三角手杖等合适的辅助工具，并有人陪伴，防止受伤。

3. 康复护理　与患者及家属共同制订康复训练计划，告知患者保持床上、椅上的正确体位摆放及正常运动模式的重要性，指导患者早期进行肢体被动和主动运动并告知方法，鼓励患者每日进行数次“十指交叉握手”的自我辅助运动，如果由医生辅以理疗、按摩、针灸对促进肢体功能早日康复则效果更好。

4. 用药护理　脑血栓形成患者常联合应用溶栓、抗凝、血管扩张药及脑代谢活化剂等治疗，照护人员应了解各类药物的作用、不良反应与使用注意事项，按医嘱正确用药。

5. 饮食护理　做好患者吞咽困难的评估，有效指导患者与家属正确的饮食方式。

（1）鼓励能吞咽的患者自行进食，少量多餐；吃饭或饮水时抬高床头，尽量端坐，头稍前倾；选择软饭、半流质或糊状食物，避免粗糙、干硬、辛辣等刺激性食物。

（2）对于不能进食的患者，由家属喂食，要注意饮食的温度可用手臂内侧触及测试，喂食量以每汤匙的 1/3 为宜；喂水以汤匙的 1/2～2/3 为宜；每次进食让患者充分咀嚼，如有食物滞留口内，鼓励患者用舌的运动将食物后送以利吞咽；要保持进餐环境的安静、舒适，减少进餐环境中分散注意力的干扰因素，如电视、收音机、护理活动等；告诉患者进餐时不要讲话，以避免呛咳、误吸等；如患者反呛、误吸或呕吐，应注意及时清除口腔异物，保持呼吸道通畅、口腔清洁，有条件的家庭可购置吸引装置或用注食器抽吸误吸的食物；同时教会家属海姆立克急救法。

（3）不能吞咽的患者应给予鼻饲饮食。教会患者及家属饮食的原则、内容、胃管鼻饲的方法及注意事项，食物应选择高蛋白质、高维生素、无刺激性的流质，如牛奶、蒸鸡蛋、豆奶、鱼汤、菜汤等，应供给足够的热量；严格防止窒息。

6. 心理护理　认真讲解疾病治疗及预后的信息；要关心尊重患者，避免刺激和损伤患者自尊的言行；帮助患者正确面对疾病，克服急躁心理和悲观情绪，避免过分依赖心理；鼓励患者克服害羞心理，多讲话、多交流，对于患者的点滴进步要及时给予称赞，与家属共同营造和谐的训练、学习环境。

（七）健康教育

（1）告知患者及家属疾病的康复治疗知识与自我护理方法，鼓励患者做力所能及的家务，日常活动不要依赖家人，多参加朋友聚会和一些有益的社会活动。

（2）生活起居有规律，克服不良嗜好，合理饮食，多吃芹菜、山楂、香蕉、海带、鱼、芝麻、大枣、豆类、食醋等。

（3）患者起床、坐起或低头系鞋带等体位变换时动作要慢，转头不宜过猛，洗澡时间不宜过长，平日外出时多加小心，防止跌倒，气候变化注意保暖，防止感冒。

（4）积极防治高血压、糖尿病、高脂血症、冠心病、肥胖病。

（5）预防压力性损伤

①减少受压局部的压力和摩擦力，经常更换体位，每 2 h 翻身 1 次；翻身过程中动作要慢、轻柔，避免拖、拉、推等动作。

②保持患者床铺清洁、平整、干燥，湿式扫床，被褥及内衣要柔软。

③促进局部及全身血液循环，按需床上擦浴，有条件的家庭可购置气垫床。

（6）长期卧床、瘫痪、抵抗力低下者，易发生呼吸道并发症，故要做好呼吸道护理，鼓励深咳嗽，经常翻身拍背，促进痰液排出，预防肺部感染。

（7）保持大便通畅，养成每日排便的良好习惯；对于便秘者，可适当给予缓泻剂，避免排便时过度用力而加重心脑负担。

二、脑栓塞

脑栓塞是由各种栓子沿血液循环进入脑动脉，引起血流中断而出现相应供血区的脑功能障碍。

（一）发病原因

1. 心源性　为脑栓塞的最常见的原因。如风湿性心脏病二尖瓣狭窄合并心房纤颤、亚急性感染性心内膜炎、心肌梗死及心肌病等。

2. **非心源性**　主动脉弓及大血管动脉粥样硬化斑块与附着物脱落是重要原因。

3. **来源不明性**　无法找到原因的栓子。

（二）临床表现

通常发病无明显诱因，安静与活动时均可发病。起病急骤是本病的主要特征，数秒或在很短的时间内发展至高峰，多属于完全性卒中。常见的临床症状为局限性抽搐、偏盲、偏瘫、偏身感觉障碍、失语等，严重者可突发昏迷、全身抽搐，可因脑水肿或颅内出血，发生脑疝而死亡。

（三）治疗原则

（1）脑部病变的治疗与脑血栓形成相同。由于心源性脑栓塞的出血性梗死区极易出血，故抗凝治疗必须慎用，即使使用也待急性期过后为宜。

（2）原发病的治疗主要是消除栓子的来源，防止复发。

（四）辅助检查

略，见"脑血栓形成"。

（五）护理诊断

略，见"脑血栓形成"。

（六）护理措施

略，见"脑血栓形成"。

（七）健康教育

略，见"脑血栓形成"。

（八）护理服务计划与评价表（表 3 - 1）

表 3-1　脑血栓形成、脑栓塞患者护理服务计划与评价

个人编号：　　　姓名：　　　年龄：　　　性别：　　　诊断：脑血栓形成、脑栓塞

职工 □　　居民 □

日期/时间	主要护理诊断（护理问题）	预期目标	护理措施	家护（医护）服务时间、频次	患者家属签名	护理计划评价			
						日期/时间	计划完成情况与效果评价（完成/部分完成/未完成）	护士签名	护士长签名
	生活自理缺陷：与偏瘫、意识障碍、体力不支、认知虚弱、障碍有关	1. 患者卧床期间感到舒适，生活需要得到满足 2. 患者能进行自理活动，如梳头、洗脸、如厕、穿衣等 3. 患者恢复到原来的日常生活自理水平	1. 协助患者完成自理活动，鼓励患者寻求帮助 2. 将患者经常使用的物品放在易于拿取的地方，以方便患者随时取用 3. 可以配备无线呼叫铃并放在患者手边，方便患者呼叫，以防止发生意外 4. 恢复期鼓励患者独立完成生活自理活动，以增进患者自我照顾的能力和信心，以适应回归家庭和社会的需要，提高生存质量 5. 卧床期间协助患者完成生活护理： （1）穿衣/修饰自理缺陷：①指导患者穿衣时先穿患侧，后穿健侧，脱衣时先脱健侧，后脱患侧。②鼓励患者穿较宽松柔软的衣服，使穿脱方便和穿着舒服。③穿不用系带的鞋。④给患者换衣裤时，注意保护自尊 （2）卫生/沐浴自理缺陷：①帮助患者完成晨、晚间清洁，指导患者洗脸、刷牙、漱口、梳头、剪指（趾）甲。②洗澡时需有家属在场，给予适当的帮助。③必要时给予床上擦浴，注意关好门窗，调节室温。④出汗多时，及时擦洗，更换干净衣裤				1. 患者生活得到满足，床单位是否清洁、舒适 2. 患者自理能力是否提高，能进行哪些自理活动 3. 患者能否完全恢复日常生活自理能力		

续表

日期/时间	主要护理诊断（护理问题）	预期目标	护理措施	家护（医护）服务时间、频次	护士签名	患者家属签名	护理计划评价			
							日期/时间	计划完成情况与效果评价（完成/部分完成/未完成）	护士签名	护士长签名
			（3）如厕自理缺陷：①如厕时需有人陪护，给予必要的帮助。②手纸放在患者伸手可及之处，必要时帮助患者穿脱衣服。③如厕时注意安全，防止跌倒。④鼓励患者尽可能养成定时排便的习惯，保持大便通畅。⑤必要时给予便器，协助其在床上排便。（4）进食自理缺陷：①保持进食场所安静、清洁。②给患者充足的进食时间，进食速度宜慢。③有吞咽困难的患者，宜进半流质饮食或流质饮食。④对不能经口进食的患者必要时给予鼻饲流质饮食，并每天口腔护理2次。⑤尽可能鼓励患者用健侧手进食。							
	清理呼吸道无效，与肺部感染、分泌物过多、咳嗽无力或疲乏有关	患者呼吸道通畅，表现为呼吸音清、呼吸正常，经治疗后能有效地咳出痰液	1. 保持室内空气新鲜，每天通风2次，每次15～30 min，并注意保暖。2. 保持室温在18～22 ℃，湿度50%～70%。如果患者有痰鸣音，鼓励患者咳嗽，指导患者及家属有效排痰的方法，及时吸出或拍出痰液。3. 指导患者进行体位引流，排痰前可协助患者翻身、拍背，拍背时要由下向上、由外向内。4. 遵医嘱使用抗生素，注意观察药物疗效和药物不良反应。有条件的可行雾化吸氧和湿化吸氧，达到稀释痰液和抗感染的目的。5. 在患者心脏能耐受的范围内鼓励其多饮水。					1. 听诊肺部呼吸音是否正常 2. 呼吸道是否通畅 3. 有无咳嗽，能否有效地咳出痰液 4. 呼吸困难的状况是否得到改善		

续表

日期/时间	主要护理诊断（护理问题）	预期目标	护理措施	家护（医护）服务时间、频次	护士签名	患者家属签名	护理计划评价			
							日期/时间	计划完成情况与效果评价（完成/部分完成/未完成）	护士签名	护士长签名
	肢体活动障碍：与偏瘫、意识障碍、神经肌肉障碍有关	1. 患者卧床期间生活需要得到满足 2. 患者在帮助下可以进行活动，如行、扶行、穿衣等 3. 患者达到最佳的自理水平，如进餐、洗脸、梳头等	1. 准确评估患者患肢的活动能力，与患者及家属共同制订护理计划 2. 指导家属将患肢置于功能位，防止足下垂、爪形手等后遗症 3. 鼓励患者积极锻炼患肢，对于所取得的成绩给予肯定和表扬。及时协助和督促患者进行功能锻炼，根据病情按床上被动运动→床上主动活动→床边活动→下床活动的次序进行运动，做到强度适中，循序渐进，持之以恒。被动运动的幅度由小到大，由大关节到小关节；按摩应以轻柔缓慢的手法进行 4. 教会患者、家属进行锻炼的方法 5. 活动时需有人陪护，防止受伤 6. 有条件的配合针灸、理疗等，促进肢体功能恢复 7. 鼓励患者进行生活自理活动，早日回归家庭和社会					1. 患者进行日常生活活动的能力是否提高 2. 患者肢体功能是否恢复，能否自行进餐、洗脸、穿衣等，以及是否需要他人协助		

续表

日期/时间	主要护理诊断（护理问题）	预期目标	护理措施	家护（医护）服务时间、频次	护士签名	患者家属签名	护理计划评价		
							计划完成情况与效果评价（完成/部分完成/未完成）	护士签名	护士长签名
							日期/时间		
	活动无耐力：与卧床时间过长、身体虚弱、瘫痪肢体的肌肉失用性萎缩、休息、睡眠时间不足，缺乏活动力、精神抑郁有关	1. 完成日常活动 2. 逐渐增加活动量时身体无不适感 3. 患者能讲述活动时节约体力的方法	1. 评估和记录患者对活动量的耐受水平 2. 监测生命体征的变化，患者锻炼时如出现呼吸和脉搏加快、出汗等症状，应适当限制活动量 3. 指导患者使用辅助设施，如床栏、扶手、拐杖、轮椅等帮助完成自理活动 4. 鼓励患者独立完成自理活动，增加患者的自我价值观 5. 与患者和家属共同制订护理计划，加强患者康复锻炼，逐渐增加活动量，以达到其期望受水平的目的 6. 患者活动时，给予必要的帮助 7. 合理调节饮食结构，增加食物中蛋白质的含量				1. 患者的活动耐力是否较之前有所增加 2. 是否能独立完成自理活动		
	语言沟通障碍：与意识改变有关	1. 患者能进行有效的沟通 2. 患者能采取各种沟通方式表达自己的需要	1. 鼓励患者大声说话，患者进行尝试和获得成功时给予表扬 2. 注意观察患者非语言的沟通信息，体贴关心患者，避免挫伤患者自尊心 3. 指导患者使用肢体语言和手势语言等多种沟通方式，以达到有效表达自己需求的目的 4. 对患者进行语言康复训练，利用图片、字画，以及儿童读物等，从简单开始，按照字→词→语段的顺序，循序渐进，教患者学说话，表达自己的需要 5. 与患者交流，鼓励患者多与家属、朋友交谈，树立战胜疾病的信心				1. 患者的沟通能力有无改善，是否能有效表达自己的需要 2. 患者是否能主动与人交谈		

续表

日期/时间	主要护理诊断（护理问题）	预期目标	护理措施	家护（医护）服务时间、频次	护士签名	患者家属签名	日期/时间	护理计划评价		护士长签名
								计划完成情况与效果评价（完成/部分完成/未完成）	护士签名	
	焦虑：与健康状况的改变在心理上造成威胁，环境改变，经济负担过重担的压力有关	1. 患者能采取适应对焦虑的有效措施 2. 焦虑程度减轻或消失	1. 认识到患者的焦虑，承认患者的感受，对患者表示理解 2. 主动向患者介绍周围环境、人员情况，消除由于陌生环境造成紧张感 3. 建立良好的人际关系，了解患者的需要，关心和安慰患者，并设法为其解决实际需要 4. 耐心解释病情，使之消除紧张心理，积极配合治疗。指导患者采取放松疗法，如缓慢地深呼吸、全身肌肉放松，听音乐、气功疗法等 5. 必要时遵医嘱使用抗焦虑药 6. 多联系、多沟通，达成社会、家庭与医院的相互配合 7. 尽量简化治疗方案，做到合理检查，合理用药					1. 患者能否正确叙说和采取减轻焦虑的方法 2. 焦虑程度是否减轻 3. 焦虑感是否消失		
	有发生压力性损伤的可能：与肢体瘫痪，长期卧床，年老消瘦，营养不良，感知改变，大小便失禁等有关	1. 不发生压力性损伤 2. 患者感到清洁、舒适	1. 每2 h给患者翻身1次，避免推、拉、拖的动作，以减轻皮肤性损伤 2. 有条件的卧气垫床，骨隆突受压处垫软枕，以减轻局部受压 3. 保持单位清洁，干燥、平整，无渣屑。出汗多时，及时擦洗，更换干净衣裤 4. 注意合理进食，加强营养，增强抵抗力 5. 每天热水泡脚，温水擦浴，促进机体血液循环					1. 发生压力性损伤的不利因素是否去除 2. 观察受压处皮肤的变化情况		

续表

日期/时间	主要护理诊断（护理问题）	预期目标	护理措施	家护（医护）服务时间、频次	护士签名	患者家属签名	护理计划评价			
							日期/时间	计划完成情况与效果评价（完成/部分完成/未完成）	护士签名	护士长签名
	有外伤的危险：与肢体活动障碍有关	1. 患者处于安全的环境，并有安全防护措施 2. 患者不发生受伤	1. 正确评估患者的危险因素，与患者和家属共同制订护理措施 2. 患者如厕或外出时有人陪伴，鼓励患者寻找帮助 3. 将患者经常使用的物品放在容易拿取的地方 4. 对意识障碍的患者加床栏，以防止患者坠床；防止患者跌倒，避免活动环境中有障碍物，使用合适的手杖 5. 经常巡视患者，必要时给予关心和帮助 6. 进行肢体功能锻炼时，注意兑换急于求成心理，做到运动适度，方法得当					1. 患者有无受伤 2. 居住环境是否安全，防护措施是否妥当		
	误吸的危险：与咽喉神经、意识受损，咳嗽和吸吐反射降低，鼻饲或气管切开或气管插管有关	1. 患者无误吸发生 2. 患者能采取有效的防止误吸的方法	1. 取侧卧位或平卧头侧位，抬高床头 2. 指导患者缓慢进食，喂食时，不要催促患者，宜给予糊状食物，健侧喂入。餐毕喂数口温开水，使口内残留食物吞食干净 3. 将食物和药物压碎，以利吞咽 4. 指导患者使用吸水管饮水 5. 必要时鼻饲流质饮食，进食前要先证实胃管在胃内后方可注入食物					1. 是否有误吸发生 2. 能否采取有效的预防误吸的方法		

续表

日期/时间	主要护理诊断（护理问题）	预期目标	护理措施	家护（医护）服务时间、频次	护士签名	患者家属签名	护理计划评价			
							日期/时间	计划完成情况与效果评价（完成/部分完成/未完成）	护士签名	护士长签名
	潜在并发症：肺部感染，与长期卧床、机体抵抗力下降、不能进行有效的咳嗽促进痰液的排出有关	1. 患者明确预防并发症的重要性，并积极配合完成护理计划 2. 患者无感染的症状和体征	1. 向患者解释预防并发症的重要性 2. 每2h翻身、拍背1次，及时吸出痰口、鼻腔分泌物，预防坠积性肺炎的发生 3. 有条件的可行雾化吸入，每天2次 4. 多饮温热白开水；可适量食用止咳祛痰的食物，如白萝卜、梨、白果、百合、杏仁等					1. 有无肺部感染的症状和体征 2. 评估痰液清除的情况		
	潜在并发症：泌尿系统感染，与长期卧床、机体抵抗力下降有关	1. 患者明确预防并发症的重要性，并积极配合完成护理计划 2. 患者无感染的症状和体征	1. 向患者解释预防并发症的重要性 2. 保持会阴部干燥清洁，尿湿衣裤后及时更换，及时擦洗 3. 留置导尿管的患者，每4h松开开关，定时排尿，促进膀胱功能恢复；会阴部擦洗，每天2次 4. 导尿时，严守操作规程，注意无菌操作，防止感染 5. 观察尿量、颜色、性质是否有改变，如发现异常，及时通知医师处理 6. 留置导尿管的患者定时做尿培养，以监测是否有泌尿系感染					1. 有无泌尿系统感染的症状和体征 2. 监测尿常规有无异常		

第二节 脑出血患者的护理

脑出血指非外伤性脑实质内的出血。脑出血为高病死率和高致残率的疾病。

一、发病原因

1. 高血压和动脉粥样硬化

为脑出血最常见的病因，多数病例高血压和动脉硬化并存。

2. 颅内动脉瘤

主要为先天性动脉瘤，少数是动脉硬化性动脉瘤和外伤性动脉瘤。

3. 脑动静脉畸形

因管壁发育异常，常较易出血。

4. 其他病因

脑动脉炎、moyamoya 病（烟雾病）、血液病、抗凝及溶栓治疗、淀粉样血管病等。

二、临床表现

高血压性脑出血以 50 岁以上的高血压患者最多见。发病前常无预感，少数有头昏、头痛、肢体麻木和口齿不清等前驱症状。多在情绪紧张、兴奋、排便、用力时发病，少数在静态发病，气候变化剧烈时发病较多。起病突然，往往在数分钟至数小时内病情发展至高峰。急性期多表现为突然头痛、呕吐、偏瘫、失语、意识障碍、大小便失禁等。呼吸深沉带有鼾声，重者则呈潮式呼吸或不规则呼吸。深昏迷时四肢呈弛缓状态，局灶性神经体征不易确定，此时需与其他原因引起的昏迷相鉴别；若昏迷不深，体查时可能发现轻度脑膜刺激症状及局灶性神经受损体征。由于出血的部位不同，临床表现也不同。

三、辅助检查

辅助检查主要有颅脑 CT、MRI、血常规、脑超声波、尿常规、酌情腰椎穿刺脑脊液检查等，颅脑 CT、MRI 检查可在早期发现脑出血的部位。脑超声波检查应在 24 h 内进行。

四、治疗原则

脑出血急性期治疗的主要原则：防止再出血、控制脑水肿、维持生命功能和防治并发症。

1. 调控血压

脑出血急性期一般不应用降压药物降血压。当收缩压超过 220 mmHg 或舒张压超过 120 mmHg 时，可适当给予作用温和的降压药物，如硫酸镁等。急性期后，血压仍持续过高时可系统地应用降压药。

2. 控制脑水肿

脑出血后，颅内压急剧增高可出现脑疝，危及生命。因此，控制脑水肿降低颅内压是脑出血急性期处理的一个重要环节。可选用以下抗脑水肿药物：①20% 甘露醇 125～250 mL，快速静滴，30 min 内滴完，每 6～8 h 静脉滴注 1 次。②病情比较平稳时可用 10% 复方甘油 500 mL 静滴，每日 1～2 次。③呋塞米 20～40 mg，肌内注射或静脉缓慢注射，每8～12 h 注射 1 次。

3. 止血药和凝血药

高血压性脑出血是非凝血机制改变，故难以用药物制止，但如并发消化道出血或有凝血障碍时，止血药和凝血药的应用可发挥一定作用，故临床上对脑出血患者仍可选用。常用药物有 6 - 氨基己酸、对羧基苄胺、氨甲环酸、卡巴克洛、酚磺乙胺等。

4. 手术治疗

对大脑半球出血量在 30 mL 以上和小脑出血量在 10 mL 以上，均可考虑手术治疗。

五、护理诊断

1. 意识障碍　与脑出血、脑水肿有关。
2. 潜在并发症　脑疝，消化道出血。
3. 生活自理缺陷　与意识障碍、偏瘫或医源性限制（绝对卧床）有关。
4. 有皮肤完整性受损的危险　与意识障碍、肢体感觉和运动功能障碍或长期卧床有关。

六、护理措施

1. 休息与安全

急性期绝对卧床休息，抬高床头 15°～30°，以减轻脑水肿；谵妄、躁动患者加床栏，适当约束；环境安全，严格限制探视，避免各种刺激，各项治疗护理操作应集中进行。

2. 生活护理

给予高蛋白（肉类、鱼类、蛋类、乳类、豆类等）、高维生素（芹菜、韭菜、新鲜水果、粗粮、豆类等）的清淡饮食；发病 3 天后神志仍不清楚、不能经口进食者，应予以鼻饲流质食物；定时翻身、拍背，保持床单整洁、干燥；协助患者做好口腔护理、皮肤护理和大小便护理；保持肢体功能位置。

3. 保持呼吸道通畅

平卧头侧位或侧卧位，及时清除口鼻分泌物和吸痰，防止舌后坠、窒息与肺部感染。

4. 监测病情，观察并发症

（1）严密观察病情变化：定时测量体温、脉搏、呼吸、血压、神志、瞳孔并详细记录，使用脱水降颅压药物时注意监测尿量与水、电解质的变化；注意观察患者有无呃逆、上腹部饱胀不适、胃痛、呕血、便血、尿量减少等症状、体征；插胃管鼻饲的患者，每次饲食前回抽胃液，证实胃管在胃内，并观察胃液的颜色是否为咖啡色或血性；观察有无柏油样便、暗红色血便、黑便，监测大便隐血试验结果。

（2）评估有无脑疝的先兆表现：严密观察患者有无剧烈头痛、喷射性呕吐、躁动不安、血压升高、脉搏减慢、呼吸不规则、一侧瞳孔散大、意识障碍加重等脑疝的先兆表现，一旦出现，及时抢救。

七、健康宣教

（1）保持情绪稳定，避免过分喜悦、愤怒、焦虑、恐惧、悲伤、惊吓等不良刺激；消除患者紧张心理，教会患者及家属放松疗法，如缓慢地深呼吸，全身肌肉放松，听音乐，气功疗法等。

（2）合理饮食，戒烟酒，忌暴饮暴食；避免高胆固醇、高脂肪及辛辣刺激性食物，限制盐的摄入量。

（3）生活有规律，养成良好的生活习惯，如保证充足睡眠、避免过度劳累及用脑过度。

（4）按医嘱正确服药，按时服药，定期复查，不可擅自停药、减量；积极控制高血压，调整血糖、血脂数值。

八、护理服务计划与评价表（表3-2）

表3-2 脑出血患者护理服务计划与评价

姓名：　　　　个人编号：　　　　年龄：　　　　性别：　　　　诊断：脑出血　　　　职工□　　居民□

日期/时间	主要护理诊断（护理问题）	预期目标	护理措施	家护（医护）服务时间、频次	护士签名	患者家属签名	护理计划评价			
							日期/时间	计划完成情况与效果评价（完成/部分完成/未完成）	护士签名	护士长签名
	生活自理缺陷：与偏瘫、意识障碍、体力不支、认知虚弱、障碍有关	1. 患者卧床期间感到清洁舒适，生活需要得到满足。患者能进行自理活动，如梳头、洗脸、如厕、穿衣等 2. 患者恢复到原来的日常生活自理水平	1. 协助患者完成自理活动，鼓励患者寻求帮助 2. 将患者经常使用的物品放在易拿取的地方，以方便患者随时取用 3. 可以配备无线呼叫铃并放在患者手边，方便患者呼叫，以防止发生意外 4. 恢复期鼓励患者独立完成生活自理活动，以增进患者自我照顾的能力和信心，以适应回归家庭和社会的需要，提高生活质量 5. 卧床期间协助患者完成生活护理： （1）穿衣修饰自理缺陷：①指导患者穿衣时先穿患侧，后穿健侧，脱衣时先脱健侧，后脱患侧。②鼓励患者穿较宽松柔软的衣服，使穿脱方便和穿着舒服。③穿鞋不用系带的鞋，注意保护自尊。④给患者换衣裤时，注意保护自尊 （2）卫生/沐浴自理缺陷：①帮助患者完成晨、晚间清洁，指导患者洗脸、刷牙、漱口、梳头、剪指（趾）甲。②洗澡时需有家属在场，给予适当的帮助。③必要时给予床上擦浴，调节室温，关好门窗，给予适当的帮助。④出汗多时，反时擦洗，更换干净衣裤					1. 患者生活需要是否得到满足，床单位是否清洁、舒适 2. 患者自理能力是否得到提高，能进行哪些自理活动 3. 患者能否完全恢复日常生活自理能力		

续表

日期/时间	主要护理诊断（护理问题）	预期目标	护理措施	家护（医护）服务时间、频次	护士签名	患者家属签名	护理计划评价			
							日期/时间	计划完成情况与效果评价（完成/部分完成/未完成）	护士签名	护士长签名
			（3）如厕自理缺陷：①如厕时需有人陪护，给予必要的帮助。②手纸放在患者伸手可及之处，必要时帮助患者穿脱衣服。③如厕时注意安全，防止跌倒。④鼓励患者尽可能养成定时排便的习惯，保持大便通畅。⑤必要时给予便器，协助其在床上排便。 （4）进食自理缺陷：①保持进行食场所安静、清洁。②给患者充足的进食时间，进食速度宜慢。③有吞咽困难的患者，宜进半流质饮食或流质饮食。④对不能经口进食的患者必要时给予鼻饲质质饮食，并每天口腔护理2次。⑤尽可能鼓励患者用健侧手进食							
	清理呼吸道无效：与肺部感染、分泌物过多、咳嗽无力或疲乏有关	患者呼吸道通畅，表现为呼吸音清，呼吸正常并经治疗后能有效地咳出痰液	1. 保持室内空气新鲜，每天通风2次，每次15～30 min，并注意保暖 2. 保持室温在18～22 ℃，湿度50%～70%。如果患者有痰鸣音，鼓励患者咳嗽，及时吸出或抠出痰液的方法，及时吸出或抠出痰液 3. 指导患者进行体位引流，排痰前可协助患者翻身，拍背，拍背时要由下向上，由外向内 4. 遵医嘱使用抗生素，注意观察药物疗效和药物不良反应，有条件的可行雾化吸入和湿化吸氧，达到稀释痰液和抗感染的目的 5. 在患者心脏能耐受的范围内鼓励其多饮水					1. 听诊肺部呼吸音是否正常 2. 呼吸道是否通畅 3. 有无咳嗽，能否有效地咳出痰液 4. 呼吸困难的状况是否得到改善		

续表

日期/时间	主要护理诊断（护理问题）	预期目标	护理措施	家护（医护）服务时间、频次	护士签名	患者家属签名	护理计划评价			
							日期/时间	计划完成情况与效果评价（完成/部分完成/未完成）	护士签名	护士长签名
	肢体活动障碍：与偏瘫、意识障碍、神经肌肉障碍有关	1. 患者卧床期间生活需要得到满足 2. 患者在帮助下可以进行活动，如扶行、穿衣等 3. 患者达到最佳的自理水平，如进餐、洗脸、梳头等	1. 准确评估患者患肢的活动能力，与患者及家属共同制订护理计划 2. 指导家属将患肢置于功能位，防止足下垂、爪形手等后遗症 3. 鼓励患者积极锻炼患肢。及时协助和督促患者进行功能锻炼，根据病情按床上被动运动→床上主动活动→床边活动→下床活动的次序进行，循序渐进，做到活动强度适中，由大关节到小关节，被动运动的幅度由小到大，由大关节到小关节，持之以恒；按摩应以轻柔缓慢的手法进行 4. 教会患者、家属进行锻炼的方法 5. 活动时需有人陪护，防止受伤 6. 有条件的配合针灸、理疗等，促进肢体功能恢复 7. 鼓励患者进行生活自理活动，早日回归家庭和社会					1. 患者进行日常生活活动的能力是否提高 2. 患者肢体功能是否恢复，能否自行进行进餐、穿衣等，以及是否需要他人协助		

续表

日期/时间	主要护理诊断（护理问题）	预期目标	护理措施	家护（医护）服务时间、频次	护士签名	患者家属签名	护理计划评价			
							日期/时间	计划完成情况与效果评价（完成/部分完成/未完成）	护士签名	护士长签名
	活动无耐力：与卧床时间过长、身体虚弱、瘫痪肢体的肌肉发生失用性萎缩、休息、睡眠时间不足、缺乏活动力、精神抑郁有关	1. 完成日常活动 2. 逐渐增加活动量时身体无不适感 3. 患者能采取活动时节省体力的方法	1. 评估和记录患者对活动量的耐受水平 2. 监测生命体征的变化，患者锻炼时如出现呼吸和脉搏加快、出汗增多等症状，应适当限制活动量 3. 指导患者使用辅助设施，如床栏、扶手、拐杖、轮椅等帮助完成自理活动 4. 鼓励患者独立完成自理活动，增加患者的自我价值观 5. 与患者和家属共同制订护理计划，加强患肢康复锻炼，逐渐增加活动量，以达到增加其耐受水平的目的 6. 患者活动时，给予必要的帮助 7. 合理调节饮食结构，增加食物中蛋白质的含量					1. 患者的活动耐力是否较之前有所增加 2. 是否能独立完成自理活动		
	语言沟通障碍：与意识改变有关	1. 患者能进行有效的沟通 2. 患者能采取各种沟通方式表达自己的需要	1. 鼓励患者大声说话，患者进行尝试和获取成功时给予表扬 2. 注意观察患者非语言的沟通信息，体贴关心患者，避免挫伤患者自尊心 3. 指导患者使用肢体语言和手势语言等多沟通方式，以达到有效表达自己需求的目的 4. 对患者进行语言康复训练，利用图片、字画，以及儿童读物等，从简单开始，按照字→词→语段的顺序，循序渐进，教患者学说话，表达自己的需要 5. 与患者交流，鼓励患者多与家属、朋友交谈，树立战胜疾病的信心					1. 患者的沟通能力有无改善，是否能有效表达自己的需要 2. 患者是否能主动与人交谈		

续表

日期/时间	主要护理诊断（护理问题）	预期目标	护理措施	家护（医护）服务时间、频次	护士签名	患者家属签名	护理计划评价			
							日期/时间	计划完成情况与效果评价（完成/部分完成/未完成）	护士签名	护士长签名
	焦虑：与健康状况的改变在心理上造成威胁感，环境改变，经济负担过重的压力有关	1. 患者能采取应对焦虑的有效措施 2. 焦虑程度减轻或消失	1. 认识到患者的焦虑，承认患者的感受，对患者表示理解 2. 主动向患者介绍周围环境、人员情况，消除由于陌生环境造成的紧张感 3. 建立良好的人际关系，并设法为其解决实际需要，关心和安慰患者，了解患者的需要 4. 耐心解释病情，使之消除紧张心理，积极配合治疗。指导患者采取放松疗法，如缓慢地深呼吸、全身肌肉放松、听音乐、气功疗法等 5. 必要时遵医嘱使用抗焦虑药 6. 多联系、多沟通、达成社会、家庭与医院的相互配合 7. 尽量简化治疗方案，做到合理治疗、合理检查、合理护理					1. 患者能否正确叙说和采取减轻焦虑的方法 2. 焦虑程度是否减轻 3. 焦虑感是否消失		

日期/时间	主要护理诊断（护理问题）	预期目标	护理措施	家护（医护）服务时间、频次	护士签名	患者家属签名	护理计划评价			
							日期/时间	计划完成情况与效果评价（完成/部分完成/未完成）	护士签名	护士长签名
	舒适的改变：头痛，与颅内出血、水肿、颅内压增高有关	1. 患者叙述疼痛减轻 2. 患者叙述疼痛消失，感觉舒适	1. 安慰患者，消除其紧张、恐惧心理，鼓励患者树立战胜疾病的信心 2. 耐心向患者解释头痛的原因：颅内出血、水肿导致颅内压增高引起头痛，并向患者仔细解释疾病的发生、发展及转归过程，取得患者配合 3. 提供安静、舒适、光线柔和的环境，避免环境刺激，加重头痛 4. 指导患者使用放松术，如缓慢的深呼吸、全身肌肉放松等 5. 各项护理操作动作应轻柔，以免加重患者疼痛 6. 减少访视，保证患者充足的休息时间 7. 遵医嘱给予脱水剂（如甘露醇、呋塞米）和止痛剂 8. 给药半小时后观察头痛有无缓解，无缓解时应通知医师 9. 认真观察患者头痛的性质、持续时间、发作次数、程度及伴随症状等，并做好记录，报告医师					1. 患者能否述说头痛的性质、持续时间及伴随症状 2. 患者能否针对头痛采取正确的应对措施 3. 头痛是否减轻或消失		

续表

日期/时间	主要护理诊断（护理问题）	预期目标	护理措施	家护（医护）服务时间、频次	护士签名	患者家属签名	护理计划评价			
							日期/时间	计划完成情况与效果评价（完成/部分完成/未完成）	护士签名	护士长签名
	潜在并发症：脑疝，与颅内压增高有关	1. 避免脑疝的发生，或尽量减轻脑疝的症状、体征 2. 减轻脑疝对脑实质的损伤 3. 争取抢救时间，挽救患者生命	1. 严密监测生命体征，瞳孔和意识状态的变化，每1~2 h或遵医嘱监测并记录 2. 掌握脑疝的前驱症状：头痛、呕吐、血压升高，脉搏加快，呼吸不规则，意识障碍加重，一侧瞳孔散大等。发现异常情况，及时通知医师处理 3. 急性期患者绝对卧床休息，除呼吸、进食、排泄外，其他活动需严格禁止 4. 发现脑疝前驱症状，及时遵医嘱使用脱水剂 5. 使用脱水剂要绝对保证按时输入，以达到脱水、降颅压的作用 6. 在抢救过程中，注意保持呼吸道通畅，及时给予负压吸痰 7. 将头偏向一侧，防止呕吐物反流造成误吸 8. 呼吸无规律者，不宜频繁更换体位，可采取必要的措施防止压力性损伤的发生，如应用气垫床、软枕及按时翻身等					1. 生命体征及意识、瞳孔是否平稳 2. 有无脑疝的发生；抢救措施是否及时、得当		

续表

日期/时间	主要护理诊断（护理问题）	预期目标	护理措施	家护（医护）服务时间、频次	护士签名	患者家属签名	护理计划评价			
							日期/时间	计划完成情况与效果评价（完成/部分完成/未完成）	护士签名	护士长签名
	潜在并发症：上消化道出血，与应激性溃疡有关	1. 严密观察病情，防止发生失血性休克 2. 迅速给予止血，防止病情恶化 3. 使患者清洁、舒适，生活需要得到满足，避免发生再出血	1. 密切监测血压和脉搏，观察出血或休克的动态变化，必要时记录出入量。发现出血或休克表现，及时通知医师，并配合抢救。嘱患者绝对卧床休息，采取平卧头侧位，安慰患者，消除紧张心理，保持安静 2. 迅速建立静脉通路，遵医嘱给予补液 3. 准确及时执行医嘱，给予止血药物治疗，必要时输血；及时清理血迹和引流物，保持床单元整洁和皮肤清洁，及时更换干净衣物，并协助生活护理，关心患者，满足基本生活需要 4. 监测大便的性质、颜色、量，进行大便潜血试验检查，及时发现有无潜血 5. 观察患者有无头晕、黑便、呕血等失血性休克表现。协助医师完成各项检查 6. 做好饮食指导：急性出血期应禁食；恢复期应避免食用刺激性食物及含粗纤维多的食物					1. 患者病情是否迅速得到控制，是否有继续出血征象 2. 大便的颜色、性质，潜血试验结果是否正常 3. 患者的血压、脉搏、呼吸、尿量、神志、瞳孔、口唇、甲床是否正常		

续表

日期/时间	主要护理诊断（护理问题）	预期目标	护理措施	家护（医护）服务时间、频次	护士签名	患者家属签名	护理计划评价			
							日期/时间	计划完成情况与效果评价（完成/部分完成/未完成）	护士签名	护士长签名
	便秘：与绝对卧床休息，活动量减少，液体摄入量不足，饮食中缺乏粗纤维，不习惯床上排便有关	1. 患者能排出成形的软便 2. 患者能在家属的帮助下排便 3. 患者及其家属能讲述预防便秘的措施	1. 增加患者食物中的纤维素含量：介绍含各纤维素的食物种类，如带皮的新鲜水果和各种蔬菜（芹菜、韭菜等）；向患者说明含纤维素多的食物能促进肠蠕动，维持正常的肠道活动 2. 了解患者的饮食习惯和对各种食物的好恶，保证食物色、香、味俱全，增进患者的食欲 3. 开始食用粗纤维食物时应从少到多，逐渐增量，以免对肠道刺激而引起腹泻或肠梗阻 4. 给予充分的液体：根据病情，每天饮水1500～2000 mL；早餐前半小时喝一杯温开水，可刺激排便 5. 排便时不要太用力，可在排便用力时呼气，预防生命体征变化 6. 不习惯床上排便者，应向其解释病及需要在床上排便的理由；每天顺肠蠕动方向按摩腹部数次，以增加肠蠕动，促进排便 7. 遵医嘱给予大便软化剂或缓泻剂，必要时灌肠 8. 向患者及家属解释预防和处理便秘的必要措施，如饮食和活动，并强调预防的有效性和重要性；鼓励患者养成定时排便的习惯 9. 非急性期患者，在病情允许的范围内适当增加活动量					1. 是否能排出成形软便 2. 患者及其家属能否讲述预防便秘的措施并理解预防便秘的重要性		

第三节 帕金森病患者的护理

帕金森病又称震颤麻痹，是一种常见的运动障碍疾病，以静止性震颤、肌强直、运动减少和体位不稳为主要临床特征。

一、发病原因

病因至今不明，可能与以下因素有关。

1. 年龄老化

帕金森病主要发生于 50 岁以上的中老年人，男性稍多，40 岁以前极少发病，60 岁以上发病明显增多，提示此病可能与年龄老化有关。

2. 环境因素

环境中存在分子结构类似 1 - 甲基 - 4 - 苯基 - 1，2，3，6 - 四氢吡啶的某些工业毒物和农业毒物会造成发病。

3. 遗传

约 10% 的患者有家族史，包括常染色体显性遗传或常染色体隐性遗传。

4. 躯体疾病

脑炎、动脉硬化、颅脑外伤、脑梗或脑溢血、颅内肿瘤等病损，可导致帕金森病的发生。

5. 药物

某些药物，特别是抗精神病和抗抑郁药，有的可产生与震颤麻痹类似的临床症状或病理改变，这些情况统称为震颤麻痹综合征或帕金森病。

二、临床表现

起病多缓慢，且呈进行性发展，动作不灵活和震颤为疾病早期的首发症状。

1. 静止性震颤

多从一侧上肢开始，呈现有规律的拇指对掌和手指屈曲的不由自主震颤，类似"搓丸"样动作。有静止时明显震颤，动作时减轻，入睡后消失等特征，称静止性震颤。

2. 肌强直

肌强直是本病的主要特征之一，多从一侧上肢或下肢近端开始，逐渐蔓延至远端、对侧和全身肌肉，可表现为"面具脸"。还有"折刀样肌强直""铅管样肌强直""齿管样肌强直"，这是由于肌强直与静止性震颤叠加所致。

3. 运动减少

患者的随意运动减少、减慢。行走时起动和终止均有困难。精细动作很难完成，如系裤带、鞋带等。书写时表现为"写字过小征"。

4. 体位不稳

常见碎步、往前冲，称"慌张步态"。

三、辅助检查

辅助检查主要有功能显像诊断、生化检测、基因诊断、颅脑 CT、MRI、黑质超声（TCS）、DAT – PET 等。采用 PET（正电子发射扫描）对早期诊断有一定价值；采用高效液相色谱可检测到脑脊液和尿中高香草酸降低；基因诊断可发现突变。

四、治疗原则

以及早使用替代性药物和抗胆碱药物为主，辅以行为治疗，必要时手术治疗。

1. 药物治疗

治疗帕金森的药物主要包括：抗胆碱能药物，常用的是苯海索（安坦）、甲磺酸苯扎托品；金刚烷胺；左旋多巴；多巴胺受体激动剂，如溴隐亭等。

2. 外科治疗

可采用 γ – 刀治疗。

五、护理诊断

1. 躯体移动障碍　与黑质病变、锥体外系功能障碍所致震颤、肌强直、体位不稳、随意运动异常有关。

2. 自尊紊乱　与震颤、流涎、面肌强直等身体形象改变和言语障碍、生活依赖他人有关。

3. 知识缺乏　缺乏本病相关知识与药物治疗知识。

4. 营养失调　低于机体需要量，与吞咽困难、饮食减少和肌强直、震颤所致机体消耗量增加等有关。

5. 便秘　与消化道蠕动功能障碍或活动量减少等有关。

6. 语言沟通障碍　与咽喉部、面部肌肉强直，运动减少、减慢有关。

7. 家庭应对无效　与疾病进行性加重、患者长期需要照顾、经济或人力困难有关。

8. 思维过程改变　与环境的感知异常、行为形态异常或精神情绪异常有关。

9. 潜在并发症　外伤、压力性损伤、感染。

六、护理措施

1. 生活护理

（1）对于出汗多、皮脂腺分泌亢进的患者，可穿柔软、宽松的棉质衣服；勤换被褥衣服，勤洗澡。

（2）患者动作笨拙，应谨防进食时烫伤。端碗持筷困难者尽量选用不锈钢餐具，避免使用玻璃和陶瓷制品。

（3）行动不便、起坐困难者，应配备牢固且高度适中的坐便器、沙发或椅、床和床栏，以利于患者起坐时借力；配备手杖等必要的辅助设施；便携呼叫器置于患者床边；生活日用品固定放置于患者伸手可及处。

（4）卧床患者训练使用便器，协助床上大小便。定时翻身拍背，帮助饭后漱口，定时温水擦浴，保护好骨突处皮肤。

2. 运动护理

（1）尽量参与各种形式的活动，如散步、太极拳、床旁体操等，注意保持身体和各关节的活动强度与最大活动范围。

（2）对已出现的移动障碍更要有目的、有计划地锻炼，否则会加速功能衰退。如患者感到从椅子起立或坐下有困难，应每天做完一般运动后，反复练习起坐动作。

（3）本病会出现起步困难和步行时突然僵住，故步行时思想要放松，尽量跨大步伐；向前走时脚要抬高，双臂要摆动，目视前方不要目视地面；转弯时，不要碎步移动，否则会失去平衡；家人在协助患者行走时，不要强行拖拉患者；当患者感到脚粘在地上时，可告诉患者先向后退一步，再往前走，这样会比直接向前容易。

（4）晚期患者出现显著的运动障碍，要帮助患者活动关节，按摩四肢肌肉，注意动作轻柔，勿造成患者疼痛。

3. 心理护理

（1）创造良好的人际关系氛围，鼓励患者参加社交活动，并细心观察患者的心理反应，倾听内心感受，给予正确的信息和引导。

（2）鼓励患者保持良好的兴趣与爱好，培养和寻找新的简单易做的嗜好，使其减轻心理压力，保持良好心态。

（3）指导患者保持良好的自我形象，保护好患者的隐私。

4. 用药指导

告知患者本病需要长期或终身服药治疗，让患者了解常用的药物种类、用法、服药注意事项、疗效和不良反应的观察与处理。告诉患者长期服药过程中可能会突然出现某些症状加重或疗效减退，让患者了解什么是"开－关现象""剂末现象""晨僵现象""冻结现象"，以及如何处理。

（1）疗效观察：服药过程中要仔细观察震颤、肌强直和其他运动功能的改善程度，观察患者的起坐、走路及姿势改善情况，讲话的音调与流利程度，写字与手的操作能力等，以确定药物疗效。

（2）指导患者了解药物不良反应及其处理方法

①左旋多巴制剂：早期会有食欲减退、恶心、呕吐、腹痛、直立性低血压、失眠、不宁等不良反应，一般选择进食时服药或减少剂量，症状会逐渐消失；但当出现幻觉、妄想等严重精神症状时，应积极处理。长期服用左旋多巴制剂会出现运动障碍和症状波动等长期治疗综合征。运动障碍又称"异动症"，是舞蹈样或肌张力障碍样异常不随意运动，表

现为面、舌嚼动、怪相、摇头及双臂、双腿和躯干的各种异常运动，一般可在减量或停药后改善或消失；"开－关现象"一般与服药时间和剂量无关，不可预料，减少每次剂量，增加服药次数而每日总药量不变或适当加用多巴胺受体激动剂，减少左旋多巴用量，可以防止或减少发生；"剂末现象"与有效血浓度有关，可以预知，故增加每日总剂量并分开多次服用可以预防；"晨僵现象"是"剂末现象"的另一种表现形式，经调整用药时间和加大剂量可以克服；"冻结现象"可视为短时间的"开－关现象"，可试用多巴胺受体激动剂，而不需要变动剂量。

②抗胆碱能药物：常见不良反应为口干、眼花（瞳孔扩大）、少汗、便秘、排尿困难等，青光眼及前列腺肥大者忌用。

③金刚烷胺的副作用：有口渴、失眠、食欲不振、头晕、足踝水肿、视力障碍、心悸、精神症状等，有严重肾病者禁用。

④多巴胺受体激动剂：常见不良反应有恶心、呕吐、头晕、乏力、皮肤瘙痒、便秘，剂量过大时，可有精神症状、体位性低血压等。故服用多巴胺制剂治疗时，应从小剂量开始，逐步缓慢加量直至有效维持；服药期间尽量避免使用维生素 B_6、氯氮、利舍平、氯丙嗪、奋乃静等药物，以免降低药物疗效或导致体位性低血压；长期服用疗效减退时，应积极寻找和去除任何使病情加重的原因；出现症状波动和运动障碍时，应观察并记录如"开－关现象"等发生的次数和持续时间，以便为调整药物提供依据。

5. 饮食指导

（1）给予高热量、高维生素、低脂、适量优质蛋白的易消化饮食，并根据病情变化及时调整和补充各种营养素。鼓励患者多食新鲜蔬菜、水果、蜂蜜，及时补充水分，以利保持大便通畅，减轻腹胀和便秘；由于高蛋白饮食会降低左旋多巴类药物的疗效，故不宜盲目给予过多的蛋白饮食。

（2）进食或饮水时保持坐位或半卧位，集中注意力，并给予患者充足的时间缓慢进餐。对于流涎过多的患者可使用吸管吸食流汁；对于咀嚼能力和消化功能减退的患者应给予易消化、易咀嚼的细软、无刺激性的软食或半流食，少量多餐；对于咀嚼和吞咽功能障碍者应选用稀粥、面片、蒸蛋等精细制作的小块食物或黏稠不易反流的食物，并指导患者少量分次吞咽；对于进食困难、饮水反呛的患者要及时给予鼻饲，并做好相应护理，防止经口进食引起误吸、窒息或吸入性肺炎。

（3）根据病情需要，遵医嘱给予静脉补充足够的营养，如葡萄糖、电解质、脂肪乳等。

（4）了解患者吞咽困难的程度与每日进食情况，评估患者的营养状况改善与体重变化情况等。

七、健康宣教

（1）按医嘱正确服药，定期复查肝、肾功能、血常规，监测血压变化。

（2）坚持适当的运动和体育锻炼，根据气候天气调整室温、增减衣服，决定活动的方式、强度与时间；加强关节活动范围和肌力的锻炼；加强日常生活动作、平衡功能及语言功能的康复训练。

（3）注意安全，防止伤害事故发生。不要登高，避免操作高速运转的器械，外出时需人陪伴，尤其是精神智能障碍者应随身携带写有患者姓名、住址和联系电话的"安全卡片"，以防走失。

（4）生活有规律，保持心态平和，避免情绪紧张、激动。

（5）告知患者导致营养低下的原因、饮食治疗的原则与目的，指导其合理饮食和正确进食，保证足够营养供给。

（6）加强护理与病情观察，预防并发症。

八、护理服务计划与评价表（表3－3）

表3-3 帕金森患者护理服务计划与评价

姓名： 个人编号： 年龄： 性别： 诊断：帕金森 职工 □ 居民 □

日期/时间	主要护理诊断（护理问题）	预期目标	护理措施	家护（医护）服务时间、频次	护士签名	患者家属签名	护理计划评价			
							日期/时间	计划完成情况与效果评价（完成/部分完成/未完成）	护士签名	护士长签名
	躯体移动障碍：神经、肌肉受损；运动减少，随意运动减弱；肢体震颤与肌强直发作，运动障碍	1. 患者能够最大限度地保持运动功能 2. 患者能自主且安全地移动躯体	1. 评估活动能力的基础水平 2. 评估四肢有无震颤、强直及其程度 3. 给予足够的时间完成ADL（日常生活能力）训练，必要时给予帮助 4. 指导并协助患者活动；指导患者学会利用辅助设施（如床栏、拐杖、桌简等）自主移动躯体 5. 鼓励患者行走时保持正确姿势，摆动双臂并目视前方 6. 移开环境中的障碍物					1. 体位变化与躯体协调性的关系改善程度 2. 躯体活动障碍的适应性是否得到提高 3. 患者是否能够自主且安全地移动躯体		
	语言沟通障碍及咽喉及面部肌肉强直，运动减少、减慢	1. 患者能表达自己的需要 2. 建立有效的交流方式	1. 将便携传呼器及日常用品（手纸、水杯、眼镜等）放在患者伸手可及处 2. 给患者足够的时间表达清楚自己的需要 3. 不对患者说有损患者自尊的话（如结巴、说话含糊不清等） 4. 鼓励患者大声朗读，多参与亲友的交谈 5. 沟通时以减惑的态度对待患者 6. 必要时提供替代性的交流辅助工具，注意患者的身体语言所提供的信息					1. 患者书写与语言交流的能力是否得到改善 2. 患者能否表达自己的需要		

续表

日期/时间	主要护理诊断/问题（护理问题）	预期目标	护理措施	家护（医护）服务时间、频次	护士签名	患者家属签名	护理计划评价			
							日期/时间	计划完成情况与效果评价（完成/部分完成/未完成）	护士签名	护士长签名
	肌强直发作、运动障碍、姿势反射失调等。直立性低血压导致头晕或体位不稳	1. 患者不发生受伤、跌倒的状况 2. 提供安全、舒适的休养环境 3. 患者及其家属能讲述潜在的危险因素	1. 移开障碍物，路面防滑，厕所防滑，确保环境安全 2. 患者如厕下蹲及起步困难时，持续困难时，予以高位坐厕 3. 端碗、持筷困难时，备金属餐具 4. 从事日常活动时勿登高，勿操作高速运转的器械（年轻患者） 5. 运动锻炼时注意适宜的运动量与幅度，避免过度劳累 6. 必要时给予生活上的协助，如大小便、喂饭等日常生活能力协助，防止烫伤 7. 患者外出活动或洗浴时，应有人陪护在旁给予帮助 8. 指导患者学会使用辅助设施，如扶手、拐杖、桌椅、床栏等					1. 环境中潜在危险因素是否消除，如活动场所是否光线暗，地面滑，鞋子不合适等 2. 患者起步、起床、起站及持物情况是否得到改善 3. 监测患者病情，是否有跌倒受伤		

续表

日期/时间	主要护理诊断（护理问题）	预期目标	护理措施	家护（医护）服务时间、频次	护士签名	患者家属签名	护理计划评价			
							日期/时间	计划完成情况与效果评价（完成/部分完成/未完成）	护士签名	护士长签名
	知识缺乏：对病情的进展、预后，预防及治疗不了解	1. 患者及其家属能理解病情、病程及预后 2. 患者及其家属能够积极配合并参与治疗护理活动 3. 患者及其家属能够叙述饮食、运动、用药、等注意事项	1. 耐心解释疾病及其治疗情况，如起病慢，呈渐进性。治疗目的是缓解症状，预防并发症，延长寿命，提高生活质量，但无法阻挡病情的进展 2. 鼓励患者自我护理，进行生活自理能力训练，减少依赖他人 3. 与患者及其家属讨论常用药物不良反应及其注意事项 4. 对患者实施语言训练、饮食、活动及排泄等有关指导					1. 患者及其家属对疾病进展、预后及治疗护理措施的了解与掌握程度 2. 患者参与治疗护理活动的意识与态度		
	自尊紊乱：自身形象改变；生活依赖他人照顾	患者能够主动表达自己的感受，并积极实现自我价值	1. 鼓励患者表达并注意倾听其心理感受 2. 与患者讨论身体健康状态对自身的影响 3. 鼓励患者及其家属正确面对疾病，努力提供一切可能的支持系统 4. 纠正错误观念，提供正确信息 5. 教会患者必要的自我护理方法，努力提高自我护理能力，提高生活质量 6. 必要时提供隐蔽的环境，尤其是协助饮食、起居、排泄等生活护理时					1. 注意有关自我认知，自我评价的语言 2. 感受被接受及被尊重的程度 3. 支持系统是否有效		

续表

日期/时间	主要护理诊断（护理问题）	预期目标	护理措施	家护（医护）服务时间、频次	护士签名	患者家属签名	护理计划评价			
							日期/时间	计划完成情况与效果评价（完成/部分完成/未完成）	护士签名	护士长签名
	营养不足：低于机体需要量，吞咽困难	1. 患者能摄入足够的营养素 2. 患者能保持或恢复良好的营养状态	1. 进食时保持坐位或半坐位，集中注意力，并给患者充足的时间缓慢进餐 2. 给予高热量、低蛋白、制作精细的小块食物或糊状不易反流的食物 3. 根据患者所需，安排合理的饮食结构，增加不足部分营养素的摄入 4. 患者病情加重，震颤加剧及肌直发作后给予补充足够的营养 5. 必要时鼻饲流质，保证营养供给 6. 每周测体重1次，动态观察体重变化					1. 患者吞咽困难的程度（液体、固体、药物等），了解有无呛咳及反流 2. 患者营养及体重改善及情况变化情况		
	舒适的改变：肌肉痉挛、肌强直所致疼痛。自主神经功能紊乱致尿潴留、腹胀等	1. 患者疼痛减轻或消失，自感舒适 2. 患者二便通畅	1. 安慰、关心、体贴患者，避免情绪过分紧张 2. 按摩受累肌肉，必要时遵医嘱给予肌肉松弛剂或止痛剂 3. 给予含纤维素丰富的蔬菜、水果，鼓励患者多饮水，促进肠蠕动 4. 按摩腹部，鼓励多作腹部运动，必要时给予以缓泻剂 5. 养成良好的排便习惯并有效训练膀胱功能 6. 必要时给予以留置导尿管					1. 患者肌强直的程度是否减轻，持续时间长短及缩部位变化等 2. 患者大小便是否通畅		

第四节　重症肌无力患者的护理

重症肌无力是神经－肌肉传递障碍的自身免疫性疾病。临床表现为部分或全身骨骼肌易疲劳，常于活动后加重，休息后减轻。

一、发病原因

多数学者认为重症肌无力是细胞免疫依赖、体液免疫介导的自身免疫性疾病。认为本病是一种与胸腺异常有关的自身免疫性疾病，还可能与某些遗传因素有关。

二、临床表现

本病的患病率约为 5/10 万，任何年龄均可发病，成人有两个发病高峰：第 1 个高峰为 20～40 岁，以女性多见；第 2 个高峰为 40～60 岁，以男性多见，多伴胸腺瘤。本病发病诱因多为感染、精神创伤、过度疲劳、妊娠、分娩等，这些因素也可使病情加重甚至诱发重症肌无力危象。

根据疾病侵犯部位及受累程度，临床上常采用 Osserman 分型法进行分型。

Ⅰ. 眼肌型：病变限于眼外肌，表现为上睑下垂、复视。对药物治疗的敏感性较差但预后好。

ⅡA. 轻度全身型：从眼外肌开始逐渐波及四肢和延髓肌肉，呼吸肌常不受累，生活能自理。

ⅡB. 中度全身型：四肢肌群中度受累，常伴眼外肌受累，并有咀嚼、吞咽及构音困难。对药物治疗反应一般，生活自理有一定困难。

Ⅲ. 重度激进型：发病急，多于 6 个月内达到高峰，常出现延髓肌肉瘫痪和肌无力危象，死亡率高。

Ⅳ. 迟发重症型：潜隐性起病，缓慢进展，多在起病半年至 2 年内由ⅡA、ⅡB 型发展而来，有延髓麻痹和呼吸肌麻痹。常合并胸腺瘤，预后差。

Ⅴ. 伴肌萎缩型：起病半年内即出现肌萎缩。

患者如果急骤发生呼吸肌严重无力，以致不能维持正常换气功能时，称为 MG 危象。

三、辅助检查

辅助检查主要有疲劳试验（Jolly 试验）、抗胆碱酯酶药物试验、依酚氯铵试验、新斯的明试验、胸腺 CT、AchR 抗体测定、肌电图测定、重复电刺激等。疲劳试验令肌肉短时间内重复收缩，若出现无力或瘫痪，休息后可恢复为阳性；AchR 抗体测定常用放射免疫法和酶联免疫吸附测定；重复电刺激检查中，约 80% 患者低频刺激可出现阳性。

四、治疗原则

1. 药物治疗

（1）抗胆碱酯酶药物：常用的有溴化新斯的明、溴吡斯的明、安贝氯铵口服，若发生毒蕈碱样反应如呕吐、腹痛等，可用阿托品0.5 mg对抗。同时可辅用氯化钾、麻黄碱，有加强抗胆碱酯酶药疗效的作用。

（2）糖皮质激素：常选用泼尼松口服。应注意减量，勿过快导致"反跳现象"，此外，还需注意部分患者在激素治疗早期可出现呼吸肌麻痹，同时注意补充钾和钙。

（3）免疫抑制剂：首选硫唑嘌呤、环磷酰胺、环孢素，治疗期间应注意复查血象，一旦发现血白细胞低于4×10^9/L，应停用上述药物，此外需注意肝肾功能的变化。

2. 危象的处理

保持呼吸道通畅，预防肺不张和呼吸道感染等并发症。根据危象类型进行对症治疗。

（1）肌无力危象：为最常见的危象，由抗胆碱酯酶药物剂量不足所致。依酚氯铵试验有助于诊断，如果注射依酚氯铵后症状减轻，则应增加抗胆碱酯酶药剂量。

（2）胆碱能危象：由抗胆碱酯酶药物过量所致。患者肌无力加重同时有肌束震颤和毒蕈碱样反应。如果静脉注射依酚氯铵，症状加重，则立即停用抗胆碱酯酶药物，等药物排出后重新调整剂量，或改用糖皮质激素。

（3）反拗危象：由于患者对抗胆碱酯酶药物不敏感所致，依酚氯铵试验无反应。此时应停用抗胆碱酯酶药物而用输液维持，经过一段时间后，若对抗胆碱酯酶药物敏感可重新调整剂量，也可改用其他治疗方法。

五、护理诊断

1. 生活自理缺陷　与眼外肌麻痹、眼睑下垂或四肢无力、运动障碍有关。

2. 营养失调　低于机体需要量，与咀嚼无力、吞咽困难致摄入减少有关。

3. 潜在并发症　重症肌无力危象、呼吸衰竭、吸入性肺炎。

4. 语言沟通障碍　与咽喉、软腭及舌肌受累或气管切开等所致构音障碍有关。

5. 恐惧　与呼吸肌无力、呼吸肌麻痹、濒死感或害怕气管切开有关。

6. 清理呼吸道无效　与咳嗽无力及气管分泌物增多有关。

六、护理措施

1. 活动与休息指导

指导患者充分休息，避免疲劳。宜选择清晨、休息后或肌无力症状较轻时进行活动，且应自我调节活动量，以省力和不感到疲劳为原则。

2. 生活护理

肌无力症状明显时，应协助做好洗漱、进食、个人卫生等生活护理，保持口腔清洁，防止外伤和感染等并发症。

3. 饮食指导

给予高蛋白、高维生素、高热量、富含钾和钙的软食或半流，避免干硬或粗糙食物。指导患者在进餐前充分休息或在服药后15～30 min产生药效时进餐。用餐过程中如患者因咀嚼肌无力感到疲劳，很难连续咀嚼，应让患者适当休息后再继续进食，鼓励少量慢咽，不要催促患者。咽喉、软腭和舌部肌群受累出现进食呛咳、无法吞咽时，应尽早放置胃管给予鼻饲流质；有条件的准备吸痰器、气管切开包，防止误吸和窒息。

4. 营养支持

了解患者每日进食情况，评估其营养状况，必要时遵医嘱静脉补充足够营养。

5. 保持呼吸道通畅和供氧

鼓励患者咳嗽和深呼吸，抬高床头，清除口鼻分泌物，必要时给予吸痰、吸氧。

6. 病情监测

密切观察病情，注意呼吸频率与节律改变，观察有无呼吸困难加重、发绀、咳嗽无力、腹痛、瞳孔变化、出汗、唾液或喉头分泌物增多等现象。

7. 用药护理

本病病程长，需长期服药治疗，告知患者常用药物的治疗方法、不良反应与服药注意事项，避免因服药不当而诱发肌无力危象和胆碱能危象。

（1）用抗胆碱酯酶药物治疗时，宜自小剂量开始，用药间隔时间尽可能延长，如剂量不足可缓慢加量，防止出现胆碱能危象。抗胆碱酯酶药必须按时服用，有咀嚼和吞咽无力者应在餐前 30 min 口服，有感染或处于月经前和应激状态时，常需增加药量。

（2）糖皮质激素可通过抑制免疫系统而起作用，在大剂量冲击治疗期间，大部分患者在用药早期（2 周内）会出现病情加重，甚至发生危象，应严密观察呼吸变化。长期服药者，要注意有无消化道出血、骨质疏松、股骨头坏死等并发症。摄入高蛋白、低糖、高钙、含钾丰富的饮食，必要时服用制酸剂，保护胃黏膜。

（3）使用免疫抑制剂如硫唑嘌呤等，应定时检查血象，并注意肝肾功能变化。

（4）禁止使用对神经－肌肉传递阻滞的药物，如氨基糖苷类抗生素（庆大霉素、链霉素、卡那霉素、阿米卡星等）、奎宁、普鲁卡因胺、普萘洛尔、氯丙嗪及各种肌肉松弛剂（氨酰胆碱、氯化琥珀胆碱）等，以免加重病情，使肌无力加剧。

七、健康宣教

（1）保持乐观情绪，生活有规律。

（2）按医嘱正确服药，避免漏服、自行停服和更改药量，外出时应随身携带药物与治疗卡。

（3）注意根据季节、气候增减衣服，预防受凉、感冒。

（4）合理饮食，保证足够营养供给。

（5）重视午后休息，保证充足的睡眠，避免疲劳、感染（尤其是妊娠、分娩、月经期）、情绪抑郁和精神创伤。

（6）病情加重时及时就诊。

八、护理服务计划与评价表（表 3－4）

表3－4 重症肌无力患者护理服务计划与评价

姓名： 性别： 职工□ 居民□

年龄： 个人编号： 诊断：重症肌无力

日期/时间	主要护理诊断（护理问题）	预期目标	护理措施	家护（医护）服务时间、频次	护士签名	患者家属签名	护理计划评价			
							日期/时间	计划完成情况与疗效评价（完成/部分完成/未完成）	护士签名	护士长签名
	活动无耐力：与神经－肌肉传递障碍有关。肌肉萎缩、活动能力下降、呼吸困难，与氧供需失衡有关	1. 患者能够保持最佳活动水平，表现为心率、活动时心率、血压正常，气促、虚弱和疲乏消失 2. 患者能在发病时采取正确的应对方法、节省体力	1. 在急性期，鼓励患者充分卧床休息 2. 将患者经常使用的日常生活用品（如卫生纸、茶杯等）放在患者容易拿取的地方 3. 根据病情或患者的需要协助其日常生活活动，以减少能量消耗 4. 将便器放在床旁，以方便患者拿取 5. 鼓励患者树立信心，尽可能进行日常生活自理活动 6. 指导患者使用床栏、扶手、拐杖、助行器等辅助设施，以节省体力和避免损伤 7. 鼓励患者在能耐受的活动范围内，坚持身体活动					1. 患者能够保持最佳活动水平（如自己洗脸、穿衣、如厕等），不发生气促、胸闷、疲乏、无力 2. 患者能否讲述和采用正确的节省体力的方法		
	废用综合征：与神经－肌肉传递障碍导致活动减少有关	1. 尽量避免发生骨骼肌萎缩 2. 减轻肌萎缩程度	1. 与患者和家属共同制订活动计划，取得他们的积极配合 2. 给患者和家属讲解活动的重要性，指导患者和家属对受累肌肉进行按摩和被动/主动运动，防止肌肉萎缩 3. 用温水擦洗受累肌肉或肢体，刺激受累肌肉，防止肌肉萎缩 4. 患者活动时，注意保持周围环境安全，无障碍物，路面防滑，以防跌倒、路面防滑，防止意外					1. 是否发生肌肉萎缩，记录肌肉萎缩部位的程度 2. 患者的活动水平是否有所提高		

日期/时间	主要护理诊断（护理问题）	预期目标	护理措施	家护（医护）服务时间、频次	护士签名	患者家属签名	护理计划评价			
							日期/时间	计划完成情况与效果评价（完成/部分完成/未完成）	护士签名	护士长签名
	吞咽障碍：神经肌肉障碍；吸吐反射减弱或消失；咀嚼肌、咽肌肌力减弱，感知障碍	1. 患者维持适当的营养，表现为体重稳定 2. 患者不发生窒息 3. 患者能叙述出防止呕吐和窒息的恰当体位，进食物种类和安全环境 4. 患者及照顾者能叙述发生呛咳的应急措施	1. 选择软饭或半流质，避免粗糙干硬、辛辣等刺激性食物，易少量多餐 2. 吃饭或饮水时保持端坐，头稍微前倾的姿势。若食物滞留，鼓励患者把头向健侧、头稍微向患侧的一侧清除残留的食物或患者漱口汤，让食物向咽下 3. 给患者提供充足的进餐时间：喂饭速度要慢，每次喂食量要少，交替喂液体和固体食物，让患者充分咀嚼，吞咽后再继续喂；喂食量以每汤匙的1/3为宜，喂水以汤匙的1/2～2/3为宜；药片喂碎后制成糊状再喂药 4. 在进餐前提供适当的休息并保持环境安静、舒适；进餐时，避免进行任何活动，如电视、收音机等散注意力的因素，减少讲话 5. 患者不能经口进食时，遵医嘱给予营养支持或鼻饲 6. 患者误吸液体时，上身稍前倾，头稍微低于胸口，并注意及时用温水擦洗，协助漱口 7. 有条件的配备吸痰器或用注射器吸引；指导家属学会海姆立克急救法					1. 患者体重是否减轻，皮肤弹性是否恢复，营养是否达到机体需要量 2. 是否发生呕吐、窒息、反呛 3. 误吸时是否能采取正确的应对措施 4. 患者或家属能否叙述出防止呛咳和窒息的恰当方法		

续表

日期/时间	主要护理诊断（护理问题）	预期目标	护理措施	家护（医护）服务时间、频次	护士签名	患者家属签名	护理计划评价			
							日期/时间	计划完成情况与效果评价（完成/部分完成/未完成）	护士签名	护士长签名
	知识缺乏：对健康情况不了解，对病情及治疗不了解；知识理解力、知识水平有限；不良的心理状态影响疾病学习，如焦虑、否认疾病或失望；缺乏指导	1. 患者及家属能熟悉疾病的性质、病情现状、治疗和护理方法 2. 患者及家属能掌握药物的作用与不良反应	1. 评估患者的文化程度、学习能力，针对患者的具体情况，与患者共同制订学习计划 2. 为患者提供安静、便捷的学习环境和途径；合理安排患者的学习时间 3. 讲述疾病的内容要易懂，避免内容太多，以免患者疲劳，对患者取得的成绩应及时给予肯定和鼓励 4. 耐心讲解疾病的名称、病情的现状、进展及转归，并鼓励患者及家属提出问题 5. 仔细讲解治疗药物的名称、药物的用法、作用和不良反应					1. 患者是否能熟练说出疾病的名称、病情及治疗和护理方法 2. 患者能否掌握药物的作用与不良反应 3. 患者是否精神饱满、情绪稳定、学习动力和愿望强烈		

第五节　废用综合征患者的护理

废用综合征是指患者因长期卧床不活动，或活动量不足及各种刺激减少，全身或局部的生理功能衰退，出现了关节挛缩、肺部感染、压力性损伤、深静脉血栓、便秘、肌肉萎缩、肺功能下降，甚至智力减退等症状。

一、发生原因

（1）由各种原因造成的长期卧床。
（2）外伤或原发病导致运动障碍。
（3）因严重的感觉障碍引起刺激减少而致活动减少。
（4）各种骨关节疾病使肢体活动范围减少。
（5）老年人。

二、临床表现

1. 肌肉的废用性萎缩

抗重力的下肢肌肉比上肢肌肉更易无力及萎缩；完全不运动的肢体，等长肌力每天下降1%～3%，每周下降10%～20%；如完全不动，3～5周肌力下降50%。

2. 骨质疏松

由于骨骼缺乏负重、重力影响及肌肉活动刺激，使骨质反应增加。由于长期不活动，影响内分泌系统，导致钙排泄增加。

3. 肌肉、关节挛缩废用综合征

是由于肌肉、关节及软组织缺乏活动或被动活动受限所致。

4. 直立性低血压

患者长期卧床，动脉压力感受器的调节机制发生障碍，使得在改变体位时出现一系列脑缺血症状，如头晕、耳鸣、眼花、恶心，甚至神志丧失。

三、辅助检查

辅助检查主要有神经科常规检查、废用部位的对症检查等。

四、治疗原则

1. 废用性肌萎缩

（1）每日进行几秒钟机体最大肌力的20%～30%的锻炼，如做1 s肌肉最大肌力的50%的锻炼更有效。
（2）加强营养支持。

（3）神经肌肉电刺激也可预防。

2. 关节挛缩疼痛、痉挛

及早开始并坚持进行关节全范围的被动运动、辅助主动运动能起到较好的预防作用。对已形成的挛缩畸形，主要是进行达拉治疗，配合温热疗法，逐渐增加关节的活动范围。

3. 废用性骨质疏松

骨质疏松治疗的三大原则是补钙、运动疗法和饮食调节。长期缺乏负重及肌肉活动等刺激，可使骨钙严重丢失。而运动可以调节神经内分泌，促进钙的吸收和利用。主要是负重运动，包括跑步、行走、举重等。如果患者不能进行自行站立，可帮助患者靠在墙上，保持 70°～90°站立至少 30 min。也可以在平行杠内站立或行走或借助支具站立或行走。

4. 体位性低血压的防治

定时变换体位，开始时动作要缓慢，以后可逐渐提速。平卧时，使头略高于脚，然后逐步抬高上身，从 15°、30°、45°直到 90°，以患者能耐受为度。对健侧肢体、躯干及头部做阻力运动，增加心搏出量。

5. 深静脉血栓

由于长期卧床或下肢瘫痪者的血流缓慢，容易形成静脉血栓，而深部的静脉血栓一旦脱落则易造成肺或脑栓塞。预防办法是使用弹性绷带促进静脉血液回流，早期活动肢体，抬高下肢位置。

6. 压力性损伤

定时变换体位，保持皮肤清洁干燥，适当进行肢体被动活动，局部减压。

7. 其他功能障碍

如心脏功能、呼吸功能、泌尿功能、消化功能、内分泌、代谢功能、精神及认知功能的改变，都是废用综合征的全身异常表现。

五、护理诊断

1. 有废用综合征的危险　与长期卧床，全身或局部的生理功能衰退有关。
2. 躯体移动障碍　与长期卧床肌肉、关节及软组织缺乏活动或被动活动受限所致。
3. 营养失调　低于机体需要量。
4. 并发症　坠积性肺炎、直立性低血压、压力性损伤。

六、护理措施

（1）指导患者对没受影响的肢体实施主动的全关节活动的锻炼，对患肢实施被动的全关节活动的锻炼及从主动的全关节活动的锻炼到功能性的活动要求逐渐进行。

（2）讲解活动的重要性，鼓励患者使用健侧手臂从事自我照顾的活动，并协助患侧被动活动；卧床期间协助患者生活护理，帮助交换身体姿势，从一侧翻向另一侧；鼓励做深呼吸和控制咳嗽的练习；鼓励适当使用辅助器材。

（3）根据患者的病因制订相应的饮食护理措施及计划，鼓励适当活动以增加营养物质的代谢和作用，从而增加食欲，保持患者的饮食营养健康。

（4）便秘患者要多食纤维素丰富的食物及水果；鼓励每天多喝水，至少 1500 mL 的液体，如水、汤、饮料等；保持适当的活动以刺激肠蠕动促进排便；同时嘱患者避免排便时用力，以预防生命体征发生变化。

（5）勤翻身叩背，保持皮肤完整，预防坠积性肺炎及压力性损伤。

（6）更换体位勿过急，防止体位性低血压的发生。

七、健康教育

（1）为了防止肌力下降及肌萎缩，鼓励患者每天要坚持做被动、主动活动，锻炼肌肉。

（2）静卧 12 周的患者，为避免骨质疏松，鼓励患者做主动、被动活动，注意补充含钙食物及药物。

（3）坚持适当的运动和体育锻炼，加强关节活动范围和肌力的锻炼；加强日常生活动作、平衡功能的康复训练。

（4）注意安全，防止伤害事故发生；保持心态平和，避免情绪紧张、激动。

（5）加强护理与病情观察，预防并发症。

八、护理服务计划与评价表（表3－5）

表 3-5 废用综合征患者护理服务计划与评价

姓名：　　　　　个人编号：　　　　　年龄：　　　　　性别：　　　　　诊断：废用综合征　　　　　职工 □　　居民 □

日期/时间	主要护理诊断（护理问题）	预期目标	护理措施	家护（医护）服务时间、频次	护士签名	患者家属签名	护理计划评价			
							日期/时间	计划完成情况与效果评价（完成/部分完成/未完成）	护士签名	护士长签名
	废用综合征：与长期卧床、肌肉，关节或局部的生理功能衰退有关	1. 保持关节的功能位 2. 防止、避免肌肉萎缩	1. 与患者和家属共同制订护理计划，取得他们的积极配合 2. 给患者和家属讲解活动的重要性，指导患者和家属对受累肌肉进行按摩和被动、主动运动，防止肌肉萎缩 3. 用温水擦洗受累肌肉或肢体，刺激受累肌肉，防止肌肉萎缩 4. 患者活动时，注意保持周围环境安全，无障碍物，以防跌倒、路面防滑					1. 是否发生肌肉萎缩及肌肉萎缩部位 2. 患者的活动水平是否有所提高		
	躯体移动障碍：与长期卧床、肌肉，关节及软组织活动缺乏活动或被动活动有关	1. 患者卧床期间生活需要得到满足 2. 患者在帮助下可以进行活动	1. 准确评估患者患肢的活动能力，与患者共同制订护理计划 2. 将患肢置于功能位，防止足下垂、爪形手等后遗症 3. 鼓励患者积极锻炼患肢，对于所取得的成绩予以肯定和表扬，及时协助和督促患者进行功能锻炼，根据病情按床上被动运动→床上主动运动→床边活动→下床活动的次序进行活动，循序渐进，做到运动强度适中，由小到大，由大关节到小关节之以恒，被动运动的幅度由小到大，由大关节到小关节；按摩应以轻柔手法进行 4. 教会患者及家属进行锻炼的方法 5. 活动时需有人陪护、理疗等，防止受伤 6. 有条件的可配合针灸、理疗等，促进肢体功能恢复 7. 鼓励患者进行生活自理活动，尽快回归家庭和社会					1. 患者进行日常生活的活动能力是否提高 2. 患者肢体功能是否恢复，能否自行进餐、洗脸、穿衣等		

续表

日期/时间	主要护理诊断（护理问题）	预期目标	护理措施	家护（医护）服务时间、频次	护士签名	患者家属签名	护理计划评价			
							日期/时间	计划完成情况与效果评价（完成/部分完成/未完成）	护士签名	护士长签名
	营养失调：低于机体需要量	1. 患者体重维持较理想 2. 面色红润，皮肤弹性好	1. 提供高蛋白、高维生素、高脂肪、易消化、无刺激的饮食，并嘱患者少吃多餐，以维持机体能量 2. 合理计划患者休息与训练，减少不必要的活动以降低消耗 3. 饭前、饭后进行口腔护理，促进患者食欲 4. 创造舒适、和谐的进餐环境，协助需要帮助的患者进食 5. 进食前安排患者休息，以保存体力 6. 提供色、香、味皆适宜的多样化食物，提高患者食欲 7. 鼓励家属提供符合患者口味营养食物					1. 患者体重情况，每周测体重 2. 监测营养状况，如人血白蛋白和血红蛋白水平		
	并发症：坠积性肺炎	1. 患者咳嗽或咳痰后呼吸平稳，呼吸道通畅 2. 患者掌握有效的排痰技巧	1. 有条件的监测痰培养 2. 观察患者咳嗽的性质，痰液的颜色、量、性质和气味 3. 指导并鼓励患者有效地咳痰，具体方法是让患者尽量取坐位或半坐位，用力保持张口，先进行几次深呼吸，然后再深吸气后屏气2次促进的咳嗽，将痰从深部咳出。必要时吸痰 4. 保持空气清新，温度在18~22 ℃，湿度在50%~70%，避免烟雾及灰尘的刺激，若患者吸烟，劝其戒烟					1. 患者能否有效地将痰咳出，保持呼吸道通畅 2. 患者是否掌握了有效的排痰技巧		

续表

日期/时间	主要护理诊断（护理问题）	预期目标	护理措施	家护（医护）服务时间、频次	护士签名	患者家属签名	护理计划评价			
							日期/时间	计划完成情况与效果评价（完成/部分完成/未完成）	护士签名	护士长签名
			5. 指导患者采用体位引流法促进痰液排出，每日 1~3 次，每次 15~30 min，体位引流应在餐前 1 h 进行，引流时注意观察患者的反应，严防窒息。对年老体弱者应慎用 6. 缺氧明显者给予吸氧 7. 痰液黏稠者有条件的可行气道雾化；鼓励患者多饮水帮助排痰 8. 观察药物疗效及不良反应						
	并发症：直立性低血压	1. 患者定时变换体位，动作要缓慢 2. 加强四肢主动或被动运动	1. 更换体位时动作缓慢，勿过急 2. 平卧时，头高于足 3~5 cm，随着病情稳定，逐渐抬高。每日 3 次，每次以患者能耐受为准 3. 适应性四肢主动或被动运动，抑制过度的交感神经兴奋，改善血液循环 4. 给予交感神经刺激，保持肾素产生，改善血容量，增强血管收缩力 5. 深呼吸运动可刺激反射性血管收缩，所压高者禁忌 6. 健侧肢体、躯干、头部做阻力运动，增加心搏出量，刺激循环反射，推动内脏及下肢血液回流 7. 按摩皮肤，冷水摩擦 8. 下肢、腹部酌情使用弹力绷带					护理干预后减少或避免发生直立性低血压		

第六节　慢性阻塞性肺气肿患者的护理

阻塞性肺气肿是指终末细支气管远端的气道弹性减退，过度膨胀、充血和肺容量增大，并伴有气道壁破坏。临床上将具有气道阻塞特征的慢性支气管炎和肺气肿统称为慢性阻塞性肺疾病，简称 COPD。

一、发病原因

（1）吸烟为重要的发病因素。

（2）感染是 COPD 发生发展的重要因素，主要是病毒感染与细菌感染。

（3）大气污染所致，包括二氧化硫、二氧化氮、氯及臭氧等的慢性刺激。

（4）职业粉尘和化学物质。

（5）冷空气刺激、气候突然变化等，使呼吸道黏膜的防御能力减弱，易发感染。

（6）与遗传因素有关，如 α1 - 抗胰蛋白酶缺乏，与肺气肿的发生有密切关系。

二、临床表现

1. 症状

（1）早期在气候寒冷或突变时发生咳嗽且轻微，病重则四季都咳嗽。晨间咳嗽较重，痰多为白色黏液或泡沫状，当感染时，痰量增多，往往清晨起床或体位变动时较明显。喘息型慢性支气管炎有支气管痉挛，可有喘息。表现为咳、痰、喘、炎四症。

（2）慢性支气管炎反复急性发作不断加重形成阻塞性肺气肿。除慢性支气管炎症状外，主要症状为逐渐加重的呼吸困难。发生感染时胸闷、气急、发绀、呼吸困难明显加重。晚期可出现呼吸衰竭。

（3）出现疲劳、食欲不振和体重减轻等全身症状。

2. 体征

（1）慢性支气管炎症状：慢性支气管炎急性发作时，肺啰音可增多。喘息型慢性支气管炎发作时，可闻及哮鸣音。

（2）典型肺气肿体征：胸廓呈桶状；呼吸运动减弱，两侧语颤减低；叩诊过清音，心浊音界缩小，肝上界下移；呼吸音减弱，呼气延长，心音遥远。晚期因呼吸困难可表现为身体前倾，常呈缩唇呼吸。

（3）并发症：自发性气胸、肺部感染、呼吸衰竭等。

三、辅助检查

辅助检查主要有血液检查、血气分析、X 线检查、肺功能检查等。细菌感染时，白细胞增高、核左移及中性粒细胞比例增多。

阻塞性肺气肿感染加重时，可有 PaO_2 下降、$PaCO_2$ 升高；早期胸片可无变化，逐渐可见肺纹理增多、紊乱，两下肺较明显；肺功能检查是判断气流受限的主要客观指标，对COPD 诊断、严重程度评价、疾病进展、预后及治疗反应等有重要意义。

四、治疗原则

1. 缓解期治疗

（1）劝导患者戒烟，避免诱发因素，加强锻炼，增强体质。

（2）药物以预防和减轻症状为主。如沙丁胺醇气雾剂每次 1~2 喷，帮助支气管扩张。

（3）给予低流量吸氧，1~2 L/min，吸氧时间 >15 L/d。

2. 急性发作期治疗

以控制感染为主，适当应用祛痰、镇咳、解痉和平喘药物。

（1）应根据致病菌的性质及药物敏感程度选择合适的抗生素，以控制感染。

（2）急性发作期的患者可考虑应用皮质激素治疗。

（3）痰液黏稠者可采用雾化吸入，雾化液中可加入抗生素及痰液稀释剂。对老人、体弱者及痰多者，不应使用强镇咳剂，如可卡因等。

（4）根据血气分析调整吸氧的方式和氧浓度。一般给予鼻导管、低流量（1~2 L/min）、低浓度（28%~30%）持续吸氧，应避免吸入氧浓度过高引起 CO_2 潴留。

五、护理诊断

1. 气体交换受损　与呼吸道阻塞、呼吸面积减少引起的通气和换气功能障碍有关。

2. 活动无耐力　与肺功能下降引起慢性缺氧、活动时供氧不足有关。

3. 清理呼吸道无效　与呼吸道分泌物增多、痰液黏稠及支气管痉挛有关。

4. 知识缺乏　缺乏阻塞性肺气肿的保健知识。

5. 营养失调　与呼吸道感染致消耗增加而摄入不足有关。

六、护理措施

1. 一般护理

（1）环境：居住环境应阳光充足，空气新鲜，室内通风良好，温度保持在 18~22 ℃，相对湿度保持在 55%~70%。室内空气通风每日 2 次。

（2）饮食：给予高蛋白、高热量、高维生素、易消化的低盐饮食，忌辛辣刺激性、产气性食物。鼓励患者多饮水，每日饮水量在 1500 mL 以上。

（3）休息：急性发作期伴有喘息时，应卧床休息，取坐位（如无禁忌）或半卧位；恢复期患者，指导和协助患者进行咳嗽训练。

（4）心理护理：由于病程长，反复发作，患者易产生焦虑、烦躁、不安情绪，要主动与患者沟通，耐心倾听，及时了解患者的心理变化。共同制订和实施护理计划，增强长期治疗的信心，逐步提高自我管理的能力。呼吸窘迫发生时，陪伴并安慰患者，做好心理护理，同时做好家人及亲友工作，指导他们及时给予患者精神安慰。

2. 专科护理

（1）保持呼吸道通畅：发作期的患者呼吸道分泌物增多、痰液黏稠不易咳出，严重时可因痰液阻塞而引起窒息，应及时协助患者清除呼吸道分泌物，包括深呼吸和有效咳嗽、胸部叩击、体位引流、雾化吸入等。注意观察和记录痰液的颜色、性质和量，保持室内空气流通，禁止在患者室内吸烟。

（2）氧疗：Ⅰ型呼吸衰竭患者根据病情需要给予氧气吸入，依据缺氧程度调节氧流量，但应避免长时间高浓度吸氧，以防氧中毒。Ⅱ型呼吸衰竭患者给予持续低流量吸氧，$1 \sim 2$ L/min。保持吸氧管通畅，鼻腔黏膜干燥时可用棉签蘸水湿润鼻黏膜，每天更换湿化瓶，每周更换鼻导管。及时了解氧疗效果，做好记录。

（3）用药护理：遵医嘱应用抗感染、止咳、祛痰、平喘等药物，观察疗效和不良反应。

（4）呼吸功能锻炼：患者急性症状控制后应尽早进行呼吸功能锻炼，如缩唇呼吸、腹式呼吸法。

①缩唇呼吸训练。避免小气道过早关闭，改善肺泡有效通气量。吸气：呼气为1:2或1:3，深吸慢呼，每分钟$7 \sim 8$次。每日训练2次，每次$10 \sim 15$ min。训练方法：让患者用鼻吸气，然后通过半闭的口唇慢慢呼气，呼气时腹部内陷，胸部前倾，将口唇缩成吹笛子状，气体经缩窄的口唇缓慢呼出，边呼气边数数，数到7后做一个"扑"声，将气体全部呼出。

②腹式呼吸训练。通过腹肌的主动舒张与收缩加强腹肌训练，可使呼吸阻力减低，肺泡通量增加，提高呼吸效率。训练方法：a. 患者取半卧位、立位或平卧位，使腹肌放松；b. 照护人员或家属将双手放在患者腹部肋弓下方，嘱患者用鼻吸气，吸气时，腹部向外膨起，顶着照护人员或家属的双手，屏气$1 \sim 2$ s以使肺泡张开；c. 呼气时，照护人员或家属用手在患者肋弓下方轻轻施加压力，同时让患者用口慢慢呼出气体；d. 照护人员或家属与患者一起练习几次后，让患者将自己的手放在肋弓下方进行练习，患者学会后，嘱患者每小时练习$2 \sim 3$次。

七、健康教育

（1）做好卫生宣传教育工作，使患者及家属了解疾病的病因、治疗，使其主动配合进行长期规范治疗。

（2）加强饮食管理，每日饮水适量，适量增加蛋白质、热量和维生素的摄入，并指导患者少食多餐。

（3）改善环境卫生，加强劳动保护，避免烟雾、粉尘和刺激性气体对呼吸道的影响。

（4）坚持锻炼，指导患者坚持呼吸功能锻炼和全身运动锻炼，养成良好的生活习惯、劳逸结合，提高机体抵抗力。

（5）指导氧疗，严重低氧血症者坚持长期家庭氧疗，同时告知患者，供氧装置周围要防火、防油、防热、防震。

（6）监测病情，指导患者掌握自我监测病情变化的方法，定期门诊随访。

八、护理服务计划与评价表（表3-6）

职工□ 居民□

表3-6 慢性阻塞性肺气肿患者护理服务计划与评价

姓名： 性别： 年龄： 个人编号： 诊断：慢性阻塞性肺气肿

日期/时间	主要护理诊断（护理问题）	预期目标	护理措施	家护（医护）服务时间、频次	护士签名	患者家属签名	日期/时间	计划完成情况与效果评价（完成/部分完成/未完成）	护士签名	护士长签名
	气体交换受损：肺充气致肺毛细血管受挤压而退化，产生通气/血流比例倒失调有关	1. 患者能维持最佳气体交换，有条件的监测动脉血气数值，低氧血症改善 2. 精神状态好转或不加重	1. 观察患者的生命体征，尤其是呼吸频率、节律、深度的情况 2. 有条件的监测动脉血气值的变化 3. 给患者提供有利于呼吸的体位，如端坐位或高枕卧位 4. 给予持续低流量氧气吸入，氧气流量1~2 L/min。氧疗期间经常查看导管有无堵塞或脱出，按时更换鼻导管并从另一鼻孔吸氧，以减轻对鼻黏膜的刺激 5. 根据医生的嘱托应用舒张支气管的药物，如氨茶碱、β_2受体兴奋剂，并观察用药后的反应					1. 生命体征平稳 2. 呼吸节律趋于正常 3. 家中氧疗有效 4. 应用药物无不良反应		
	清理呼吸道无效：与呼吸道分泌物增多、痰液黏稠及感染、支气管痉挛有关	患者出现肺部感染能被及时发现及处理	1. 保持病室空气新鲜，每日通风2次，每次15~30 min，并防止受凉 2. 保证湿化给氧，每日更换湿化瓶内的蒸馏水 3. 若患者吸烟，劝其戒烟，并告诉其吸烟的危害 4. 告诉患者尽量避免去到人员集中的公共场所，少接触烟尘及刺激物 5. 指导并鼓励患者有效地咳痰，避免痰液滞留。具体方法是：患者尽量取坐位，先进行几次深呼吸，然后再深吸气后保持张口，用力进行2次短促的咳嗽，将痰从深部咳出					1. 患者及家属知晓有效排痰的方法 2. 防止呼吸道感染 3. 观察体温、痰液是否正常、有无感染		

续表

日期/时间	主要护理诊断（护理问题）	预期目标	护理措施	家护（医护）服务时间、频次	护士签名	患者家属签名	护理计划评价			
							日期时间	计划完成情况与效果评价（完成/部分完成/未完成）	护士签名	护士长签名
			6. 测量体温、脉搏、呼吸，每天3次，发现体温异常的表现随时测量并记录 7. 观察痰液的颜色、量、气味。如痰液的量突然增加、颜色改变、黏稠，常提示有感染存在 8. 对感染严重者，嘱托患者及家属尽早入院治疗							
	知识缺乏：缺乏阻塞性肺气肿的保健知识	1. 患者学会呼吸操 2. 能说出家庭氧疗的益处	1. 指导患者熟练掌握呼吸操，包括腹式呼吸和缩唇呼吸 2. 向患者说明吸烟的危害，如会损害肺部的防御系统，从而加重慢性肺部疾病及成烟量及戒烟计划，并逐步执行 3. 向患者说明慢性肺部疾病容易反复感染，针对急性上呼吸道感染，必须做到早发现、早治疗 4. 教会患者观察痰液，注意痰液颜色、量及气味的变化，咳什么样的痰液应该到医院就诊 5. 结合患者具体情况给予书面或口头指导 6. 向患者说明氧疗对阻塞性肺气肿能延长寿命，若能达到每日持续12～15 h的给氧，效果会更好					1. 患者会做呼吸操 2. 知晓家庭氧疗的重要性		

续表

日期/时间	主要护理诊断（护理问题）	预期目标	护理措施	家护（医护）服务时间、频次	护士签名	患者家属签名	日期/时间	护理计划评价：计划完成情况与效果评价（完成/部分完成/未完成）	护士签名	护士长签名
	潜在并发症：肺部感染，吸烟及肺部慢性病变所致肺防御系统受损	1. 患者咳嗽或咳痰后呼吸平稳，呼吸道通畅 2. 患者掌握有效的排痰技巧	1. 有条件的监测痰培养 2. 观察患者咳嗽的性质，痰液的颜色、量、性质和气味 3. 指导并鼓励患者有效地咳痰，具体方法是让患者尽量取坐位或半坐位，先进行几次深呼吸，然后再深吸气后保持张口，用力进行2次短促的咳嗽，将痰从深部咳出。必要时吸痰 4. 保持空气清新，温度在18～22 ℃，湿度在50%～70%，避免烟雾及灰尘的刺激，若患者为吸烟者，劝其戒烟 5. 痰液黏稠者有条件的可行气道雾化，鼓励患者多饮水帮助排痰 6. 观察药物疗效及不良反应					1. 患者能否有效地将痰咳出，保持呼吸道通畅 2. 患者是否有效掌握了的排痰技巧		

第七节　呼吸衰竭患者的护理

呼吸衰竭是由于各种原因引起的肺通气和（或）换气功能严重障碍，以致在静息状态下不能进行有效的气体交换，导致缺氧伴（或不伴）二氧化碳潴留，从而出现一系列生理功能和代谢功能紊乱的临床综合征。

诊断依据：常以动脉血气分析为主要依据，在海平面、静息条件下呼吸空气时，动脉血氧分压（PaO_2）＜60 mmHg 或（和）二氧化碳分压（$PaCO_2$）＞50 mmHg 即为呼吸衰竭。

一、发病原因

（1）气道阻塞性病变，如阻塞性肺气肿（COPD）、重症哮喘、上呼吸道梗阻、慢性支气管炎、支气管哮喘等。

（2）肺组织病变，如 COPD、各种肺炎、重症肺结核等。

（3）肺血管疾病，如肺栓塞、肺血管炎等。

（4）胸廓与胸膜病变，如胸廓畸形、外伤、手术创伤、大量气胸、胸腔积液等。

（5）神经肌肉疾病，如脑血管病变、多发性神经炎及重症肌无力等。

二、疾病分类

（1）按照动脉血气分类可分为Ⅰ型和Ⅱ型。Ⅰ型仅有缺 O_2（PaO_2＜60 mmHg），无 CO_2 潴留，$PaCO_2$ 降低或正常；Ⅱ型既有缺 O_2，又有 CO_2 潴留（PaO_2＜60 mmHg，$PaCO_2$＞50 mmHg）。

（2）按病程分类可分为急性呼吸衰竭和慢性呼吸衰竭。

（3）按病理分类可分为泵衰竭和肺衰竭。

三、临床表现

（1）呼吸困难

呼吸困难是最早、最突出的表现，表现在呼吸频率、节律和幅度的改变。

（2）发绀

发绀是缺氧的典型表现，可见口唇、指甲、舌等处发绀。但伴有严重贫血者发绀不明显或不出现。

（3）精神神经症状

急性缺氧可出现精神错乱、躁狂、昏迷、抽搐等症状。

（4）循环系统症状

早期心率增快、血压升高；严重缺氧酸中毒时，可引起循环衰竭、血压下降、心率缓慢、心律失常、心脏停搏。

（5）其他器官、系统损害

严重呼吸衰竭对肝、肾功能和消化系统都有影响。

四、辅助检查

辅助检查包括动脉血气分析、影像学检查、肺功能检测、纤维支气管镜检查等。动脉血气分 $PaO_2 < 60$ mmHg，伴或不伴 $PaCO_2 > 50$ mmHg，当 PaO_2 升高，但 $pH \geq 7.35$ 时为代偿性呼吸性酸中毒，如 $pH < 7.35$ 时则为失代偿性呼吸性酸中毒；影像学检查如 X 线胸片、胸部 CT 和放射性核素肺通气/灌注扫描等可协助分析呼衰的原因；肺功能检测能判断通气功能障碍的性质及是否合并有换气功能障碍，并对通气和换气功能障碍的严重程度进行判断，纤维支气管镜检查可以明确大气道情况和取得病理学证据。

五、治疗原则

1. 保持呼吸道通畅

气道通畅是纠正缺 O_2 和 CO_2 潴留的先决条件。

（1）清除呼吸道分泌物：及时有效地排痰、吸痰。

（2）缓解支气管痉挛：用支气管解痉剂，必要时给予糖皮质激素以缓解支气管痉挛。

（3）建立人工气道：对于病情危重者，可采用经鼻或经口气管插管，或气管切开建立人工气道，以方便吸痰和做机械通气治疗。

2. 氧疗

由于呼吸衰竭的病因、类型不同，则氧疗的指征、给氧的方法不同。急性呼吸衰竭患者应使 PaO_2 维持在接近正常范围；慢性缺 O_2 患者吸入的氧浓度应使 PaO_2 在 60 mmHg 以上或 SaO_2 在 90% 以上；一般状态较差的患者应尽量使 PaO_2 在 80 mmHg 以上。常用的给氧法为鼻导管、鼻塞、面罩、气管内机械给氧。吸入氧浓度（FiO_2）与吸入氧流量大致呈如下关系：$FiO_2 = 21 + 4 \times$ 吸入氧流量（L/min）。

3. 增加通气量、减少 CO_2 潴留

（1）呼吸兴奋剂：呼吸兴奋剂包括尼可刹米、洛贝林等。

（2）机械通气：对于严重呼吸衰竭患者，机械通气是抢救生命的主要治疗措施。

4. 纠正酸碱平衡失调和电解质紊乱

（1）呼吸性酸中毒：主要治疗措施是改善肺泡通气量，一般不宜补碱。

（2）呼吸性酸中毒合并代谢性酸中毒：应针对代谢性酸中毒的病因积极治疗。

（3）呼吸性酸中毒合并代谢性碱中毒：治疗过程中应注意补充碱性药物，勿过量并避免 CO_2 排出过快，可给予适量补氯和补钾。

5. 抗感染治疗

呼吸道感染是呼吸衰竭最常见的诱因，应结合痰培养及药敏试验选择合适的抗生素，但通常需要使用广谱高效的抗生素，如第三代头孢菌素、氟喹诺酮类等，以迅速控制感染。

6. 并发症的防治

慢性呼吸衰竭常见的并发症是慢性肺源性心脏病、右心衰竭，急性加重时可合并消化道出血、休克和多器官功能衰竭等，应积极防治。

7. 营养支持

呼吸衰竭患者因热量摄入不足和呼吸功增加、发热等，常存在营养不良。营养支持有利于提高呼吸衰竭的抢救成功率，必要时给予静脉高营养治疗。

六、护理诊断

1. 气体交换受损　肺泡过度充气致肺毛细血管受挤压而退化，产生通气/血流比例失调。

2. 低效性呼吸形态　与肺的顺应性降低、呼吸肌疲劳、气道阻力增加、不能维持自主呼吸、气道分泌物过多有关。

3. 清理呼吸道无效　与呼吸道感染，分泌物过多或黏稠，呼吸肌疲劳，无效咳嗽或咳嗽无力有关。

4. 自理能力缺陷　与长期患病、反复急性发作致身体衰弱有关。

5. 营养失调　低于机体需要量，与摄入不足、呼吸功增加和呼吸道感染导致能量消耗增多有关。

6. 潜在并发症　肺部感染、肺性脑病、消化道出血、心力衰竭、休克等。

七、护理措施

1. 病情判断及观察

危重患者应监测呼吸、血压、心率及意识变化，记录液体出入量。

2. 保持呼吸道通畅

改善通气，及时清除痰液；对清醒患者，鼓励其多饮水，用力咳痰；对咳嗽无力者，定时协助其翻身、拍背，促进排痰；对昏迷患者，可机械吸痰，保持呼吸道通畅。

3. 合理用氧

患者及家属应了解氧疗的基本知识，对于慢性阻塞性肺疾病患者引起的呼吸衰竭，不能高流量吸氧，以免造成二氧化碳潴留，诱发肺性脑病，一般给予低浓度（＜35%）、低流量（1～2 L/min）持续吸氧，并密切观察氧疗的效果及不良反应。

4. 用药护理

遵医嘱使用抗生素控制呼吸道感染，使用呼吸兴奋剂（如尼可刹米、洛贝林等），必须保持呼吸道通畅。注意观察患者用药后的反应，及时调整用药量和给药速度并观察用药后呼吸频率、神志及动脉血气的变化。

5. 观察病情，防治并发症

（1）神志：神志与精神状态的改变，对发现肺性脑病先兆极为重要。

（2）呼吸：注意呼吸幅度、频率、节律的变化。

（3）心率与血压：病程早期心率加速、血压上升；后期心脏功能失代偿可致心率减慢、血压下降。

（4）痰：注意痰量、性状及排痰是否通畅。

（5）尿量和粪便颜色：有无肾功能改变及合并消化道出血的情况。

（6）呕吐物颜色：合并上消化道出血时，可出现呕血。

（7）观察应用呼吸兴奋剂的反应：若出现颜面潮红，面部肌肉颤动、烦躁不安等现象，表示过量，应减慢滴数或停用。

八、健康教育

（1）向患者及家属讲解疾病的发病机制、发展和转归，语言应通俗易懂。对一些文化程度不高的患者或老年人可借助简易图形进行讲解，使患者理解康复保健的意义与目的。

（2）鼓励患者进行呼吸运动锻炼，教会患者有效咳嗽、咳痰技术，如缩唇呼吸、腹式呼吸、体位引流、拍背等方法，提高患者的自我护理能力，加速康复，延缓肺功能恶化。

（3）遵医嘱正确用药，熟悉药物的用法、剂量和注意事项等。指导并教会低氧血症的患者及家属学会合理的家庭氧疗方法，以及注意事项。

（4）指导患者制订合理的活动与休息计划，教会患者减少氧耗量的活动与休息方法。若出现咳嗽加剧、痰液增多和变黄、气急加重等变化，应尽早就医。

（5）增强体质，避免引起呼吸衰竭的各种诱因，鼓励患者进行耐寒锻炼和呼吸功能锻炼，如用冷水洗脸等，以提高呼吸道抗感染的能力；指导患者合理安排膳食，加强营养，达到改善体质的目的；避免吸入刺激性气体，劝告吸烟患者戒烟；避免劳累、情绪激动等不良因素刺激；少去人群拥挤的地方，尽量避免与呼吸道感染者接触，减少感染的机会。

（6）心理护理。呼吸衰竭的患者常对病情和预后有顾虑、心情忧郁、对治疗丧失信心，应多了解和关心患者的心理状况，特别是对建立人工气道和使用机械通气的患者，应经常巡视，让患者说出或写出引起或加剧焦虑的因素，教会患者自我放松等各种缓解焦虑的办法，以缓解呼吸困难，改善通气。

九、护理服务计划与评价表（表3-7）

表3-7 呼吸衰竭患者护理服务计划与评价

姓名： 性别： 年龄： 个人编号： 职工 □ 居民 □

诊断：呼吸衰竭

日期/时间	主要护理诊断/（护理问题）	预期目标	护理措施	家护（医护）服务时间、频次	护士签名	患者家属签名	护理计划评价			
							日期/时间	计划完成情况与效果评价（完成/部分完成/未完成）	护士签名	护士长签名
	不能维持自主呼吸：与肺泡通气不足、呼吸肌疲劳、肺泡弥散功能减退有关	1. 呼吸困难减轻，表现为呼吸平稳，未使用辅助呼吸机 2. 动脉血气数值正常	1. 嘱患者绝对卧床休息，并保持舒适体位，如坐位或半坐卧位，以利于呼吸 2. 遵医嘱吸氧，给氧过程中观察氧疗效果，若呼吸困难缓解、心率下降、发绀减轻、面色红润表示给氧有效。若呼吸过缓或意识障碍加重，提示二氧化碳潴留加重，可酌情入院治疗 3. 严密监测呼吸形态的变化，如呼吸的频率、节律、深度等 4. 鼓励和帮助患者进行有效咳嗽，及时清除呼吸道内分泌物，保持呼吸道通畅 5. 必要时按医嘱给予抗感染、化痰、止喘治疗，有条件的给予气道雾化，促进痰液排出，同时观察药物的不良反应 6. 指导患者坚持缩唇呼吸、腹式呼吸，随时给患者提供支持与帮助 7. 统筹安排患者的日常作息时间，确保充足的休息时间					1. 熟悉呼吸形态改变的情况及呼吸困难的程度评估（如三凹征的评估） 2. 评估并指导患者的意识水平、精神状况、动脉血气分析数值的变化		

续表

日期/时间	主要护理诊断（护理问题）	预期目标	护理措施	家护（医护）服务时间、频次	护士签名	患者家属签名	护理计划评价			
							日期/时间	计划完成情况与效果评价（完成/部分完成/未完成）	护士签名	护士长签名
	清理呼吸道无效：与咳嗽无力，痰液黏稠有关	1. 保持呼吸道通畅 2. 确保痰液易于咳出	1. 保持病室空气新鲜，每日病室通风1～2次，每次15～30 min 2. 指导并协助患者采取舒适体位，如端坐卧位、半卧位，并定时更换，以利于排痰 3. 给患者吸入湿化的氧气，提高动脉血氧分压，湿润呼吸道，促使痰液排出 4. 保持呼吸道通畅，促使痰液排出： (1) 对于神志清醒者，鼓励其有效咳嗽排痰 (2) 对于身体虚弱而无力咳嗽的患者，定时翻身，由外向内，由下向上轻拍背部，促使痰液排出 (3) 对于痰多不易咳出的患者，有条件的给予吸痰。若痰液黏稠，量多，妨碍呼吸而不易咳出者，一般将导管插至咽喉部送到气管内进行吸痰，建议入院治疗 5. 指导患者有效的呼吸技巧，如腹式呼吸和缩唇呼吸，刺激或有意识地用力咳嗽，将痰液咳出 6. 嘱患者多饮水，每日保持摄入量在2000 mL以上					1. 指导家属观察患者呼吸形态的改变 2. 正确评估咳嗽的频率、痰液的性质、量，颜色有无改变		

续表

日期/时间	主要护理诊断（护理问题）	预期目标	护理措施	家护（医护）服务时间、频次	护士签名	患者家属签名	护理计划评价		护士签名	护士长签名
							日期/时间	计划完成情况与效果评价（完成/部分完成/未完成）		
	语言沟通障碍：与呼吸困难、缺氧致脑功能障碍及气管插管/气管切开有关	患者能用改变后的交流方式表达自己的需要	1. 评估语言沟通障碍的改变 2. 确认可以使用的交流方式： (1) 对于呼吸困难的患者尽量减少患者说话次数，保持病室安静，减少环境中嘈杂声音的干扰；鼓励患者慢慢说，呼吸或休息一会儿后继续说 (2) 对于气管插管/气管切开的患者向其解释不能说话的原因；同患者交谈时要有耐心，避免患者的紧张或烦躁；鼓励患者慢慢说，可重复自己的要求，不要急躁 3. 鼓励患者采取任何方式向家属及医护人员表达自己的需求 4. 利用卡牌、笔、本、手势、图片，提供简单而圆满的双向交流方式 5. 尽量提同一些简单的句子，可以让患者用"是""否"或点头、摇头来回答，减少无效交流次数					1. 患者的听、写、读和理解能力有无改善；确定患者简便而满意的表达方式 2. 患者能否表达基本需要 3. 是否改变交流技巧和交流方式		

续表

日期/时间	主要护理诊断（护理问题）	预期目标	护理措施	家护（医护）服务时间、频次	护士签名	患者家属签名	护理计划评价			
							日期/时间	计划完成情况与效果评价（完成/部分完成/未完成）	护士签名	护士长签名
	营养失调：与呼吸衰竭消耗大量能量、代谢加速及食欲不振有关	1. 患者体重维持较理想 2. 面色红润，皮肤弹性好 3. 实验室检查，白蛋白、血红蛋白达到正常水平	1. 提供高蛋白、高维生素、高脂肪、易消化、无刺激的饮食，嘱患者少吃多餐，维持机体能量 2. 嘱患者卧床休息，减少不必要的活动以降低消耗 3. 饭前、饭后进行口腔护理，促进患者食欲 4. 创造一个舒适的进餐环境，协助患者进食 5. 进食前安排患者休息，以保存体力 6. 定时监测体重，白蛋白、血红蛋白的水平，必要时遵医嘱静脉补充能量 7. 鼓励家属为患者提供色、香、味俱全及日常爱吃的食物，保证营养的供给					1. 患者体重情况，每周测体重 2. 监测营养状况，如人血白蛋白和血红蛋白水平		

续表

日期/时间	主要护理诊断（护理问题）	预期目标	护理措施	家护（医护）服务时间、频次	护士签名	患者家属签名	护理计划评价			
							日期/时间	计划完成情况与效果评价（完成/部分完成/未完成）	护士签名	护士长签名
	活动无耐力：与缺氧、肺部感染、营养不良及长期卧床有关	患者能保持最佳活动水平，且活动耐力增加	1. 观察患者的活动程度 2. 去除或减少相关因素： （1）对于焦虑患者：①耐心向患者解释病情，消除紧张和顾虑；②用温和的语言提供现实性保证，以减轻患者的焦虑；③进行必要的解释和鼓励，解除其紧张和顾虑情绪，使之积极配合治疗和得到充分休息；④向患者讲解焦虑对疾病的影响；⑤鼓励患者与家人聊天、听音乐、看报纸等，以分散其注意力 （2）对供氧失调的患者：①有条件的给予持续低流量吸氧，1~2 L/min；②根据病情逐渐增加活动量，不可过度劳累 （3）对于虚弱和疲乏的患者：①保证患者充足的睡眠；②与患者及家属共同商量并制订活动计划，逐渐增加活动量，以床上活动、后在床边活动、活动量以患者能够耐受为宜 （4）对于长期卧床患者：①向患者讲解活动对身体恢复的重要意义；②鼓励患者翻身，预防长期卧床容易引起的并发症；③抬高床头，让患者坐起；④病情允许时，鼓励患者下床活动，活动前后监测其血压、脉搏、呼吸等病情变化 3. 根据患者需要将日用品放在易伸手拿到的地方 4. 随时观察患者，及时了解患者，发现问题，为患者解决其生活需要					1. 患者的活动能力及卧床活动是否需要辅助工具 2. 监测患者活动前后心、肺功能，并观察活动后反应		

续表

日期/时间	主要护理诊断（护理问题）	预期目标	护理措施	家护（医护）服务时间、频次	护士签名	患者家属签名	护理计划评价			
							日期/时间	计划完成情况与效果评价（完成/部分完成/未完成）	护士签名	护士长签名
	缺乏知识：与疾病的信息来源不足有关	1. 使患者改变行为，以便能预防疾病，促进康复或能适应疾病生活 2. 患者及家属能描述疾病的发病原因、经过、症状的主要因素及控制方法	1. 向患者及家属讲述疾病的起因、经过及主要治疗和护理方法 2. 指导患者如何预防和促使疾病早日康复，进行肺功能锻炼等 3. 教会患者及家属如何配合治疗和护理，如饮食、活动对疾病的影响等 4. 通过交谈确认患者对疾病和未来生活方式的顾虑，针对患者的顾虑，给予解释和指导 5. 指导患者进行有效的呼吸和咳嗽技巧 6. 向患者及家属讲解氧疗的注意事项及氧疗对疾病的作用					1. 患者对疾病的认知情况 2. 患者对治疗的配合程度		

第八节　坠积性肺炎患者的护理

坠积性肺炎又称体位性肺炎，发生于长期卧床，心功能不全患者，病灶多见于肺下叶；先有局部淤血水肿，继发细菌感染而引起的小叶性肺炎。因多见于临终前，故称为终末性肺炎。

一、发病原因

多见于严重消耗性疾病，尤其是临终前由于心功能减弱，长期卧床，引起肺底部长期处于充血、瘀血、水肿而发炎。坠积性肺炎属于细菌感染性疾病，多为混合感染，以革兰染色阴性菌为主。

二、临床表现

1. 症状

临床症状以发热、咳嗽和咳痰为主，尤以咳痰不利，痰液黏稠而致呛咳发生为其主要特点。

2. 体征

表现为呼吸增快，可见鼻翼扇动和三凹征；口周、鼻唇沟和指趾端发绀；肺部啰音；重症肺炎除呼吸系统症状和全身中毒症状外，常有循环、神经和消化系统受累的表现。

三、辅助检查

辅助检查主要有实验室检查、痰菌检查和肺部 X 线检查等。实验室检查有白细胞增多、中性粒细胞比例增高；痰培养阳性；肺部 X 线检查双肺下部或单侧肺下部不规则小片状密度增高影，边缘模糊密度不均匀。

四、治疗原则

治疗原则主要是控制感染，选择有效抗生素治疗，结合患者的病情给予祛痰、改善心功能、利尿等药物治疗。

五、护理诊断

1. 体温过高　与肺部感染有关。
2. 气体交换受损　与肺部感染引起呼吸面积减少有关。
3. 清理呼吸道无效　与呼吸道分泌物过多、痰液黏稠有关。
4. 营养失调　与摄入不足、消耗增加有关。
5. 潜在并发症　感染性休克、水电解质平衡失衡。

六、护理措施

1. 保持呼吸道通畅

由于患者长期卧床，咳嗽无力，应按时翻身，有效叩背。拍背的方法：患者取侧卧位或坐位时，一手扶住肩膀，一手屈掌，由外向内，由下向上，有节奏地轻轻拍打背部或胸前壁，力度均匀，以患者能耐受为主。

2. 有效排痰

患者咳嗽无力，呼吸道分泌物潴留，排痰是关键。有条件的可使用吸痰器，顺序是：先吸气管内的痰，然后再吸口腔或鼻腔内的分泌物，顺序不可颠倒。吸痰时一律用无菌镊夹取吸痰管吸痰。吸痰管尽可能插深，便于吸出深部痰液，螺旋向外抽出黏附在气管内侧的痰液。避免导管在气管内反复上、下提插而损伤气道黏膜，每次吸痰不超过 15 s。

3. 气道湿化

痰液黏稠不易咳出的患者，可多饮水，同时可按照医生的嘱托应用抗生素、化痰及抗支气管痉挛药，可起到抗菌、消炎、解痉、湿化气道、减轻呼吸道黏膜水肿等作用。有条件的可做雾化，以稀化痰液、促进排痰，同时观察患者的反应、面色、心率、呼吸的变化。对于年老体弱的患者，雾量不宜过大，以免发生窒息。雾化吸入后，必须帮助患者拍背，协助排痰。

4. 指导患者主动咳嗽

取半卧位或坐位，鼓励患者做深呼吸 3 次，在第 3 次深吸气后屏气数秒，然后张开嘴做短暂有力咳嗽 2~3 次，将呼吸道深部的痰液咳出，咳嗽后做平静而缓慢的放松呼吸。

5. 清洁空气

患者长期卧床及大、小便失禁，是空气污染的重要原因。一般自然通风 2~3 次/天，20~30 min/次。无过敏者可每天 2 次用含有效氯 500 mg/L 的消毒液擦地及物品表面。

6. 饮食、饮水护理

给予高蛋白质、高热量、高维生素、易消化的饮食，鼓励患者多饮水，每日饮水量在 1500~2000 mL，利于稀释痰液。

7. 注意保暖

给卧床患者更换尿布、翻身、拍背时尽量减少暴露患者，避免因寒冷造成患者气管血管收缩，黏膜上皮抵抗力下降，细菌容易侵入呼吸器官，病室温度保持在 20~24 ℃，湿度 50%~70%。

8. 口咽部护理

口咽部的细菌极易移行至呼吸道而导致肺部感染，加强口腔护理，并注意漱口液的选择；同时对有吞咽功能障碍者，应及时指导患者做吞咽功能训练，防止误吸误咽，如有食物滞留口内，鼓励患者用舌头的运动将食物后送以利吞咽。

七、健康教育

（1）应告知患者勤翻身、拍背的重要性，取得患者与家属的配合。

（2）对于意识清楚的患者，尽量鼓励其自行翻身、床上活动；对于上肢肌力稍差的患者，鼓励患者用吸管吸水或漱口。

（3）保持病室及物品的洁净，每天湿式清扫，避免交叉感染。

（4）合理饮食、保持机体营养；多饮水，利于痰液排出。

（5）对老年人及原本患慢性病的患者尤应注意气温变化时随时增减衣服，预防上呼吸道感染。

八、护理服务计划与评价表（表3－8）

表3-8 坠积性肺炎患者护理服务计划与评价

姓名：　　　　性别：　　　　年龄：　　　　个人编号：　　　　职工 □　　居民 □

诊断：坠积性肺炎

日期/时间	主要护理诊断（护理问题）	预期目标	护理措施	家护（医护）服务时间、频次	护士（护）签名	患者家属签名	护理计划评价			
							日期/时间	计划完成情况与效果评价（完成部分完成/未完成）	护士签名	护士长签名
	清理呼吸道无效：与痰多、痰液黏稠或咳嗽无力有关	1. 患者咳嗽或咳痰后呼吸平稳，呼吸道通畅 2. 患者掌握有效的排痰技巧	1. 观察患者咳嗽的性质、痰液的颜色、量、性质和气味。并注意有无咳血 2. 指导并鼓励患者有效地咳痰，具体方法是让患者尽量取坐位或半坐位，先进行几次深呼吸，然后再深呼吸气后保持张口，用力进行2次短促的咳嗽，将痰从深部咳出 3. 保持病室空气清新，温度保持在18~22 ℃，湿度在50%~70%，避免烟雾及灰尘的刺激，对吸烟者劝其戒烟 4. 指导患者采用体位引流法促进痰液排出，每日1~3次，每次15~30 min，体位引流应在餐前1 h进行，引流时注意观察患者的反应，严防窒息。对年老体弱者应慎用 5. 缺氧明显者给予吸氧 6. 痰液黏稠时嘱患者多饮水，有条件的可行气道雾化，以便稀释痰液，利于排出					1. 患者能否有效地将痰咳出，保持呼吸道通畅 2. 患者是否掌握了有效的排痰技巧		

续表

日期/时间	主要护理诊断（护理问题）	预期目标	护理措施	家护（医护）服务时间、频次	护士签名	患者家属签名	护理计划评价			
							日期/时间	计划完成情况与效果评价（完成/部分完成/未完成）	护士签名	护士长签名
	气体交换受损：气道内分泌物堆积；肺部炎症广泛，通气/血流比例减低	患者呼吸平稳，低氧血症改善	1. 监测患者生命体征，观察呼吸的性质、频率、节律、形态、深度及有无呼吸困难 2. 采取舒适卧位，如半卧位或高枕卧位 3. 告知患者及家属氧疗的重要性 4. 患者呼吸困难、发绀时，绝对卧床休息 5. 根据病情预测是否需要使用气管插管和呼吸机，指导入住医院治疗 6. 应用抗生素时密切观察药物疗效					患者呼吸情况、动脉血气分析值		
	疼痛：炎症及胸膜累及时，高热时代谢产物在体内堆积；频繁咳嗽	患者主诉疼痛减轻，舒适感增强	1. 对于频繁的干咳，按照巡回医生的嘱托应用止咳、平喘药物 2. 全身肌肉疼痛者可给予按摩 3. 嘱患者多饮水，每日不少于3000 mL，以利于代谢产物的排泄 4. 必要时遵医嘱给予止痛药，并观察止痛效果 5. 维持舒适的体位，如胸痛时可取健侧卧位					患者疼痛是否缓解		

续表

日期/时间	主要护理诊断（护理问题）	预期目标	护理措施	家护（医护）服务时间、频次	护士签名	患者家属签名	护理计划评价			护士签名	护士长签名
							日期/时间	计划完成情况与效果评价（完成/部分完成/未完成）			
	体温过高：与感染有关	患者体温不超38.5 ℃	1. 高热期应卧床休息 2. 保持室内空气清新，每日通风2次，每次15～30 min，冬天注意保暖；室温18～22 ℃，湿度50%～70% 3. 鼓励患者多饮水，每日不少于3000 mL 4. 给予清淡易消化的高热量、高蛋白质的饮食；加强口腔护理，鼓励多漱口，口唇干燥时可涂护唇油 5. 体温超过38.5 ℃时给予温水擦浴，物理降温后半小时测量体温，观察温度的变化 6. 遵医嘱给抗生素、退热剂，并观察记录降温效果，出汗后给患者更换衣服并注意保暖 7. 指导患者及家属识别并及时报告体温异常的早期表现和体征					患者体温波动情况			
	潜在并发症：胸膜炎，与肺部炎症累及胸膜有关	1. 患者不出现胸膜炎 2. 患者出现胸膜炎后能及时发现并处理	1. 严密观察患者呼吸、体温变化情况，若在肺炎的治疗过程中出现体温下降后再度上升或呼吸困难加重，应警惕胸膜炎的发生 2. 密切观察患者胸痛的性质、程度及呼吸困难的关系。并发胸膜炎随着渗出液的增多，但呼吸困难减轻，胸痛有所减轻 3. 遵医嘱使用抗生素，并观察用药反应 4. 若患者出现胸膜炎，应及时劝其入院治疗					患者是否并发胸膜炎			

续表

日期/时间	主要护理诊断（护理问题）	预期目标	护理措施	家护（医护）服务时间、频次	护士签名	患者家属签名	护理计划评价			
							日期/时间	计划完成情况与效果评价（完成/部分完成/未完成）	护士签名	护士长签名
	潜在并发症：感染性休克，严重的败血症或毒血症	1. 患者不发生感染性休克 2. 患者发生了感染性休克能被及时发现并处理	1. 密切观察病情变化，定时测量体温、脉搏、呼吸、血压；观察面色、神志、肢体末端温度等，及时发现休克先兆 2. 嘱患者绝对卧床休息，协助做好生活护理 3. 保持呼吸道通畅，有条件的行家庭氧疗 4. 遵医嘱使用抗生素，积极控制感染；有条件的可监测血常规、动脉血气、电解质数值等 5. 指导家属，患者关注24 h出入液量情况，有条件的监测每小时尿量和尿比重 6. 评估患者病情演变，及时指导入院治疗					1. 患者的生命体征 2. 尿量、尿比重 3. 患者肢端温度、皮肤颜色		

第九节　高热患者的护理

正常体温以测量口腔、直肠、腋窝等处的温度来代表体温。口温正常范围为 36.3 ~ 37.2 ℃（平均温度为 37.0 ℃）；肛温正常范围为 36.5 ~ 37.7 ℃（平均温度为 37.5 ℃）；腋温正常范围为 36.0 ~ 37.0 ℃（平均温度为 36.5 ℃）。

体温过高是指机体体温升高超过正常范围。临床分级以口腔温度为例，发热程度可划分为：

低热：37.3 ~ 38.0 ℃；

中等热：38.1 ~ 39.0 ℃；

高热：39.1 ~ 41.0 ℃；

超高热：41 ℃以上。

一、发病原因

1. 感染性发热

多见于细菌、病毒引起的呼吸道、消化道、尿路及皮肤感染等。

2. 非感染性发热

主要由变态反应性疾病如药物热、血清病及自主神经功能紊乱和代谢疾病所引起。

二、临床表现

1. 症状

高热时人体各系统产生一系列相应的变化，如新陈代谢加强，呼吸、心跳次数增加，特别是神经系统兴奋性增高，严重时可出现烦躁、谵妄、幻觉、全身抽搐等，甚至昏迷。

2. 热型

（1）稽留热：体温持续在 39 ~ 40 ℃，达数日或数周，24 h 波动范围不超过 1 ℃。常见于急性感染病，如伤寒、肺炎链球菌肺炎、大叶性肺炎。

（2）弛张热：体温在 39 ℃以上，波动幅度大，24 h 内温差达 1 ℃以上，最低体温仍高于正常水平。常见于败血症、风湿热、化脓性疾病等。

（3）间歇热：体温骤然升高至 39 ℃以上，持续数小时或更长，然后下降至正常或正常以下，经过一个间歇，体温又升高，并且反复发作，即高热期和无热期交替出现。常见于疟疾等。

（4）不规则热：发热无一定规律，且持续时间不定。常见于流行性感冒、肿瘤性发热。

三、辅助检查

对感染性发热的患者进行血常规检查、粪便常规检查和病原学检查尤为重要。另外，结合病史还可以进行脑脊液检查、血清学检查，必要时进行活体组织病理检查、X 线检查、B 超检查、CT 检查等。

四、护理诊断

1. 体温过高　与感染有关。

2. 活动无耐力　与体温升高有关。

3. 营养失调　与体温升高有关。

五、护理措施

1. 绝对卧床休息

严密观察病情变化，体温高于 37.5 ℃时，应每 4 h 测量一次体温、脉搏、呼吸，处于体温变化过程中的患者应 2 h 测量一次或按病情需要随时监测。

2. 饮食护理

给予高热量、高蛋白、高维生素、易消化的流质或半流质饮食，鼓励多进食，多吃蔬菜水果，多饮水，保证每日摄水量达 2500～3000 mL，不能进食者，可按医嘱静脉补液，同时监测患者的尿量和出汗情况以便调整出入量，同时保持大便通畅。

3. 降温措施

（1）药物退热：使用药物退热但不可滥用，因为发热是不同疾病诊断的参考依据，避免用药掩盖病情；要遵医嘱用药，不可加大用量和缩短使用时间，易发生大汗淋漓、虚脱，特别对年老体弱者更要注意。用药后 30 min 测量体温，观察热型。

（2）物理降温

①冷敷降温。将冰块砸碎，装入热水袋中，在冰块放至袋子约 1/2 时，加入少量凉水，以填充冰块间的空隙，排出袋中的空气，盖紧袋口，检查有无漏水，冰袋放置的部位一般是在前额、双侧腋窝、腹股沟等处，每次放置时间不应超过 20 min，以免发生局部冻伤；或是用冷毛巾敷于前额、腋窝、腹股沟等大血管走行处，每 3～5 min 更换一次。

②温水擦浴。用低于患者皮肤温度的温水，一般为 32～34 ℃进行擦浴，擦浴部位为四肢、背部、腋窝、腹股沟、腘窝等血管丰富处，停留时间应稍长，以助散热，全部擦浴时间约 20 min。禁擦部位有胸前区、腹部、后颈部，这些部位对冷的刺激较敏感，冷刺激可引起反射性的心率减慢，腹泻等不良反应。擦浴过程中要注意保暖，擦浴完毕后，应为患者更换衣裤，半小时后要给患者复测体温。

③乙醇擦浴降温。可使局部血管扩张，并利用乙醇的蒸发作用带走热量，从而达到降温的目的。用作物理降温的乙醇浓度为 30% 左右，全部擦毕约 30 min，注意动作要轻柔，以皮肤稍微发红，擦浴时乙醇勿过多，薄薄一层即可，更易带走热量。擦浴过程中应注意观察病情变化，如体温急骤下降，大量出汗，面色苍白，四肢发冷，应立即停止擦浴并给予保暖，可饮温热水，以免降温过快或过低而导致患者虚脱，一般体温应控制在不低于 37 ℃，降温勿过急过度。皮肤有出血点的患者禁止乙醇擦浴。

4. 保持清洁和舒适

（1）高热患者在退热过程中大量出汗，应及时擦干汗液，更换衣被，要防止着凉，避免对流风。

（2）加强口腔护理，每日 2～3 次，饮食前后漱口，口唇干裂者可涂液状石蜡、香油等，并观察舌苔、舌质，保证口腔卫生；有疱疹者可用抗生素或抗病毒软膏。

（3）保持病室安静，减少探视，定时开窗通风，室温保持在 18～22 ℃，湿度 50%～70%。

5. 安全护理

对于躁动、出现幻觉的患者，照护人员及家属应守护照料，防止发生意外，有条件的可加用护栏，必要时用约束带，以防碰伤或坠床。由于发热引起的精神症状，除降温外，遵医嘱给予适量的镇静剂。防止舌咬伤，可用开口器置于上下磨牙间，若舌后坠可用舌钳拉出，注意呼吸情况，必要时给予氧气吸入。

6. 做好隔离

遇可疑传染病患者，做好飞沫和接触隔离，指导患者及家属预防交叉感染，规劝尽早入院诊治。

7. 心理护理

热情对待患者，对高热患者应尽量满足其合理需求，保持患者心情愉快。

六、健康教育

（1）嘱咐患者食用易消化、高热量、高蛋白、高维生素饮食，多饮水。
（2）穿着棉质、宽松、透气的衣服，以利排汗，汗湿的衣服应及时更换，防止着凉。
（3）告知患者常用的处理方法：冷敷、冰枕、温水擦浴、乙醇擦浴及药物降温。
（4）告知患者忌自行滥用退热药和消炎药。

七、护理服务计划与评价表（表 3-9）

表3-9 体温过高患者护理服务计划与评价

姓名： 个人编号： 年龄： 性别： 诊断：体温过高　　　　职工□ 居民□ 护士□

日期/时间	主要护理诊断（护理问题）	预期目标	护理措施	家护（医护）服务时间、频次	护士签名	患者家属签名	护理计划评价		
							日期/时间	计划完成情况与效果评价（完成/部分完成/未完成）	护士签名　护士长签名
	体温过高：与感染有关	患者主诉舒适、生命体征平稳、体温恢复正常	1. 高热期卧床休息 2. 保持室内空气新鲜，每日通风2次，每次15~30 min，冬天注意保暖 3. 保持室温在18~22℃，湿度在50%~70% 4. 鼓励患者多饮水，每日不少于3000 mL 5. 给予清淡易消化的高热量、高蛋白质、高维生素的饮食 6. 协助口腔护理，鼓励多漱口，口唇干燥时可涂护唇油 7. 体温超过38.5℃时给予物理降温，物理降温后半小时测量体温 8. 遵医嘱给抗生素、退热剂，并观察记录降温效果，出汗后及时给患者更换衣服并注意保暖 9. 指导患者及家属识别并及时报告体温异常的早期表现和体征					1. 患者体温波动情况 2. 降温处理的效果	

续表

日期/时间	主要护理诊断（护理问题）	预期目标	护理措施	家护（医护）服务时间、频次	护士签名	患者家属签名	护理计划评价			
							日期时间	计划完成情况与效果评价（完成/部分完成/未完成）	护士签名	护士长签名
	活动无耐力：与体温升高有关	患者能恢复活动水平，且活动耐力增加	1. 严密观察生命体征的变化，观察患者的活动程度 2. 对高热期呼吸不畅的患者可行家庭氧疗，持续低流量吸氧，1~2 L/min；卧床休息，不可过度劳累，保证充足的睡眠；鼓励患者翻身，预防卧床引起的并发症；病情允许时，鼓励患者下床活动 3. 密切观察患者，及时发现问题，为患者及家属解决问题					患者的活动能力及下床活动是否需要辅助工具及安全情况		
	营养失调：与体温升高消耗过度有关	1. 患者体重维持较理想 2. 面色红润，皮肤弹性好	1. 给予清淡易消化的高热量、高蛋白质、高维生素的饮食，少吃多餐，维持机体能量 2. 嘱患者卧床休息，减少不必要的活动以降低消耗 3. 饭前、饭后进行口腔护理，促进患者食欲 4. 进食前安排患者休息，以保存体力 5. 指导患者家属提供色、香、味俱全及患者平日喜欢的食物					评估患者体重、面色、体貌等情况		

第十节　冠状动脉粥样硬化性心脏病患者的护理

冠状动脉粥样硬化性心脏病，简称冠心病，也称缺血性心脏病，是由于冠状动脉粥样硬化，使血管腔狭窄阻塞导致心肌缺血缺氧，甚至坏死而引起的心脏病。

依据冠状动脉病变的范围、部位及病变严重程度、心肌缺血程度，可分为以下各型：①隐匿型；②心绞痛型；③心肌梗死型；④心律失常和心力衰竭型；⑤猝死型。（本节选取常见两型：心绞痛型、心肌梗死型）

一、心绞痛型

（一）发病原因

冠状动脉粥样硬化所致的冠脉管腔狭窄和（或）部分分支闭塞时，冠状动脉血流量减少，对心肌供血处于相对固定状态。当心脏负荷突然增加时，冠脉不能相应扩张以满足心肌需血量，或是各种原因引起冠状动脉痉挛，不能满足心肌需血量，心肌在缺血、缺氧情况下产生的代谢产物，刺激心脏内的传入神经末梢而产生心绞痛。

（二）临床表现

1. 症状　阵发性胸痛或心前区不适是心绞痛的典型特点。

（1）疼痛部位：胸骨体中段或上段，可波及心前区，甚至整个前胸，边界表达不清。可放射至左肩、左臂内侧，甚至可达左手无名指和小指，也可向上放射至颈、咽部和下颌部。

（2）疼痛性质：常为压迫感、发闷、紧缩感，也可为烧灼感，偶可伴有濒死感。患者可因疼痛而被迫停止原来的活动，直至症状缓解。

（3）持续时间：多在 3~5 min 内，一般不超过 15 min。

（4）缓解方式：休息或含服硝酸甘油后几分钟内缓解。

（5）诱发因素：常由于体力劳动或情绪激动、饱餐、寒冷、吸烟、心动过速等情况而诱发。

2. 体征　发作时心率增快、血压升高。有时出现第三或第四心音奔马律，也可有心尖部暂时性收缩期杂音，出现交替脉。

（三）辅助检查

辅助检查主要有实验室检查、心电图检查和冠状动脉造影。血糖和血脂检查可以了解冠心病危险因素，胸痛明显的患者需要查血清心肌损伤标志物，包括心肌肌钙蛋白、肌酸激酶（CK）和同工酶（CK－MB）；心电图是发现心肌缺血、诊断心绞痛最常用的检查方法；冠状动脉造影为有创性检查，是目前冠心病临床诊断的金指标。

（四）治疗原则

1. 发作期治疗

（1）发作时立刻休息。

（2）应用硝酸酯类药物是最有效、作用最快的终止心绞痛发作的药物。如舌下含服硝酸甘油 0.3~0.6 mg，1~2 min 开始起效，作用持续 30 min 左右。

2. 缓解期治疗

（1）尽量避免已明确的诱发因素。

（2）使用硝酸酯制剂，如硝酸异山梨醇酯等。

（3）使用 β 受体阻滞剂，如普萘洛尔、阿替洛尔、美托洛尔等。

（4）应用钙通道阻滞剂，如维拉帕米、合心爽。目前不主张用硝苯地平，可反射性增加心肌耗氧量。

（5）应用抑制血小板聚集的药物，如肠溶阿司匹林等。

（五）护理诊断

1. 疼痛　与心肌缺血有关。

2. 活动无耐力　与心肌缺血、缺氧有关。

3. 知识缺乏　与缺乏知识来源及认识能力有关。

4. 焦虑　与疾病反复发作有关。

（六）护理措施

（1）一般护理：心绞痛发作时应立即停止活动，同时舌下含服硝酸甘油。缓解期可适当活动，避免剧烈活动，保持情绪稳定。秋冬季外出应注意保暖，以防冠脉收缩，加重心肌缺血。

（2）病情观察：了解患者心绞痛发作的诱因，发作时疼痛的部位、性质、持续时间、缓解方式和伴随症状等。

（3）用药护理：观察药物不良反应、应用硝酸甘油时，嘱咐患者舌下含服，或嚼碎后含服。含药后应平卧，以防低血压的发生。

（4）饮食护理：应进食低热量、低胆固醇、少糖、少盐、适量蛋白质、纤维素和丰富维生素的食物，宜少食多餐，不宜过饱、不饮浓茶和咖啡，避免辛辣刺激性食物。肥胖者更应控制体重。

二、急性心肌梗死

急性心梗是在冠状动脉硬化的基础上，冠状动脉血供应急剧减少或中断，使相应的心肌发生严重持久的缺血导致心肌坏死。

（一）发病原因

在冠状动脉严重狭窄的基础上，一旦心肌需血量猛增或冠脉血供锐减，使心肌缺血达 30 min 以上，即可发生急性心肌梗死。

（二）临床表现

1. 先兆表现　发病数日或数周前有胸闷、心悸、乏力、恶心、大汗、烦躁、血压波动、心律失常、心绞痛等前驱症状。

2. 主要症状

（1）疼痛：是最早、最突出的症状，其性质和部位与心绞痛相似，但程度更剧烈，伴有烦躁、大汗、濒死感。一般无明显的诱因，疼痛可持续数小时或数天，经休息和含服硝酸甘油无效。

（2）全身症状：一般在发生疼痛 24～48 h 后，出现发热、心动过速、白细胞增高、血沉增快。一般发热体温在 38 ℃左右，多在 1 周内恢复正常。可有胃肠道症状如恶心、呕吐、上腹胀痛，重者可有呃逆。

（3）心源性休克：因心肌广泛坏死，心排血量急剧下降所致。多在起病后数小时至 1 周内发生，发病率为 20% 左右，表现为烦躁不安、面色苍白、大汗淋漓、皮肤湿冷、脉搏细速、尿量减少、反应迟钝，严重者可出现昏迷。常与心肌梗死后数小时至 1 天内发生。

（4）心律失常：是急性心肌梗死患者死亡的主要原因。有 75%～95% 的患者发生心律失常，多发生于起病后 1～2 天内，前 24 h 内发生率最高，以室性心律失常最多见，如频发室性期前收缩，成对出现或呈短阵性心动过速，常是出现室颤的先兆。室颤是急性心梗早期患者死亡的主要原因。

（5）心力衰竭：发病率为 32%～48%，可出现呼吸困难、咳嗽、发绀、烦躁等左心衰竭的表现，重者可出现肺水肿，随后可发生颈静脉怒张、肝大、水肿等右心衰竭体征。

3. 体征　心率增快或变慢；心律不齐；心尖部可闻及舒张期奔马律。除早期血压可增高外，几乎所有患者血压下降。有左心衰竭和休克的体征。

4. 并发症　栓塞、乳头肌功能失调或断裂、心室壁瘤、心脏破裂及心肌梗死后综合征。

（三）辅助检查

辅助检查主要有心电图检查、血清心肌酶检查、超声心动图、心室晚电位检查、放射性核素检查等。心电图检查急性期可见宽而深的异常 Q 波（反映心肌坏死），ST 段呈弓背向上明显抬高（反映心肌损伤）及 T 波倒置（反映心肌缺血）。心肌梗死定位诊断：V_1、V_2、V_3 导联提示前间壁心梗，V_1～V_5 导联提示广泛前壁心梗，Ⅱ、Ⅲ、aVF 导联提示下壁心梗，Ⅰ、aVL 导联提示高侧壁心梗；血清心肌酶检查是监测血清肌酸激酶（CK）、天门冬氨酸氨基转移酶（AST）、乳酸脱氢酶（LDH）、心肌肌钙蛋白 I 或 T。

（四）治疗原则

1. 一般治疗

（1）休息：急性期 12 h 卧床休息，若无并发症，24 h 内应鼓励患者床上活动肢体，若无低血压，第 3 天可床边活动，梗死后第 4 ~ 第 5 天，逐步增加活动量直至每日 3 次步行 100 ~ 150 m。

（2）监护：急性期进行心电图、血压、呼吸监护。

（3）吸氧：急性期持续吸氧 4 ~ 6 L/min；如发生急性肺水肿，给予 6 ~ 8 L/min，并以 20% ~ 30% 乙醇湿化。

（4）抗凝治疗：无禁忌证患者嚼服肠溶阿司匹林 150 ~ 300 mg，连服 3 天，以后改为 75 ~ 150 mg/d，长期服用。

2. 解除疼痛　常用药物有哌替啶 50 ~ 100 mg 肌内注射、吗啡 5 ~ 10 mg 皮下注射或罂粟碱 30 ~ 60 mg 肌内注射，严重者可行冬眠疗法。

3. 心肌再灌注　室性心律失常应立即给予利多卡因静脉注射；发生室颤时立即实施电复律；对房室传导阻滞等缓慢心律失常，可用阿托品、异丙肾上腺素，严重者需安装人工心脏起搏器。

4. 控制休克　补充血容量，应用升压药及血管扩张剂，纠正酸碱平衡紊乱。

5. 治疗心力衰竭　主要是治疗左心衰竭，急性心肌梗死 24 h 内禁止使用洋地黄制剂。

（五）护理诊断

1. 疼痛　与心肌坏死有关。
2. 恐惧　与剧烈疼痛造成的濒死感有关。
3. 焦虑　与身体的异常感觉有关。
4. 活动无耐力　与心功能下降有关。
5. 便秘　与活动减少有关。
6. 潜在并发症　心力衰竭、心律失常、休克。

（六）护理措施

（1）保证身心休息：急性期绝对卧床，避免诱因，减少疼痛发作，同时保持环境安静、整齐，减少探视。避免不良刺激，保证睡眠。

（2）改善活动耐力：给患者制订逐渐活动计划，限制最大活动量的指标是患者活动后出现呼吸加快或困难。脉搏过快或活动停止后 3 min 未恢复。

（3）病情观察：监测心电图、心律、心率、血压、血流动力学的变化；观察尿量、意识改变。观察疼痛性质，遵医嘱及时给予止痛药。

（4）防止便秘护理：食用富含膳食纤维的食物，注意饮水；遵医嘱服用缓泻剂，保证大便通畅。必要时应用润肠剂、低压灌肠等。

（5）饮食护理：提供低热量、低脂、低胆固醇饮食，总热量不宜过高。少量多餐，多食含纤维素和果胶的食物，避免食用刺激性食品。

①少吃动物脂肪和胆固醇含量高的食物，如肥肉、动物内脏、鱼子、蛋黄等；少吃甜食；吃盐不能过多；多吃鱼、豆制品和蔬菜瓜果等；体重超重者应控制饮食。

②戒烟戒酒，少喝咖啡或浓茶。

（6）用药护理：应用抗凝药物时应严密观察有无出血倾向。应用溶栓治疗时应严密检测凝血时间和纤溶酶原。

（7）经皮穿刺腔内冠状动脉成形术后护理：停用肝素 4 h 后，复查全血凝固时间在正常范围之内，拔出动脉鞘管，压迫止血，加压包扎，患者继续卧床 24 h，术肢制动，观察足背动脉搏动情况、鞘管留置部位有无出血、血肿。

（8）溶栓治疗护理：溶栓前需检查血常规、出凝血时间、血型和配血备用。

（9）预防并发症

①预防心律失常护理。急性期要持续心电监护，发现频发性室性期前收缩，成对的、多源性的、呈 RonT 现象的室性期前收缩或房室传导阻滞时，应及时通知医生处理，遵医嘱应用利多卡因等抗心律失常药物，同时要警惕发生室颤、猝死。

②预防休克护理。遵医嘱给予升压药及血管扩张剂，补充血容量，纠正酸中毒，避免脑缺血、保护肾功能，安置患者平卧或头低足高位。

③预防心力衰竭护理。严密观察患者有无咳嗽、咳痰、呼吸困难、尿少等症状，观察肺部有无湿啰音。避免情绪烦躁、饱餐、用力排便等加重心脏负荷的因素。

（七）健康宣教

（1）保持情绪稳定和心理平衡，避免激动和急躁。过度喜怒悲伤易诱发心脏猝死。

（2）生活要有规律，保持大便通畅，睡眠充足。

（3）避免过度紧张和劳累及剧烈活动，应适当进行体育锻炼和体力劳动，老年人应多散步、做保健体操和打太极拳等。

（4）夜间不宜独居一室。起床前，做到"三个半"：醒后静卧半分钟，床上坐起半分钟，双腿下垂坐在床边半分钟，然后再起床活动，避免因体位突变导致意外。

（5）身边常备缓解心绞痛的药物，发作时应及时舌下含化硝酸甘油片。若不能缓解疼痛，应立即到就近医院急诊。

（八）护理服务计划与评价表（表 3 – 10）

姓名：　　　　个人编号：　　　　性别：　　　　年龄：　　　　诊断：心绞痛、心肌梗死　　　　职工 □　居民 □　居家 □

表3-10　心绞痛、心肌梗死患者护理服务计划与评价

日期/时间	主要护理诊断（护理问题）	预期目标	护理措施	家护（医护）服务时间、频次	护士签名	患者家属签名	护理计划评价		护士签名	护士长签名
							日期/时间	计划完成情况与效果评价（完成/部分完成/未完成）		
	舒适度的改变：与心绞痛、心肌急剧缺血、冠状动脉痉挛状有关	1. 患者心绞痛能及时控制 2. 学会运用有效方法缓解心绞痛 3. 能识别引起疼痛的因素 4. 能够运用的方法有效减轻或缓解疼痛	1. 患者心绞痛时，协助立即卧床休息，停止活动。硝酸甘油1~2片舌下含服，观察心绞痛能否缓解 2. 心绞痛剧烈、持续不缓解时，及时送医院就医，可按医嘱给予硝酸甘油、哌替啶等。全导联心电图，必要时持续心电监护观察心肌缺血改变，警惕急性心肌梗死发生 3. 观察心绞痛的性质、部位、持续时间及疼痛规律 4. 安慰患者及家属，消除紧张不安感，家属守候患者床边，增加其安全感。及时呼叫"120"急救车将患者送往医院 5. 指导患者如何避免心绞痛的诱发因素 6. 指导患者采用放松术自我调节					1. 患者心绞痛是否及时控制 2. 能否运用有效方法缓解心绞痛 3. 是否发生急性心肌梗死		
	活动无耐力：与心绞痛有关	1. 患者活动量逐渐增加 2. 活动后无不适感	1. 根据病情，为患者制订合理的活动与休息计划，并监督执行 2. 久病卧床的患者，逐渐增加活动量，以活动时不感胸闷、胸痛为宜。并注意病情变化 3. 根据患者心绞痛发作规律，可于活动前含化硝酸甘油药物预防发作 4. 告知患者避免剧烈运动和突然改变体位，以防劳累和体位性低血压诱发心绞痛 5. 鼓励患者适度活动，促进活动兴趣与动机，有利于心血管系统的锻炼					1. 患者活动量改变 2. 活动对心绞痛的影响		

续表

日期/时间	主要护理诊断（护理问题）	预期目标	护理措施	家护（医护）服务时间、频次	护士签名	患者家属签名	护理计划评价				
							日期/时间	计划完成情况（完成/部分完成/未完成）与效果评价	护士签名	护士长签名	

日期/时间	主要护理诊断（护理问题）	预期目标	护理措施	家护（医护）服务时间、频次	护士签名	患者家属签名	日期/时间	计划完成情况（完成/部分完成/未完成）与效果评价	护士签名	护士长签名
	知识缺乏：与认识疾病的能力有关	1. 患者能叙说预防心绞痛的措施 2. 能叙说有关硝酸甘油用法、心绞痛症状、心绞痛诱发因素	1. 避免心绞痛的诱发因素： （1）调整日常生活与工作量，有规律地进行活动和锻炼，避免劳累；（2）调整饮食结构，进食清淡，易消化，低脂、低盐，低固醇饮食，少食多餐，避免过饱。肥胖者需限制饮食热量；（3）禁烟、酒、浓茶、咖啡及刺激性食物，以防冠状动脉痉挛，加重心肌缺血缺氧；（4）保持情绪稳定，避免情绪激动和紧张；（5）保持大便通畅，避免用力，多食水果及高纤维素食物；（6）避免寒冷刺激，注意保暖；（7）治疗可能加重心绞痛的疾病，如高血压、糖尿病、心衰、贫血、心律失常 2. 告知患者心绞痛的症状：胸骨后疼痛，可放射到左上臂、颈、背部，胸痛常为压迫、发闷或紧缩性 3. 提供患者用药的书面资料，指导患者正确服用 4. 使用硝酸甘油需注意： （1）随身携带；（2）心绞痛发作时舌下含服1～2片，不能吞服；（3）硝酸甘油后需休息片刻才能站立，避免血压改变；（4）含服硝酸甘油片刻后有效期期为半年；（5）硝酸甘油装入棕色瓶内避光，防止受热、受潮					1. 患者对心绞痛的症状、诱发因素、用药知识了解程度 2. 能否正确服用硝酸甘油		

续表

日期/时间	主要护理诊断（护理问题）	预期目标	护理措施	家护（医护）服务时间、频次	护士签名	患者家属签名	护理计划评价			
							日期/时间	计划完成情况与效果评价（完成/部分完成/未完成）	护士签名	护士长签名
	焦虑：与心绞痛反复发作及疾病治疗效果不理想有关	1. 患者焦虑减轻或消失 2. 能保持良好心态，主动配合治疗	1. 鼓励患者说出心理感受，针对其心理状况给予指导与帮助 2. 出现心绞痛时，嘱家属尽量陪伴患者，给予精神安慰，多与患者沟通，增加患者安全感，了解其日常生活需要并给予帮助 3. 及时为患者提供疾病好转信息，增强患者治疗的信心 4. 告知患者不良心理状况对心脏病的不良影响，指导患者进行心理调节					1. 患者焦虑程度是否减轻 2. 能否保持良好心理状态		
	活动无耐力：与心梗发作有关	1. 患者的活动耐力在逐渐增加 2. 在活动后不出现心律失常和缺氧的表现，脉搏、血压、呼吸正常 3. 能参与所需的身体活动 4. 进行活动时，虚弱感或疲劳感减轻或消失	1. 心梗急性期嘱患者卧床休息，但应向患者及家属说明康复程序：（1）第1~第3天：绝对卧床休息，进食、大小便、翻身及个人卫生等日常生活由护士或家属协助；（2）第3~第6天：卧床休息，鼓励患者在清醒时，每小时深呼吸及伸屈被动两足几次，也可做些轻缓的四肢主动与被动活动，以减少血栓形成和肌肉萎缩。无并发症者，可坐在床上或休养椅上，开始起坐时动作要缓慢，起坐时间从每次20~30 min逐渐增加；有并发症者根据病情延长卧床时间；（3）第1周后：可下地床边活动，走动时间逐渐增加，以不疲劳为宜；（4）第1~第2周：逐渐增加活动，可在室外走廊散步，上厕所等；（5）第3~第4周：可恢复正常生活，可出院；（6）第2~第3个月：					1. 患者的活动耐力增加程度 2. 活动期间监测心率、心律、血压、脉搏和呼吸的变化		

续表

日期/时间	主要护理诊断（护理问题）	预期目标	护理措施	家护（医护）服务时间、频次	护士签名	患者家属签名	护理计划评价			
							日期/时间	计划完成情况与效果评价（完成/部分完成/未完成）	护士签名	护士长签名
			2. 多观察、了解患者的需要，帮助解决问题 3. 保证患者充足的睡眠 4. 心肌梗死恢复期，不要过量限制活动及延长患者卧床休息时间 5. 把障碍物从患者经常走动的区域移开，在必要的体力活动前给予患者安全的场所 6. 按心绞痛发作的规律，在必要时油预防发作 7. 若患者在活动后出现呼吸加快或呼吸困难，脉搏过快或在活动停止3 min后仍未恢复，血压有异常改变，胸痛、眩晕或精神恍惚等反应，则应停止活动，并以此作为限制最大活动量的指征 8. 合理安排每日的活动计划，在两次活动之间给予休息时间，指导并鼓励患者自行设计活动计划表：（1）最大活动量应逐渐增加，以不引起不适症状为原则；（2）避免重体力劳动、精神过度紧张的工作或活动过长的工作时间；（3）在任何情况下，心绞痛发作时应立即停止正在进行的运动；（4）经常参加一定量的体力竞赛性的活动；（5）经常就地休息，劳动及进行适当的体操和活动，既可帮助神经系统从疲劳中恢复，又有助于左侧支循环的建立							

续表

日期/时间	主要护理诊断（护理问题）	预期目标	护理措施	家护（医护）服务时间、频次	护士签名	患者家属签名	护理计划评价			
							日期/时间	计划完成情况与效果评价（完成/部分完成/未完成）	护士签名	护士长签名
	心输出量减少：与心梗有关	患者心输出量改善表现为生命体征稳定	1. 尽可能减少或排除增加心脏负荷的原因及诱发因素 2. 控制水钠摄入量和输液速度并记录 3. 监测血压、脉搏、脉压、心率、心律、尿量、出入液量					评估患者的生命体征、脉压、尿量、心律、出入量数值		
	便秘：与卧床、制动有关	1. 患者能运用缓解便秘的有效方法 2. 能有规律排便	1. 安排合适的排便时间及允许排便的体位 2. 消除或减少便秘的促成因素：(1) 向患者及家属强调预防便秘的重要性和有效性；(2) 根据病情指导患者合理进食，建议进食适量的高纤维素饮食，烹调时增加植物油用量；(3) 保证每日液体入量在1500~2000 mL，心衰患者遵医嘱制订入量计划；(4) 不习惯于床上排便的患者，应向其讲明病情及需要在床上排便的理由 3. 急性期患者可加强腹部按摩，恢复期患者可适当进行锻炼 4. 告诉患者排便时不要用力，可在排便用力时呼气，必要时由监护下排便，以预防生命体征发生改变 5. 遵医嘱给予大便软化剂或缓泻剂					大便不干结，不费力，保持每日1次		

续表

日期/时间	主要护理诊断(护理问题)	预期目标	护理措施	家护(医护)服务时间、频次	护士签名	患者家属签名	护理计划评价			
							计划完成情况 日期/时间	与效果评价(完成/部分完成/未完成)	护士签名	护士长签名
	潜在并发症:心力衰竭、心律失常、休克	1. 患者能说出心力衰竭的诱因及预防措施 2. 发生急性左心衰竭后能及时控制症状 3. 及早发现早期症状 4. 抢救措施得当	1. 向患者及家属解释说明心衰的诱发因素，如上感、劳累、情绪激动、感染、不适当的活动等，以及预防措施 2. 若突然出现急性左心衰，应立即采取以下措施：(1)立即协助患者端坐卧位，两腿下垂；(2)给予高流量吸氧，并给予20%~30%乙醇湿化吸氧；(3)严密观察神志、出汗、发绀、咳痰等情况；(4)根据病情遵医嘱给予强心、利尿、镇静、扩血管等药物治疗；(5)严格掌握输液滴速，控制液体入量；(6)准确记录24 h液体出入量 3. 给予心电监护，监测患者心律、心率、血压、脉搏、呼吸及心电图改变 4. 嘱患者尽量避免诱发心律失常的因素，如情绪激动、烟酒浓茶、咖啡等 5. 向患者说明心律失常的临床表现及感受，若出现心悸、胸闷、胸痛、心前区不适等症状，应及时告诉医护人员及家属 6. 遵医嘱应用抗心律失常药，并观察药物疗效及不良反应 7. 及早发现休克并严密观察神志、意识、尿量及生命体征等情况 8. 观察患者末梢循环情况，如皮肤温度、湿度、色泽；注意保暖					患者的生命体征、神志、意识、情绪、心悸、胸痛、末梢循环、心电图及药物的作用、不良反应情况		

第十一节 高血压患者的护理

高血压是指以动脉收缩压和（或）舒张压持续升高为主要临床表现的综合征。高血压按其病因是否明确分为原发性高血压和继发性高血压。绝大多数患者的原发性高血压病因不明，称为原发性高血压。

高血压病理生理作用的主要靶器官是心脏和血管，长期高血压引起的心脏改变主要是心室肥厚、扩大，引起的全身小动脉改变主要是管腔内径缩小、壁腔比值增加，导致心、脑、肾等靶器官缺血。

一、发病原因

病因不明，可能与遗传、摄入钠盐较多、精神过度紧张、体重超重等有关。原发性高血压主要危险因素与年龄有关，一般男性 >55 岁，女性 >65 岁易发病；另外，吸烟、有高胆固醇血症、糖尿病、家族早发冠心病史者，发病年龄可降低。

二、临床表现

1. 一般表现

部分患者可表现为头晕、头痛、耳鸣、颈部紧板、眼花、乏力、失眠，有时可有心悸和心前区不适感等症状，紧张或劳累后加重。

2. 并发症

（1）脑血管意外：脑动脉硬化，可发生脑动脉血栓形成和微小动脉瘤，如果动脉瘤破裂则引起脑出血。

（2）心力衰竭：左室后负荷加重，心肌肥厚与扩大，可出现心力衰竭。

（3）肾衰竭：肾小球毛细血管压力增高，引起肾小球的肥大、硬化，最终导致肾衰竭。

（4）视网膜改变：视网膜小动脉早期发生痉挛，后发展出现硬化、视网膜动脉狭窄、渗出、出血、视盘水肿。

（5）高血压危象：头痛、烦躁、眩晕、心悸、气急、视力模糊、恶心、呕吐等。

（6）高血压脑病：临床表现以脑部症状和体征为特点，严重者会出现头痛、呕吐、意识障碍、精神错乱、抽搐，甚至昏迷。

（7）脑血管病：包括短暂性脑缺血发作、脑出血、脑血栓、腔隙性脑梗死等。

三、辅助检查

辅助检查包括常规项目检查和特殊检查。常规项目检查包括尿常规、肾常规、血糖、血胆固醇、血三酰甘油、血尿酸和心电图等。上述检查有助于发现相关的危险因素和靶器官损害；特殊检查为更进一步了解高血压患者病理生理状况和靶器官结构与功能变化有目的的选择。

四、治疗原则

1. 改善生活行为

（1）控制体重：尽量将身体质量指数 BMI（简称体质指数，正常值标准为 18.5 ~ 23.9）控制在 25 以下。

（2）限制钠盐摄入：每日食盐量不超过 6 g。

（3）补充钙和钾：每日食用新鲜蔬菜 400 ~ 500 g，牛奶 500 mL，可以补充钾 1000 mg 和钙 400 mg。

（4）减少脂肪摄入：脂肪量应控制在膳食总热量的 25% 以下。

（5）戒烟、限酒：每日饮酒量不超过 50 g 乙醇的量。

（6）运动强度：采用低、中强度运动，可根据年龄和身体状况选择运动方式，如慢跑、步行，每周 3 ~ 5 次，每次可进行 20 ~ 60 min。

2. 药物治疗

降压药应用的原则：小剂量开始；优先选择长效制剂；联合用药；个体化，选择适合患者的降压药物。

（1）利尿剂：常用呋塞米 20 ~ 40 mg，1 ~ 2 次/日，主要不良反应有电解质紊乱和高尿酸血症。

（2）β 受体阻滞剂：常用阿替洛尔 50 ~ 200 mg，1 ~ 2 次/日，主要不良反应有心动过缓和支气管收缩。

（3）钙通道阻滞剂：常用硝苯地平 5 ~ 20 mg，3 次/日，维拉帕米 40 ~ 120 mg，3 次/日，主要不良反应有面色潮红、头痛，长期服用硝苯地平可出现外周水肿。

（4）血管紧张素转换酶抑制剂：常用卡托普利 12.5 ~ 25 mg，2 ~ 3 次/日，主要不良反应有干咳、味觉异常、皮疹等。

五、护理诊断

1. 疼痛　与高血压、脑血管痉挛有关。

2. 活动无耐力　与并发心力衰竭有关。

3. 有受伤的危险　与头晕和视力模糊有关。

4. 知识缺乏　缺乏疾病相关知识。

5. 潜在并发症　心力衰竭、脑血管意外、肾衰竭。

六、护理措施

1. 休息

高血压初期可不限制一般的体力活动，避免重体力活动，保证足够的睡眠。血压较高、症状较多或有并发症的患者应卧床休息，避免体力和脑力的过度兴奋。

2. 体位

高血压脑血管意外患者应采取半卧位，避免活动、安定患者情绪。

3. 吸氧

发生心力衰竭时给予吸氧，4～6 L/min，有急性肺水肿时可给予 20%～30% 乙醇湿化吸氧，6～8 L/min。

4. 用药护理

遵医嘱给予镇静剂，血压增高时遵医嘱静脉滴注硝普钠治疗。药物一般从小剂量开始，可联合用药，以增强疗效，减少不良反应。

5. 限制钠盐摄入

食盐的摄入量为 <6 g/d，可减少水、钠潴留，减轻心脏负荷。

6. 控制体重

特别是向心性肥胖患者，应限制每日摄入总热量。

7. 运动

选择适当的运动方式，如跑步、行走、游泳等，运动量以收缩压升高、心率增快但舒张压不升高为指标。

8. 避免诱因

（1）指导患者自己控制情绪、调整生活节奏。
（2）冬天外出时注意保暖，室温不宜过低。
（3）保持大便通畅，避免剧烈运动和用力咳嗽，以防发生脑血管意外。
（4）避免突然改变体位，禁止长时间站立。

七、健康宣教

（1）注意情绪调整，保持心情舒畅、乐观，避免不良情绪刺激。
（2）注意饮食调养，以清淡可口为宜，定时定量，忌食肥甘厚味，勿暴饮暴食。
（3）生活起居有序，注意劳逸结合，勿过劳或纵欲过度。
（4）坚持锻炼，选择适当运动项目，如气功、太极拳、八段锦等。
（5）消除各种导致眩晕的因素，如避免突然或强力的头部运动，可减少眩晕的发生。
（6）不宜高空作业，尽量避免乘船、乘机及各种旋转的剧烈运动。
（7）有高血压病史者要坚持服药，定期测量血压。

八、护理服务计划与评价表（表3－11）

表 3-11 高血压患者护理服务计划与评价

姓名：　　年龄：　　性别：　　个人编号：　　诊断：高血压　　职工□　居民□

日期/时间	主要护理诊断（护理问题）	预期目标	护理措施	家护（医护）服务时间、频次	护士签名	患者家属签名	护理计划评价			
							日期/时间	计划完成情况与效果评价（完成/部分完成/未完成）	护士签名	护士长签名
	舒适度的改变：与头昏、呕吐有关	能够说出血压升高引起的身体不适的应对措施；自行调整增加舒适感	1. 给患者创造安静舒适的休养环境，避免环境刺激加重头痛 2. 指导患者休息和饮食，血压不稳定、症状加重时必须卧床休息 3. 协助患者满足生活需要 4. 改变体位时要缓慢，避免体位性低血压 5. 监测血压，发现血压变化，及时给予治疗；立即联系巡诊医生					自述舒适感增加		
	睡眠形态紊乱：与情绪紧张、血压不稳定有关	患者能进入正常睡眠状态；并能保持夜间睡眠时间延长	1. 消除或减轻情绪紧张的促进因素，鼓励患者保持最佳心理状态 2. 告诉患者睡眠与血压的关系 3. 晚餐后控制水分摄入，减少夜尿次数 4. 科学、合理安排时间，避免干扰睡眠 5. 遵医嘱给予安眠药 6. 指导患者促进睡眠方法，如热水泡脚，睡前喝热饮料，听轻音乐、看书刊杂志等					患者睡眠程度的改善		

续表

日期/时间	主要护理诊断（护理问题）	预期目标	护理措施	家护（医护）服务时间、频次	护士签名	患者家属签名	护理计划评价			
							日期/时间	计划完成情况与效果评价（完成/部分完成/未完成）	护士签名	护士长签名
	知识缺乏：与知识缺乏正确指导及相关知识有关	患者能避免使血压升高的诱发因素；能叙述保持血压稳定的方法；了解降压药物的名称、用法、作用及不良反应	1. 鼓励患者对疾病治疗及预后提问，倾听其诉说，确认患者对疾病和未来生活方式的了解程度 2. 饮食以低盐、低脂肪为原则。少食含胆固醇高的食物，如动物的内脏、蛋黄等。肥胖者应降低每日热量的摄入以减轻体重 3. 指导患者合理用药 4. 教会患者自测血压					患者对有关疾病知识的认识情况		
	潜在并发症：高血压危象	患者出现高血压危象能被及时发现和处理	1. 绝对卧床休息、减少搬动患者、体位 2. 限制探视、减少刺激因素、防止情绪激动或紧张 3. 持续高流量吸氧 4. 遵医嘱给予速效降压药、镇静药及脱水剂等 5. 告诉患者避免屏气用力					患者病情的变化及瞳孔、生命体征的变化		

续表

日期/时间	主要护理诊断（护理问题）	预期目标	护理措施	家护（医护）服务时间、频次	护士签名	患者家属签名	护理计划评价			
							日期/时间	计划完成情况与效果评价（完成/部分完成/未完成）	护士签名	护士长签名
	潜在并发症：动脉粥样硬化	患者及家属了解饮食与疾病的关系；熟悉降压药物的治疗意义	1. 进行用药指导，监督用药情况 2. 指导患者及家属安排每日饮食并督促执行 3. 遵医嘱服用抗凝剂，如小剂量肠溶阿司匹林 4. 遵医嘱定时服药，不可随意停药 5. 按时复查					患者有无心肌缺血及脑动脉、四肢动脉硬化表现		
	潜在并发症：脑血管意外	患者能保持平静心情，能够完成计划的活动；患者及家属对出现脑血管意外能及时发现并有效处理	1. 减少刺激因素，防止情绪激动或紧张 2. 评估患者的活动耐力，指导自主活动项目 3. 对行走不便的患者，将障碍物从患者活动区域移开，提供安全的活动场所，防止坠床 4. 外出时要有家属陪伴 5. 洗澡水温不宜过冷或过热，时间不宜过长 6. 若出现肢体麻木、头痛、偏瘫甚至昏迷，应立即报告巡诊医生，采取措施，及时送往医院治疗					评估患者的病情及生命体征情况，特别是瞳孔、血压、意识、肢体活动程度的变化		

第十二节　慢性肾功能衰竭患者的护理

慢性肾功能衰竭是各种慢性肾实质疾病进行性发展的最终结局，主要表现为肾功能缓慢进行性减退，最终出现以代谢产物潴留、水、电解质紊乱、酸碱平衡失调和全身各系统症状为主要表现的临床综合征。

一、发病原因

（1）原发性肾脏疾病，如肾小球肾炎、慢性肾盂肾炎。

（2）继发于全身疾病的肾脏病变，如高血压肾小动脉硬化症、系统性红斑狼疮、糖尿病等引起的肾损害。

（3）慢性尿路梗阻性肾病，如结石、前列腺肥大等。

（4）先天性疾病，如多囊肾、遗传性肾炎、肾发育不良等。

二、临床表现

1. 早期症状

食欲减退、腹部不适是最早、最常出现的症状。此外患者多有恶心、呕吐、呃逆、腹泻、消化道出血，以及口腔尿臭味。

2. 心血管系统

（1）高血压：大部分患者有不同程度的高血压，主要与水钠潴留有关。

（2）心力衰竭：与高血压、水钠潴留等有关。

（3）心包炎：表现为胸痛、心前区可听到心包摩擦音，多见于透析不充分者。

（4）动脉粥样硬化：患者常有高三酰甘油血症及轻度胆固醇升高。

3. 呼吸系统

酸中毒时呼吸深而长。代谢产物潴留可引起慢性肾衰竭性支气管炎、胸膜炎、肺炎。

4. 血液系统

贫血主要是由红细胞生成减少和破坏增加引起，并有出血现象。

5. 精神、神经系统

肾衰竭早期常有精神萎靡、疲乏、失眠，逐渐出现精神异常。

6. 骨骼系统

慢性肾衰可引起肾性骨营养不良症，又称肾性骨病。患者可有骨酸痛、行走不便等症。

7. 皮肤表现

皮肤失去光泽，干燥、脱屑，尿素随汗从皮肤排出，可形成尿素霜，刺激皮肤引起瘙痒。

8. 性功能障碍

女性患者月经不规则甚至闭经。男性患者常有阳痿现象。

9. 代谢紊乱

表现为空腹血糖轻度升高，糖耐量异常。因长期恶心、呕吐使蛋白质摄入不足，出现负氮平衡及低蛋白血症。

10. 继发感染

与免疫系统功能低下、白细胞功能异常有关。以肺部及泌尿系统感染多见。

11. 水、电解质和酸碱平衡失调

（1）多尿、夜尿多：常有畏食、呕吐或腹泻，易引起脱水，晚期患者尿量可少于400 mL／d。引起水、钠潴留，出现水肿、高血压甚至心力衰竭。

（2）高血钾及低血钾：由于利尿、呕吐、腹泻、摄入不足可出现低血钾。终末期患者常发生高血钾，主要由进食水果、肉类多，尿量少及使用保钾利尿药造成。

（3）酸中毒：慢性肾衰竭患者都有轻重不等的代谢性酸中毒。

（4）低钙血症与高磷血症：由于尿磷排出减少，高磷低钙刺激甲状腺分泌增加，终末期时尿磷排出不增加，甲状旁腺激素分泌增如，导致骨钙脱出，血钙增加。

三、辅助检查

辅助检查主要有血常规、尿常规、肾功能检查、B 超及 X 线拍摄等。血常规检查对 CRF 有重要提示作用；尿沉渣有管型、蜡样管型，对诊断有价值；肾功能检查肌酐清除率多在 30 mL/min 以下，血肌酐、尿素氮、尿酸均增高。

四、治疗原则

1. 治疗原发病和纠正加重肾衰的可逆因素

如防止水电解质紊乱、感染、尿路梗阻、心力衰竭等，饮食选用优质低蛋白，如鸡蛋、牛奶、瘦肉、鱼等，应保证供给充足的热量。并补充多种维生素，限盐。每日液体入量按前一天出液量加不显性失水（呼吸、大便等）500 mL 来计算，高钾血症者应限制含钾高的食物，当血钾 > 7 mmol/L 时，输液中加入胰岛素，促进钾离子流向细胞内，或透析治疗。

2. 对症治疗

积极控制感染，避免使用肾毒性药物。纠正水、电解质和酸碱平衡失调，纠正贫血。对高血压患者，通过减少血容量，消除水钠潴留，配合利尿剂、降压药等综合治疗。对肾素依赖型高血压，应首选血管紧张素转换酶抑制剂。患者如出现心力衰竭等，行血液透析治疗。

五、护理诊断

1. 体液过多　与肾小球滤过功能降低导致水钠潴留或补液不当等因素有关。

2. 营养失调 与摄入低于机体需要量有关。

3. 有感染的危险 与营养不良，贫血、机体抵抗力下降有关。

4. 活动无耐力 与心脏病变、贫血、水电解质和酸碱平衡紊乱有关。

六、护理措施

1. 一般护理

（1）休息：慢性肾衰竭期应卧床休息以减轻肾脏负担，当出现烦躁不安、抽搐或昏迷时应有专人护理，采取保护性措施。

（2）饮食：给予高维生素、高热量、优质低蛋白，低磷高钙饮食，主食最好采用麦淀粉。

（3）心理护理：照护人员应鼓励患者参加力所能及的社会活动，争取家属配合，帮助患者适应特殊治疗要求，培养自我护理能力。

2. 病情观察

（1）观察患者有无嗜睡、谵妄、昏迷等意识改变。

（2）观察患者有无恶心、呕吐、顽固性呃逆与消化道出血等症。

（3）注意患者血压、心率与心律，有无心衰、心包炎等。

（4）了解贫血的进展及有无出血倾向。

（5）有无电解质紊乱表现，如低血钾、心律失常。

（6）观察体重、尿量变化，以及液体出入量情况，并正确进行记录。

3. 对症护理

（1）胃肠道症状：注意口腔护理和饮食调节，对顽固性呃逆者可用耳针、针灸或肌内注射哌甲酯（利他林）。

（2）神经系统症状：应安置患者于光线较暗的病室，注意安全，适量使用镇静剂。

（3）心血管系统症状：高血压脑病患者需迅速按医嘱快速降压、控制抽搐和降低颅内压，并观察降压药物不良反应；出现急性肺水肿或严重心律失常时，应积极抢救。

（4）造血系统症状：有出血倾向应避免应用抑制凝血药物，如解热镇痛剂、右旋糖酐及纤溶药物，以免诱发出血，出血严重者除局部止血外，应防止局部黏膜受刺激，必要时可输鲜血。

（5）少尿、高钾血症：观察患者的血钾检验报告和心电图情况，及时与医师取得联系；采集血钾标本时针筒要干燥，采血部位结扎勿过紧，血取出后沿试管壁注入，以防溶血；少食含钾量高的食物如柑橘、香蕉、各种豆类，以及药物如钾盐青霉素、螺内酯等；忌输库存血。

七、健康宣教

（1）向患者及家属介绍慢性肾衰竭的临床过程和治疗进展。

（2）注意个人卫生，注意预防呼吸道、皮肤感染；皮肤痒时切勿用力搔抓，以免破损引起感染；注意会阴部的清洁卫生。

（3）强调合理饮食的重要性，尤其是蛋白质的合理摄入和钠、钾的限制。

（4）进行适当的活动，以增强机体的抵抗力，避免劳累和重体力活动。

（5）告知患者必须遵医嘱用药，避免使用肾毒性药物，如氨基糖苷类抗生素等。

（6）定期复查肾功能，血清电解质等，准确记录每日的尿量、血压、体重。

八、护理服务计划与评价表（表3－12）

表3－12 慢性肾功能衰竭患者护理服务计划与评价

姓名： 性别： 年龄： 个人编号： 职工□ 居民□

诊断：慢性肾功能衰竭

日期/时间	主要护理诊断（护理问题）	预期目标	护理措施	家护（医护）服务时间、频次	护士签名	患者家属签名	护理计划评价			
							日期/时间	计划完成情况与效果评价（完成部分/完成未完成）	护士签名	护士长签名
	排尿异常：与肾功能损伤有关	患者排尿恢复正常，尿量＞17 mL/h，尿比重正常	1. 绝对卧床休息，可减少代谢产物生成 2. 准确记录24 h尿量，并观察尿的颜色，定期监测尿比重 3. 指导患者正确留取尿标本 4. 遵医嘱使用利尿剂，并观察治疗效果及不良反应					监测患者尿量的数值、颜色、比重		
	体液过多：与肾小球滤过功能降低，摄入过多有关	维持正常液体量，皮下水肿消退、尿量增加	1. 限制摄入 （1）水：前一日尿量再加500 mL；（2）钠：每日不超过3 g；（3）钾：尿少者严格限制钾的摄入 2. 监测体重，每日2次 3. 准确记录24 h出入水量 4. 遵医嘱使用利尿剂，并观察尿量变化及药物的不良反应 5. 尽量避免肌内或皮下注射					患者水肿情况有无减轻，尿量、体重的变化		
	潜在并发症：高钾血症	血清钾在正常范围	1. 严密观察病情变化，测血压，脉搏，呼吸，每2 h一次，有条件者可行床旁心电监护 2. 提供低钾饮食 3. 不输库血，及时纠正酸中毒 4. 发现患者有恶心，手麻木或脉搏慢等现象，应立即抽血监测血钾					患者血清钾在正常范围，有无高血钾的症状及体征		

续表

日期/时间	主要护理诊断（护理问题）	预期目标	护理措施	家护（医护）服务时间、频次	护士签名	患者家属签名	护理计划评价			
							日期/时间	计划完成情况 与效果评价（完成/部分完成/未完成）	护士签名	护士长签名
	潜在并发症：急性肺水肿	患者不发生急性肺水肿；出现急性肺水肿能被及时发现和处理	1. 严格控制输液量和速度，有条件者可监测中心静脉压 2. 备齐急救药品及药物 3. 密切观察病情变化，如发现患者有呼吸急促等临床表现时，应立即通知医生 4. 高浓度给氧 5. 应保持呼吸道通畅					患者有无发生急性肺水肿		
	体液不足 与肾功能损伤有关	患者不发生水和电解质平衡	1. 准确记录24 h出入水量 2. 鼓励患者增加摄入量，以补充大量水分、钾、钠、钙盐 3. 口服困难者遵医嘱静脉输液 4. 监测血压、脉搏、呼吸 5. 每日了解血液电解质情况，防止患者有脱水现象					患者尿量的变化；精神状态、皮肤弹性情况		
	潜在并发症：出血	患者不发生出血。出现出血能被及时发现和处理	1. 透析患者，应及时观察患者穿刺侧肢体的血运情况，敷料是否干燥及有无渗血情况 2. 应掌握紧急止血措施，如指压止血法、加压包扎及相关药物的应用 3. 注射后应延长按压时间达5～7 min，防止皮下出血 4. 监测血压、脉搏并观察大便颜色 5. 防止机械损伤，以免引起出血不止					患者未发生出血		

第十三节　糖尿病患者的护理

糖尿病（DM）是一组以高血糖为特征的代谢性疾病。高血糖则是由于胰岛素分泌缺陷或其生物作用受损，或两者兼有引起。糖尿病是长期存在的高血糖，导致各种组织，特别是眼、肾、心脏、血管、神经的慢性损害及功能障碍。糖尿病诊断标准为：症状＋随机血糖≥11.1 mmol/L，或空腹血浆葡萄糖≥7.0 mmol/L，或糖耐量2 h血浆葡萄糖≥11.1 mmol/L。糖尿病分为1型糖尿病和2型糖尿病。1型糖尿病发病年龄轻，大多＜30岁，起病突然，多饮、多尿、多食、消瘦症状明显，血糖水平高，不少患者以酮症酸中毒为首发症状，血清胰岛素和C肽水平低下，胰岛细胞自身抗体（ICA）、胰岛素自身抗体（IAA）、谷氨酸脱羧酶（GAD_{65}）可呈阳性，GAD_{65}阳性有助于区分1型、2型糖尿病患者，阳性者需应用胰岛素治疗。2型糖尿病常见于中老年人，肥胖者发病率高，常可伴有高血压、血脂异常、动脉硬化等疾病。起病隐匿，早期无任何症状，或仅有轻度乏力、口渴，血糖增高不明显者需做糖耐量试验才能确诊。血清胰岛素水平早期正常或增高，晚期低下。

一、发病原因

1. 遗传因素

1型或2型糖尿病均存在明显的遗传异质性。糖尿病存在家族发病倾向，1/4～1/2患者有糖尿病家族史。临床上至少有60种的遗传综合征可伴有糖尿病。1型糖尿病有多个DNA位点参与发病，其中，以人类白细胞抗原（HLA）中D位点多态性关系最为密切。在2型糖尿病已发现多种明确的基因突变，如胰岛素基因、胰岛素受体基因、葡萄糖激酶基因、线粒体基因等。

2. 环境因素

进食过多、体力活动减少导致的肥胖是2型糖尿病最主要的环境因素，具有2型糖尿病遗传易感性的个体容易发病。1型糖尿病患者存在免疫系统异常，在某些病毒如柯萨奇病毒、风疹病毒、腮腺病毒等感染后导致自身免疫反应，破坏胰岛β细胞。

二、临床表现

（1）多饮、多尿、多食和消瘦（"三多一少"）：严重高血糖时出现典型的"三多一少"症状，多见于1型糖尿病。发生酮症或酮症酸中毒时"三多一少"症状更为明显。

（2）疲乏无力、肥胖：多见于2型糖尿病。2型糖尿病发病前常有肥胖，若得不到及时诊断，体重会逐渐下降。

三、辅助检查

辅助检查主要有糖代谢异常严重程度或控制程度的检查、胰岛β细胞功能检查和并发症检查。

（1）糖代谢异常严重程度或控制程度的检查包括尿糖测定、血糖测定、口服葡萄糖耐量试验和糖化血红蛋白测定。尿糖测定大多采用葡萄糖氧化酶法测定尿葡萄糖，尿糖阳性是诊断糖尿病的重要线索；血糖升高是诊断糖尿病的主要依据，也是判断糖尿病病情变化和治疗效果的主要指标；口服葡萄糖耐量试验用于空腹血糖高出正常范围，但未达到诊断糖尿病标准者；糖化血红蛋白测定能够反映患者近2~3个月内的血糖控制情况，为糖尿病患者近期病情监测指标。

（2）胰岛β细胞功能检查包括胰岛素释放试验、C肽释放试验等。胰岛素释放试验反映基础和葡萄糖介导的胰岛素释放功能；肽释放试验反映基础和葡萄糖介导的胰岛素释放功能；其他检查还有监测β细胞功能的方法等。

（3）并发症检查主要是针对病情未控制的糖尿病患者，可伴有高三酰甘油血症、高胆固醇血症、高密度脂蛋白胆固醇降低者。

四、治疗原则

目前尚无根治糖尿病的方法，但通过多种治疗手段可以控制好糖尿病。主要包括5个方面：糖尿病患者的教育、自我监测血糖、饮食治疗、运动治疗和药物治疗。

1. 一般治疗

（1）教育：让糖尿病患者懂得糖尿病的基本知识，帮助患者树立战胜疾病的信心，指导患者控制糖尿病，了解血糖控制良好对健康的益处。根据每个糖尿病患者的病情特点制订恰当的治疗方案。

（2）自我监测血糖：随着小型快捷血糖测定仪的逐步普及，患者可以根据血糖水平随时调整降血糖药物的剂量。1型糖尿病进行强化治疗时每天至少监测4次血糖（三餐前，睡前），血糖不稳定时要监测8次（三餐前，三餐后2h，晚睡前和凌晨3：00）。强化治疗时空腹血糖应控制在7.2 mmol/L以下，餐后2h血糖小于10 mmol/L，糖化血红蛋白（HbA_{1c}）小于7%。2型糖尿病患者自我监测血糖的频度可适当减少。

2. 药物治疗

（1）口服药物治疗

①磺脲类药物。2型糖尿病患者经饮食控制、运动、降低体重等治疗后，疗效尚不满意者均可用磺脲类药物。因降糖机制主要是刺激胰岛素分泌，所以对有一定胰岛功能者疗效较好。对一些发病年龄较轻、体形不胖的糖尿病患者在早期也有一定疗效。但对肥胖者使用磺脲类药物时，要特别注意饮食控制，使体重逐渐下降，与双胍类或α-葡萄糖苷酶抑制剂降糖药联用效果较好。下列情况属禁忌证：一是严重肝、肾功能不全；二是合并严重感染、创伤及大手术期间，临时改用胰岛素治疗；三是糖尿病酮症、酮症酸中毒期间，临时改用胰岛素治疗；四是糖尿病孕妇，妊娠高血糖对胎儿有致畸形作用，早产、死产发生率高，故应严格控制血糖，空腹血糖应控制在<5.8 mmol/L，餐后2h血糖控制在<6.7 mmol/L，但控制血糖不宜用口服降糖药；五是对磺脲类药物过敏或出现明显不良反应。

②双胍类降糖药。降血糖的主要机制是增加外周组织对葡萄糖的利用,增加葡萄糖的无氧酵解,减少胃肠道对葡萄糖的吸收,降低体重。其适应证为:肥胖型 2 型糖尿病,单用饮食治疗效果不满意者;2 型糖尿病单用磺脲类药物效果不好,可加双胍类药物;1 型糖尿病用胰岛素治疗病情不稳定,用双胍类药物可减少胰岛素剂量;2 型糖尿病继发性失效改用胰岛素治疗时,可加用双胍类药物,能减少胰岛素用量。其禁忌证为:严重肝、肾、心、肺疾病,消耗性疾病,营养不良,缺氧性疾病;糖尿病酮症,酮症酸中毒;伴有严重感染、手术、创伤等应激状况时暂停双胍类药物,改用胰岛素治疗;妊娠期。不良反应:一是胃肠道反应,最常见表现为恶心、呕吐、食欲下降、腹痛、腹泻,发生率可达 20%,为避免这些不良反应,应在餐中或餐后服药;二是头痛、头晕、金属味;三是乳酸酸中毒,多见于长期、大量应用苯乙双胍,伴有肝肾功能减退,缺氧性疾病、急性感染、胃肠道疾病时,二甲双胍引起酸中毒的机会较多。

③葡萄糖苷酶抑制剂。降低餐后血糖。常用药为伏格列波糖、阿卡波糖,与第一口主食同服,若食物中无糖类可不服。主要不良反应有腹痛、肠胀气、腹泻、肛门排气增多。

④胰岛素增敏剂。有增强胰岛素作用,改善糖代谢。可以单用,也可磺脲类,双胍类或胰岛素联用。有肝脏疾病或心功能不全者不宜应用。

⑤格列奈类胰岛素促分泌剂。瑞格列奈为快速促胰岛素分泌剂,餐前即刻口服,每次主餐时服,不进餐不服;那格列奈作用类似于瑞格列奈。

(2)胰岛素治疗:胰岛素治疗的最大不良反应为低血糖。胰岛素制剂有动物胰岛素、人胰岛素和胰岛素类似物。根据作用时间分为短效、中效和长效胰岛素,并已制成混合制剂,如诺和灵 30R,优泌林 70/30。

①1 型糖尿病。需要用胰岛素治疗。非强化治疗者每天注射 2 ~ 3 次,强化治疗者每日注射 3 ~ 4 次,或用胰岛素泵治疗。需经常根据血糖数值调整剂量。

②2 型糖尿病。口服降糖药失效者先采用联合治疗方式,方法为原用口服降糖药剂量不变,睡前晚 10:00 注射中效胰岛素或长效胰岛素类似物,一般每隔 3 天调整 1 次,目的为空腹血糖降到 4.9 ~ 8.0 mmol/L,无效者停用口服降糖药,改为每天注射 2 次胰岛素。

3. 运动治疗

增加体力活动可改善机体对胰岛素的敏感性,降低体重,减少身体脂肪量,增强体力,提高工作能力和生活质量。运动的强度和时间长短应根据患者的总体健康状况来定,找到适合患者的运动量和患者感兴趣的项目。运动形式可多样,如散步、快步走、健美操、跳舞、打太极拳、跑步、游泳等。

4. 饮食治疗

饮食治疗是各种类型糖尿病治疗的基础,一部分轻型糖尿病患者单用饮食治疗就可控制病情。

(1)总热量:总热量的需要量要根据患者的年龄、性别、身高、体重、体力活动量、病情等综合因素来确定。首先要算出每个人的标准体重,可参照下述公式:标准体重(kg)= 身高(cm)−105 或标准体重(kg)=[身高(cm)−100]×0.9;女性的标准体重应再减去 2 kg。也可根据年龄、性别、身高查表获得。算出标准体重后再依据每个人日常体力活动情况来估算出每千克标准体重热量需要量。

根据标准体重计算出每日所需要热量后，还要根据患者的其他情况做出相应调整。儿童、青春期、哺乳期、营养不良、消瘦及有慢性消耗性疾病者应酌情增加总热量。肥胖者要严格限制总热量和脂肪含量，给予低热量饮食，每天总热量不超过 1500 kcal，一般以每月降低 0.5 ~ 1.0 kg 为宜，待接近标准体重时，再按前述方法计算每天总热量。另外，年龄大者较年龄小者需要热量少，成年女子比男子所需热量要少些。

（2）糖类：糖类每克产热 4 kcal，是热量的主要来源，现认为糖类应占饮食总热量的 55% ~ 65%。根据我国人民生活习惯，每天可进主食（米或面）250 ~ 400 g，休息者每天进主食 200 ~ 250 g，轻度体力劳动者 250 ~ 300 g，中度体力劳动者 300 ~ 400 g，重体力劳动者 400 g 以上。

（3）蛋白质：蛋白质每克产热量 4 kcal，占总热量的 12% ~ 15%。蛋白质的需要量，成人每千克体重约 1 g；儿童、孕妇、哺乳期妇女、营养不良、消瘦、有消耗性疾病者宜增加至每千克体重 1.5 ~ 2.0 g；糖尿病肾病者应减少蛋白质摄入量，每千克体重 0.8 g，若已有肾功能不全，应限制摄入高质量蛋白质，摄入量应进一步减至每千克体重 0.6 g。

（4）脂肪：脂肪的能量较高，每克产热量 9 kcal，约占总热量 25%，一般不超过 30%，每日每千克体重 0.8 ~ 1.0 g。动物脂肪主要含饱和脂肪酸。植物油中含不饱和脂肪酸多，糖尿病患者易患动脉粥样硬化，应采用植物油为主。

五、护理诊断

1. 营养失调　低于机体需要量，与胰岛素缺乏所致代谢紊乱有关。
2. 有感染的危险　与血糖增高，脂代谢紊乱等因素有关。
3. 潜在并发症　酮症酸中毒、高渗性昏迷。
4. 有体液不足的危险　与血糖升高致渗透性利尿有关。
5. 知识缺乏　与糖尿病的预防和自我护理知识缺乏有关。

六、护理措施

1. 饮食护理

（1）与营养师一起根据患者的理想体重及工作性质，参照原来的生活习惯等因素，计算出每日所需总热量及糖类、蛋白质、脂肪的比例，并按方案提供食物，鼓励患者按时按量进餐。

（2）创造良好的进餐环境。

（3）在进食前不做引起疼痛和不适的治疗、护理和检查。

2. 预防并发症

（1）感染

①指导患者合理控制饮食及适当体育锻炼。

②严格执行无菌技术操作。

③嘱患者尽量少去人多的公共场所，并限制探视的人数及次数。

④定期对房间进行空气消毒，用含有效氯 500 mg/L 的消毒液擦拭室内用物及地面。

⑤指导患者皮肤保健：穿着宽松的纯棉衣物，尽量不穿羊毛或化纤内衣，以免刺激皮肤而引起瘙痒。勤换衣服，勤洗勤消毒毛巾，保持床单干燥清洁。每日要洗脸、洗脚、清洗外阴。平时洗脸注意水温不宜高，毛巾宜柔软，以减少对皮肤的刺激。可适当应用性质温和的洗面奶、洗面皂以加强皮肤清洁，但注意不能用力搓脸或擦脸。不要被曝晒，强烈的阳光会干燥和灼伤皮肤。

⑥指导患者足部保健：注意穿着合脚而宽松的鞋袜，以免因过紧而使足部造成不必要的摩擦，产生水泡；防止皮肤干燥引起的皲裂，尤其是足跟周围，可用湿敷及浴后涂油膏来预防；趾甲应勤剪，但应注意避免太靠近皮肤而造成损伤，引起感染；若出现鸡眼等应向照护人员咨询，避免自行使用鸡眼药膏治疗；切不要赤脚走路，每日检查鞋内有无锐利物，防止损伤；洗脚时，注意防止烫伤，水温宜事先调试。

⑦指导患者口腔保健：糖尿病患者极易并发牙周炎、口腔真菌感染，因此，要做到早、晚刷牙，每餐后漱口。

⑧嘱患者戒烟、禁酒。

（2）酮症酸中毒

①安慰体贴患者，鼓励患者讲出心中的感受，以消除紧张因素，保持思想乐观、情绪稳定。

②密切观察病情变化，监测患者血糖、尿酮、血钾的水，出现异常情况应立即通知医生，遵医嘱给予处理。

③准确及时地记录 24 h 出入水量，指导患者合理地控制饮食，避免饮食不当、创伤等诱发酮症酸中毒的因素。

④预防感染：积极防治诱因和并发症，尽快控制高血糖，纠正脱水和酸中毒，糖尿病酮症酸中毒时，体内代谢严重紊乱，机体多种防御功能缺陷，易并发感染。及早发现和治疗各种感染，根据药敏试验选用抗菌作用强、对肝肾毒性低的药物。加强护理，避免损伤和继发感染。

七、健康宣教

（1）糖尿病是终身疾病，治疗需长期进行，且慢性并发症可遍及全身各重要器官，但糖尿病并非不治之症，合理的生活起居、良好的心理准备配合饮食、体能锻炼及药物等综合措施可纠正代谢紊乱、消除糖尿病症状，并对预防慢性病变的发生发展有一定效果。所以要指导患者保持心情愉快，树立战胜疾病的信心。

（2）饮食应以淀粉类食物（米、面、地瓜、土豆、山药等）作为主食，宜多吃些蔬菜、瓜果，少吃糖、油脂、动物脂肪，根据需要适量进食奶及奶制品、肉类、禽类及坚果类。合理安排膳食结构，食用粗纤维含量较多的食品，如高粱米、小米等。蔬菜应选择含糖成分较少的小白菜、大白菜、油菜、白萝卜、空心菜、芹菜等。食用水果要注意少食含糖量较高的香蕉、苹果、梨、西瓜等水果，可用西红柿、黄瓜代替水果，每日应有定量的牛奶摄入。烹调宜用植物油，食谱应多样化，营养要全面均衡。细餐比例适中，提倡少食多餐。

（3）运动可降低血糖，减轻体重，降低血压，改善血液的高凝状态，减少血栓形成，改善心、肺功能，防止骨质疏松，放松紧张情绪。但运动应循序渐进，持之以恒，饭后1 h血糖开始升高，此时开始运动最佳，不易发生低血糖，根据个人的身体状况决定运动强度，以不感到疲劳为宜。

（4）应早期使用降糖药物或胰岛素，能有效地控制血糖，减少并发症的发生。应在医生指导下选择制剂和剂量。发病在5年以上者，要注意血管和神经病变情况，注意足部卫生，洗脚后要擦干，检查有无外伤和破损，不要用刀削足部的鸡眼和茧子，以免造成皮肤的损伤，经常按摩足部，冬季要注意保暖，避免发生冻伤，选择合适的袜子和鞋子，预防糖尿病足的发生。

（5）糖尿病患者要学会对血糖水平、病情变化、治疗效果及有无并发症进行自我监测，有条件的患者可以用血糖仪进行空腹、餐前、餐后2 h和睡前的血糖监测，控制血糖在正常范围。

（6）低血糖多在餐前发生，可导致冠状动脉痉挛，轻者可诱发冠心病、心绞痛，重者心肌梗死。主要症状有饥饿感、心慌、出冷汗、手抖、烦躁、抽搐、意识模糊甚至昏迷等。糖尿病患者外出必须随身携带少量糖果，一旦出现低血糖的前兆，及时给予补充糖类或喝葡萄糖水，严重者赶快去医院就诊，以免贻误病情。

八、护理服务计划与评价表（表3-13）

表3-13　糖尿病患者护理服务计划与评价

姓名：　　个人编号：　　年龄：　　性别：　　诊断：糖尿病　　　　　　　　职工 □　　居民 □

日期/时间	主要护理诊断（护理问题）	预期目标	护理措施	家护（医护）服务时间、频次	护士签名	患者家属签名	护理计划评价			
							日期/时间	计划完成情况与效果评价（完成/完成部分/未完成）	护士签名	护士长签名
	知识缺乏：与糖尿病的预防和自我护理知识缺乏有关	1. 患者能够描述糖尿病的症状及一般治疗方案 2. 能合理控制饮食 3. 能适当运动 4. 能自我监测血糖、尿糖	1. 提供适合的环境便于学习 2. 向患者及家属讲述糖尿病的概念、治疗及愈后 3. 教会患者及家属根据标准体重、热量标准来计算饮食中的蛋白质、脂肪和碳水化合物的含量，并教会患者分配三餐食物及合理安排膳食结构 4. 教会患者选择适当的运动方式，确定运动强度，确保运动安全等 5. 教会患者及家属尿糖试纸及便携式血糖仪的使用方法 6. 指导使用胰岛素的患者自行注射胰岛素的方法，注意事项及认识、掌握调整胰岛素的剂量于了解其重要性 7. 指导患者预防和紧急处理低血糖；了解15 g含糖食物的种类					患者对糖尿病的饮食、用药、血糖监测等知识有初步了解		
	营养失调：低于机体需要量，与胰岛素缺乏所致代谢紊乱有关	了解导致营养失调的原因；摄入足够营养，达到理想体重	1. 与营养师一起根据患者的理想体重及工作性质、生活习惯等因素，计算出每日所需总热量及热量、蛋白质、脂肪的比例，并按要求提供食物，鼓励患者按量进餐 2. 创造良好的进餐环境 3. 在进食前不做引起疼痛和不适的治疗、护理和检查 4. 教会患者及家属针对糖尿病的适宜的饮食种类					患者体重逐渐接近正常范围		

续表

日期/时间	主要护理诊断（护理问题）	预期目标	护理措施	家护（医护）服务时间、频次	护士签名	患者家属签名	护理计划评价			
							日期/时间	计划完成情况与效果评价（完成/部分完成/未完成）	护士签名	护士长签名
	潜在并发症：感染	患者能叙述预防感染发生的措施；未发生感染	1. 指导患者合理控制饮食并进行适当的体育锻炼 2. 严格执行无菌技术操作 3. 嘱患者尽量少去人多的公共场所，并限制探视的人数及次数 4. 定期房间通风，有条件者可做空气消毒，用含有效氯500 mg/L的消毒液擦拭室内用物及地面 5. 指导患者皮肤保健： （1）经常用中性肥皂和温开水洗澡；（2）避免皮肤抓伤、刺伤和其他损害；（3）皮肤受伤后立即治疗，用纱布包扎，注意不用刺激性强的消毒剂；（4）如果伤口发红、发热、肿胀、表示已感染；（5）原有伤口不愈合或有伤口感染应立即就医 6. 指导患者足部保健： （1）尽早向巡诊医生报告足部的问题，每次就诊时请医生检查患者的足部；（2）每日以温水洗脚，不可泡太久，擦干足趾缝间；（3）趾甲前端应剪平锉平，注意其向内生长；（4）穿清洁、干燥、无补丁或无破洞洞棉质鞋袜，宜宽松 7. 指导患者口腔保健： （1）保持口腔卫生，按时刷牙；（2）定期检查牙齿 8. 嘱患者戒烟、禁酒					患者未发生感染		

续表

日期/时间	主要护理诊断（护理问题）	预期目标	护理措施	家护（医护）服务时间、频次	护士签名	患者家属签名	护理计划评价		
							计划完成情况与效果评价（完成/部分完成/未完成）日期/时间	护士签名	护士长签名
	潜在并发症：酮症酸中毒	患者能复述出酮症酸中毒的症状、体征及诱因，不发生酮症酸中毒	1. 安慰体贴患者，鼓励患者讲出心中的感受，以消除紧张因素，保持思想乐观、情绪稳定 2. 密切观察病情变化，监测患者血糖、尿酮、血钾的数值，出现异常情况应立即通知巡诊医生，遵医嘱给予处理 3. 准确及时地记录24 h出入量，指导患者合理地控制饮食，避免饮食不当、创伤等诱发酮症酸中毒的因素 4. 预防感染				患者未发生酮症酸中毒		

第十四节　类风湿性关节炎患者的护理

类风湿性关节炎是一种以慢性、对称性、多发性关节炎为主的炎症性自身免疫病，可侵犯多系统，女性多于男性。

一、发病原因

病因尚不明，一般认为感染是本病的起因，由此引起自身免疫反应，80% 患者体内有"类风湿因子"，它是一种自身抗体，属 IgM，能与体内变性的 IgG 起免疫反应形成抗原 – 抗体复合物。这种免疫复合物可在关节内激活补体，引起关节滑膜炎症，早期滑膜充血水肿，细胞浸润，继之肉芽组织向关节腔内生长，严重时可以覆盖整个关节发生粘连，其最终结果使关节腔遭到破坏，发生纤维化、强直、错位，甚至骨化。关节附近的肌肉和皮肤可有萎缩，骨骼有脱钙或骨质疏松，可有局灶性血管炎或血管周围炎。

二、临床表现

大部分患者起病缓慢而隐匿，在出现明显关节症状前有数周乏力、全身不适、低热、食欲缺乏、体重下降等症状。少数患者起病较急剧，数天内出现多个关节症状。

1. 关节表现

分为滑膜炎症状和关节结构破坏的表现。

（1）晨僵：病变的关节在夜间或日间静止不动后出现较长时间（至少 1 h）的僵硬，如胶粘着样的感觉，活动后方能缓解或消失的现象称为晨僵。晨僵出现于 95% 以上的类风湿关节炎患者。它常被作为观察本病活动性的指标之一。

（2）关节疼痛及压痛：关节痛往往是最早的关节症状，最常出现的部位为腕、掌指关节，近端指关节，其次是足趾、膝、踝、肘、髋等关节。多呈对称性、持续性，但时轻、时重。疼痛的关节往往伴有压痛，受累关节的皮肤有褐色色素沉着。

（3）关节肿胀：多由关节腔内积液或关节周围软组织炎症引起。常见的部位为腕、掌指、近指、膝关节，亦多呈对称性。主要累及小关节，尤其是手关节的对称性关节炎。

（4）关节畸形：关节畸形多见于较晚期患者。常见的关节畸形如梭形肿胀、尺侧偏斜、天鹅颈样畸形、峰谷畸形、屈曲畸形等。关节周围肌肉的萎缩、痉挛则使畸形更为加重。

（5）关节功能障碍：关节肿痛和畸形造成了关节的活动障碍。美国风湿病学会将因本病而影响了生活能力的程度分为四级。

① I 级：能照常进行日常生活和各项工作。

② II 级：可进行一般的日常生活和某种职业，但对参与其他项目的活动受限。

③ III 级：可进行一般的日常生活，但对参与某种职业或其他项目的活动受限。

④ IV 级：日常生活的自理和参与工作的能力均受限。

2. 关节外表现

为类风湿关节炎病情严重或病变活动的征象。

（1）类风湿结节：多位于关节隆突部及受压部位的皮下，如前臂伸面、肘鹰嘴突附近、跟腱等处。其大小不一，质硬、无压痛，呈对称性分布。其存在提示本病的活动。

（2）肺部：肺受累很常见，有时可为首发症状，肺间质病变是最常见的肺病变。

（3）眼部：可有巩膜炎、结膜炎及脉络膜炎。

（4）心脏：心包炎是最常见的心脏受累表现，多见于类风湿因子阳性、有类风湿结节的患者。

（5）神经系统：神经受压是类风湿患者出现神经系统病变的主要原因。最常受累的神经有正中神经、尺神经和桡神经。

（6）血液系统：患者的贫血程度通常和病情活动度相关。

（7）干燥综合征：30%～40%的患者会出现干燥综合征，随着病程的延长会逐渐增高。

三、辅助检查

辅助检查包括血液检查、X线检查、关节滑液检查和类风湿结节检查。血液检查时活动期血小板增多、血沉增快、C反应蛋白增高，伴有轻、中度贫血等；X线检查以手指和腕关节的X线摄片最有意义；关节滑液检查关节腔内的滑液量常超过3.5 mL；类风湿结节检查对典型的病理改变有助于诊断。

四、治疗原则

早期诊断和尽早进行合理治疗是本病治疗的关键。治疗的目标是减轻关节症状，延缓病情，最大限度地提高患者的生活质量。

主要治疗措施包括：一般性治疗、药物治疗、外科手术治疗，其中以药物治疗最为重要。

1. 一般性治疗

急性期关节肿痛、发热、内脏受累患者，应卧床休息，给予充足蛋白质及高维生素饮食。恢复期进行适当的关节功能锻炼，或借助物理疗法，避免关节畸形。

2. 药物治疗

改善症状的抗风湿药物分为非甾体类抗炎药、改变病情抗风湿药、肾上腺糖皮质激素、植物药制剂等。

（1）非甾体类抗炎药：此类药物有镇痛消肿作用，可缓解关节疼痛和晨僵等症状，但不能控制病情的发展，必须与改善病情的抗风湿药同服。在服用此类药物后易出现胃肠道不良反应，如胃部不适、胃痛、恶心、反酸，甚至胃黏膜出血，还可出现肝损害、皮疹、哮喘等。

（2）改变病情抗风湿药：能改善类风湿患者的关节外症状，并有阻止关节结构破坏的作用，但不能彻底消除滑膜炎症反应。应早期应用本类药物，其主要不良反应为胃肠道不适、黑便、头痛、口腔溃疡、肝功异常和骨髓抑制等。

（3）肾上腺糖皮质激素：该药有强大的抗炎作用，可使关节炎症状得到迅速而明显的改善，但不能从根本上控制本病，停药后症状会复发。

（4）植物药制剂：包括雷公藤、青藤碱、白芍总苷。

3. 外科手术治疗

包括关节置换和滑膜切除术。关节置换适用于较晚期有畸形并失去正常功能的关节；滑膜切除术可以使病情得到一定程度的缓解。

五、护理诊断

1. 疼痛　与慢性炎症反应、关节退行性变有关。

2. 关节僵直　与活动期炎性反应引起的关节退变有关。

3. 自理缺陷　与疼痛、僵直、疲乏、心理因素、关节功能改变、肌肉无力有关。

4. 焦虑　与机体健康受到威胁、疾病反复发作、预后差、经济条件受限有关。

六、护理措施

1. 活动与休息

强调休息和治疗性锻炼两者兼顾的重要性，指导患者进行功能锻炼以保持和恢复关节功能。

（1）急性期：患者应卧床休息，同时注意体位和姿势。维持肩关节外展位、指关节的伸展，防止髋关节外旋，平卧的患者避免膝关节固定于屈曲位。每日进行 1~2 次主动或被动的最大耐受范围内的四肢关节伸展运动。

（2）缓解期：急性期过后可进行锻炼，目的是保持关节的活动功能，加强肌肉的力量与耐力。包括手指的抓捏练习，腕、肘、膝关节基本动作为伸展与屈曲。锻炼前可先行理疗（热水袋、热浴等），以增加局部血液循环，使肌肉松弛，并有轻度止痛效果，有利于锻炼，以保持和增进关节功能。

2. 缓解疼痛

（1）评估：疼痛的部位、开始时间、持续时间、性质、强度，以及加重或缓解疼痛的因素。

（2）冷热疗法止痛：在进行冷、热敷时应避免直接与皮肤接触而造成皮肤损伤。传导热疗法是使热能直接传入人体以治疗疾病的方法，达到镇痛、消除肌痉挛和增加软组织伸展性的治疗作用。常用热疗法有热袋疗法、石蜡疗法、热泥疗法等。在急性炎症渗出期和有明显发热的情况下，不宜采用热疗法。冷疗是用 20 ℃以下的温度作用于人体，冷作用可由水或局部喷雾产生，可减轻痉挛，提高痛阈。冷疗主要适应于急性炎症期。治疗时应注意避免冻伤。

（3）药物止痛：必要时遵医嘱给予止痛药，并注意观察患者疼痛缓解情况及药物不良反应。

（4）非药物止痛法：如松弛技术、自我暗示法、呼吸控制法、音乐疗法、注意力分散法及引导想象法。

（5）心理支持：要注意与患者建立相互信任的关系，倾听患者主诉，陪伴患者，并通过触摸的方法给患者以心理上的支持。

3. 抗风湿药物

密切观察药物的作用和不良反应，监测血象、免疫指标，同时指导患者药物的服用方法及注意事项、不良反应，使患者能自觉坚持服药，不随便停药、换药、增减药量，并监测药物不良反应。

4. 促进患者自理能力

（1）评估患者的自理能力：以了解患者哪些日常活动能够独立完成，哪些需要他人协助完成。

（2）保持恰当的姿势：指导患者通过镜子了解自己的姿势是否正确，试着连续坐着或站立。

（3）安全：患者起床活动时，可提供拐杖，并要穿着合适防滑的鞋子，以保证患者活动时的安全，在如厕、站起、蹲下时会有一定的困难，便器放置的位置或马桶的高度应稍高些，马桶旁或便器旁边应有扶手以便患者抓扶。

5. 加强基础护理

对于关节功能障碍、长期卧床或靠轮椅生活的患者，应加强日常基础护理，包括：预防口腔黏膜感染、破溃及压力性损伤，进行胸廓及肺部的被动活动，如翻身、拍背、深呼吸、咳嗽等，以预防上呼吸道及肺部感染。

七、健康教育

（1）强调休息和治疗性锻炼两者兼顾的重要性，指导患者进行功能锻炼以保持和恢复关节功能。

（2）指导患者遵医嘱服药，不要随意减量或停药，如出现胃肠道不适、黑便、肝、肾功能损害时，及时就诊。

（3）嘱患者定期复查血常规、免疫指标以调整用药。每半年复查 X 线片，观察骨破坏的情况。

（4）日常生活中避免潮湿、寒冷。

八、护理服务计划与评价表（表 3－14）

表3-14 类风湿关节炎患者护理服务计划与评价

姓名：　　　个人编号：　　　年龄：　　　性别：　　　诊断：类风湿关节炎　　　职工□　居民□

日期/时间	主要护理诊断（护理问题）	预期目标	护理措施	家护（医护）服务时间，频次	护士签名	患者家属签名	日期/时间	计划完成情况与效果评价（完成/部分完成/未完成）	护士签名	护士长签名
								护理计划评价		
	疼痛：与炎症反应、关节退行性变有关	消除或缓解关节疼痛	1. 协助患者采取舒适体位，膝下放小枕 2. 适当的冷敷或热敷 3. 行走疼痛时，鼓励患者使用辅助工具 4. 遵医嘱给予抗炎药物，饭后服，疼痛严重时给予镇痛剂 5. 使用支架支起床上盖被，避免下肢受压					关节疼痛缓解或消除的情况		
	躯体移动障碍：与疾病活动期有关的炎症反应、长期存在的疼痛引起的关节退变有关	关节僵直减轻或消失	1. 指导患者于起床时进行15 min 的温水浴或局部加热，如热水泡手 2. 鼓励患者在淋浴或盆浴后进行日常活动锻炼，活动每个关节 3. 制订活动计划，避免长时间不活动 4. 睡觉时戴上弹性手套可减轻手的僵直 5. 避免在关节僵直时安排治疗和活动等					关节僵直减轻或消失的情况		

续表

日期/时间	主要护理诊断（护理问题）	预期目标	护理措施	家护（医护）服务时间、频次	护士签名	患者家属签名	护理计划评价			
							日期/时间	计划完成情况（完成/部分完成/未完成）与效果评价	护士签名	护士长签名
	有废用综合征的危险：与疼痛、僵直、疲乏、心理因素、关节功能改变、肌肉无力有关	患者生活自理能力提高	1. 鼓励患者自理，只在必须时给予帮助，提供必要的辅助工具 2. 起床后协助患者梳衣、扣纽扣等 3. 休息前帮助患者脱衣，关好门窗，防止着凉 4. 指导患者使用拐杖 5. 按时服药 6. 外出活动有家属陪护					自理能力有所提高，生活所需得到满足		
	焦虑：感到身体健康受到威胁、疾病反复发作、预后差、经济条件受限有关	缓解或消除焦虑情绪	1. 耐心倾听患者的诉说，理解、同情患者的感受，分析患者产生的原因，尽可能消除引起焦虑的因素 2. 让患者了解疾病的相关知识，给予健康宣教，使其积极配合治疗 3. 指导患者应用松弛疗法，如按摩、听音乐等 4. 争取患者家属、朋友的理解和支持 5. 允许患者有情绪宣泄，当患者表现愤怒时，除过激行为外不应加以限制 6. 对患者的合作与进步及时给予肯定和鼓励					患者焦虑情绪有所减轻或消除		

第十五节　常见骨折患者的护理

骨折是指骨质的完整性和连续性中断。骨折的分类：根据骨折的程度和形态可分为不完全性骨折和完全性骨折；根据骨折处是否与外界相通可分为开放性骨折和闭合性骨折；根据骨折端的稳定程度可分为稳定性骨折和不稳定性骨折。

一、发病原因

骨折可由创伤和骨骼疾病所致。创伤性骨折多见，如交通事故、坠落或跌倒等。创伤性骨折的原因包括直接暴力、间接暴力、积累性劳损。病理性骨折是因骨髓炎、骨肿瘤等疾病导致骨质破坏，在轻微外力作用下即可发生的骨折。

二、临床表现

1. 全身表现

大多数骨折只会引起局部症状，但严重骨折和多发性骨折可导致全身反应。

（1）休克：多数由出血所致。

（2）发热：骨折后一般体温正常。出血量较大，血肿吸收时可出现低热，但一般不会超 38 ℃。开放性骨折出现高热时，应考虑感染的可能。

2. 局部表现

（1）一般表现

①疼痛和压痛。骨折和合并伤处疼痛，移动患肢时疼痛加剧，伴明显压痛。

②肿胀和瘀斑。骨折处血管破裂出血形成血肿，使患肢严重肿胀，甚至出现张力性水疱和皮下瘀斑。

③功能障碍。局部肿胀和疼痛使患肢活动受限。如为完全性骨折，可使受伤肢体完全丧失活动功能。

（2）特有体征：畸形、反常活动、骨擦音或骨擦感，具有以上三者之一即可诊断为骨折，但三者都不出现不能排除骨折，如裂缝骨折。在初次检查时注意是否有反常活动、骨擦音或骨擦感，不可故意反复多次检查，以免加重周围组织损伤，特别是重要的血管、神经损伤。

3. 并发症

（1）早期并发症：休克、脂肪栓塞综合征、重要内脏器官损伤、重要周围组织损伤、骨筋膜室综合征。

（2）晚期并发症：坠积性肺炎、压力性损伤、下肢深静脉血栓形成、感染、缺血性骨坏死、缺血性肌挛缩、急性骨萎缩、关节僵硬、损伤性骨化、创伤性关节炎。

三、辅助检查

辅助检查包括 X 线检查、脊髓造影术、CT 扫描、放射性核素检查和磁共振检查

（MRI）。X 线检查可了解骨折的部位、范围、性质、程度和与周围软组织的关系，为治疗提供参考。指导骨折的整复、牵引、固定，观察治疗效果和病变的发展及预后的判断等；脊髓造影术可确定脊柱骨折对椎管的影响范围和程度；CT 扫描从横断面图像观察脊柱、骨盆、四肢关节较复杂的解剖部位和骨折情况；放射性核素检查可发现隐性骨损伤，特别是 X 线检查易造成漏诊的手、足、颅骨、肋骨等骨折；磁共振检查主要可检查骨折附近的软组织及韧带的损伤，半月板及椎间盘的损伤等。

四、治疗原则

1. 现场急救

在现场急救时不仅要处理骨折，更要注意全身情况的处理。骨折急救的目的是用最简单有效的方法抢救生命、保护患肢并迅速转运，以便尽快妥善处理。

2. 临床处理

骨折的治疗有 3 个原则：复位、固定和功能锻炼。

（1）复位：是将移位的骨折段恢复正常或接近正常的解剖关系。复位标准包括解剖复位和功能复位。复位方法包括手法复位（又称闭合复位）和切开复位。

（2）固定：将骨折断端维持在复位后的位置直至骨折愈合，是骨折愈合的关键。常用方法有外固定和内固定两类。

①外固定。常用小夹板、石膏绷带、外展架、持续牵引和外固定器等。

②内固定。要在切开复位后将骨折段固定在解剖复位的位置。内固定物包括钢针、螺丝钉、接骨板、髓内钉、加压钢板、假体、自体或异体植骨片等。成功内固定后可早期活动，可以预防长期卧床引起的并发症，尤其适合老年患者。

（3）功能锻炼：是防止并发症和及早恢复患肢功能的重要保证。功能锻炼应遵循动静结合、主动与被动运动相结合、循序渐进的原则。

五、护理诊断

1. 疼痛　与骨折部位神经损伤、软组织损伤、肌肉痉挛和水肿有关。

2. 有外周神经血管功能障碍的危险　与骨和软组织损伤、外固定不当有关。

3. 潜在并发症　休克、脂肪栓塞综合征、骨筋膜室综合征、关节僵硬等。

六、护理措施

1. 现场急救

（1）抢救生命：首先处理休克、昏迷、呼吸困难、窒息或大出血等可能威胁患者生命的紧急情况。

（2）包扎止血：绝大多数伤口出血可用加压包扎止血。

（3）妥善固定：凡疑有骨折者均应按骨折处理。固定物可以为特制的夹板，或就地取材的木板、木棍或树枝等。对疑有脊柱骨折者应尽量避免移动，可采用三人平托法或滚动法。严禁一人抬头一人抬脚，或用搂抱的方法搬运。

（4）迅速转运：患者经初步处理后，应尽快地转运至就近的医院进行治疗。

2. 非手术治疗护理

（1）心理护理：向患者及其家属解释骨折愈合是一个循序渐进的过程，充分固定正确的功能锻炼可以促进断端生长愈合和患肢功能恢复。对骨折后可能遗留残疾的患者，应鼓励其表达自己的思想，减轻患者及其家属的心理负担。

（2）疼痛护理：根据疼痛原因对因对症处理。若因创伤性骨折造成的疼痛，在现场急救中予以临时固定可缓解疼痛。若因伤口感染引起疼痛，应及时清创并应用抗生素等进行治疗。局部冷敷或抬高患肢来减轻水肿以缓解疼痛，热疗和按摩可减轻肌肉痉挛引起的疼痛，疼痛严重时可遵医嘱给予止痛药。

（3）患肢缺血护理：应严密观察肢端有无剧痛、麻木、皮温降低、皮肤苍白或青紫、脉搏减弱或消失等血液灌注不足表现。一旦出现应对因对症处理，如调整外固定松紧度、定时放松止血带等。严禁局部按摩、热敷、理疗或使患肢高于心脏水平，以免加重组织缺血和损伤。

（4）并发症的观察和预防：观察患者意识和生命体征，患肢远端感觉、运动和末梢血液循环等，若发现骨折早期和晚期并发症应及时报告医师，采取相应处理措施。对长期卧床患者应定时翻身叩背，鼓励咳嗽咳痰，练习深呼吸，以防发生压力性损伤和坠积性肺炎等并发症。对开放性骨折患者应尽早清创，有效引流，严格按无菌技术清洁伤口和更换敷料，遵医嘱使用抗生素，预防伤口感染。遵医嘱抬高患肢或采取相应体位、保证有效固定、积极进行功能锻炼等可以预防下肢深静脉血栓、急性骨萎缩和关节僵硬等并发症的发生。

（5）生活护理：指导患者在患肢固定制动期间进行力所能及的活动，为其提供必要的帮助，如协助进食、进水、排便和翻身等。

（6）加强营养：指导患者进食高蛋白、高维生素、高热量、高钙和高铁的食物，多饮水。增加晒太阳时间以增加骨中钙和磷的吸收，促进骨折修复。对不能到户外晒太阳的患者要注意补充鱼肝油滴剂、维生素D片、强化维生素D、牛奶和酸奶等。

（7）外固定护理：对做石膏或牵引外固定的患者应行石膏或牵引的护理。

七、健康教育

（1）指导患者及家属评估家庭环境的安全性，妥善放置可能影响患者活动的障碍物，如小块地毯、散放的家具等。指导患者安全使用步行辅助器械或轮椅。行走练习需有人陪伴，以防摔倒。

（2）告知患者出院后坚持功能锻炼的意义和方法，指导家属协助患者完成各种活动。

（3）患者若骨折远端出现肢体肿胀或疼痛明显加重，肢体感觉麻木、肢端发凉，夹板、石膏或外固定器松动等，应立即到医院复查并评估功能恢复情况。

八、护理服务计划与评价表（表3–15）

表3－15　骨折患者护理服务计划与评价

姓名：　　　性别：　　　年龄：　　　个人编号：　　　诊断：骨折　　　职工□　居民□

日期/时间	主要护理诊断（护理问题）	预期目标	护理措施	家护（医护）服务时间、频次	护士签名	患者家属签名	护理计划评价			
							日期/时间	计划完成情况与效果评价（完成/部分完成/未完成）	护士签名	护士长签名
	焦虑：与健康受到威胁有关	说出焦虑的原因；掌握应对焦虑的有效方法	1. 耐心倾听患者诉说，对患者提出的问题给予明确、有效和积极的解答，使其积极配合治疗 2. 指导患者应用松池疗法，如按摩、听音乐等 3. 向患者说明焦虑对身心健康产生的不良影响，帮助患者总结以往在应对挫折的经验，探讨适合个体的应付方式					患者焦虑情绪有所减轻或消除		
	恐惧：对疾病的预后担忧	说出恐惧的原因；掌握应对恐惧的有效方法	1. 耐心倾听患者诉说，分析恐惧产生的原因，尽可能消除其相关的因素 2. 对疾病的预后多给予明确、有效和积极的信息，给予健康指导 3. 鼓励家庭成员参与，共同缓解患者的恐惧心理，如适当的陪伴与按摩，转移注意力 4. 利用护理手段给患者身心方面良好的照顾，从而使恐惧程度减轻，安全感增加					患者恐惧情绪有所减轻或消除		
	自理缺陷：牵引、石膏固定	病情允许下达到最佳自理水平	1. 常用物品置于患者床旁易取到的地方 2. 指导患者及家属制订切实可行的康复计划 3. 协助患者使用拐杖、助行器、轮椅等，使其进行力所能及的自理活动 4. 及时鼓励患者逐步完成病情允许下的部分或全部自理活动					患者的生活需要是否得到满足		

续表

日期/时间	主要护理诊断（护理问题）	预期目标	护理措施	家护（医护）服务时间、频次	护士签名	患者家属签名	护理计划评价			
							日期/时间	计划完成情况与效果评价（完成/部分完成/未完成）	护士签名	护士长签名
	睡眠紊乱：与疼痛、牵引有关	患者得到充足睡眠，精力充沛	1. 积极处理引起睡眠紊乱的因素，减轻由疾病引起的不适 2. 因持续牵引不能入睡时，可适当减轻牵引重量 3. 指导患者促进睡眠：舒适体位，睡前减少活动量，避免饮咖啡、浓茶，睡前泡脚或洗热水澡，按摩 4. 创造有利于睡眠的环境：温度适宜，环境安静，光线暗淡 5. 建立规律的活动及作息时间 6. 必要时遵医嘱服用镇静催眠药					患者睡眠充足，精力充沛		
	躯体移动障碍：与牵引、固定有关	患者能独立或部分进行躯体活动	1. 协助卧床患者洗漱、进食、排泄及个人卫生活动等 2. 向患者宣讲疾病康复的过程，成年人骨折后2~3个月愈合，使患者增强信心，逐渐增加自理能力 3. 协助患者进行功能锻炼，预防关节僵硬或强直 4. 指导患者康复训练及使用助行器 5. 保持肢体处于功能位，预防肢体畸形					患者肢体处于功能位，独立或部分进行躯体活动		

第十六节 多重耐药患者的护理

多重耐药性（MDR）是指对临床使用的 3 类或 3 类以上抗菌药物同时呈现耐药。常见多重耐药菌包括耐甲氧西林金黄色葡萄球菌（MRSA）、耐万古霉素肠球菌（VRE）、耐碳青霉烯类肠杆菌科细菌（CRE）、产超广谱 β－内酰胺酶（ESBLs）细菌、耐碳青霉烯类鲍曼不动杆菌（MDR－AB）、多重耐药或泛耐药铜绿假单胞菌（MDR－PA）和多重耐药结核分枝杆菌等。

一、发病原因

1. 传染源

多重耐药菌定植者和感染者。

2. 传播途径

接触传播（污染的手、污染的医疗用品、污染的医疗器械）。

3. 易感人群

长期住院使用抗生素患者、危重 ICU 患者、既往接受抗菌药物治疗、插管或侵袭性操作（导尿管、中心静脉导管、经鼻胃管、人工气道＋机械通气）的患者、免疫抑制剂使用者、长期腹膜透析/血液透析的患者。

二、诊断依据

诊断主要依赖于病原微生物的诊断，采集相应的标本进行细菌学培养，对所培养出的菌落分类并进行药敏实验，如果药敏实验结果显示对 3 类或更多的抗生素种类耐药，则证实为多重耐药。

三、辅助检查

辅助检查主要有血培养、痰培养、尿培养等。

四、护理诊断

1. 气体交换受损　与肺部感染、气道阻塞及通气不足有关。
2. 清理呼吸道低效　与痰液黏稠、排痰困难有关。
3. 营养失调　与摄入不足及钙、磷吸收异常有关。
4. 焦虑　与病程较长、担心疾病预后有关。
5. 自理能力缺陷　与感染、重度贫血、水、电解质紊乱有关。

五、护理措施

1. 警示标识的应用

（1）警示标识分为接触隔离标识、飞沫隔离标识等，应根据耐药菌种类，选择合适的警示标识。

（2）出现多重耐药时，照护人员应及时将多重耐药菌隔离警示标识粘贴在病历本上，悬挂在患者床头，提醒其他照护人员进行防护。培养阴性后，及时撤除警示标识。家庭中多重耐药的患者要根据耐药的菌群采取相对应的隔离，特别是对抵抗力低下的儿童、老人及罹患免疫系统疾病的亲人，注意严格隔离，避免造成家庭内感染。

2. 患者管理

（1）发现多重耐药菌定植或感染，立即按院感散发病例报告制度的要求报告感染管理科，由感染管理科进行流行病学调查，一旦发现有播散的迹象，应尽快采取控制措施。

（2）接到多重耐药化验单或检验科确定为多重耐药的电话后，医生应开具"多重耐药菌感染隔离"医嘱；巡诊医生与照护人员也要遵照医院院感相关规定做好处置与指导工作（如家庭中患者的排泄物、分泌物、一次性医用材料及接触的物品）。

（3）重症患者病情重，昏迷，各种排泄物对环境及物品构成严重污染，隔离是防止感染扩散的重要屏障，对多重耐药感染或定植患者，首选单间隔离，也可将一类多重耐药感染或定植患者集中于同一病室管理。

（4）无单间隔离条件时做好床旁隔离，不宜将多重耐药感染或定植的患者与气管切开、有开放性伤口、深静脉置管、免疫功能抑制患者安置在同一病室。

（5）多重耐药患者治疗护理集中进行，严格无菌操作。患者或其周围环境（包括仪器、床栏杆等）有大面积接触时加穿隔离衣，隔离衣一用一换，统一集中灭菌。离开患者或房间时应将防护用品脱下，脱手套和隔离衣后要用抗菌皂液洗手和（或）手消毒。脱卸隔离衣后，应确保衣服和皮肤不接触污染的环境表面。

3. 仪器设备管理

（1）部分仪器设备专用，如血压计、体温表、听诊器，防止交叉感染。

（2）可复用无菌器械，使用后，先用 1000 mg/L 的有效氯浸泡，再送消毒灭菌。

4. 环境管理

（1）手卫生设施：每个房间配备洗手设施，保证洗手、干手用品充足，每个病床旁放置专用的快速手消毒剂；巡诊照护人员也要做好手卫生，配备快速手消毒剂。

（2）加强物体表面、地面的清洁消毒：用 1000 mg/L 含氯消毒液消毒。

（3）解除隔离：感染部位连续 3 个标本（每次间隔 >24 h）均未培养出多重耐药菌或感染已痊愈，才能解除隔离。

（4）准备洗眼器：以备职业暴露时使用。

（5）终末消毒：患者转出后进行终末消毒，包括空气、物表、地面、用物等，经培养合格后方可收住新的患者。

（6）拖把、抹布专用：拖把、抹布用 1000 mg/L 含有效氯的消毒液浸泡 30 min 后洗净悬挂晾干。

（7）垃圾管理：垃圾桶加盖，使用双层黄色垃圾袋。密封废弃物，外贴"感染性废物"标识，移交登记。

5. 人员管理

（1）手卫生：照护人员的手为交叉感染的重要传播媒介，所以应加强手卫生，减少细菌传播。此外应减少不必要的接触，接触患者前后严格遵循手卫生指征，接触特殊患者时戴手套、按"七步"洗手法洗手或手消毒。

（2）探视：尽量减少探视人员，探视时应穿隔离衣、戴口罩、帽子，接触患者前后洗手。

（3）检查与操作：医生会诊、查房、为患者体格检查等时应穿隔离衣，为患者做深静脉穿刺、气管插管、气管切开、留置尿管、放置引流管等时均应严格遵守无菌操作规程。

（4）其他：做好实习生、进修生、护工、清洁工及家属的管理，加强隔离知识宣教，做好手卫生的监督管理，掌握"七步"洗手法及院感知识。

6. 合理应用抗生素

规范药物的合理使用，根据药敏结果合理选用抗生素。遵循《抗菌药物临床应用指导原则（2015 年版）》，减少或延缓多重耐药菌感染的发生。

7. 加强实验室检测

加强微生物实验室对多重耐药菌的检测，以便及时发现、早期诊断。通过对抗菌药物敏感性、耐药模式的监测，指导临床对多重耐药菌感染的控制。

8. 患者转运

采取接触隔离的患者转运时，转出部门及早通知接受部门采取相应的隔离措施。转运途中照护人员及家属做好个人防护。

9. 解除隔离措施

（1）对数周没有使用抗生素治疗的患者，可以解除隔离措施。

（2）1～2 周内连续 3 次（每次间隔 ＞24 h）或者更多次数培养阴性的患者，可以停止接触隔离措施。

（3）对没有伤口引流、不存在呼吸道大量分泌物或者没有证据表明其参与了院内 MDR 传播的患者，可以解除隔离措施。

六、健康教育

（1）严格管理 MDR 感染患者（及带菌者），进行专区隔离。

（2）由训练有素的专职照护人员对 MDR 感染者进行医疗护理，发现为带菌者时暂调离工作岗位。

（3）检查每一位病员前必须用消毒液洗净双手，并按需要更换口罩、隔离衣或手套。

（4）每日严格进行室内的环境消毒。

（5）对医务人员进行"谨慎和合理使用抗菌药物"的再教育。

（6）国内外各地区进行统一操作规程的耐药菌及 MDR 监测。

（7）严格执行抗菌药物的管理制度，抗菌药物必须有合格医生的处方，万古霉素、广谱头孢菌素类、碳青霉烯类等必须经指定医生复签后方可发药。

七、护理服务计划与评价表（表3-16）

表 3 - 16　多重耐药患者护理服务计划与评价

姓名：　　　年龄：　　　性别：　　　诊断：多重耐药

个人编号：　　　　　　　职工□　居民□

日期/时间	主要护理诊断（护理问题）	预期目标	护理措施	家护（医护）服务时间、频次	护士签名	患者家属签名	护理计划评价			
							日期/时间	计划完成情况与效果评价（完成/部分完成/未完成）	护士签名	护士长签名
	焦虑：与健康受到威胁，对疾病的预后担忧有关	说出焦虑恐惧的原因，运用对付焦虑的有效方法	1. 耐心倾听患者诉说，对患者提出的问题给予明确有效和积极的解答，使其积极配合治疗 2. 指导患者应用放松疗法，如按摩、听音乐等 3. 向患者说明焦虑对身心健康产生的不良影响，帮助患者总结以往应对挫折的经验，探讨适合个体的应付方式					患者焦虑恐惧情绪有所减轻或消除		
	自理能力缺陷：与感染有关	自理能力改善或完全自理	1. 经常保持患者衣、被，床单干燥、平整无皱褶，如有汗湿、尿湿，应先抹洗干净，及时更换 2. 昏迷患者协助其翻身，拍背，每2h1次，肢体置功能位，被动活动肢体每天3次，每次15～30min，以防失用性萎缩 3. 口腔护理，会阴擦洗，每天2次 4. 全身温水擦浴，每天1次 5. 鼻饲流质，每2h1次，200mL/次，以供给营养 6. 大小便后及时抹洗干净，保持肛周、会阴部干燥					自理能力改善或完全自理		

续表

日期/时间	主要护理诊断（护理问题）	预期目标	护理措施	家护（医护）服务时间、频次	护士签名	患者家属签名	日期/时间	计划完成情况与效果评价（完成/部分完成/未完成）	护士签名	护士长签名
	气体交换受损、清理呼吸道低效：与肺部感染、气道阻塞及通气不足有关	呼吸平稳、气管通畅	1. 评估患者气道痰液量及黏稠度 2. 患者取侧卧位，头偏向一侧，便于体位引流 3. 彻底清除患者口腔、气管内痰液、异物，有条件的可行电动吸痰，吸痰前高浓度给氧，口腔内置咽通气管或行气管插管，以改善通气 4. 气管滴入生理盐水1~2 mL，每小时1次，雾化吸入每天3次或每4 h 1次，以湿化气管、稀释痰液，便于吸出 5. 翻身、拍背，每2 h 1次 6. 室内通风换气，每天3次，保持室温在18~22 ℃，相对湿度50%~70% 7. 鼻饲间流质时，抬高床头15°~30°，鼻饲时注入速度宜慢，1 h内不宜撤动患者，防止食物反流，误吸入气管 8. 气管分泌物多、行气管切开的患者，则按气管切开护理措施进行护理					呼吸平稳，缺氧情况改善		

日期/时间	主要护理诊断（护理问题）	预期目标	护理措施	家护（医护）服务时间、频次	护士签名	患者家属签名	护理计划评价			
							日期/时间	计划完成情况与效果评价（完成/部分完成/未完成）	护士签名	护士长签名
	营养失调：与摄入不足有关	营养状况改善	1. 根据病情准确计算每天所需热量，并及时补充 2. 给予营养丰富的饮食，补充足够的维生素、蛋白质；并注意用餐环境 3. 意识障碍、无吞咽反射、不能自主进食者，采用管饲喂食 4. 注意观察皮肤弹性、颜色改善情况 5. 巡诊医生定期监测血清总蛋白、白蛋白及电解质等情况 6. 遵医嘱补充白蛋白、脂肪乳剂、氨基酸等营养物，必要时适当输血 7. 对患者家属进行有关营养知识宣教，以取得合作					患者皮肤弹性、肤色、血清总蛋白、白蛋白正常		

第十七节　睡眠障碍患者的护理

　　睡眠障碍是指睡眠质量的异常或在睡眠时出现某些临床症状，也包括影响入睡或保持正常睡眠能力的障碍，如睡眠减少或睡眠过多，以及异常的睡眠相关行为。

一、发病原因

　　1. 年龄因素

　　通常睡眠时间与年龄成反比，即随着年龄的增长，个体的睡眠时间逐渐减少。

　　2. 生理因素

　　睡眠是一种周期性现象。

　　3. 病理因素

　　几乎所有的疾病都会影响原有的睡眠形态。

　　4. 环境因素

　　环境的改变直接影响人的睡眠状况，大多数人在陌生的环境下难以入睡。

　　5. 药物因素

　　药物影响睡眠过程的作用机制非常复杂。安眠药能够加速睡眠，但只能短暂增加睡眠质量，长期使用会产生白天嗜睡、疲乏、精神错乱等不良反应。长期不适当地使用安眠药，会加重原有的睡眠障碍。

　　6. 情绪因素

　　任何强烈的情绪变化及不良的心理反应，如焦虑、紧张、喜悦、愤怒、悲哀、恐惧、抑郁等均可能影响正常睡眠。

　　7. 食物因素

　　肉类、乳制品和豆类能促进入睡。少量饮酒能促进放松和睡眠，但大量饮酒会使睡眠变浅。浓茶、咖啡及可乐对睡眠不好的人应限制摄入，尤其在睡前 4~5 h 应避免饮用。

　　8. 个人习惯

　　睡前的一些习惯如洗热水澡、喝牛奶、阅读报纸、听音乐等均有助于睡眠。

　　9. 生活方式

　　长期处于紧张忙碌的工作状态，生活无规律，缺乏适当的运动和休息，或者长期处于单调乏味的生活环境中，缺少必要的刺激，都会影响睡眠的质量。

二、临床表现

　　睡眠障碍分为器质性睡眠障碍和非器质性睡眠障碍，非器质性睡眠障碍包括睡眠失调（失眠、嗜睡和睡眠觉醒节律障碍）和睡眠失常（睡行症、睡惊和梦魇）障碍，失眠症在人群中最为常见。

1. 失眠

失眠是临床上最常见的睡眠障碍。失眠的共同特点：患者主诉有失眠，包括难以入睡、易醒、多梦、早醒、醒后不易再睡或醒后不适等，每周至少发生 3 次并持续 1 个月以上，睡眠质量不满意能引起明显的苦恼或影响社会及职业功能，排除由各种精神、神经和躯体等障碍所致。

2. 发作性睡眠

是指不可抗拒的突然发生的睡眠，并伴有猝倒症、睡眠瘫痪和入睡幻觉，特点是不能控制的短时间嗜睡，告诫患者禁止从事高空、驾车及水上作业等工作，避免发生危险。

3. 睡眠过度

表现为过多的睡眠，可持续几小时或几天，难以唤醒。睡眠过度可发生于多种脑部疾病。

4. 睡眠呼吸暂停

是以睡眠中呼吸反复停顿为特征的一组综合征，每次停顿≥10 s，通常每小时停顿次数 >20 次，临床上表现为时醒时睡。

5. 睡眠剥夺

是睡眠时间和睡眠时相的减少或损失。一般成年人持续觉醒 15 ~ 16 h，便可称为睡眠剥夺，此时极易转为睡眠状态。

6. 梦游症

梦游症又称夜游症、梦行症或睡行症。主要见于儿童，以男性多见，随着年龄的增长症状逐渐消失，提示该症系中枢神经延缓成熟所致。

7. 梦魇

表现为睡眠时出现噩梦，梦中见到可怕的景象或遇到可怕的事情。如被猛兽追赶，突然跌落悬崖等，因而呼叫、呻吟、突然惊醒，醒后仍有短暂的意识模糊，情绪紧张、心悸或出冷汗等。对梦境中的内容能回忆片断，发作后依然入睡。

8. 睡惊

表现为睡眠中突然惊醒，两眼直视，表情紧张恐惧，呼吸急促，心率增快，伴有大声喊叫、躁动不安，发作历时 1 ~ 2 min，发作后又复入睡，晨醒后对发作不能回忆。

9. 遗尿

指 5 岁以上的儿童仍不能控制排尿，在日间或夜间反复出现不自主的排尿。引起遗尿的因素主要有：遗传因素，睡眠机制障碍，泌尿系统解剖或功能障碍，控制排尿的中枢神经系统功能发育迟缓。

三、辅助检查

辅助检查主要有脑电图、各种量表测定、CT、MRI、血常规、血电解质、血糖、尿素氮、心电图、腹部 B 超、胸透等。了解睡眠障碍的最重要方法是应用脑电图多导联描记装置进行全夜睡眠过程的监测；各种量表测定如 Epworth 睡眠量表（ESS）、夜间多相睡眠图记录、多相睡眠潜伏期测定等。

四、治疗原则

1. 消除对失眠的恐惧心理

生活中偶尔遇到失眠不必过分忧虑，一两夜失眠不会造成任何问题，相信自己的身体自然会调节适应，到困倦时自然就会睡眠。

2. 养成良好的睡眠习惯

睡前忌饮浓茶、喝咖啡、吃东西；睡前忌用脑过度；睡前保持心情平静；起居要有规律，即使前夜未睡，也勿日间小睡，因睡眠是不能储存的。

3. 睡眠环境

床、睡枕软硬舒适，除了睡觉之外，尽量勿在床上读书、看电视、吃东西、打牌或忧虑。

4. 找到病因

睡眠障碍不是一种特定的疾病，而可能是其他疾病引起的一种共同症状，找出病因，积极治疗原发疾病。

5. 体育锻炼

每天都进行适度的有氧运动，体育运动可以增加脑部的血氧供应，增加躯体疲劳感，有利于睡眠，但勿睡前锻炼，清晨、下午锻炼最佳。

6. 心理咨询与治疗

如果失眠是由生活和工作中的冲突和困惑引起，而又无法进行自我调整时，可以到专业的心理咨询与治疗机构寻求帮助，尽快解除心理症结，以恢复正常睡眠。

五、护理诊断

1. 睡眠形态紊乱　与疾病引起的不适有关。
2. 焦虑　与精神、神经、躯体障碍有关。

六、护理措施

1. 满足患者身体舒适的需要

积极采取措施从根本上消除影响患者身体舒适和睡眠的因素，睡前协助患者完成个人卫生护理、避免衣服对患者身体的刺激和束缚、避免床褥对患者舒适度的影响、选择合适的卧位、放松关节和肌肉、保证呼吸的通畅、控制疼痛及减轻各种躯体症状等。

2. 减轻患者的心理压力

轻松愉快的心情有助于睡眠，了解患者的心理变化，解决患者的睡眠问题。当患者感到焦虑、不安或失望时，不要强迫其入睡，这样会加重原有的失眠。如果患者入睡困难，指导患者做一些放松活动来促进睡眠。针对不同年龄患者的心理特点给予个性化的护理措施。

3. 创造良好的睡眠环境

控制室内温度、湿度、空气、光线及声音，减少外界环境对患者感官的不良刺激。冬季温度宜在 18~22 ℃，夏季为 25 ℃左右。湿度保持在 50%~70%。照护人员应将影响睡眠的噪声降低到最小限度，保证房门的紧密性并在患者睡眠时关闭。夜间应拉上窗帘，尽量熄灯或使用地灯，避免光线直接照射患者眼部而影响睡眠。保证空气的清新和流动，避免异味对患者的影响。床铺应当安全、舒适，有足够的宽度和长度。老人、儿童及有意识障碍的患者有条件的可加床档保护。睡前整理房间环境，保持地面清洁干燥，避免因物品摆放不当或地面湿滑造成患者起夜时发生危险。

4. 合理使用药物

对使用助眠药的患者，要掌握药物的种类、作用、应用方法、对睡眠的影响及不良反应，并注意观察患者在服药期间睡眠情况及身心反应。目前常用的安眠药有下面几种。

（1）苯二氮䓬类：如地西泮（安定）、硝西泮（硝基安定）、艾司唑仑（舒乐安定）等，是目前临床上最常用的镇静、催眠、抗焦虑药。在患者服用此类药物过程中，应注意以下问题：服用安眠药期间，患者不宜饮酒或同时服用中枢抑制药，否则会导致中枢抑制加重；茶叶和咖啡中含有咖啡因，与地西泮同时服可发生药理拮抗作用而降低药效；吸烟可使苯二氮䓬类药物在体内的半衰期缩短，镇静作用减弱，吸烟越多，疗效越差；服药期间，其他中枢抑制药、饮酒或乙醇性饮料可增强地西泮的作用，应密切观察患者的变化。

（2）巴比妥类：如苯巴比妥（鲁米那），与苯二氮䓬类药物相比，巴比妥类药物的安全范围窄，耐受性及成瘾性强，因此，不作为镇静催眠药的首选。

5. 建立良好的睡眠习惯

包括根据人体生物节律性调整作息时间，合理安排日间活动，白天应适当锻炼，避免在非睡眠时间卧床，晚间固定就寝时间和卧室，保证人体需要的睡眠时间，不要熬夜；睡前可以进食少量易消化的食物或热饮料，防止饥饿影响睡眠，但应避免饮用咖啡、浓茶、可乐及含乙醇的刺激性饮料，或摄入大量不易消化的食物；睡前可以根据个人爱好选择短时间的阅读、听音乐或做放松操等方式促进睡眠，视听内容要轻松、柔和。

七、健康教育

（1）创造安静、清洁、空气新鲜、温度适宜、光线幽暗、柔和的睡眠环境，选择舒适的睡具。

（2）及时疏导，讲解睡眠对身心健康的重要性，分析睡眠不利的因素，并提出相应的措施，帮助患者逐步改变不适应的或不良的睡眠习惯。

（3）解除患者紧张、焦虑、兴奋、激动、抑郁、思虑等不良情绪和精神刺激，保持心理的平衡。

（4）养成良好的生活习惯，如晚餐不要过饱或过少；睡前不要吃零食，不要喝咖啡、浓茶等使人兴奋的饮料；午睡时间不要太长，一般控制在 30 min 至 1 h 为宜；保持每天一定时间的运动或活动，睡前或饭后以散步为宜，睡前 1 h 应停止剧烈的运动；睡前养成良好的个人卫生习惯，如热水泡脚、温水沐浴等；睡眠时宜穿宽松、柔软的内衣；保持正确的睡眠姿势。

（5）指导患者采用各种方法促进睡眠。①腹式呼吸：放松腹肌，进行腹式呼吸；②穴位按压：如百会穴、安眠穴、失眠穴、风池穴等；③体育锻炼：如气功、太极拳、散步、慢跑、肌肉放松疗法等；④中西医结合疗法：如穴位按压、按摩、针灸、中药治疗、理疗等；⑤音乐疗法：需要环境安静，调暗灯光，轻闭双眼，深呼吸，放松情绪，使其陶醉于音乐中促进睡眠。

（6）补充热量和营养，补充与睡眠有关的各种营养物质，如维生素、钙、镁、铁、锌等。

（7）积极治疗睡眠伴随症，对有睡眠伴随症的睡眠障碍的患者，应根据病情积极治疗并合理安排治疗时间，应集中在白天进行，减少不必要的干扰。

（8）当所有促进睡眠的方法都无效时，应遵医嘱谨慎使用助眠药，并注意用药反应及安全（睡前上床后给药，避免药物发生作用，造成摔伤等意外），避免长时间使用助眠药产生抗药性。

八、护理服务计划与评价表（表 3-17）

表3－17　睡眠障碍患者护理服务计划与评价

姓名：　　个人编号：　　年龄：　　性别：　　诊断：睡眠障碍　　职工□　居民□

日期/时间	主要护理诊断（护理问题）	预期目标	护理措施	家护（医护）服务时间、频次	护士签名	患者家属签名	护理计划评价			
							日期/时间	计划完成情况与效果评价（完成/部分完成/未完成）	护士签名	护士长签名
	焦虑：与精神、神经、躯体障碍有关	说出焦虑的原因，运用对付焦虑的有效方法	1. 耐心倾听患者诉说，对患者提出的问题给予明确、有效和积极的解答，使其积极配合治疗 2. 指导患者应用松弛疗法，如按摩、听音乐等 3. 向患者说明焦虑对身心健康产生的不良影响，帮助患者总结以往应对挫折的经验，探讨适合个体的应对方式					患者焦虑情绪有所减轻或消除		
	睡眠形态紊乱：与疾病引起的不适有关	患者得到充足睡眠，精力充沛	1. 创造有助于睡眠和休息的环境，保持安静，避免大声喧哗。在患者睡眠时间关闭门窗，拉上窗帘，夜间睡眠时使用壁灯。保持室内温度舒适，盖被适宜 2. 尽量满足患者以前的入睡习惯和入睡方式 3. 保持与以前规律相类似的活动和休息时间表 4. 有计划地安排好护理活动，尽量减少对患者睡眠的干扰 5. 提供促进睡眠的措施，如鼓励卧床患者清醒时每小时做几次深呼吸 6. 限制晚饭后的饮水量，睡前排尿，必要时，入睡前把便器放在床旁 7. 遵医嘱给予镇静催眠药，并评价效果					患者睡眠充足，精力充沛		

第十八节　晚期肿瘤患者的护理

一、甲状腺癌患者的护理

甲状腺癌是最常见的甲状腺恶性肿瘤，约占全身恶性肿瘤的1%。包括乳头状癌、滤泡状癌、未分化癌和髓样癌4种病理分型。

（一）发病原因

（1）碘缺乏导致甲状腺激素合成减少，使甲状腺癌发病率增加；高碘饮食可能增加甲状腺乳头状癌的发生率。

（2）放射线照射能使甲状腺素的合成减少，导致癌变。

（3）促甲状腺激素慢性刺激造成甲状腺癌变临床还有待证实。

（4）性激素的作用与甲状腺癌发生也有关系。

（5）其他甲状腺疾病与甲状腺癌：结节性甲状腺肿、甲状腺增生、甲状腺腺瘤、慢性淋巴细胞性甲状腺炎、甲状腺功能亢进症等均可能导致甲状腺癌的发生。

（6）家族遗传也是甲状腺癌发病的一部分因素。

（二）临床表现

早期多无明显症状和体征，通常于体检时发现。典型的临床症状为甲状腺内发现肿块，质地硬而固定、表面不平是各型癌的共同表现。腺体在吞咽时上下移动性小。未分化癌可在短期内出现上述症状，除肿块增长明显外，还伴有侵犯周围组织的特性。晚期可产生声音嘶哑、呼吸、吞咽困难和交感神经受压引起 Horner 综合征及侵犯颈丛出现耳、枕、肩等处疼痛和局部淋巴结及远处器官转移等表现。颈淋巴结转移在未分化癌发生较早。有的患者甲状腺肿块不明显，因发现转移灶而就医时，应想到甲状腺癌的可能。髓样癌患者本身可产生降钙素和 5 – 羟色胺，从而出现腹泻、心悸、颜面潮红、低血钙。

（三）辅助检查

辅助检查主要有生化检查、B 超和彩色多普勒超声检查、CT 扫描及磁共振显像检查等。生化检查如甲状腺球蛋白测定可作为较具有特异性的肿瘤标志物，降钙素测定有助于及早发现肿瘤复发；超声检查对软组织分辨力较高，其阳性率可优于 X 线摄影等检查，分辨囊实性肿物正确率达80%～90%。

（四）治疗原则

1. 手术治疗　甲状腺癌的手术治疗包括甲状腺本身的手术及颈淋巴结清扫。甲状腺的切除范围目前仍有分歧，范围最小的为腺叶加峡部切除，最大至甲状腺全切除。

2. 内分泌治疗　甲状腺癌做次全或全切除者应终身服用甲状腺素片，以预防甲状腺功能减退及抑制促甲状腺激素（TSH）。乳头状腺癌和滤泡状腺癌均有 TSH 受体，TSH 通过其受体能影响甲状腺癌的生长。

3. 放射性核素治疗　对乳头状腺癌、滤泡状腺癌，术后应用 ^{131} 碘（^{131}I）放射治疗，适合于 45 岁以上患者、多发性癌灶、局部侵袭性肿瘤及存在远处转移者。

4. 放射外照射治疗　主要用于未分化型甲状腺癌。

（五）护理诊断

1. 恐惧/焦虑　与对甲状腺癌的恐惧及对疾病的担心有关。
2. 有组织完整性受损的危险　与手术切除的范围等有关。
3. 感染的危险　与手术创伤有关。
4. 疼痛　与患者手术后的创伤有关。
5. 知识缺乏　缺乏有关甲状腺癌预防及术后颈部功能锻炼的相关知识。

（六）护理措施

（1）加强心理护理，鼓励患者对疾病及疾病的治疗、护理计划提问，倾听其诉说，了解患者对疾病知识的认识程度。与患者及家属共同制订适宜的学习计划，并按计划实施。患者术后需长期服用甲状腺素，告知患者服用药物的重要性及注意事项。教会术后患者有关康复知识，要循序渐进，避免劳累。在身体情况允许时，鼓励患者参加娱乐活动。

（2）饮食护理应多吃含碘量高的食物，如海带、紫菜、发菜、淡菜、干贝、带鱼、甲鱼等。多吃具有消结散肿作用的食物，如油菜、芥菜、猕猴桃等。多吃能增强免疫力的食物，如香菇、木耳、红枣、山药等。另外，应忌烟，戒酒，忌辛辣、刺激性食物。

（3）出现气管压迫症状的患者应采取半卧位，安静休息，保持呼吸道通畅。床旁备好气管切开包、气管内插管、吸引器、氧气等急救物品；若出现局部突然肿胀、呼吸极度困难、脉搏增快等症状时，应考虑癌肿坏死出血压迫气管，需及时通知医生，并立即做好救治准备。

（4）保持呼吸道通畅，对行气管切开或气管插管者，应及时吸出气道痰液和血液，并严防管腔深部被痰或血块堵塞；妥善固定气管，防止脱出；发现皮下气肿，应及时报告医生；加强肺部理疗。

（七）健康教育

（1）介绍疾病有关知识、程序、疗效、术后常见不适和并发症及术后护理配合方法。
（2）讲解情绪与健康的关系，嘱其保持乐观向上的态度及情绪稳定。
（3）介绍放、化疗有关知识和信息，嘱其坚持治疗，减少复发机会。
（4）告知需及时就诊的异常征象，嘱定时复查，发现异常及时就诊。

（八）护理服务计划与评价表（表 3-18）

表3-18 甲状腺癌患者护理服务计划与评价

姓名：　　　　个人编号：　　　　年龄：　　　　性别：　　　　诊断：甲状腺癌　　　　职工□　居民□

日期/时间	主要护理诊断（护理问题）	预期目标	护理措施	家护（医护）服务时间、频次	护士签名	患者家属签名	护理计划评价			
							日期/时间	计划完成情况与效果评价（完成/部分完成/未完成）	护士签名	护士长签名
	知识缺乏：与不了解癌症的知识有关	患者掌握疾病基本知识，所用药物的作用及不良反应，能进行适当运动	1. 鼓励患者对疾病及疾病的治疗、护理计划提问，倾听其诉说，了解患者对疾病知识的认识程度 2. 与患者或家属共同制订适宜的学习计划，并按计划实施 3. 患者术后需长期服用甲状腺素，告知患者服用药物的重要性及注意事项 4. 教会术后患者有关康复知识，循序渐进，避免劳累					患者掌握部分疾病知识，积极配合康复锻炼		
	营养失调：与饮食下降，情绪有关	获得足够的营养，患者体重维持在一定基础水平	1. 给予高热量、高蛋白、高维生素、清淡、易消化的饮食，要少食多餐，均衡进食 2. 限制调味过浓的食物和刺激性饮料，如浓茶、咖啡、可乐和酒等 3. 避免剧烈活动，减少体力过多消耗 4. 每日监测基础代谢率，及时遵医嘱调节抗甲状腺素药物及碘剂的剂量 5. 精神过度紧张或失眠者，遵医嘱使用镇静剂和催眠药 6. 每周称体重1次 7. 多吃能增强免疫力的食物，如香菇、木耳、红枣、山药等					患者体重正常		

续表

日期/时间	主要护理诊断（护理问题）	预期目标	护理措施	家护（医护）服务时间、频次	护士签名	患者家属签名	护理计划评价			
							日期/时间	计划完成情况与效果评价（完成/部分完成/未完成）	护士签名	护士长签名
	恐惧：与对肿瘤的害怕心理及预后的效果有关	患者能说出恐惧的原因并能正确采取应对方法	1. 耐心倾听患者诉说，对患者提出的问题给予明确、有效和积极的解答，使其积极配合治疗 2. 指导患者应用放松疗法，如按摩、听音乐等 3. 向患者说明恐惧、焦虑对身心健康产生的不良影响，帮助患者总结以往应对挫折的经验，探讨适合个体的应对方式 4. 做好患者家属的思想工作，让他们主动关心帮助患者；在身体情况允许时，鼓励患者参加娱乐活动					患者积极面对现实、自信心增强		
	睡眠形态紊乱：与疾病引起的不适有关	患者得到充足睡眠，精力充沛	1. 创造有助于睡眠和休息的环境，保持安静，避免大声喧哗。在患者睡眠时间关闭门窗，拉上窗帘，夜间睡眠时使用壁灯。保持室内温度舒适，盖被适宜 2. 尽量满足患者以前的入睡习惯和入睡方式 3. 保持与以前规律相类似的活动和休息时间表 4. 有计划地安排好护理活动，尽量减少对患者睡眠的干扰 5. 提供促进睡眠的措施，如鼓励卧床患者清醒时每小时做几次深呼吸 6. 限制晚饭的饮水量，睡前排尿，必要时，入睡前把便器放在床旁 7. 遵医嘱给予镇静催眠药，并评价效果					患者睡眠充足，精力充沛		

二、乳腺癌患者的护理

乳腺癌是发生在乳腺上皮组织的恶性肿瘤，99%发生于女性，是最常见的恶性肿瘤之一。目前，在世界范围内已成为女性发病率第一的恶性肿瘤。

（一）发病原因

1. 乳腺癌家族史 一级家属患乳腺癌的女性发生乳腺癌概率较无家族病史的高至少2倍，乳腺癌可表现为家族聚集的特征。

2. 内分泌因素 月经初潮早于12岁、绝经期迟于50岁、40岁以上未孕或初次足月产迟于35岁等，均与乳腺癌发病有关。

3. 部分乳房良性疾病 多数认为乳腺小叶有上皮高度增生或不典型增生者可能与乳腺癌发病有关。

4. 营养过剩、肥胖、过量饮酒、高脂饮食 可加强或延长雌激素对乳腺上皮细胞的刺激，从而增加发病机会。

5. 其他 环境因素和不良生活方式也与乳腺癌的发病有关。

（二）临床表现

1. 乳房肿大 45%~50%乳腺癌原发于乳房外上象限，其次是乳头、乳晕和内上象限。早期体征为无痛性肿块，表现为单发、质硬、表面不光泽、与周围组织分界不清、活动度差。

2. 乳房外形改变

（1）"酒窝征"：由癌细胞侵及Cooper韧带，皮肤表面凹陷所致，是乳腺癌的特征性体征。

（2）乳头、乳晕改变：癌肿侵入乳管使之缩短，把乳头牵向癌块方向，或导致乳头内陷；外上象限癌肿可使乳头抬高。以上均可导致两侧乳头不对称。

（3）"橘皮样改变"：由于癌细胞阻塞于皮下、皮内淋巴管，引起局部淋巴水肿所致。

（4）铠甲胸：结节融合成片，延伸至背部和对侧胸壁，使胸壁紧缩成铠甲状，可限制呼吸。

（5）皮肤破溃：形成菜花样溃疡。

（6）"皮肤卫星结节"：见于乳腺癌晚期。

3. 乳头溢液 少数患者出现乳头溢液症状，多为血性分泌物。

（三）辅助检查

辅助检查主要有乳腺钼靶（又称钼钯检查）、乳腺B超、动态增强核磁共振等。乳腺钼靶是目前诊断乳腺疾病的首选和最简便、最可靠的无创性常规检查手段；B超扫描能够鉴别乳腺的囊性与实性病变；动态增强核磁共振可以清晰显示微小肿瘤，对多中心性病灶的诊断可靠。

（四）治疗原则

乳腺癌治疗方法较多，临床对早、中期患者以手术治疗为首选，中晚期患者以综合治疗为妥。

1. 乳腺癌根治术　手术切除范围包括患侧全部乳腺组织、超过肿瘤边缘 2 cm 表面皮肤，以及胸大肌、胸小肌、腋窝和锁骨下脂肪及淋巴组织。该术式创伤大，严重影响上肢运动功能及胸壁外形，故在临床中已很少应用。

2. 乳腺癌扩大根治术　在上述根治术的基础上，同时切除胸廓内动脉、静脉及胸骨旁淋巴结，目前极少应用。

3. 改良根治术　包括保留胸大肌、切除胸小肌的改良根治术，以及胸大肌、胸小肌均保留的改良根治术，是目前临床中最常用的术式之一。

4. 保留乳房的术式　已经成为治疗早期乳腺癌最多采用的治疗方法。

（五）护理诊断

1. 恐惧/焦虑　与对乳腺癌的恐惧、乳房切除后的担心有关。
2. 有组织完整性受损的危险　与患侧上肢淋巴引流不畅等有关。
3. 感染的危险　与留置引流管有关。
4. 自我形象紊乱　与乳房切除、瘢痕形成、乳房再造或义乳致双侧不对称等有关。
5. 知识缺乏　缺乏有关乳腺癌预防及术后上肢功能锻炼的相关知识。

（六）护理措施

（1）加强生活护理，指导患者进食高营养、易消化食物，以满足机体营养的需要；养成良好的排便习惯，保持大便通畅，便秘时遵医嘱给予缓泻剂。

（2）加强心理护理，乳房是女性标志之一，手术切除后易导致患者抑郁、自卑心理。应取得家属的密切配合，给予情感支持，以帮助患者重新认识和评价现状。

（3）做好术后指导、护理及康复

①维持有效引流。防止术侧肢体发生水肿和功能障碍，便于皮瓣建立新的血液循环。术后引流 3～5 天渗出基本停止时即可拔除引流管。更换敷料时发现皮瓣下积液，应在无菌操作下穿刺抽吸，加压包扎；若发现皮瓣边缘发黑坏死，应及时报告医生将其剪除，后期植皮。

②预防患侧上肢肿胀。术后患侧腋窝淋巴结切除后，上肢淋巴回流不畅。术后患侧上肢用软枕垫高，按摩患侧上肢或进行握拳、屈、伸肘运动，以促进淋巴回流；肢体肿胀严重者，可戴弹力袖或使用弹力绷带以利于回流；局部感染者，应用抗生素治疗。绝对禁止在术侧手臂测血压、注射或抽血，以免加重循环障碍。

③防止皮瓣移动。术后切口覆盖多层敷料并用胸带（或绷带）包扎，便于皮瓣建立新

的循环，同时预防皮瓣坏死。包扎过紧会影响皮瓣血液循环，若患侧上肢静脉摸不清、指端发绀、皮温降低，提示腋部血管受压，应调整绷带松紧度，术后 3 天内患侧肩部制动，以免腋窝皮瓣移动影响愈合，指导患者平卧时用软枕拍高患侧上肢，下床活动时用吊带或健侧手托扶患肢；需他人扶持时只能扶健侧，以防腋窝皮瓣滑动而影响创面愈合。

④防止气胸。乳腺癌扩大根治术有损伤胸膜的可能，术后应加强观察。患者若感胸闷、呼吸困难，应做肺部听诊、叩诊和 X 线检查，以尽早诊断和治疗。

⑤功能锻炼指导。早期功能锻炼可减少瘢痕牵拉，恢复术侧上肢功能。术后 3 天内患侧肩部制动，术后 24 h 内开始做屈指、握拳、屈腕活动；术后 1 ~ 3 天，进行上肢肌肉等长收缩运动，开始肘关节伸屈活动，促进血液、淋巴回流。术后第 4 天患者应开始做肩关节小范围活动；术后 4 ~ 7 天，患者可坐起，尝试自行洗脸、刷牙、进食，锻炼以患侧手摸到对侧肩部或同侧耳朵，但应避免上臂外展。术后 1 ~ 2 周，待皮瓣基本愈合后可进行肩部全范围关节活动，抬高患侧上肢，手掌从触摸对侧肩部到颈后，手指爬墙运动（幅度逐渐递增，直至患侧手指能高举过头），自行梳理头发或摸到对侧耳朵。术后患肢负重不宜过大或过久，近期避免用患侧上肢搬动、提取重物。

（七）健康宣教

（1）建立良好的生活方式，调整好生活节奏，保持心情舒畅。

（2）坚持体育锻炼，积极参加社交活动，维持正常体重。

（3）遵医嘱长期服用药物，如抗雌激素制剂三苯氧胺至少服用 3 年，不良反应有潮热、恶心、呕吐、静脉血栓形成、阴道干燥或分泌物多。

（4）术后 5 年内应避免妊娠，以免促使乳腺癌的复发；有肿瘤转移及乳腺炎者严禁佩戴乳房假体；化疗期间定期复查血常规，防止骨髓抑制；术后最重要的健康指导是自我检查，最好在月经后的 7 ~ 10 天。

（八）护理服务计划与评价表（表 3 - 19）

表3-19　乳腺癌患者护理服务计划与评价

姓名：　　个人编号：　　年龄：　　性别：　　诊断：乳腺癌　　职工□　居民□

日期/时间	主要护理诊断（护理问题）	预期目标	护理措施	家护（医护）服务时间、频次	护士签名	患者家属签名	护理计划评价			
							计划完成情况（完成/部分完成/未完成）	日期/时间	与效果评价 护士签名	护士长签名
	恐惧：与对肿瘤的害怕心理及预后的效果有关	患者能说出恐惧的原因并能正确采取应对方法	1. 耐心倾听患者诉说，对患者提出的问题给予明确、有效和积极的解答，使其积极配合治疗 2. 指导患者应用松弛疗法，如按摩、听音乐等 3. 向患者说明恐惧、焦虑对身心健康产生的不良影响，帮助患者总结以往对挫折应对的经验，探讨适合个体的应对方式 4. 做好患者家属的思想工作，让他们主动关心帮助患者；任身体情况允许时，鼓励患者参加娱乐活动						患者掌握部分疾病知识，积极配合功能锻炼	
	睡眠形态紊乱：与疾病引起的不适有关	患者得到充足睡眠，精力充沛	1. 创造有助于睡眠和休息的环境，保持安静，避免大声喧哗。在患者睡眠时间关闭门窗，拉上窗帘，夜间睡眠时使用壁灯，保持室内温度舒适，盖被适宜 2. 尽量满足患者以前的入睡习惯和入睡方式 3. 保持与以前规律相类似的活动和休息时间表 4. 有计划地安排好护理活动，尽量减少对患者睡眠的干扰 5. 提供促进睡眠的措施，如鼓励卧床患者清醒时每小时做几次深呼吸 6. 限制晚饭饮水量，睡前排尿，必要时，入睡前把便器放在床旁 7. 遵医嘱给予镇静催眠药，并评价效果						患者睡眠充足、精力充沛	

续表

日期/时间	主要护理诊断（护理问题）	预期目标	护理措施	家护（医护）服务时间、频次	护士签名	患者家属签名	护理计划评价			
							日期/时间	计划完成情况与效果评价（完成/部分完成/未完成）	护士签名	护士长签名
	患肢活动能力减弱：与术后疼痛、患肢功能锻炼缺乏及瘢痕组织形成有关	患者肢体活动进展顺利，功能恢复良好；生活基本能自理	1. 向患者说明活动患肢的必要性，便于患者及家属能积极配合 2. 详细说明肢体功能锻炼的方法及步骤 3. 细致观察患者患肢活动的耐受力及进展情况 4. 将乳腺癌术后肢体活动功能操教会、拷贝给患者及家属					患者肢体活动进展情况；患肢功能恢复情况		
	知识缺乏：与不了解癌症的知识有关	患者掌握化疗的不良反应及防范措施；能配合完成化疗疗程；家属能配合患者的饮食	1. 讲解治疗乳腺癌的过程，药物不良反应及处置对策，鼓励患者对疾病治疗、护理计划的认识程度，了解患者对疾病知识的认识问题，倾听其诉说 2. 与患者或家属共同制订适宜的学习计划，并按计划实施 3. 教会术后患者有关康复知识：如手指爬墙、穿针等功能锻炼，掌握循序渐进、持之以恒的原则					患者掌握部分疾病知识，积极配合功能锻炼		
	营养失调：与摄食欲下降、患者入营养不足有关	获得足够的营养，患者体重维持在一定基础水平	1. 给予高蛋白、高热量、低脂肪饮食，食用优质蛋白如瘦肉、鸡蛋、鱼肉 2. 少吃腌制食品 3. 注意饭菜口味，以清淡为主，避免刺激性饮食 4. 少食多餐					患者体重正常		

三、直肠癌患者的护理

直肠癌是指从齿状线至直肠乙状结肠交界处之间的癌，是消化道最常见的恶性肿瘤之一。直肠癌位置低，容易被直肠指诊及乙状结肠镜诊断，但术后复发率高。中下段直肠癌与肛管括约肌接近，手术时保留肛门及其功能是手术的一个难题，是手术方法上争论最多的一种疾病。我国直肠癌发病年龄在 45 岁左右。青年人发病率有升高的趋势。

（一）发病原因

直肠癌的病因目前仍不十分清楚，其发病与社会环境、饮食习惯、遗传因素等有关。直肠息肉也是直肠癌的高危因素。目前基本公认的是，动物脂肪和蛋白质摄入过高、食物纤维摄入不足是直肠癌发生的高危因素。

（二）临床表现

（1）早期直肠癌多数无症状。

（2）直肠癌生长到一定程度时出现排便习惯改变、血便、脓血便、里急后重、便秘、腹泻等。

（3）大便逐渐变细，晚期则有排便梗阻、消瘦甚至恶病质。

（4）肿瘤侵犯膀胱、尿道、阴道等周围脏器时出现尿路刺激症状、阴道流出粪液、骶部及会阴部疼痛、下肢水肿等。

（三）辅助检查

辅助检查主要有直肠指检、直肠镜检、核磁共振、盆腔磁共振检查（MRI）、腹盆腔CT、胸部 CT 或胸部 X 线检查等。

直肠指检是诊断直肠癌的必要检查步骤，约 80% 的直肠癌患者就诊时可通过直肠指检被发现，直肠癌患者可触及质硬、凹凸不平肿块，晚期可触及肠腔狭窄，肿块固定，指套见含粪的污浊脓血；直肠指检后应再做直肠镜检，在直视下协助诊断，观察肿块的形态、上下缘及距肛门缘的距离，并采取肿块组织做病理切片检查，以确定肿块性质及其分化程度；盆腔磁共振检查、腹盆腔 CT、胸部 CT 或胸部 X 线检查则可了解肿瘤部位及有无转移。

（四）治疗原则

直肠癌的治疗需要以外科手术为主，辅以化疗、放疗的综合治疗。

1. 直肠癌根治术　切除的范围应包括癌肿、足够的两端肠段、已侵犯的邻近器官的部分或全部、四周可能浸润的组织及全直肠系膜和淋巴结。

2. 化学治疗　可作为辅助治疗，提高 5 年生存率。

3. 放射治疗　作为辅助疗法，有提高疗效的作用。

（五）护理诊断

1. 焦虑与恐惧　与畏惧癌症、对手术及预后的担忧有关。
2. 营养失调　低于机体需要量，与癌症的消耗及手术创伤、饮食控制等因素有关。
3. 有皮肤完整性受损的危险　与粪便刺激造瘘口周围皮肤有关。
4. 知识缺乏　缺乏有关手术前肠道准备及结肠造口的护理知识等。
5. 自我形象紊乱　与结肠造口、排便方式改变有关。
6. 社交障碍　与排便方式改变、存在异味及担心亲戚朋友产生反感有关。
7. 手术后潜在并发症　腹腔、盆腔或切口感染，尿潴留及泌尿系感染，肠吻合口瘘，造瘘口出血、坏死、脱出或回缩，排便失禁等。

（六）护理措施

1. 心理护理　对低位直肠癌需要做永久性人工肛门的患者，照护人员应耐心解释人工肛门的必要性，通过训练可自主排便，不会影响正常的生活，帮助患者树立自信心。

2. 饮食指导　给予高蛋白、高热量、高维生素、易消化的少渣饮食，特别是必要时静脉输液纠正水电酸碱平衡，以提高患者手术的耐受性。将造口饮食的特点讲解到位，告知患者多吃产气少、易消化、少渣的食物；忌食生冷、辛辣刺激性食物，如空心菜、玉米、豆类等食物易产气体；进食太快而吞咽空气、咀嚼口香糖或喝产气饮料等也是造成肠内有气体的原因，应尽量避免。

3. 造口护理

（1）保护造瘘口周围皮肤，每天用温水清洗，用凡士林纱布或氧化锌软膏敷于造口周围，每次排便后用清水擦洗后再重新更换，防止造口周围皮肤的炎症。若已发生皮肤湿疹，可用清水冲洗，保持局部清洁干燥，局部糜烂时，可用造口粉、皮肤保护剂、氧化锌软膏保护。同时要寻找大便过稀的原因，腹泻可服止泻药物。

（2）逐步养成定时排便的习惯，训练定时排便的意识，可使用灌肠的方法，每天2次，以后逐渐减少，以刺激造口和其他肠道黏膜反应。每次用500～1000 mL温生理盐水灌洗，从中找出排便规律，注意灌肠插入肠管时用力不可过猛，防止肠穿孔。

（3）部分患者术后因瘢痕挛缩引起结肠造口狭窄，术后应酌情扩大刺激造口处黏膜的敏感性，防止狭窄造成梗阻。方法：用食指戴手套涂润滑剂后徐徐挺入造口，在内停留5 min即可，操作时要慢，切忌粗暴。若狭窄严重已不能正常排便时，需就医检查及手术治疗。

（4）避免做增加腹内压力的动作，避免出现肠黏膜脱出或增加腹压引发肠疝。适当活动，情绪要稳定，剧烈运动和弯腰活动要节制，避免过度增加腹压，站立时可裹腰带。当脱出的肠管发生嵌顿，肠壁水肿，甚至淤血坏死时，要及时就医处理。

（5）观察造口血供，黏膜若呈紫色或黑色则表示血运障碍；同时注意排泄物的色、气、味、量有无异常，出现不适时应随时就医。

（6）造口无正常的括约肌功能，临床上多用造口袋来防止粪便的外溢。更换造口袋前应注意清洁造口及周围皮肤，用软纸吸干水分。用测量尺测量内径尺寸并结合实际造口形状修剪适合的造口袋，紧贴于造口周围皮肤，关夹子，扣上两侧的腰带即可。当粪便超过1/3袋子时需清洗并更换新的造口袋。使用造口袋的方法不正确可导致造口摩擦、出血、感染、粪便外溢污染衣裤及产生异味。所以，应备2个或2个以上的造口袋，交替使用或选择一次性造口袋。

4. 保持大便黏稠成形　根据医生的指导适当使用抑制肠蠕动的药物，如洛哌丁胺、腹方樟脑酊等，延长肠内容物的滞留时间，增加水分和电解质的吸收，来控制排便次数。

（七）健康宣教

（1）饮食应给予高蛋白、高热量、高维生素、易消化饮食。按医嘱补充液体和电解质，维持正常体液平衡。必要时可用静脉营养以保证热量的摄入。

（2）与患者或家属共同制订适宜的学习计划，并按计划实施。教会患者及家属术后有关护理、康复知识，如造口患者应掌握平衡膳食的方法；清洁、更换造口袋的方法及去除臭味的方法，以增加患者的自信心。

（3）指导患者了解疾病治疗的步骤及必要性，如放疗、化疗等，并嘱托患者定期复查，保证生活质量。

（4）鼓励患者参加适量活动，保持身心舒畅，积极融入正常的生活和社交。

（八）护理服务计划与评价表（表3-20）

表 3－20 直肠癌患者护理服务计划与评价

姓名： 个人编号： 年龄： 性别： 诊断：直肠癌 职工□ 居民□

日期/时间	主要护理诊断（护理问题）	预期目标	护理措施	家护（医护）服务时间、频次	护士签名	患者家属签名	护理计划评价			
							日期/时间	计划完成情况与效果评价（完成/部分完成/未完成）	护士签名	护士长签名
	营养失调：低于机体需要量，与癌症对机体的消耗及手术创伤、饮食控制等因素有关	获得足够的营养，患者体重维持在一定基础水平	1. 给予高蛋白、高热量、高维生素、易消化饮食 2. 按医嘱补充液体和电解质，维持正常体液平衡 3. 必要时可用静脉营养以保证热量的摄入 4. 出血或贫血严重时，遵医嘱输血 5. 嘱患者多卧床休息或减少活动，以减少体力消耗 6. 监测体重、血红蛋白、白蛋白等指标					患者营养情况较前改善		
	疼痛：与手术有关	疼痛维持在最低限度，患者主诉疼痛减轻	1. 提供安静、舒适的休养环境，保证患者充足的睡眠，以减轻疼痛 2. 观察疼痛的部位、性质、程度及持续时间 3. 教会患者放松技巧，分散疼痛注意力的方法 4. 遵医嘱使用止痛剂，如哌替啶等 5. 疼痛剧烈时及时报告医生					患者疼痛较前减轻，睡眠情况较好		
	知识缺乏：与缺乏结肠造口的护理知识有关	患者掌握疾病基本知识；能够正确处置人造肛门袋；能够配合治疗和护理	1. 鼓励患者对疾病的治疗、护理提问，倾听其诉说，了解患者对疾病知识的认识程度 2. 与患者或家属共同制订适宜的学习计划，并按计划实施 3. 教会患者有关有关康复知识： (1) 造口患者如晓平衡膳食的方法，避免蛋、鱼、碳水化合物等饮食，减轻肠胀气和粪便臭味；(2) 教会患者更换造口袋的方法，帮助患者掌握清洁、排空、更换造口袋管理方法，以增加患者的自信心；(3) 除造口袋臭味管理方法					患者接受现存情况，积极面对生活及治疗		

四、胃癌患者的护理

胃癌是我国常见恶性肿瘤之一。2005 年胃癌死亡率居我国恶性肿瘤死亡率的第 3 位。好发年龄在 50 岁以上，男性发病率明显高于女性，男女比例约为 2:1。

（一）发病原因

胃癌的病因尚未完全清楚，目前认为与下列因素有关。

1. 地域环境及饮食生活因素　胃癌发病有明显的地域差别，我国西北与东部沿海地区胃癌的发病率比南方地区明显偏高。长期食腌制熏烤食品者胃癌的发病率高，食物中缺乏新鲜蔬菜、水果也与发病有一定关系，吸烟也增加胃癌的发生率。

2. 幽门螺杆菌（HP）感染　是引发胃癌的主要因素之一。

3. 癌前疾病和癌前病变　胃黏膜上皮细胞的不典型增生属于癌前病变，可分为轻、中、重度，重度不典型增生易发展成胃癌。

4. 遗传因素　胃癌有明显的家族聚集倾向。

（二）临床表现

1. 症状　早期胃癌多无明显症状，部分患者可有上腹隐痛、嗳气、反酸、食欲减退等消化道症状。随病情进展，症状日益加重，常有上腹疼痛、食欲缺乏、呕吐、乏力、消瘦等症状。不同部位的胃癌有其特殊表现：贲门胃底癌可有胸骨后疼痛和进行性哽噎感，幽门附近的胃癌可有呕吐宿食的表现，肿瘤溃破血管后可有呕血和黑便。

2. 体征　胃癌早期无明显体征，仅有上腹部深压不适或疼痛。晚期可扪及上腹部肿块。若出现远处转移时，可有肝大、腹水、锁骨上淋巴结肿大等。

（三）辅助检查

辅助检查主要有 X 线钡餐造影、纤维胃镜检查、腹部超声、螺旋 CT 与正电子发射成像检查、组织病理活检及大便潜血试验等。数字化 X 线胃肠造影技术为诊断胃癌的常用方法，常采用气钡双重造影，通过黏膜相和充盈相的观察做出诊断，早期胃癌的主要改变为黏膜相异常，进展期胃癌的形态与胃癌大体分型基本一致；纤维胃镜检查直接观察胃黏膜病变的部位和范围，并可获取病变组织做病理学检查，是诊断胃癌的最有效方法；腹部超声主要用于观察胃的邻近脏器（特别是肝、胰）受浸润及淋巴结转移的情况；螺旋 CT 与正电子发射成像检查有助于胃癌的诊断和术前临床分期，可以判断淋巴结与远处转移病灶情况，准确性较高。

（四）治疗原则

早期发现、早期诊断和早期治疗是提高胃癌疗效的关键。外科手术是治疗胃癌的主要手段，也是目前能治愈胃癌的唯一方法。对中晚期胃癌，积极辅以化疗、放疗及免疫治疗等综合治疗以提高疗效。

1. 手术治疗

（1）根治性手术：原则为整块切除包括癌肿和可能浸润全部或大部，以及大、小网膜和局域淋巴结，并重建消化道。切除范围为胃壁的切缘应距癌肿边缘 5 cm 以上，食管或十二指肠侧切缘应距离贲门或幽门 3 ~ 4 cm。

（2）姑息性切除术：用于癌肿广泛浸润并转移、不能完全切除者。通过手术可以解除症状，延长生存期，包括姑息性胃切除术、胃空肠吻合术、空肠造口术等。

2. 化学治疗　是最主要的辅助治疗方法，给药途径有口服、静脉、腹膜腔、动脉插管区域灌注给药等。为提高化疗效果，多选用多种化疗药联合应用。

3. 其他治疗　包括放射治疗、热疗、免疫治疗、中医中药治疗等。

（五）护理诊断

1. 焦虑/恐惧　与患者对癌症的恐惧、担心治疗效果和预后有关。
2. 营养失调　与术后禁食、胃肠功能障碍、机体代谢率增高有关。
3. 疼痛　与手术创伤、癌肿侵及神经有关。

（六）护理措施

1. 缓解焦虑与恐惧　患者对癌症及预后有很大顾虑，常有消极悲观情绪，鼓励患者表达自身感受，根据患者个体情况提供信息，向患者解释胃癌手术治疗的必要性，帮助患者消除不良心理，增强对治疗的信心。此外，还应鼓励家属和朋友给予患者关心和支持，使其能积极配合治疗和护理。

2. 饮食护理　根据患者的饮食和生活习惯，制订合理食谱。给予高蛋白、高热量、高维生素、低脂肪、易消化和少渣的食物。

3. 营养支持　由于食欲减退、摄入不足、消耗增加及恶心、呕吐等导致营养状况欠佳。早期肠内营养支持是指空肠放置喂养管的胃癌患者，喂养管输注肠内营养液，根据患者的个体状况，合理制订营养支持方案。护理时注意：喂养管要妥善固定，防止滑脱、移动、扭曲和受压；保持喂养管的通畅，防止营养液沉积堵塞导管，每次输注营养液前后用生理盐水或温开水 20 ~ 30 mL 冲管，输注营养液的过程中每 4 h 冲管一次；控制输入营养液的温度、浓度和速度，营养液温度以接近体温为宜，温度偏低会刺激肠道引起肠痉挛，导致腹痛、腹泻；温度过高则可灼伤肠道黏膜，甚至可引起溃疡或出血；营养液浓度过高易诱发倾倒综合征；观察有无恶心、呕吐、腹痛、腹胀、腹泻和水电解质紊乱等并发症的发生。

（七）健康教育

（1）胃癌预防，积极治疗 HP 感染和胃癌的癌前疾病，如慢性萎缩性胃炎、胃息肉及胃溃疡；少食腌制、熏、烤食品，戒烟、酒。

（2）胃切除术后 1 年以内胃容量受限，宜少量多餐，进食营养丰富易消化的饮食，以后慢慢过渡至普通饮食。忌生、硬、辛辣刺激性食物，忌暴饮暴食。

（3）乐观向上，保持心情舒畅。适当参加活动或锻炼，注意劳逸结合，避免过度劳累。

（4）需服药者，请严格按照说明书或遵医嘱，注意用药时间、方式、剂量及不良反应。避免服用对胃黏膜有损害性的药物，如阿司匹林、吲哚美辛、皮质类固醇等。定期复查，不适时就诊。

（5）高危人群定期检查大便潜血试验、X 线钡餐检查、内镜检查、肝功能、血常规等，注意预防感染。术后 3 年内每 3~6 个月复查 1 次，第 3~第 5 年每半年复查 1 次，5 年后每年 1 次。内镜检查每年 1 次。若有腹部不适、胀满、肝区肿胀、锁骨上淋巴结肿大等表现时，应随时复查。

（八）护理服务计划与评价表（表 3 – 21）

表3-21 胃癌患者护理服务计划与评价

姓名：　　个人编号：　　年龄：　　性别：　　诊断：胃癌　　职工□　居民□

日期/时间	主要护理诊断（护理问题）	预期目标	护理措施	家护（医护）服务时间、频次	护士签名	患者家属签名	护理计划评价			
							日期/时间	计划完成情况与效果评价（完成/部分完成/未完成）	护士签名	护士长签名
	焦虑/恐惧：与患者对癌症的恐惧、担心治疗效果和预后有关	说出焦虑恐惧的原因，运用对付焦虑的有效方法	1. 耐心倾听患者诉说，对患者提出的问题给予明确、有效和积极的解答，使其积极配合治疗 2. 指导患者应用松弛疗法，如按摩、听音乐等 3. 向患者说明焦虑对身心健康产生的不良影响，帮助患者总结以往应对挫折的经验，探讨适合个体的应付方式					患者焦虑恐惧情绪有所减轻或消除		
	营养失调：与术后禁食、胃肠功能障碍、机体代谢率增高有关	获得足够的营养，患者体重维持在一定基础水平；知晓饮食护理的重要性	1. 向患者说明发生营养不足的原因及其对疾病好转的不利影响 2. 了解患者以往的进食习惯，如喜好的食物、口味、进食时间等 3. 指导患者正确进食 4. 鼓励患者少量多餐，减轻胃肠的负担。尽量选择适合口味的食物 5. 必要时遵医嘱予胃肠内、外营养支持，如空肠造瘘管滴入要饮食，静脉输入营养液，要观察胃肠道反应，有无腹胀腹痛，饮食24h均匀滴入，以便调整滴速、浓度 6. 每周测体重1次，并做好记录 7. 注意监测血红蛋白、白蛋白等指标的变化情况 8. 与患者及家属讨论制订营养膳食计划					患者按要求进食，胃肠内、外营养支持效果好		

续表

日期/时间	主要护理诊断（护理问题）	预期目标	护理措施	家护（医护）服务时间、频次	护士签名	患者家属签名	护理计划评价			
							日期/时间	计划完成情况与效果评价（完成/部分完成/未完成）	护士签名	护士长签名
	疼痛：与手术创伤、癌肿侵及神经经有关	疼痛减轻，感觉舒适	1. 向患者说明引起疼痛的原因 2. 观察疼痛性质及持续时间 3. 每1~2 h抽吸胃液1次，减少胃液对创面的刺激 4. 指导患者采用减轻疼痛的方法，如深呼吸、听音乐等 5. 遵医嘱给予止痛剂，并观察效果及不良反应 6. 指导家属对患者给予关心和支持					患者疼痛减轻，自我感觉舒适		

五、原发性肝癌患者的护理

原发性肝癌（简称肝癌）是我国和某些亚非地区常见恶性肿瘤，病死率很高。近年来发病率有增高趋势。我国肝癌高发于东南沿海地区。肝癌可发生于任何年龄，我国为 40 ~ 50 岁，男性多于女性，一般男女比例为（2 ~ 3）：1。

（一）发病原因

1. 肝硬化　肝癌合并肝硬化的比率很高；肝癌中以肝细胞癌合并肝硬化最多。

2. 病毒感染　肝癌与乙型（HBV）、丙型（HCV）和丁型（HDV）3 种肝炎有较肯定的关系。

3. 黄曲霉毒素　主要是黄曲霉毒素 B_1，主要来源于霉变的玉米和花生等。

4. 饮水污染　各种饮水类型与肝癌发病关系依次为：宅沟水（塘水）>泯沟水（灌溉水）>河水>井水。

5. 其他因素　亚硝胺、烟酒、肥胖等可能与肝癌发病有关；肝癌还有明显的家族聚集性。

（二）临床表现

原发性肝癌临床表现极不典型，早期缺乏特异性表现，晚期可有局部和全身症状。

1. 症状

（1）肝区疼痛：是最常见和最主要的症状，为首发症状，多呈间歇性或持续性钝痛、胀痛或刺痛，夜间或劳累后加重。

（2）消化道症状：表现为食欲减退、腹胀、恶心、呕吐或腹泻等，易被忽视，且早期不明显。

（3）全身症状：消瘦、乏力，随病情发展而逐渐加重，晚期体重进行性下降，可伴有贫血、出血、腹水和水肿等恶病质表现；不明原因的发热，多为持续性低热或不规则热，37.5 ~ 38 ℃，个别可达 39 ℃，其特点是抗生素治疗无效，而吲哚美辛栓常可退热。

2. 体征

（1）肝大与肿块：为中、晚期肝癌最主要体征。肝脏呈进行性肿大，质地较硬，表面高低不平，有明显结节或肿块。

（2）黄疸和腹水：见于晚期患者。

3. 其他

（1）肝外转移：如发生肺、骨、脑等肝外转移，可呈现相应部位的临床症状。

（2）合并肝硬化者：常有肝掌、蜘蛛痣、脾大、腹水和腹壁静脉曲张等肝硬化门静脉高压症表现。

（3）并发症：肝性脑病、上消化道出血、癌肿破裂出血、肝肾综合征及继发性感染（肺炎、败血症、真菌感染）等。

（三）辅助检查

辅助检查主要有肝癌血清标记物检测、超声检查、CT 检查、MRI 检查、选择性腹腔动脉或肝动脉造影检查、肝穿刺行针吸细胞学检查等。血清甲胎蛋白（AFP）测定对诊断肝癌有相对的特异性，放射免疫法测定持续血清 AFP≥400 μg/L，并能排除妊娠、活动性肝病等，即可考虑肝癌的诊断；肝癌患者血清中 γ – 谷氨酰转肽酶及其同工酶、异常凝血酶原、碱性磷酸酶、乳酸脱氢酶同工酶可高于正常，但缺乏特异性。

（四）治疗原则

1. 手术治疗　早期手术切除是目前治疗肝癌最有效的方法，有根治性肝切除、姑息性肝切除、肝移植等。

2. 化学药物治疗　对不能切除的肝癌患者，可采用液氮冷冻、激光气化、微波或作肝动脉结扎插管治疗，以备术后做局部化疗。也可作皮下植入输液泵术后连续灌注化疗。

3. 放射治疗　肿瘤较局限、无远处广泛转移而又不适宜手术切除者，或手术切除后复发者，可采用放射为主的综合治疗。

4. 生物治疗　主要是免疫治疗，可与化疗等联合应用。

5. 中医中药治疗　常与其他治疗配合应用，以改善患者全身情况，提高机体免疫力。

6. 其他治疗　分子靶向药物治疗。

（五）护理诊断

1. 悲伤/恐惧　与担忧手术效果、疾病预后和生存期限有关。

2. 疼痛　与肿瘤迅速生长导致肝包膜张力增加或手术、介入治疗、放疗、化疗后的不适有关。

3. 营养失调　低于机体需要量，与厌食、胃肠道功能紊乱、放疗和化疗引起的胃肠道不良反应、肿瘤消耗等有关。

（六）护理措施

1. 心理护理　鼓励患者说出内心感受和最关心的问题，疏导、安慰患者并尽量解释各种治疗、护理知识。在患者悲痛时，应尊重、同情和理解患者，并让家属了解发泄的重要性。与家属共同讨论制订诊疗措施，鼓励家属与患者多沟通交流。通过各种心理护理措施，减轻患者焦虑和恐惧，树立战胜疾病的信心，以最佳心态接受治疗和护理。

2. 疼痛护理

（1）评估疼痛发生的时间、部位、性质、诱因和程度，疼痛是否位于肝区，是否呈间歇性或持续性钝痛或刺痛，与体位有无关系，是否夜间或劳累时加重；有无牵涉痛，是否伴有嗳气、腹胀等消化道症状。

（2）遵医嘱按照三级止痛原则给予镇痛药物，并观察药物效果及不良反应。

（3）指导患者控制疼痛和分散注意力的方法。

3. 改善营养状况　宜采用高蛋白、高热量、高维生素、易消化饮食，少量多餐；合并肝硬化有肝功能损害者，应适当限制蛋白质摄入；必要时可给予肠内外营养支持，输血浆或清蛋白等，补充维生素 K 和凝血因子等，以改善贫血、纠正低蛋白血症和凝血功能障碍。

4. 护肝治疗　嘱患者保证充分睡眠和休息，禁酒。遵医嘱给予支链氨基酸治疗，避免使用红霉素、巴比妥类、盐酸氯丙嗪等有损肝脏的药物。

5. 维持体液平衡　对肝功能不良伴腹水者，严格控制水和钠盐的摄入量；遵医嘱合理补液与利尿，注意纠正低钾血症等水电解质失调；准确记录 24 h 出入量；每日观察、记录体重及腹围变化。

6. 预防出血

（1）改善凝血功能，给予维生素 K_1 及补充血浆和凝血因子，以改善凝血功能。

（2）告诫患者尽量避免致癌肿破裂出血或食管下段胃底静脉曲张破裂出血的诱因。

（3）应用 H 受体阻断剂，预防应激性溃疡出血。

（4）加强腹部观察，若患者突发腹痛，伴腹膜刺激征，及时通知医师，积极配合抢救，做好急症手术的各项准备；对不能手术的晚期患者，可采用补液、输血、应用止血剂、支持治疗等综合性方法处理。

7. 介入治疗的护理

（1）耐心向患者解释介入治疗（肝动脉插管化疗）的目的、方法及治疗的重要性和优点；帮助患者消除紧张、恐惧心理，争取主动配合。

（2）介入治疗后预防出血，严密观察穿刺侧肢端皮肤的颜色、温度及足背动脉搏动，注意穿刺点有无出血现象。

（3）妥善固定和维护导管，严格遵守无菌原则，观察无菌纱布包扎的完整性，防止逆行感染。

（4）肝动脉栓塞化疗后，患者可出现发热、肝区疼痛、恶心、呕吐、心悸、白细胞计数下降等临床表现，称为栓塞后综合征。要注意观察发热，若体温高于 38.5 ℃，可予物理、药物降温；适当应用止痛剂；观察患者恶心、呕吐及血细胞数值的情况；嘱患者可大量饮水，减轻化疗药物对肾的毒副作用，观察排尿情况。

（5）观察有无胃、胆、胰、脾动脉栓塞而出现上消化道出血及胆囊坏死等并发症的情况。

（七）健康教育

（1）注意防治肝炎，不吃霉变食物。有肝炎、肝硬化病史者和肝癌高发地区人群应定期做 AFP 检测或 B 超检查，以便早期发现。

（2）告知患者和家属肝癌虽然是严重疾病，但不是无法治疗，应树立战胜疾病的信心，遵医嘱坚持综合治疗。给予晚期患者精神上的支持，鼓励患者和家属共同面对疾病，尽可能让患者平静舒适地度过生命的最后历程。

（3）多吃高热量、优质蛋白质、富含维生素和纤维素的食物，食物以清淡、易消化为宜，若有腹水、水肿，应控制水和食盐的摄入量。

（4）自我观察和定期复查，若患者出现水肿、体重减轻、出血倾向、黄疸和乏力等症状及时就诊。定期随访，第 1 年每 1~2 个月复查 AFP、胸片和 B 超检查，以便早期发现临床复发或转移迹象。

（八）护理服务计划与评价表（表 3 - 22）

表3-22 原发性肝癌患者护理服务计划与评价

姓名： 个人编号： 年龄： 性别： 诊断：原发性肝癌 职工□ 居民□

日期/时间	主要护理诊断（护理问题）	预期目标	护理措施	家护（医护）服务时间、频次	护士签名	患者家属签名	护理计划评价			
							日期/时间	计划完成情况与效果评价（完成/部分完成/未完成）	护士签名	护士长签名
	悲伤恐惧：与担忧手术效果、疾病预后和生存期限有关	说出悲伤恐惧的原因，运用对待悲伤恐惧的有效方法	1. 耐心倾听患者诉说，对患者提出的问题给予明确、有效和积极的解答，使其积极配合治疗 2. 加强心理护理，向患者说明保持乐观情绪的重要性 3. 帮助患者减轻悲伤情绪反应：鼓励患者诉说自己的感觉；理解、同情患者，耐心倾听其诉说，帮助其树立战胜肝疾病的信心；消除对患者产生干扰的因素，如解决失眠等问题					患者悲伤恐惧有所减轻或消除		
	疼痛：与肿瘤迅速生长导致肝包膜张力增加或手术、介入治疗、放疗、化疗后的不适有关	疼痛减轻、感觉舒适	1. 观察、记录疼痛的性质、程度、伴随症状、评估诱发因素，并告知患者 2. 加强心理护理，给予精神安慰 3. 咳嗽、深呼吸时用手按压伤口 4. 妥善固定引流管，防止引流管来回移动所引起的疼痛 5. 严重时注意生命体征的改变及疼痛的演变 6. 指导患者使用体位松弛术，分散注意力等方法，如听音乐、相声或默默数数，以减轻患者对疼痛的感受性，减少止痛药物的用量 7. 在疼痛加重前，遵医嘱给予镇痛药，并观察、记录用药后的效果 8. 教给患者用药知识，如药物的主要作用、用法、用药间隔时间，疼痛时及时用止痛药以使药效果最好					患者疼痛减轻，自我感觉舒适		

续表

日期/时间	主要护理诊断（护理问题）	预期目标	护理措施	家护（医护）服务时间、频次	护士签名	患者家属签名	护理计划评价			
							日期/时间	计划完成情况与效果评价（完成/部分完成/未完成）	护士签名	护士长签名
	营养失调：低于机体需要量，与厌食、胃肠道功能紊乱、放疗和化疗引起的胃肠道不适反应、肿瘤消耗等有关	获得足够的营养，患者体重维持在一定基础水平；知晓饮食护理的重要性	1. 向患者解释摄取营养物质的重要意义，指导患者采取合理的饮食结构，给予高热量、适量高蛋白、高维生素、低脂、易消化的饮食，少量多餐，避免刺激性食物 2. 采取增加食欲的措施：选择患者喜爱的适合病情的食物品种，并经常更换，烹调时注意色、香、味及营养成分。创造良好的进食环境 3. 进食前、进食时不做引起疼痛和不适的治疗、护理和检查 4. 遵医嘱给予助消化药及护肝药 5. 遵医嘱给予营养支持；静脉注射高价营养（胃肠外营养） 6. 定期给患者测体重，了解营养状况 7. 监测血红蛋白，必要时可少量输血、白蛋白					体重上升，营养状况有所改善，食欲增加，血白蛋白值上升		

六、肺癌患者的护理

肺癌多数起源于支气管黏膜上皮,因此也称支气管肺癌。全世界肺癌的发病率和死亡率正在迅速上升。发病年龄大多在 40 岁以上,以男性多见。

(一) 发病原因

肺癌的病因至今尚不完全明确,认为与下列因素有关。

1. 吸烟　是肺癌的重要致病因素。

2. 化学物质　已被确认可导致肺癌的化学物质包括石棉、铬、镍、铜、锡、砷、氯甲醚、芥子体、氯乙烯、煤烟焦油和石油中的多环芳烃等。

3. 空气污染　包括室内污染和室外污染。

4. 人体内在因素　如免疫状态、代谢活动、遗传因素、肺部慢性感染、支气管慢性刺激、结核病史等,也可能与肺癌的发病有关。

5. 其他　长期、大剂量电离辐射可引起肺癌。

(二) 临床表现

肺癌的临床表现与癌肿的部位、大小、是否压迫和侵犯邻近器官及有无转移等密切相关。

1. 早期　多无明显表现,癌肿增大后常出现咳嗽、血痰、胸痛、胸闷、发热等。

2. 晚期　除发热、体重减轻、食欲减退、倦怠及乏力等全身症状外,还可出现癌肿压迫、侵犯邻近器官、组织或发生远处转移时的征象。

(1) 压迫或侵犯膈神经:引起同侧膈肌麻痹。

(2) 压迫或侵犯喉返神经:引起声带麻痹、声音嘶哑。

(3) 压迫上腔静脉:引起上腔静脉压迫综合征,面部、颈部、上肢和上胸部静脉怒张,皮下组织水肿,上肢静脉压升高。出现头痛、头昏或晕厥。

(4) 侵犯胸膜及胸壁:可引起剧烈持续的胸痛和胸腔积液,大量积液可引起气促。

(5) 侵入纵隔、压迫食管:可引起吞咽困难、支气管 – 食管瘘。

(6) 肿瘤远处转移征象:脑转移以头痛最为常见,出现呕吐、视觉障碍、眩晕、颅内压增高、脑疝等;骨转移以局部疼痛及压痛较常见;肝脏转移以引起肝区疼痛最为常见,出现黄疸、腹水、食欲减退等;淋巴转移引起淋巴结肿大。

3. 非转移性全身症状　少数患者可出现非转移性全身症状,如杵状指(趾)、骨关节痛、骨膜增生等骨关节病综合征、Cushing 综合征、重症肌无力、男性乳房发育、多发性肌肉神经痛等,称为副癌综合征。

(三) 辅助检查

辅助检查主要有 X 线检查、支气管镜检查、剖胸探查术、纵隔镜检查、细胞学检查等。X线检查可了解肺癌的部位和大小，可经 X 线显示支气管阻塞引起的局部肺气肿、肺不张及病灶邻近部位的浸润性病变或肺部炎症；支气管镜检查可直接窥察支气管内膜及管腔的病变情况、取肿瘤组织供病理检查或吸取支气管分泌物做细胞学检查，以明确诊断和判定组织学类型；肺部肿块经多种检查和短期诊断性治疗仍未能明确病变性质，肺癌的可能性又不能排除，为避免延误病情致使肺癌患者失去早期治疗的机会应做剖胸探查术；纵隔镜检查主要用于伴有纵隔淋巴结转移，不适合外科手术治疗而其他方法又不能获得病理诊断的患者。

（四）治疗原则

临床上常采用个体化的综合治疗。一般非小细胞肺癌以手术治疗为主，辅以化学治疗和放射治疗；小细胞肺癌则以化学治疗和放射治疗为主。

1. 手术治疗　目的是彻底切除肺原发癌肿病灶和局部及纵隔淋巴结，目前基本手术方式为肺切除术加淋巴结清扫。

2. 放射治疗　是从局部消除肺癌病灶的一种手段，主要用于处理手术后残留病灶和配合化学治疗。

3. 化学治疗　分化程度低的肺癌，尤其是小细胞肺癌对化学治疗特别敏感，鳞癌次之，腺癌最差。

4. 中医中药治疗　按患者临床症状、脉象、舌苔等辨证论治，部分患者的症状可得到改善，提高机体的抵抗力，增强疗效并延长生存期。

5. 免疫治疗

（1）特异性免疫疗法：用经过处理的自体肺癌细胞或加用佐剂后，做皮下接种治疗。

（2）非特异性免疫疗法：用卡介苗、短小棒状杆菌、转移因子、干扰素、胸腺素等生物制品或左旋咪唑等药物激发和增强人体免疫功能，以抵制肿瘤生长，增强机体对化疗药物的耐受性而提高治疗效果。

（五）护理诊断

1. 清理呼吸道低效　与肺组织病变、手术、麻醉、肿瘤阻塞支气管、肺膨胀不全、呼吸道分泌物潴留、肺换气功能降低等因素有关。

2. 营养失调　摄入低于机体需要量，与肿瘤引起机体代谢增加、手术创伤等有关。

3. 焦虑　与恐惧及担心手术、疼痛、疾病的预后等因素有关。

4. 潜在并发症　出血、感染、肺不张、心律失常、哮喘发作、支气管胸膜瘘、肺水肿、成人呼吸窘迫综合征。

（六）护理措施

1. 戒烟　指导并劝告患者停止吸烟。

2. 维持呼吸道通畅　支气管分泌物较多者，行体位引流；痰液黏稠不易咳出者行超声雾化。遵医嘱给予支气管扩张剂、祛痰剂等药物，以改善呼吸状况。

3. 控制感染　注意口腔卫生。如患者合并有慢性支气管炎、肺内感染、肺气肿者，应及时采集痰液及咽部分泌物做细菌培养，遵医嘱给予抗生素及雾化吸入以控制感染。

4. 指导训练　指导患者练习腹式深呼吸、有效咳嗽和翻身，以促进肺扩张，预防肺部并发症的发生。

5. 纠正营养和水分的不足　建立愉快的进食环境，注意口腔清洁以促进食欲。饮食宜为高蛋白、高热量、丰富维生素、易消化，以保证营养，提高机体抵抗力。

6. 活动与休息　制订并遵守合理的锻炼计划和方案，预防肺不张，改善呼吸循环功能及防止术侧胸壁肌肉粘连、肩关节强直及失用性萎缩。

7. 心理护理　减轻焦虑，避免情绪激动影响呼吸、循环功能，对患者的担心表示理解并予以安慰，给予患者发问的机会，并认真耐心地回答，以减轻其焦虑或恐惧程度。向患者及家属详细说明治疗护理的意义、方法、大致过程，让患者有充分的心理准备，以增强患者的信心。

（七）健康教育

（1）40 岁以上人群应定期进行胸部 X 线普查，尤其是反复呼吸道感染、久咳不愈或咳血痰者，应提高警惕，做进一步的检查，早诊断、早治疗。

（2）向患者宣讲吸烟的危害，劝导戒烟。

（3）疾病康复期指导

①指导患者出院回家后数周内，坚持进行腹式深呼吸和有效咳嗽，以促进肺膨胀。出院后半年不得从事重体力活动。

②保持良好的口腔卫生，如有口腔疾病应及时治疗。注意保持环境空气新鲜，避免出入公共场所或与上呼吸道感染者接近，避免居住或工作于布满灰尘、烟雾及化学刺激物品的环境。

③对需进行放射治疗和化学治疗的患者，指导其坚持完成放射治疗和化学治疗的疗程，并告知其注意事项以提高疗效，定期返院复查。

④若有伤口疼痛、剧烈咳嗽及咳血等症状或有进行性倦怠情形，应返院复诊。

⑤保持良好的营养状况，注意每日保持充分休息与活动。

（八）护理服务计划与评价表（表 3 - 23）

表3-23　支气管肺癌患者护理服务计划与评价

姓名：　　个人编号：　　年龄：　　性别：　　诊断：支气管肺癌　　职工□　居民□

日期/时间	主要护理诊断（护理问题）	预期目标	护理措施	家护(医护)服务时间、频次	护士签名	患者家属签名	护理计划评价			
							日期/时间	计划完成情况与效果评价（完成/部分完成/未完成）	护士签名	护士长签名
	疼痛：与手术及癌肿侵犯胸膜有关	疼痛维持在最低限度，患者主诉疼痛减轻	1. 提供安静、舒适的休养环境，保证患者充足的睡眠，以减轻疼痛 2. 观察疼痛的部位、性质、程度及持续时间 3. 教会患者放松技巧，分散疼痛注意力的方法 4. 遵医嘱使用止痛剂，如哌替啶等 5. 疼痛剧烈时及时报告医生					患者疼痛较前减轻，睡眠情况较好		
	预感性悲哀：与疾病预后差、威胁生命有关	患者能描述对疾病的想法；能主动积极配合治疗	1. 耐心倾听患者的诉说、理解、同情患者的感受，分析患者产生的原因，尽可能消除引起的因素 2. 让患者了解疾病的相关知识，给予健康宣教，使其积极配合治疗 3. 指导患者应用松弛疗法，如按摩、听音乐等 4. 争取患者家属的理解和支持 5. 允许患者有情绪宣泄，当患者表现愤怒时，除过激行为外不应加以限制 6. 对患者的合作与进步及时给予肯定和鼓励					有效排痰，呼吸通畅		

日期/时间	主要护理诊断（护理问题）	预期目标	护理措施	家护（医护）服务时间、频次	护士签名	患者家属签名	护理计划评价			
							日期/时间	计划完成情况与效果评价（完成/部分完成/未完成）	护士签名	护士长签名
	营养失调：与肿瘤引起机体代谢增加、手术创伤等有关	患者食欲增加、体重维持理想	1. 向患者解释摄取营养物质的重要意义，指导患者采取合理的饮食结构，给予高热量、高蛋白、高维生素、低脂、易消化的饮食，少量多餐，避免生冷、刺激性食物 2. 采取增加食欲的措施：选择患者爱好的适合病情的食物品种，并经常更换，烹调时注意色、香、味及营养成分。创造良好的进食环境 3. 嘱患者注意休息					体重上升，营养状况有所改善，食欲增加		
	清理呼吸道低效：与肺组织病变、手术、麻醉、肿瘤阻塞支气管、呼吸道分泌物潴留、肺换气功能降低等因素有关	患者能有效排痰，呼吸平稳，节律、次数正常	1. 嘱患者戒烟，注意防止感冒 2. 指导患者训练咳嗽，排痰和深呼吸的方法 3. 协助患者翻身，每2h1次，并扶其坐起，拍背咳嗽，协助患者排痰 4. 注意观察有无呼吸音减弱和呼吸困难 5. 痰多不易咳出时用雾化吸入，每天2次，必要时行鼻导管吸痰，保持呼吸道通畅 6. 观察生命体征的变化，预防呼吸道感染，遵医嘱应用抗生素及时治疗					有效排痰，呼吸通畅		

第四章 居家护理常用康复知识与技术指导

第一节 日常生活活动能力康复评估

一、概述

（一）定义

日常生活能力（activities of daily living，ADL）是指人们为了维持生存及适应生存环境而每天必须反复进行，最基本、最具有共同性的活动。广义的 ADL 是指个体在家庭、工作机构与社区里自己管理自己的能力，除了包括最基本的生活能力之外，还包括与他人交往的能力，以及在经济上、社会上和职业上合理安排自己生活方式的能力。

日常生活活动能力评定是用特定的方法，准确了解患者日常生活的各项基本功能情况，需要明确：患者怎样进行日常生活？能做多少日常活动？哪些活动项目难以完成？功能障碍的程度如何？等等。

（二）分类

ADL 分为躯体性 ADL 和工具性 ADL。

1. 躯体性或基本 ADL（physical or basic ADL，PADL or BADL）　是指患者在家中或医院里每日所需的基本运动和自理活动。包括生活活动，如床上活动、转移、行走、上下楼梯等；自我照顾，如穿衣、吃饭、如厕、修饰、洗澡等。其评定结果反映了个体较粗大的运动功能。常在医疗机构中应用。

2. 工具性 ADL（instrumental ADI，IADL）　是指人们在社区中独立生活所需的高级技能，常需使用各种工具，故称之为工具性 ADL。包括家务（如做饭，洗衣，打扫卫生等）；社会生活技巧（如购物，使用公共交通工具等）；个人健康保健（如就医，服药等）；安全意识（如对环境中危险因素的意识，打报警电话等）；环境设施及工具的使用（如冰箱，微波炉，煤气灶等）；以及社会的交往沟通和休闲活动能力。其评定结果反映了较精细的运动功能，多在社区居家养老服务中应用。

（三）评定内容

ADL 的内容大致包括运动 ［以下（1）～（4）项］、自理 ［以下（5）～（9）项］、交流、家务活动和娱乐活动5个方面。

（1）床上活动：床上体位（包括保持在仰卧位、侧卧位、俯卧位时的良好体位）；床上体位转换（包括仰卧位与侧卧位或俯卧位之间的相互转换，以及从卧位坐起和躺下）；床上移动（包括向上、下、左、右移动）。

（2）转移：坐位之间的转移（包括床与轮椅/椅之间的转移，轮椅与坐厕/椅之间的转移）；坐站之间的转移等。

（3）室内、外行走与上下楼：室内行走包括在地板、地毯或水泥地面上行走，上下楼梯；室外行走包括在水泥路、碎石路或泥土路面上行走，上下台阶或楼梯（有扶手或无扶手）；借助助行器行走包括使用助行架、手杖、腋杖、穿戴支架、支具或假肢行走及上下楼梯；公共或私人交通工具的使用包括骑自行车、摩托车、乘公共汽车、驾驶汽车等。

（4）操纵轮椅：对轮椅各部件的识别，轮椅的保养与维修，操纵轮椅进出厕所或浴室，户内外转移，上下斜坡、台阶等。

（5）更衣：包括穿脱内衣、内裤，穿脱套头衫、开衫，穿脱罩裤、鞋袜，穿脱假肢或矫形器，扣纽扣，拉拉链，系腰带，系鞋带，打领带等。

（6）进食：包括使用餐具（如持筷夹取食物、用调羹舀取食物等），用刀切开食物，用叉叉取食物，用吸管、杯或碗饮水、喝汤，对碗碟的握持（如端碗、持盘等），以及咀嚼肌吞咽能力等。

（7）如厕：包括使用尿壶、便盆或进入厕所大小便及便后会阴部清洁，衣物的整理，排泄物的冲洗等。

（8）洗漱：包括洗手，洗脸，洗头，刷牙，洗澡（淋浴、盆浴、擦浴）及用品整理，排泄物的冲洗等。

（9）修饰：包括梳头，剃须，修剪指（趾）甲，使用化妆品等。

（10）交流：包括打电话，阅读，书写，使用电脑、电视机等电子产品，识别环境标记（如厕所标志、街道指示牌、各种交通标志和安全警示标志等）。

（11）家务活动：包括使用钱币，上街购物，备餐，清洗，晒晾，熨烫和整理衣物，照顾孩子，安全使用家用器具（如厨具、炊具、洗衣机、刀、剪、电冰箱、水瓶、开罐器等），使用扫帚、拖把、吸尘器等清洁家居，使用环境控制器（如电源开关、插头、水龙头、门窗开关、钥匙等）的能力，以及收支预算等。

（12）娱乐活动：包括打扑克、下棋、摄影、旅游、社交活动等。

二、日常生活活动能力评定

（一）PADL 标准化量表

常用的 PADL 标准化量表有巴氏指数（Barthel）和改良 Barthel 指数。

1. Barthel 指数（Barthel index，BI）　Barthel 指数是在 20 世纪 50 年代中期由美国 Florence Mahoney 和 Dorothy Barthel 设计并应用于临床，沿用至今。Barthel 指数评定简单，可信度高，灵敏性高，是目前临床应用最广，研究最多的一种 ADL 评定方法，它不仅可以用来评定治疗前后的功能状况，而且可以预测治疗效果，住院时间及预后。评定内容包括大便控制，小便控制，修饰，如厕，进食，床椅转移，行走（平地 45 m），穿衣，上下楼梯，洗澡，共 10 项。根据是否需要帮助及其帮助程度分为 0 分、5 分、10 分、15 分 4个等级，总分 100 分（表 4 - 1）。60 分以上者虽有轻度残疾，但是生活基本自理；40 ~ 60分者为中度残疾，生活需要帮助；20 ~ 40 分者为重度残疾，生活需要很大帮助；20 分以下者完全残疾，生活完全依赖。

表 4 - 1　Barthel 指数评定内容及计分方法

ADL 项目	自理	稍依赖	较大依赖	完全依赖
进食	10	5	0	0
洗澡	5	0	0	0
修饰（洗脸、梳头、刷牙、刮脸）	5	0	0	0
穿衣	10	5	0	0
控制大便	10	5	0	0
控制小便	10	5	0	0
如厕	10	5	0	0
床椅转移	15	10	5	0
行走（平地 45 m）	15	10	5	0
上下楼梯	10	5	0	0

2. 改良 Barthel 指数（modified Barthel index，MBI）　虽然 Barthel 指数有较高的信度和效度，评定简单易行，临床应用广泛，但也有一定缺陷，例如，评定等级比较少，相邻等级之间的分数值差别较大，评估不够精确细致。后有学者在 Barthel 指数的基础上进行了改良，称为改良 Barthel 指数。评定项目与每项的满分值不变，而将每一项的评定等级进一步细化（表 4 - 2）。

表 4 - 2　改良 Barthel 指数评定内容与评分标准

ADL 项目	完全依赖	较大帮助	中等帮助	最小帮助	完全独立
进食	0	2	5	8	10
洗澡	0	1	3	4	5
修饰（洗脸、梳头、刷牙、刮脸）	0	1	3	4	5
穿衣	0	2	5	8	10
控制大便	0	2	5	8	10
控制小便	0	2	5	8	10
如厕	0	2	5	8	10
床椅转移	0	3	8	12	15

ADL 项目	完全依赖	较大帮助	中等帮助	最小帮助	完全独立
行走（平地 45 m）	0	3	8	12	15
使用轮椅*	0	1	3	4	5
上下楼梯	0	2	5	8	10

* 只有在行走评定为完全依赖时，才评定轮椅使用。

改良 Barthel 指数评定标准：

①完全依赖：完全依赖别人完成整项活动。

②较大帮助：某种程度上能参与，但在整个活动中（一半以上）需要别人提供协助才能完成。

③中等帮助：能参与大部分的活动，但在某些过程中（一半以下）需要别人提供协助。

④最小帮助：除了在准备和收拾时需要协助，患者可以独立完成整项活动，或进行活动时需要别人从旁监督或提示，以保证安全。

⑤完全独立：可以独立完成整项活动，而不需别人的监督，提示或协助。

（二）IADL 标准化量表

常用的 IADL 标准化量表有功能活动问卷和快速残疾评定量表等。

1. 功能活动问卷（the functional activities questionnaire，FAQ）　主要用于研究社区老年人的独立性和轻度老年认知症。FAQ 评定分值越高表示障碍程度越重，正常标准为 <5 分，≥5 分为异常。此表在 IADL 表中效度最高，而且所有评定项目均为 IADL 内容，故在评定 IADL 时应首选（表 4 - 3）。

表 4 - 3　功能活动问卷（FAQ）（问患者家属）

项目	正常或从未做过但能做（0分）	困难，但可单独完成或从未做过（1分）	需要帮助（2分）	完全依赖他人（3分）
Ⅰ. 每月平衡收支能力				
Ⅱ. 工作能力				
Ⅲ. 能否到商店买衣服、杂货和家庭用品				
Ⅳ. 有无爱好，会不会下棋和打扑克				
Ⅴ. 会不会做简单的事，如点煤气、泡茶等				
Ⅵ. 能否准备饭菜				
Ⅶ. 能否了解近期发生的事件（时事）				
Ⅷ. 能否参与讨论和了解电视、杂志的内容				
Ⅸ. 能否记住约会时间、家庭节日和吃药时间				
Ⅹ. 能否拜访邻居，自己乘坐公共汽车				

2. 快速残疾评定量表（a rapid disability rating scale，RDRS） 包括日常生活需要帮助程度、残疾程度、特殊问题程度三大内容。RDRS 项目共 18 项，每项最高 3 分，总分最高分值为 54 分，分值越高表示残疾程度越重，正常为 0 分。

三、康复护理评定流程与计划制订

（一）基本概念

康复护理评定是收集康复护理对象的功能形态，能力和社会环境资料，并与正常标准进行比较和分析，确定康复护理问题，为制订康复护理措施提供参考依据，是康复评定的重要组成部分，贯穿于社区居家康复护理过程的始终。

（二）康复护理评定的目的

（1）确定评定对象存在的康复护理问题，制订康复护理目标。
（2）为制订和修改康复护理措施提供依据，并评定康复治疗的效果。
（3）比较康复护理方案的优劣，使康复护理取得最佳的社会效益。
（4）进行预后评估，为功能障碍等级的划分提供依据。
（5）有利于康复护理实施，并为服务对象回归社会做准备。

（三）社区居家康复护理评定方法

（1）交谈法：主观了解患者的感受。
（2）观察法：观察是康复评定的重要方法，要有计划、有目的地收集患者的资料，具有自然性，客观性和直接性等特点。
（3）调查法：采用标准化的评估量表进行，能在短时间内获得评估对象的客观情况。
（4）量表法或问卷调查法：把量表或事先设计好的有针对性的问题制成表格，让患者或家属填写，以此来收集资料，评价功能。
（5）体格检查法：通过量诊、望诊、触诊、叩诊、听诊和仪器等对患者进行的功能检查、收集资料和确定护理诊断。

（四）社区康复护理评定步骤

（1）收集资料：包括患者的一般信息资料，临床资料，日常生活能力，器官和系统的功能，心理状态，社区环境和社会支持，患者及家属对护理的要求。
（2）分析资料：包括确定问题，整理分析资料，制订护理目标。
（3）确定康复护理评定结果：包括确定护理的先后顺序，康复护理的具体措施。
（4）记录。

第二节 日常生活活动能力康复训练

日常生活活动能力康复训练就是通过评估患者的功能状况，确定具体训练目标，有针对性地进行自我照顾性日常生活活动能力训练，通过代偿手段维持和改善患者的 ADL 能力，帮助病伤残疾者维持、促进和恢复自理能力，以改善健康状况和提高生活质量，并使其由依赖他人帮助到最终承担自我护理的责任。日常生活活动能力训练的具体方法如下。

一、进食障碍训练

经口进食是人体摄取营养物质的必要途径。患者存在不同程度的进食功能障碍，会影响营养素的补充，延缓疾病的康复和预后。当患者意识清楚，全身状况稳定，进食体位安全，能产生吞咽反射、咳嗽反射时，应根据患者的功能状况帮助其进行体位改变、餐具使用等进餐姿势的训练。例如，坐在床上进食过程可分解为体位改变、餐具及食物放置位置、抓握餐具、送食物入口、咀嚼和吞咽动作。

1. 进食训练

（1）进食的体位训练：进餐时宜选择半坐位或半卧位，因此，最简单的动作为训练患者从仰卧位改变为相应体位。根据患者残疾程度不同，选择不同的方法，例如，指导患者用健侧手和肘部的力量坐起，或由他人帮助使用辅助设备等坐起，若患者无法坐起，应指导其采取健侧在下的侧卧位。

（2）餐具及食物放置：将餐具及食物放在便于患者使用的位置，必要时在餐具下面安装吸盘或防滑垫，以防止滑动，使用盘档防止饭菜被推出盘外。对视觉空间失认、视力严重障碍的患者，食物按顺时针方向摆放并告知患者，偏盲患者食物放在健侧。

（3）抓握餐具训练：丧失抓握能力、协调性差或关节活动范围受限的患者常无法使用普通餐具，应将餐具改良，如特制碗、碟，特制横把或长把匙、刀、叉，必要时进行固定（图4-1）。

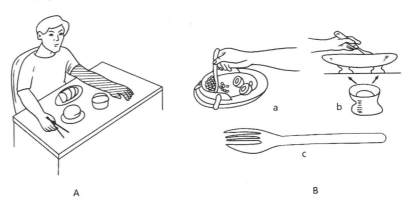

图 4-1　进食训练

（4）进食动作训练：指导患者用健侧手持食物进食，或用健侧手把食物放在患侧手中，再由患侧手将食物放入口中，以训练两侧手功能的转换。

（5）咀嚼和吞咽训练：吞咽困难者在进食训练前应先做吞咽动作的训练。在确定无误咽危险并能顺利喝水时，可试行自己进食。先用浓汤、稀粥、糊状食物等，逐步从流质过渡到半流质再到普食，从少量饮食逐步过渡到正常饮食。

2. 饮水训练

首先，水杯中倒入适量的温水，放在患者便于取放的位置；其次，患者用患侧手持水杯，健侧手协助稳定患侧手；最后，端水杯至口边饮水。如使用加盖及有饮水孔的水杯，必要时用吸管饮水（图 4 - 2）。

进食障碍训练时应注意下列事项：

①创造良好的进食环境，排除干扰用餐因素。

②根据患者的吞咽和咀嚼功能选择食物，进食后观察口中有无残存食物，必要时在床旁备吸引器。

③鼓励患者自己进食，必要时给予协助。

④在整个训练过程中，照护人员必须守候患者。

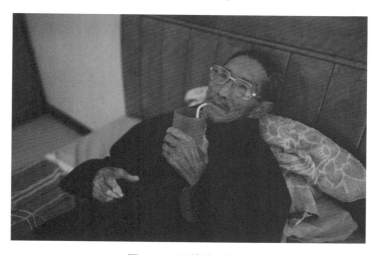

图 4 - 2　吸管饮水训练

二、个人卫生训练

清洁是人的基本生理需要之一。个人卫生特别是头面部的清洁影响其精神状态和社会交往。当因身体功能障碍而不能完成个人卫生活动的患者生命体征平稳、能够保持坐位平衡 30 min 以上，并具有一定的移动能力；健侧肌力良好，可独立进行修饰，沐浴时即可进行个人卫生训练，具体包括洗脸、洗手、刷牙、剪指甲、沐浴。

1. 洗脸、洗手训练

（1）洗患侧：患者坐在洗脸池前，用健侧手打开水龙头放水，调节水温，洗脸、患侧手和前臂（图 4 - 3）。

（2）洗健侧：洗健侧手时，患侧手贴在水池边伸开放置或将毛巾固定在水池边缘，涂过香皂后，健侧手及前臂在患侧手或毛巾上搓洗（图 4 - 4）。

（3）拧毛巾：拧毛巾时，先将毛巾套在水龙头上，然后用健侧手将毛巾两端合拢，使毛巾向一个方向旋转拧干（图 4 - 5）。

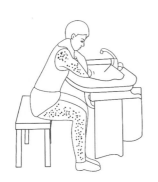
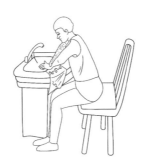
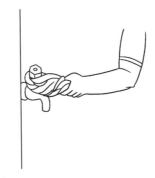

图 4 - 3　洗患侧手及手臂　　　　图 4 - 4　洗健侧手及手臂　　　　图 4 - 5　健侧拧毛巾

2. 刷牙

借助患者身体将牙膏固定（如用膝夹住），用健侧手将牙膏盖旋开，刷牙时由健侧手完成；还可使用助具协助进行，如环套套在手掌上，将牙刷插入套内使用。

3. 剪指甲

将指甲剪固定在桌子上，一端突出桌沿，患者将需修剪的指甲伸于剪刀口内，用患侧手掌下压指甲剪柄即可剪去指甲。双手力量均差者可用下颌操作指甲刀。

4. 洗澡

（1）盆浴：患者坐在浴盆外木制椅子上（椅高与浴盆边缘相等），脱去衣物，先用健侧手把患侧腿放入浴盆内，再用健侧手扶住盆沿，健侧腿撑起身体前倾，抬起臀部移至盆内椅子上，再把健侧腿放于盆内（图 4 - 6A）。另一种方法是患者将臀部移至浴盆内横板上，先将健侧腿放入盆内，然后帮助患侧腿放入盆内（图 4 - 6B）。洗浴完毕后，出浴盆顺序与入浴盆顺序相反。

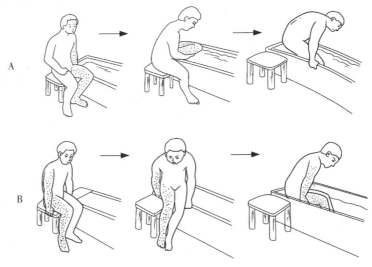

图 4 - 6　患者入浴盆

（2）淋浴：患者坐在椅子上，先开冷水管，再开热水管调节水温。洗澡时可用健侧手持毛巾擦洗或用长柄的海绵协助擦洗背部和身体的远端。如果患侧上肢肘关节以上有一定的控制能力，可将毛巾一侧缝上布套，套于患臂上协助擦洗。将毛巾压在腿下或夹在患侧腋下，用健侧手拧干。

个人卫生训练时注意下列事项：

①洗澡水适宜温度为 38～42 ℃。

②注意防滑，出入浴室时穿防滑的拖鞋，应有人在旁边保护。

③患者洗澡的时间不宜过长，浴盆内的水不宜过满。

三、更衣训练

衣物的穿脱是日常生活活动中不可缺少的动作，因身体功能障碍而不能自行完成穿、脱衣物动作的患者如能够保持坐位平衡，健侧肢体具备基本活动能力，有一定协调性和准确性，即可指导其穿脱衣服、鞋袜等训练。

1. 穿、脱上衣训练

（1）穿、脱套头上衣法

①穿法：患者先穿患侧衣袖并拉到肘部以上，再穿健侧的衣袖，最后以健侧手为主将衣服套入头部，拉下衣角（图 4－7）。

②脱法：先以健侧手为主，拉起衣角，将衣服脱至胸部以上，再用健侧手将衣服拉住，从背部将头脱出，脱出健侧手后再脱患侧手。

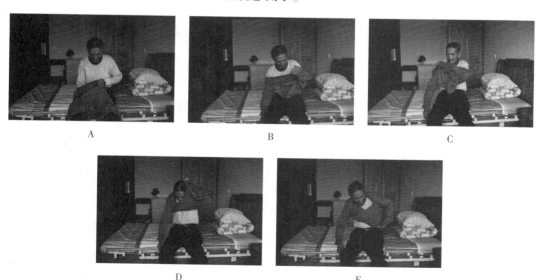

图 4－7　穿套头上衣（右侧偏瘫）

（2）穿、脱开襟上衣法

①穿法：先穿患侧，后穿健侧。首先，用健侧手找到衣领，将衣领朝前平铺在双膝上，将患侧衣袖垂直放于两腿之间，患侧手伸入衣袖内并伸出手腕，将衣领拉到患侧的肩

上；其次，健侧手转到身后将另一侧衣袖沿患肩拉至健肩，将健侧手臂穿入另一侧衣袖；最后，整理衣服，系好扣子（图4-8）。

②脱法：顺序与穿衣顺序相反，先脱健侧，再脱患侧。步骤如下：首先，将患侧脱至肩以下；其次，拉健侧衣领到肩上，两侧自然下滑甩出健侧手；最后，再脱患侧手。

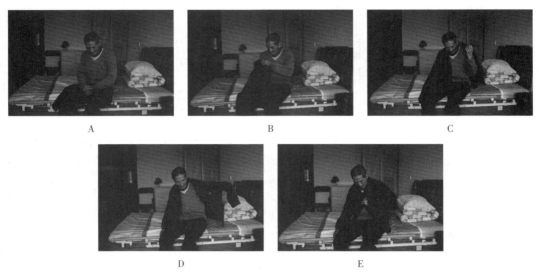

图4-8　穿开襟上衣（右侧偏瘫）

2. 穿、脱裤子训练

（1）穿法：将患侧腿屈髋、屈膝放在健侧腿上，套上裤腿后拉到膝以上，放下患侧腿，全脚掌着地，健侧腿穿裤腿并拉至膝关节以上，抬臀或站起向上拉至腰部，整理系紧（图4-9）。

（2）脱法：顺序与穿裤顺序相反，先脱健侧，后脱患侧。

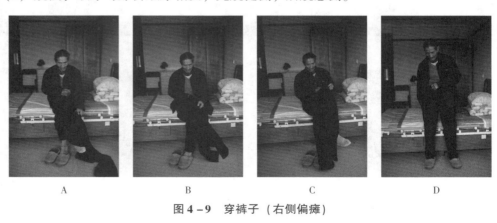

图4-9　穿裤子（右侧偏瘫）

3. 穿、脱袜子和鞋训练

（1）穿袜子和鞋：首先，将患侧腿抬起放在健侧腿上，用健侧手为患足穿袜子和鞋，放下患足，双足着地，重心转移至患侧；其次，再将健侧下肢放到患侧下肢上方；最后，穿好健侧的袜子和鞋。

（2）脱袜子和鞋：与穿袜子和鞋的顺序相反。

更衣训练时应注意下列事项：

①选择衣物时，应选择大小、松紧、薄厚适宜，易吸汗，又便于穿脱的衣、裤、袜、鞋、纽扣、拉链，鞋带使用尼龙搭扣，裤带选用松紧带等。

②必要时使用辅助用具，如纽扣牵引器、鞋拔等。

③偏瘫患者，应注意穿衣时先患侧后健侧，脱衣时先健侧后患侧。

四、排泄功能训练

1. 排尿功能训练

神经源性膀胱功能失调主要表现为尿失禁或尿潴留，将影响患者生存质量，甚至继发严重并发症而危及生命。早期进行排尿功能训练有助于恢复排尿反射，重建排尿规律，预防泌尿系统感染，保护肾脏与膀胱功能。常用训练方法如下。

（1）盆底肌肉训练：适用于压力性尿失禁患者。指导患者吸气时持续收缩耻骨、尾骨周围肌肉（会阴及肛门括约肌）10 s，呼气时放松，重复 10 次，每日 5~10 次，此训练可减少漏尿的发生。

（2）排尿习惯训练：适用于急迫性尿失禁患者。训练患者在特定的时间排尿，如餐前30 min，晨起或睡前。

（3）诱发排尿反射：适用于反射性尿失禁及尿潴留患者。对患者进行定时刺激，以诱导反射排尿，如持续有节奏地轻叩耻骨上区、牵张肛门括约肌、温水冲洗会阴等辅助措施。

（4）屏气法：适用于充盈性尿失禁患者。患者取坐位，身体前倾，腹部放松，快速呼吸 3~4 次以延长屏气增加腹压的时间。做 1 次深吸气，然后屏住呼吸，用力向膀胱及骨盆底部做排尿动作，促进尿液排出，直到没有尿液排出为止。

（5）手压法：适用于尿潴留患者。双手拇指置于髂嵴处，其余手指按在下腹部膀胱区，用力向盆腔压迫，协助排尿。也可用双手或单手握拳由脐部向耻骨方向滚动推压，加压时轻柔缓慢。

2. 排便功能训练

帮助患者建立排便规律，在一定时间内排净大便，消除或减少由于大便失禁造成的自卑心理，预防因便秘、腹泻、大便失禁所导致的并发症。常用方法如下。

（1）调节饮食结构：指导患者多进食蔬菜、水果、粗粮等富含纤维素的食物，多饮水，每日饮水量在 2000 mL 左右。

（2）定时排便：每日或隔日训练患者在同一时间排便，以加强排便反射，并尽量取坐位进行。

（3）按摩腹部：患者取仰卧位，屈膝，用手掌沿升结肠、横结肠、降结肠、乙状结肠方向做环状按摩，每日清晨、睡前各按摩 1 次，每次 10 min 左右，也可在排便前进行。

（4）排便费力：可配合使用缓泻剂、栓剂，必要时灌肠。

（5）无力排便的瘫痪患者：可戴手套用示指蘸润滑剂，伸至肛门 2~5 cm 做环形刺激。

五、床上转移训练

患者健侧有一定的肌力，并能带动患侧的肢体；躯干或骨盆有一定的活动度时即可协助患者在床上完成转移训练。

1. 床上左右转移训练

先将健足伸到患足的下方→用健足勾住患足向右移动→用健足和肩支起臀部，同时将下半身移向右侧→臀部右移完成后再将头缓慢移向右侧。左移的动作与此类似。

2. 床上翻身

患者双手十指交叉，双掌对握，伸肘（患侧手拇指放在健侧手拇指的上方）→屈膝→先将伸握的双手摆向健侧，再反方向地摆向患侧，借助摆动的惯性翻向患侧。向健侧翻身法：可先屈肘，用健侧手前臂托住患肘放在胸前→再将健侧腿插入患侧腿的下方→在身体旋转的同时，用健侧腿搬动患侧腿，翻向健侧。

床上转移训练时应注意下列事项：
①床旁应有人保护。
②必要时，辅助者给予协助。
③注意保护患肩，移动时防止患肩后撤。

六、行走训练指导

步行是人们日常生活中最基本的功能活动之一，恢复步行能力是多数偏瘫患者及其家属最急迫的要求，也是康复治疗的重要目标之一。当肢体功能障碍的患者患侧腿有足够的负重力量，能够支撑体重的 3/4 以上；有良好的站位平衡能力，室内步行能达到 2 级平衡，室外步行能达到 3 级平衡；下肢有完整的本体感觉，有主动屈伸髋、膝关节的能力，即可进行行走功能训练。

1. 步行前准备活动

在扶持或靠墙的帮助下能完成步行的分解动作，包括重心转移练习，患肢负重练习，交叉侧方迈步，前后迈步，加强膝、髋关节控制能力的练习等。

2. 平行杠内训练或辅助步行训练

步行训练初期，最好让患者在平行杠内进行向前走、向后倒走、转身、侧方走等，以保证安全；偏瘫患者辅助行走时，照护人员站在偏瘫侧，一手握住患者的患侧手，使其拇指在上，掌心向前，另一手从患侧腋下穿出置于胸前，手背靠在胸前，使患侧手伸直，与患者一起向前缓慢步行。

3. 室内行走

在平行杠内不通过扶杠能行走时即可进行室内行走。开始在室内平坦的地面上短距离行走，可借助助行器、手杖，但对于一些有可能恢复功能的患者尽量不使用助具（图 4 - 10 和图 4 - 11）。

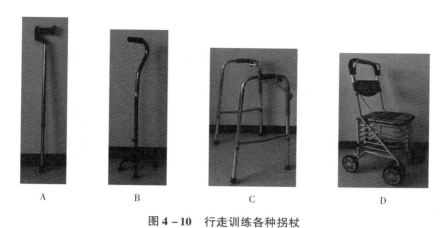

图 4 - 10　行走训练各种拐杖

图 4 - 11　行走训练

4. 上下楼梯训练

能够熟练在平地上行走后，可试着在坡道上行走。偏瘫患者应遵照健足先上、患足先下的原则上下楼梯。

（1）扶栏杆上下楼梯训练：上楼梯时，偏瘫患者双足齐放，健侧手扶栏杆，先健足上台阶，利用健侧手和健足将身体重心引上一层台阶，后患侧下肢尽量以内收内旋的状态上抬，与健足站在同一层台阶上（图 4 - 12）。下楼梯时，患者健侧手扶前下方栏杆，用健侧手足支撑身体，患足先移至下一个台阶上，然后将健足下到与患足同一层台阶并行。

（2）持拐杖上下楼梯训练：上楼梯时，先将手杖立在上一层台阶上，健肢踏上，然后患肢跟上与健肢并行。下楼梯时，先将手杖立在下一级台阶上，患肢先下，然后健肢跟着移动。

行走训练时应注意下列事项：

①训练时应提供安全、无障碍的环境。

②注意保护患者，鞋袜合适，避免在饭后、午睡后和入浴后训练。

③偏瘫患者训练时，照护人员给予必要的帮助，患者身体不稳时，不可牵拉其患侧肢体，以免造成骨折和脱臼。

④开始训练时步幅小，动作简单易于完成，要循序渐进。

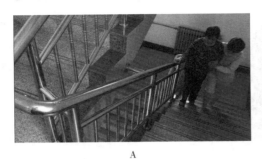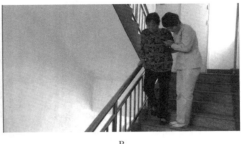

图 4 – 12　扶栏杆上下楼梯训练

七、轮椅训练

轮椅是行走功能障碍患者最常使用的辅助器具，轮椅的使用应视患者具体情况而定。轮椅应具有坚固、轻便耐用，容易收纳、搬动，便于操纵和控制的特点。

1. 从床转移到轮椅

轮椅置于患者健侧，面向床尾，与床成 30°～45°角，刹住轮椅。患者按照床上体位训练方法坐起。坐稳后，用健侧手抓住床档并支撑身体，将身体大部分重量放在健侧腿上，健侧手扶住轮椅远侧扶手，以健侧下肢为轴心转动身体，缓慢而平稳地坐在轮椅上（图 4 – 13）。调整位置，用健足抬起患足，用健侧手将患侧腿放在脚踏板上，松开轮椅闸，轮椅后退离床。

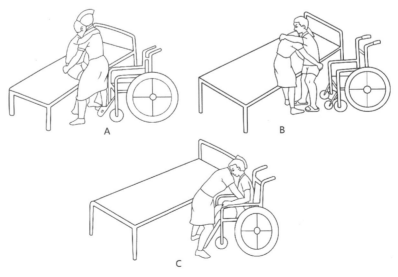

图 4 – 13　从床移到轮椅训练

2. 从轮椅移到床上

移动轮椅到床边，轮椅朝向床头，健侧靠近床边，与床成 30°～45°角，刹好轮椅。患者用健侧手提起患足，将脚踏板移向一边，身体向前倾斜并逐渐移至轮椅前缘，双足下垂，使健足略后于患足。健侧手抓住床扶手，身体前移，用健侧上、下肢支撑身体站立，转向坐到床边，推开轮椅，将双足收回床上（图 4 – 14）。

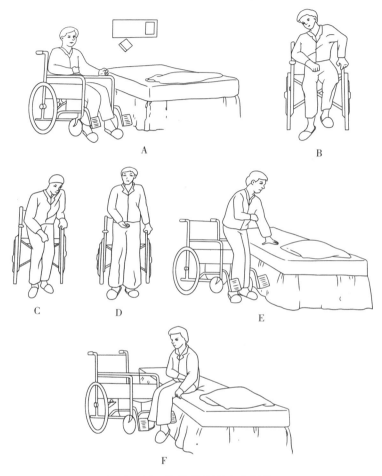

图 4 – 14　从轮椅移到床上训练

3. 轮椅与厕所便器间的转移

坐便器一般高于地面 50 cm。坐便器的两侧须安装扶手。先将患者乘坐轮椅靠近坐便器，刹好轮椅，双脚离开脚踏板并将脚踏板翻起；双脚分开，稳稳地踏在地面上，躯干微向前倾，以健侧手撑起身体站起；转向，将两腿后面靠近坐便器，解开裤带，并脱裤子到臀部以下，膝盖以上，坐到便器上排便；便后用健侧手擦拭，冲洗厕所，用手拉裤子站起后整理，洗手。

训练时应注意下列事项：

①使用方法应由患者自己选定，尽量发挥患者的功能。

②反复练习，循序渐进，多练习肢体的柔韧性和力量。

③注意有人保护，以防意外。

④卫生间的扶手牢固耐用，地面保持干燥。

第三节　言语、吞咽功能康复训练

一、言语功能康复训练

（一）失语症的言语治疗及康复护理

1. 治疗目标

失语症治疗的目的是利用各种方法改善患者的语言功能和交流能力，使之尽可能像正常人一样生活。根据失语症严重程度分级标准确定患者的治疗目标（表4-4）。

表4-4　失语症的治疗目标

程度	长期目标
轻度	改善语言功能，力争恢复就业或重返家庭与社会
中度	充分利用残存功能，在交流中做到基本自如
重度	利用残存功能和代偿方法，进行简单的日常交流

2. 治疗时机及时间安排

开始实施语言治疗的条件是患者意识清楚、病情稳定、能够耐受集中训练30 min 左右。训练前应做语言评估，根据患者失语的类型及程度给予针对性的训练。尽管失语症患者发病后的3~6个月是言语功能恢复的高峰期，但临床发现发病后2~3年的失语症患者，只要坚持系统的、强化的言语治疗，仍然会有不同程度甚至明显的改善。一般来说，短时间多频率的训练比长时间少频率的训练效果要好。

3. 治疗原则

言语治疗可促进交流能力的再获得，其基本原则如下。

（1）要有针对性地给患者以事先选择好的刺激，如图片、文字、食物等。

（2）综合训练，注重多运用口语。失语症大多为听、说、读、写均不同程度受损，所以需要进行综合方面的训练，但是随着治疗的深入，要逐步把重点放在口语的训练上来。

（3）因人施治，循序渐进。可从患者残存功能入手，逐步提高其语言能力。治疗内容要适当结合患者的文化水平和兴趣，先易后难，由浅入深，要逐步增加刺激量。

（4）适当应用反馈机制，注意调整患者的心理反应。若患者出现正确的反应，告诉患者回答正确（正强化）；若患者反应不正确，则告之错误（负强化）。在治疗师的帮助下，使患者努力做出正反应，正反应增多，并固定和保持下来。正反应一旦固定，则移向上一阶段的项目。

（5）家庭指导和语言环境调整。要经常对患者家属进行必要的指导，使之配合治疗，会取得更好的效果。另外，要让患者的家庭创造一个适当的语言环境，以利于患者语言的巩固和应用。

4. 治疗方法

对大多数的失语症患者来说，虽然其言语功能、非言语功能（如手势语、绘画等）在许多时候同时受损，但与言语功能受损的程度相比，非言语功能的损害程度可能较轻，即非言语交流能力完全或部分保留。因此，对失语症患者需要同时进行非言语交流的训练，特别是如果经过系统的言语治疗，患者的言语功能仍然没有明显的改善，则更应该考虑进行实用交流能力的训练，以便患者能掌握日常生活中最有效的交流方法。

（1）交流效果促进法（PACE）：是在训练中利用接近实用交流的对话结构，在言语治疗师与患者之间双向交互传递信息，使患者尽量调动自己的残存能力，以获得实用化的交流技能。

（2）功能性交际治疗（FCT）：如说名称（你的名字是）、问候语、在餐馆点餐、地址和电话号码等。

（3）交流板的应用：当重度失语症患者的早期训练为了尽量满足交流的需要或者一个重度失语症患者经过训练后已达到平台期，患者仍存在严重的口语表达、书写和手势障碍，而认知功能相对完整者便是应用交流板的指征。最常用的交流板包括图片板、文字板和图片文字结合板。

5. 治疗项目的选择

不同语言模式及失语程度的言语训练内容见表 4－5。

表 4－5　不同语言模式及失语程度的言语训练内容

语言模式	程度	训练内容
听理解	重度	单词与画、文字匹配是/否反应
	中度	听简单句做是/否反应，判断正误，执行简单指令
	轻度	复杂句、短文、长文章，内容更复杂
阅读理解	重度	画字匹配（日常物品、简单动作）
	中度	读短句执行指令
	轻度	复杂句、短文、长文章，提问
口语表达	重度	复述称呼、常用词（单音节、单词、系列语、问候语）
	中度	简单句表达
	轻度	描述情景画，日常生活话题交谈
书写	重度	姓名，听写日常用词
	中度	简单句书写
	轻度	复杂句、短文书写，描述性书写，日记
其他		计算练习、钱的计算、绘画、写信、查字典、唱歌等

6. 失语症的康复护理

对重度失语症患者，康复照护人员与之对话时应配合手势、展示形象图片或实物等，以促进理解。谈话时说话的速度要慢，语言力求简练、通俗、易懂，并且尽量使用失语前的习惯语言，以易于理解和回答。给患者足够的时间去思考和回答你提出的问题，用他们熟悉的名称及术语跟他们交谈。加强日常的语言训练（包括口形训练、听理解训练、口语表达训练、阅读理解训练、书写训练等），鼓励患者开口讲话，即使不清楚或者不流利，也要给予表扬和鼓励，以增强患者的自信。

（二）构音障碍的治疗及康复护理

1. 训练方法

（1）松弛训练：痉挛型构音障碍的患者，往往有咽喉肌群紧张，同时肢体肌张力也增高，通过缓解肢体的肌紧张可以使咽喉部肌群也相应地放松。包括特别挑选出来的用于肩部、颈部、声带和构音器官的一系列放松运动。

（2）呼吸训练：重度构音障碍患者往往呼吸很差，特别是呼气相短而弱，难以在声门下和口腔形成一定压力，建立规则的可控制的呼吸，能为发声、发音动作和节奏练习打下坚实的基础。呼吸训练可采取的方式有辅助呼吸训练、吹气球、吹泡泡、吹蜡烛等。

（3）下颌、舌、唇的训练：当出现下颌下垂或偏移而使口不能闭合时，可以用手拍打下颌中央部位和颞颌关节附近的皮肤，促进口的闭合，防止下颌前伸。多数患者都有不同程度的口唇运动障碍，导致发音歪曲或置换成其他音，应训练唇的张开、闭合、前突、后缩运动。另外，也要训练舌的前伸、后缩、上举和侧方运动及舌肌力量等。

（4）语音训练：患者通过口腔器官的运动训练后，逐渐保持动作，引出目的音。当患者舌、唇、下颌等运动范围、运动力量、运动速度等已顺利完成，可以进行语音训练。嘱患者模仿治疗师发音，包括汉语拼音的声母、韵母和四声。原则为先发元音，如"a""u"，然后发辅音，先由双唇音开始如"b""p""m"，能发这些音后，将已学会的辅音与元音结合，如"ba、pa、ma、fa"熟练掌握以后，采取元音+辅音+元音的形式继续训练，最后过渡到训练单词和句子。

（5）减慢言语速度训练：构音障碍的患者可能表现为可以发出绝大多数音，但由于痉挛或运动的不协调，使多数音发成歪曲音或韵律失常。利用节拍器控制言语速度，由慢开始，再逐渐加快，患者随节拍器发音可以明显增加言语清晰度。

（6）辨音训练：音的分辨能力训练首先要让患者能分辨出错音，可以通过口述或放录音，也可以采取小组训练的形式，由患者说一段话，让其他患者评议，最后由治疗师纠正。

（7）克服鼻音化训练：鼻音化构音是由于软腭运动减弱、腭咽部不能适当闭合而将非鼻音发成鼻音，这种情况会明显降低音的清晰度，使对方难以理解。可采用引导气流通过口腔的方法进行训练，如吹蜡烛、吹喇叭、吹哨子等。另外，发舌根音"卡"也可用来加强软腭肌力，促进腭咽闭合。

（8）克服费力音的训练：可以用打哈欠的方式诱导发音。方法是让患者处在一种很轻松的打哈欠状态时发声，起初让患者打哈欠并伴随呼气，当成功时，在打哈欠的呼气相教患者发出词和短句。另一种方法是训练患者随着"喝"的音发音。

（9）非言语交流方式的利用和训练：手势语在交流活动中具有标志说明和调节等功能。训练可以从常用的手势开始，例如，用点头、摇头表示"是"或"不是"。训练时，治疗师先示范，然后让患者模仿，再进行实际的情景练习，以强化手势语的应用。对严重言语障碍但具备一定绘画能力的患者，可以利用画图来进行交流。交流板或交流手册适用于口语及书写交流都很困难，但有一定认识文字和图画能力的患者。

2. 康复护理

要尊重、理解患者，保护其敏感的自尊心；引导、鼓励其以各种方式主动参与交流，对其微小的进步给予表扬，帮助其建立康复的信心。构音障碍的老年人一般是由于言语肌肉无力或不协调而引起的，多表现为发音不准，吐字不清，语调、速度、节奏异常，发音单调缓慢，要耐心琢磨他表达的意思，直到理解为止，不可不耐烦。要利用接触患者的一切机会给予同治疗师相同的指令，坚持每日练习，但应循序渐进，有计划地进行。训练过程中注意不使患者过度疲劳，以免影响继续训练的信心。

二、吞咽障碍的治疗及康复护理

（一）治疗目的

吞咽障碍的治疗目的主要是恢复或提高患者的吞咽功能，改善身体的营养状况；改善因不能经口进食所产生的心理恐惧与抑郁；增加进食的安全性，减少食物误咽、误吸入肺的概率，减少吸入性肺炎等并发症的发生概率。

（二）治疗方法

1. 口部运动训练

旨在加强唇、舌、下颌运动及面部肌群的力量及协调性，从而提高吞咽功能。包括感官刺激和吞咽器官的肌肉力量训练。

（1）感官刺激

①触觉刺激。用手指、棉签、压舌板、电动牙刷等刺激面颊部内外、唇周、整个舌部等，以增加这些器官的敏感度。

②舌根及咽后壁冷刺激与空吞咽。咽部冷刺激是使用棉棒蘸少许冷水，轻轻刺激腭、舌根及咽后壁，然后嘱患者做空吞咽动作。

③味觉刺激。用棉棒蘸不同味道的果汁或菜汁（酸、甜、苦、辣等），刺激味蕾，增强味觉敏感性及食欲。

（2）吞咽器官的肌肉力量训练：唇、舌、下颌、软腭等吞咽相关器官的肌肉在正常生理运动范围内循序渐进式的训练。

2. 间接吞咽训练

（1）改善咽反射的训练：用冷冻的湿棉签反复刺激患者的软腭及咽后壁。

（2）声门闭锁练习：让患者持续发"i"音，或应用发声器练习发音。这项练习训练患者随意闭合声带的能力。强化吞咽时喉闭锁环节，可有效防止误咽。练习声门闭锁时可结合声门上吞咽法等气道保护运动训练，让患者先充分吸气，憋住，然后慢慢咽口水，接着再呼气和咳嗽。这是利用在吞咽前及吞咽时暂停呼吸而声门闭锁进行吞咽，以保护气管，避免发生误吸，而咳嗽是为了清除喉头周围残存的食物。适用于吞咽前和吞咽过程中出现误咽的患者。

3. 摄食训练

吞咽障碍患者进食应以安全为主，并结合以下要求进行摄食训练。

（1）进食体位：一般让患者取躯干上抬30°，仰卧位，头前屈，辅助者位于患者健侧。运用这种进食体位训练时，食物不易从口中漏出，有利于食团向舌根运送，还可以减少向鼻腔逆流及误咽的危险。严禁在水平仰卧位及侧卧位进食。

（2）进食姿势：吞咽时还要注意选择合适的进食姿势，改善或消除吞咽误吸。主要的吞咽姿势有以下几种：

①空吞咽与交互吞咽。当咽部已有食物残留，如继续进食，则残留积累增多，容易引起误咽。因此，每次进食吞咽后，应反复做几次空吞咽，将食团全部咽下，然后再进食。

②侧方吞咽。咽部两侧的梨状隐窝是最容易残留食物的地方，让患者分别左转，右转，做侧方吞咽，可除去梨状隐窝残留的食物。

③点头样吞咽。会厌谷是另一个容易残留食物的部位。当颈后伸时，会厌谷会变得狭小，残留食物可被挤出，而后颈部尽量前屈，形似点头，同时做空吞咽动作，去除残留食物。

④转头吞咽。头颈部向患侧旋转可以关闭患侧梨状隐窝，食团移向健侧，并且有利于关闭该侧气道。头部前倾并向患侧旋转，是关闭气道最有效的方法，适用于单侧咽部麻痹的患者。

⑤低头吞咽。采取颈部尽量前屈的姿势吞咽，可将前咽壁向后推挤。对延迟启动咽部期吞咽、舌根部后缩不足、呼吸道入口闭合不足的患者是比较好的选择。

⑥头后仰。头后仰时由于重力的作用，食物易通过口腔到达舌根部，适用于食团在口内运送慢的患者。

（3）食物的性状和质地：应根据吞咽障碍的程度及阶段，本着先易后难的原则来选择，容易吞咽的食物的特征为密度均一，有适当的黏性，松散且爽滑，通过咽部及食管时容易变形、不在黏膜上残留。

（4）一口量和进食速度：一口量即最适于吞咽的每次摄食入口量，正常人液体为1～20 mL，浓稠泥状食物为3～5 mL，布丁或糊状食物为5～7 mL，固体食物为2 mL。对患者进行摄食训练时，如果一口量过多，会导致食物从口中漏出或造成咽部残留引起误咽；一口量过少，则会因刺激强度不够，难以诱发吞咽反射。一般先从少量（＞1 mL）尝试，然后酌情增加。进食稀流食时，应用力快速吞咽；进食糊状、半固体食物时，需慢速进食，确认前一口已吞完，方可进食下一口。如患者出现呛咳，应停止进食。

（5）吞咽辅助手法：主要包括声门上吞咽法、超声门上吞咽法、用力吞咽法和门德尔松吞咽法。吞咽过程中应用吞咽辅助手法，可以增加患者口、舌、咽等结构本身的运动范围，增加运动力度，增强患者对感觉和运动协调性的自主控制。此法需要一定的技巧和多次锻炼，应在吞咽治疗师的指导和密切观察下进行。

（三）康复护理

脑卒中患者因异常的肌张力，感觉缺乏，致使合并摄食 – 吞咽障碍的患者容易引起脱水及营养不良，并且经常发生误吸性肺炎，照护人员配合言语治疗师对患者的吞咽功能进行评估，明确病因、吞咽障碍的程度和患者的意识状态，以选择最佳的进食技巧，对患者进行吞咽训练指导。

第四节　认知功能康复训练

一、感知功能障碍

（一）感觉功能的康复护理

1. 浅感觉功能康复护理

（1）针刺觉训练：患者取仰卧位，患侧肢体保持放松。用大头针先轻轻地刺激患者的皮肤，同时询问患者的感觉，刺激力度应缓慢加大，治疗过程中应避免损伤表皮组织。

（2）温度觉训练：患者取仰卧位，患侧肢体保持放松。治疗前准备好一盆冷水（10 ℃）和一盆温水（40 ℃），并且在每个盆里放一条毛巾，可以单独使用一种温度刺激法（冷或热），也可以使用冷热交替刺激法，每次保持 10 ~ 15 s。整个过程需注意患者反馈。

（3）轻触觉训练：患者取仰卧位，在患侧肢体上轻拍、叩击，有节律地轻微触摸，拿软毛刷沿着逆毛发的方向，快速而轻巧地摩擦感觉受损区的皮肤。

2. 深感觉功能康复护理

（1）手本体感觉训练：患者取仰卧位，用手轻捏患者的手指、脚趾远端，然后有节律地做上下、左右方向运动，让患者感觉并判断。

（2）肩关节本体感觉训练：患者取坐位，躯干保持直立状态，患侧上肢伸直并支撑在患侧治疗床面上，患侧的手指伸直，肘关节伸直，肩关节处于外旋位，使骨处于下压内收状态，患者保持以上姿势，然后整个躯干慢慢地平移至患侧，以刺激到患者的关节。

（3）患侧坐骨部位感觉加强训练：患者取坐位，躯干伸直，上肢放松，在患侧臀部下垫薄毛毯，然后引导患者中心左右偏移，使患者充分感受患侧臀部压床的感觉。

（4）站立位下足底本体感觉训练：在站姿正确，不影响患侧下肢状态下，可以加上适当重量的沙袋，以增强站立位足底的本体感觉。

3. 复合感觉功能康复护理

给实体感觉障碍的患者做指尖感觉恢复时，要让患者闭上眼睛，然后用患侧手辨别日常使用的东西，如手机、钥匙、手表等。患者如果判断正确，可以反复加强训练，如果判断错误，应及时纠正，再反复训练。

4. 单侧忽略的康复护理训练

（1）感觉输入训练：对忽略侧肢体进行深、浅感觉刺激和运动训练。包括让患者的注意力集中在患侧肢体上，用手、粗糙的毛巾、毛刷、冰或振动按摩器摩擦患侧肢体，促进浅感觉恢复；对患侧肢体行负重训练，促进本体感觉恢复；在患者的注视下用健侧手摩擦患侧上肢。如果上肢近端功能有所恢复，可借助滑板在桌面上做弧形运动。

（2）视觉扫描训练：家属在 A4 纸上随机写数字、字母、符号等，然后让患者由健侧向患侧逐一删除。

（3）头和躯干旋转：左侧忽略患者常有自发的眼和头向右明显偏移，此时通过头和躯干向左旋转训练，能部分纠正眼和头的错误姿势。

（4）暗示治疗：偏侧忽略患者在阅读文章时，可以将其忽略侧的文字用彩色线条标出或用手指指出等方式给予指示。书写时给予运动暗示，让患者在桌面上或膝上间歇移动左手（主动或被动）。

（5）强制性使用疗法和单眼遮盖：固定患者健侧肢体以减少健肢的使用，指导并提醒患者使用患肢（强制性使用）。如遮盖左侧，忽略患者的右眼，可以提高患者对左侧物体的注意水平。

（6）环境适应和日常生活训练：家属和患者交流时，经常站在忽略侧，日常生活用品、电视机和手机等也放在忽略侧，让患者在镜子前面穿、脱衣服。增加患者对患侧的注意，在进食时，提醒患者勿忘摄入左侧的食物。

5. 注意事项

（1）治疗前需确定患者感觉障碍的类型。
（2）治疗前需让患者放松异常的肌紧张，避免异常姿势和病理运动模式。
（3）施加感觉刺激时，需防止其造成痉挛加重。
（4）同一动作或同一刺激应反复多次，尽量避免频繁更换训练工具。
（5）为获得最佳治疗效果，尽量取得患者的配合。
（6）训练要循序渐进、由易到难、由简单到复杂。

（二）知觉功能的康复护理

1. 失认症训练

（1）触觉失认：包括刺激增强 – 衰减法和暗箱法。

①刺激增强 – 衰减法。先让患者看着物体，用健侧手触摸，再用双手触摸，最后用患侧手触摸。反复多次后，闭目进行。

②暗箱法。可将多种物体放入一个暗箱中，让患者按指令找出正确的物体，或让患者看图片在暗箱中找出相应的物体。

（2）听觉失认：根据检查出的类型针对性地训练，在放录音的同时展示相应内容字卡或图片，例如，听狗叫时看狗的图片或字卡等。

（3）视觉失认：包括颜色失认、物品失认、形状失认、面容失认和视空间失认。

①颜色失认。提供各种色板让患者配对，或提供各种物体的轮廓图，让患者填上正确的颜色。

②物品失认。可将多种物品放在一起，其中有相同的物品，照护人员先拿出一个，让患者拿出相应的另一个，同时告诉患者该物品的名称、作用等。

③形状失认。可用各种图形的拼板拼出图案，让患者模仿复制，或要求患者按图纸拼出图案。

④面容失认。照护人员及其家属可拿知名人物或熟悉人物（如家人、挚友等）的照片让患者辨认，或让其对照片和写好的名字进行配对。

⑤视空间失认：包括二维法和三维法。二维法是让患者在地图上找出本省、本市位置，从本市的地图中查找曾经去过或熟悉的地方的位置或路线，或让患者在地图上用手指指出从某处出发到某处终止，再令其手指停放于终止处，原路找回出发点；三维法是让患者从重叠图中找出是何种物品重叠在一起，或让其从白纸上拿出白毛巾。穿衣服时找出袖子、衣领、扣子、扣眼等。在一堆衣服中辨别出哪件是长袖，哪件是短袖等。

（4）身体失认：包括以下几种训练方法。

①刺激患者身体的某一部位（如轻轻拍打瘫痪的手），让他说出其名称。

②说出患者身体名称时让他指出其部位。

③让患者先指出照护人员身体的某一部位，然后指出他自身相应的部位。

④描绘身体各部分的位置，画人的轮廓，组装小型的人体模型，拼配人体和面部的拼板玩具等。

2. 失用症训练

（1）意念性失用：这类患者在训练时，照护人员应该遵循从易到难、从简单到复杂的原则。可选择一些在日常生活中常见的，由一系列分解动作组成的完整动作来进行训练，如泡茶后喝茶，洗菜后切菜等。由于次序常混乱，除将分解动作分开训练以外，还要对一个步骤后的下一个步骤给予提醒。

（2）意念运动性失用：训练这类患者时，照护人员的口令应尽可能简短明确，清楚缓慢。可边说边结合动作让患者模仿，如患者不能模仿，把实物放在他面前或手中。可先从面部动作开始，如轻咳、用鼻子吸气、闭眼、皱眉、吹蜡烛、鼓腮、伸舌、微笑等，肢体动作可包括招手、再见、握手、敬礼、点头、摇头、刷牙等。

（3）运动性失用：这类患者进行训练时，照护人员要给予大量暗示、提醒或手把手地教患者做。症状改善后可减少暗示和提醒并加入复杂的动作。

（4）结构性失用：照护人员可先给患者示范画图或拼搭积木，让患者复制，遵循从易到难、从平面到立体的原则，起初给予较多的提醒和暗示，待有进步后再逐步减少提醒和暗示的数量，并增加作业的难度。

（5）穿衣失用：照护人员最好在上衣、裤子和衣服的左右做上明显的记号，在领口、袖口处贴上颜色鲜艳的标签以便患者易于找到。患者穿衣时，照护人员可在旁暗示、提醒，甚至一步步地用言语指示同时用手教患者进行，症状有改善后再逐渐减少帮助，直到患者能自己独立穿衣为止。

（6）步行失用：照护人员可给患者预备一根"L"形的拐杖。当患者不能迈步时将拐杖的水平部横在足前，形成障碍诱发迈步。开始行走后，可用喊口令配合行走，鼓励患者摆动手臂以帮助行走。

二、认知功能障碍的康复护理

（一）记忆力训练

可采用记忆训练课（姓名和面容记忆、单词记忆、地址和电话号码记忆、日常生活活动记忆等）和记忆代偿训练（日记本、时间表、地图、清单、标签等）。

编故事法：把要记住的内容按照患者的习惯和爱好编成一个小故事，有助于记忆。除上述专门的训练外，在日常生活中建议采用下述方式：建立恒定的每日活动常规，让患者不断地重复和排练；耐心细声地向患者提问和下命令，等候他们缓慢审慎地回答；练习从简单到复杂地进行，从部分到全部，利用视、听、触、嗅和运动等多种感觉输入来配合训练；每次训练时间要短，回答正确要及时给予鼓励；多利用记忆辅助物，如墙上悬挂大的钟，大的日历或大字写的每日活动表等；让患者常带记事本，本中记有家庭地址、常用电话号码、生日等，并让他们经常记录和查阅。

（二）注意力训练

注意力是指将精神集中于某种特殊刺激的能力。可采用猜测游戏、删除游戏、时间感训练等方式进行训练。

（1）猜测游戏：取1个玻璃球和2个透明玻璃杯，照护人员在患者的注视下将1个杯子扣在玻璃球上，让患者指出有球的杯子，反复进行无误后，改用不透明的杯子重复上述过程。

（2）删除游戏：在纸上写一行大写的英文字母如 A、C、G、H、U、I，让患者指出特定的字母如 C，成功删除之后改变字母的顺序，再删除规定的字母，患者顺利完成后，将字母写得小些或增加字母的行数及字数再进行删除。

（3）时间感训练：要求患者按命令启动秒表，并于 10 s 时主动停止秒表，然后将时间逐步延长至 1 min，当误差小于 1 s 时，让患者不看表，用心算计算时间，以后逐渐延长时间，并一边与患者交谈一边让患者进行训练，要求患者尽量控制自己，不因交谈而分散注意力。

（三）解决问题能力的训练

解决问题的能力涉及推理、分析、综合、比较、抽象、概括等多种认知过程的能力。简易的训练方法包括指出报纸的信息、排列数字、物品分类等。

（1）指出报纸中的信息：取一张当地的报纸，让患者浏览后，首先问关于报纸首页的信息，如报纸名称、日期、大标题等。回答正确后，请患者找出文娱专栏、体育专栏及商业广告的所在版面。回答无误后，再训练患者寻找特殊信息，如某个电视台的节目预报、气象预报结果、球队比赛得分等。

（2）排列数字：给患者 3 张数字卡，让他由高到低按顺序排好，然后每次给他 1 张数字卡，让其根据数字的大小插进已排好的 3 张卡之间，正确无误后再增加给予数字卡的数量。在排列数字的同时，可询问患者有关数字的各种知识，如哪些是奇数、哪些是偶数、哪些互为倍数等。

（3）物品分类：给患者一张列有 30 项物品名称的清单，要求患者按照物品的共性进行分类，如这些物品分属于家具、食物、衣服等。如果患者有困难，可给予帮助训练成功后，再增加分类的难度，如将食物细分为植物、动物、奶类、豆制品等。

（四）心理护理

患者由过去健康的身体、正常的工作及生活，突然转变为伴随较严重的功能障碍，需要他人照顾，心理上面临巨大的压力和打击，常表现出消沉、抑郁、悲观和焦虑，甚至会产生轻生的念头及其他异常的行为举止。因此，照护人员需认真负责，尊重患者，对患者充满同情和理解，避免使用伤害性语言，以免加重患者的猜疑和痛苦。应对患者进行行为矫正疗法，建立健康行为，使患者能面对现实，学会放松，逐渐学会生活自理，融入社会。

第五章 常见失智疾病与居家照护

第一节 概 述

一、失智的概念

失智（dementia），在我国通常被称为"痴呆"，由于地区和文化背景的差异，在我国香港和台湾地区，则将"痴呆"称为"认知障碍症"和"失智症"。失智是指因脑部伤害或疾病所导致的渐进性认知功能退化，且此退化的幅度远高于正常老化的进展，因此失智也被称为脑退化症。它是一组临床综合征，即在无意识障碍的情况下，记忆、认知、语言、视空间机能和人格5项心理活动中，至少有记忆、认知和另一项明显缺损，且已持续6个月以上者。

目前，失智的诊断主要依赖于记录智力随着时间的推移衰退的程度。由于失智是一个慢性发展的过程，近年来，医学工作者把尚未发展到痴呆程度的这段时期叫作"轻度认知障碍"（MCI）。

二、失智的病因

失智的发病原因很多，主要病因及相关疾病见表5-1。

表5-1 导致失智的主要病因及相关疾病

主要病因	相关疾病
中枢神经系统变性疾病	阿尔茨海默病、额－颞叶痴呆、朊粒病、路易体痴呆、帕金森病、亨廷顿病
脑血管病变	血管性痴呆
占位性病变	肿瘤、慢性硬膜下血肿、慢性脑脓肿
感染和创伤	脑炎、脑膜脑炎、神经梅毒、脑外伤
代谢障碍和中毒	爱迪生病、库欣综合征、高胰岛素血症、甲状腺功能减退、垂体功能减退、肝衰竭、肾衰竭、肺衰竭、维生素缺失、中毒（乙醇、重金属、一氧化碳、药物）、肝豆状核变性

从各种病因所占比例来看，阿尔茨海默病占比最高，约占60%，其次是血管性痴呆和路易体痴呆，分别约为20%和10%（图5-1）。

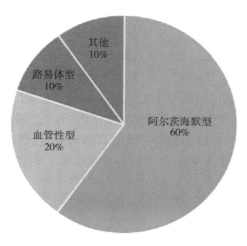

图 5 - 1　导致失智的病因

由内分泌障碍、神经梅毒及部分颅内占位性病变导致的痴呆，如果通过针对病因及时治疗，可以获得部分程度的改善。而老年痴呆患者的发病原因多以器质性病变为主。

三、失智的临床表现

由于失智是渐进性的认知功能退化，所以其发生多缓慢且隐匿。常见的症状是记忆减退，早期出现近记忆障碍、学习能力减退明显等，随着病情的发展，远记忆也受损，并且出现抽象思维丧失、计算困难、时间地点定向障碍等症状。除认知功能障碍外，患者还可能出现语言障碍、人格改变、情绪症状、妄想和幻觉等，此外患者还会出现社会功能减退、生活自理困难、运动功能丧失等。

日本医学界将失智的临床表现划分为两个部分，即以记忆障碍为主要表现的核心症状和以性格改变为主要表现的周边症状（BPSD）（图 5 - 2）。

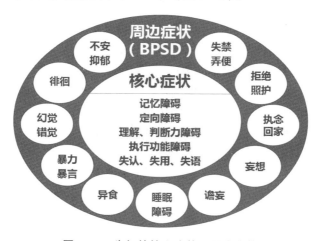

图 5 - 2　失智的核心症状及周边症状

四、失智的社会影响

失智的发生与年龄密切相关，我国流行病学调查发现，65 岁以上老年人中失智的发病率为 3% ~ 5%，发病率随年龄增大而升高，到 80 岁时，发病率升高至 20% 左右。

2012 年 4 月 11 日，联合国世界卫生组织（WHO）发表的《失智症：公共卫生的优先要务》报告指出，2012 年的失智症患者人数约为 3560 万人，到 2030 年，全球罹患失智症人口预计将达到 6570 万人。而到 2050 年，失智症患者人数可能是 2012 年的 3 倍有余。由世卫组织和国际阿尔茨海默症协会 2012 年公布的报告中，估计治疗与照护失智症的费用，一年要花掉 6040 亿美元。

五、失智的诊断标准

在国际疾病分类第 10 次修订本《疾病和有关健康问题的国际统计分类》（ICD − 10）中，对于失智的诊断标准：①脑部疾病所致的一种综合征，通常为慢性，或进行性记忆障碍，同时至少有下列 1 种或多种大脑皮质功能障碍：思维、定向、理解、计算、学习能力、语言、判断；②意识清楚；③认知功能通常伴有情感控制、社会行为或动机退化，对个人生活能力有影响。

通过简易精神状态检查（MMSE）、长谷川痴呆量表（HDS）等神经心理学测验来评定患者的认知功能损害程度，对护理康复工作具有帮助、评价和指导意义。体格检查和辅助检查对于明确病因及指导护理工作也有重要意义。

六、失智的治疗

由于目前尚缺乏治疗认知功能障碍的特效疗法和药物，因此，治疗原则是及早进行可行性病因治疗，评估患者的认知损害程度，根据认知衰退程度分期制订相应计划，提高患者的生活质量。

药物治疗方面，由于患者的年龄等因素，要注意药物可能造成的不良影响。①抗精神病类药物可用于对抗精神病性症状、激越行为或攻击行为，老年患者对于抗精神病药物的不良反应更加敏感，所以应从低剂量开始，缓慢加量，症状改善后要逐步减量至停止用药；②抗抑郁药可明显改善痴呆伴发抑郁的症状，但是要注意三环类药物的抗胆碱不良反应，其可能加重认知功能的损害，可考虑使用选择性 5 − 羟色胺再摄取抑制剂，如氟西汀，或者使用其他药物如曲唑酮、卡马西平等；③镇静催眠药虽然可以控制痴呆患者的行为问题，但是可引起意识混浊、跌倒和药物依赖等，也应谨慎使用。

七、失智的照护要点

（一）守护与观察

在不妨碍失智者的日常生活的前提下，观察确认照护对象的行动，把握现状。守护、观察可以得到照护对象的周边症状出现的时间、原因、环境等信息，并且能够了解照护对象的身体不适、日常生活等状况。

（二）健康管理

失智者有时不能确切表达身体不适，对于自身的健康管理知识也较低，因此健康管理是一个十分重要的照护要点。健康管理需要掌握以下几点：①既往史；②检查数据；③进食、饮水情况；④排泄状况；⑤面色及皮肤的状态；⑥服药的情况；⑦日常生活状况。以上是必不可少的观察项目。如果认为状况异常，立即联系医疗并提供协助。此外，水分摄取减少、药物的不良反应等因素，可能会导致身体异常的情况出现，这些内容也要细心考虑。

（三）人际交往

在具体的照护场合，注意听照护对象所说的话，理解照护对象想要说和想要做的事情，揣测其感情、行动导向。照护过程中，照护人员要灵活运用动作和语言进行沟通，与照护对象一起行走、一起做饭、一起外出等，这样，照护人员就会懂得照护对象想做啥，怎样活动，等等，然后做出相应的照护计划。注意正确称呼照护对象，以开放、诚恳的态度进行问询和会话，例如，"张爷爷，这是您的饭。"当照护对象说"我想回家"时，要揣测其心情，当对方有不安情绪时，可以用"好想见你呀""真让人担心啊"等语言回复，让对方有心理共鸣的作用。

（四）找寻兴趣和关注点

寻找兴趣和关注点对于照护对象来说有一定的效果，工作中留心收集照护对象此方面的信息。可以参考对方的生活经历，也可以做新的尝试。例如，曾经会种菜的人因为失智无法种菜，虽然已经体会不到种菜的乐趣了，但是可以让照护对象去接触蔬菜。

（五）转换心情

给照护对象提供新的信息和建议，努力将其执着的感情向其他方面转换。例如，对于边说"我要回家"边走动的照护对象，可以跟其聊一聊吃饭的话题，诱导其转换心情。具体操作中，注意要考虑以下几方面的因素：①语调和说话的时机；②用喝茶、吃点心、吃饭等话题进行诱导，转换照护对象的情绪；③灵活运用照护对象所关心的事物等。

（六）团队协作

照护失智者，个人的能力是有限的，需要团队合作。照护人员要清楚哪些是自己能做到的，哪些是自己没有能力做到的，也要知道与自己一起工作的其他照护人员的能力，相互取长补短，相互协作，协调统一的团队意识会使照护工作减少很多不必要的混乱。

（七）居住环境

以照护对象为中心，与其家属一起创造一个让照护对象能够安心生活的环境非常重要。好的环境有助于照护对象生活自立，也有助于照护工作的顺利开展，对治疗效果有所帮助。首先，对照护对象的失智程度、定向障碍、空间认知障碍等方面进行评估。环境不仅要考虑安全，还要周密考虑照护对象的生活是否方便。在具体生活中，还要注意使照护对象的现存能力得到充分发挥。为此，要对环境做出必要的调整，但不是做千篇一律的安全措施，而是要在位置信息、扶手设置、台阶等方面在照护对象容易理解的基础上，根据个人情况进行调整。例如，在照护对象的房间贴上日历、在桌子上放置当季的花朵，等等，如果照护对象还有能力从事之前的工作（如做家务），则在环境设置上也要适当考虑，使其发挥余力。

（八）感官刺激

通过刺激照护对象的味觉、视觉、听觉、嗅觉、触觉5种人类的自然感官来刺激大脑，尽量强化人的注意力，对改善睡眠、刺激认知、降低紧张情绪等有一定帮助，从而减少问题行为。例如，做脚部护理或擦拭时，可以装饰些花朵（视觉、嗅觉刺激）、播放对方喜欢的音乐（听觉刺激）；泡澡时使用适量的添加剂（嗅觉刺激），之后，涂抹足量的保湿剂进行按摩（触觉刺激）；吃饭时，可以装饰以花朵（视觉、嗅觉刺激）、使用陶器的碗（触觉刺激）、播放令人放松的音乐（听觉刺激）等，会起到更好的效果。

本章就常见失智疾病的老年性痴呆（阿尔茨海默病）、路易体痴呆及血管性痴呆进行介绍，另外，属于脑器质性精神障碍的老年人癫痫，由于反复发作也可能导致缓慢进行性发展的智能减退，故在本章一并介绍。

第二节　老年性痴呆的护理

老年性痴呆又被称为阿尔茨海默病（Alzheimer disease，AD），是指65岁以后发生的中枢神经系统退行性病变所导致的疾病。起病隐匿、进行性发展。发病率也随年龄增长而增长。

一、发病原因

据调查，该病的发病与多种因素有关，如遗传因素、生理因素、疾病影响、教育水平、社会心理因素及其他一些因素。难以用一个符合逻辑的理论框架将各种有关发病机制的假说进行统一。从患者大脑的特征性病理改变及遗传因素等来看，主要有以下几种解释。

（一）淀粉样蛋白假说

患者大脑皮质、前脑基底神经核、丘脑、海马等处有大量老年斑（SP）形成，研究发现

SP 的分布与 AD 的认知功能受损程度呈正相关。而 SP 的中心是 β 淀粉样蛋白（Aβ），因此 Aβ 在大脑皮层异常聚集和沉淀被认为是最终导致 AD 发生的机制之一。

（二）tau 蛋白假说

患者大脑皮质、海马及皮质下的神经元内存在大量的神经纤维缠结（neuro fibrillary tangle），形成缠结的螺旋丝的主要成分是高度磷酸化的 tau 蛋白，tau 蛋白主要分布于神经元轴突，作用是稳定微管，而高度磷酸化的 tau 蛋白失去了这种作用，使得 AD 患者脑中的受累神经元微管结构遭到广泛破坏，正常轴突转运受损，发生脑神经退行性病变。

（三）神经递质的减少

AD 患者脑部乙酰胆碱（ACh）明显减少，合成 ACh 的乙酰胆碱转移酶（ChAT）的活性降低，Meynert 基底核是新皮质胆碱能神经纤维的主要来源，核内的胆碱能神经元发出的纤维绝大多数投至大脑皮质广泛区域，而老年性痴呆患者有关脑区的胆碱能神经元有退行性变化。

（四）AD 的相关遗传因素

有痴呆家族史者，其患病率是普通人群的 3 倍。近年，分别在位于 21 号、14 号和 1 号染色体上发现了 3 种早发型家族性常染色体显性遗传（FAD）的 AD 致病基因。在 19 号染色体上的载脂蛋白 E（ApoE）基因则被认为是晚发型 AD 的重要危险基因。

二、临床表现

主要表现为认知功能下降、精神症状、行为障碍和日常生活能力的逐渐下降。根据认知能力和身体机能的恶化程度分成 3 个时期。

（一）轻度痴呆期

表现为记忆减退，对近事遗忘突出；工作或家务劳动漫不经心，不能独立进行购物、经济事务等；情感淡漠，偶尔易激惹，常有多疑；复杂结构的视空间能力差；言语词汇少，命名困难。

（二）中度痴呆期

表现为远近记忆严重受损，简单结构的视空间能力下降，时间、地点定向障碍；在处理问题、辨别事物的相似点和差异点方面有严重损害；不能独立进行室外活动，在穿衣、个人卫生及保持个人仪表方面需要帮助；计算力障碍；可见失语、失用和失认；情感由淡漠变为急躁不安，常走动不停。

（三）重度痴呆期

患者记忆力严重丧失，仅存片段的记忆；日常生活不能自理，完全依赖照护者，患者呈现缄默，大小便失禁，肢体僵直，查体可见锥体束征阳性，有强握、摸索和吸吮等原始反射。最终昏迷，一般死于感染等并发症。

三、辅助检查

辅助检查有神经心理学测验，血液学检查，神经影像学检查，脑电图（EEG）检查，脑脊液检测和基因检测。

四、治疗原则

目前对于此疾病的脑功能缺损或病情发展尚无特效治疗方法，一般采取对症治疗方法。随着针对发病机制研究的进展，也有一些新的药物和治疗方法在探索中。

（一）抗焦虑药

如有焦虑、失眠症状，可考虑用短效苯二氮䓬类药，如阿普唑仑、奥沙西泮、劳拉西泮和三唑仑。剂量应小且不宜长期应用。警惕过度镇静、嗜睡、言语不清、共济失调和步态不稳等不良反应。

（二）抗抑郁药

必要时可用去甲替林和地昔帕明，也可选用多塞平、马普替林、帕罗西汀、氟西汀、舍曲林。氟西汀半衰期长，老年人应慎用。

（三）抗精神病药

可控制患者的行为紊乱、激越、攻击性、幻觉与妄想，但应使用小剂量，并及时停药，以防发生不良反应。可考虑小剂量奋乃静口服。硫利达嗪是老年人常用的抗精神病药之一，但易引起心电图改变。氟哌啶醇的缺点是容易引起锥体外系反应。

（四）作用于神经递质的药物

乙酰胆碱酯酶抑制剂有多奈哌齐（donepezil）、雷司替明（rivastigmine）、加兰他敏（galanthamine）、他克林（tacrine）等。此类药物被认为可以加强中枢胆碱能活动，改善老年人的学习记忆能力，促进和维持残存的胆碱能神经元的功能。

（五）脑代谢赋活药物

主要是扩张脑血管，增加脑皮质细胞对氧、葡萄糖、氨基酸和磷脂的利用，促进脑细胞的恢复，改善脑细胞功能，从而达到提高记忆力的目的。

（六）针对病理变化的药物（DMDs）

淀粉样蛋白假说及 tau 蛋白假说，使得以 Aβ 和 tau 蛋白为靶标开发研究新药成为热点。此类药物目前包括 Aβ 形成抑制剂、聚集抑制剂及 Aβ 清除剂。

（七）多靶向治疗药物

双靶向作用化合物及多靶向作用化合物是将具有不同药效的基团同时结合到一个母核上，期望可能产生新的具有多重作用的化合物。

（八）中药复方或提取物及其有效成分

重视整体调节和平衡，如姜黄、新复方参乌胶囊。

五、主要护理诊断

根据患者反应形态，可以做出以下几个方面的诊断。
1. 营养失调　与患者自理能力降低有关。
2. 大小便失禁　与认知障碍有关。
3. 皮肤完整性受损　与长期卧床有关。
4. 感染　与机体的免疫力下降有关。
5. 语言沟通障碍　与认知障碍有关。
6. 有走失的危险　与定向力障碍有关。
7. 睡眠形态紊乱　与脑部病变有关。
8. 生活自理障碍　与脑部病变有关。
9. 废用综合征　与功能丧失有关。

六、护理目标

（一）轻度痴呆期

（1）生活自理方面：在照护人员的适当帮助下能够自己吃饭、排泄、洗澡、换衣；能够按照护人员的要求进行有规律的生活；能配合照护人员做简单的操作。
（2）心理方面：对生活有信心，性格乐观，能够参加一般的社会活动。

（二）中度痴呆期

（1）生活自理方面：患者在照护人员帮助下能够进行室外活动、完成穿衣、保持仪表及个人卫生。
（2）情感方面：照护人员能够唤起患者的积极情绪。

（3）认知方面：通过训练和活动，患者认知功能有所恢复和提高。

（4）安全方面：不出现患者受伤、走失的情况。

（三）重度痴呆期

照护期间不发生感染、褥疮等并发症；营养平衡、供给充足；关节维持在正常功能。

七、护理措施

（一）重视病前调护，预防或延缓痴呆的发生

（1）老年性痴呆发病缓慢且目前尚无特效药物治疗。因此，应积极采取预防措施，避免不良的生活方式、不良情绪、环境污染等。

（2）鼓励老人在离退休后积极参加社会活动，多交朋友，与子女生活在一起，避免独处，不脱离家庭及社会。

（3）受教育程度与老年性痴呆的发病率密切相关，文化程度越高，发病率越低，而经常参加益智活动则有助于推迟老年人出现的记忆力衰退等现象。因此，可以培养老人对感兴趣的知识进行学习，鼓励老人动脑，积极参加益智的活动以延缓智能的衰退。

（二）生活照护

（1）个人生活能力护理：对轻度痴呆的老人，督促其自己料理生活，如买菜做饭、收拾房间、清理个人卫生，鼓励患者参加社会活动，安排一定时间看报纸、电视，使其与周围环境有一定接触，减缓精神衰退。对中、重度痴呆老人，帮助和训练患者的生活自理能力，如梳洗、进食、叠衣被、如厕，要求其按时起床，看电视，陪伴其外出、认路、认家门，带领患者干家务，坚持帮助和训练患者，避免或延缓其失去自理能力。对于不能生活自理的患者，在吃饭、排泄、洗澡、换衣等方面要进行照护。

（2）饮食护理：建立合理的饮食餐次，食物多样化，适当增加果蔬类，以鱼、精肉、蛋、豆类等高蛋白易消化易吸收的食物为主，以保持充分的营养供应。忌暴饮暴食，应戒烟少酒。进食要细嚼慢咽，对于吞咽困难及进食呛咳者，应用鼻饲，并注意预防吸入性肺炎。

（3）安全护理：注意避免日常生活和护理中潜在的风险因素，对中、重度痴呆患者要处处事事留意其安全。不要让其单独外出，以免迷路、走失，必要时可将写有患者姓名、住址的布条带在其身上，以便走失后能及时找回。行走时应有人扶持或关照，以防跌倒摔伤、骨折。对居住在高层楼房的痴呆老人，应防止其不慎坠楼。洗澡时注意不要烫伤。进食时要有人照看，以免呛入气管而窒息死亡，吃鱼注意不要被鱼刺卡住。不要让患者单独承担家务，以免发生煤气中毒、火灾等意外。保管好家里的药品、危险品等，防止触电。

（4）改善家庭生活环境：住处宜选在空气清新、远离交通繁忙和噪声污染之处，以避免污染的空气和噪声等不良因素影响患者的呼吸系统和视听觉，干扰其休息，对患者病情

造成不良影响。对患者家庭的各种设施的设置应该便于其生活，保证老年痴呆患者的安全与生活质量。

（5）健康护理：痴呆老人反应迟钝，不易感知冷暖及危险，很容易发生躯体疾病，患病后不能主诉身体不适。因此，注意患者饮食起居、大小二便的变化等，如发现异常，应及时送往医院进行检查和治疗。

（三）心理护理

（1）与患者建立信赖关系：尊重其人格，积极与其交流，创造良好的沟通氛围。要避免使患者受到心理伤害，产生低落情绪，甚至发生攻击性行为。

（2）帮助患者克服心理障碍：帮助其克服焦虑、抑郁和行为上的退缩、烦躁。细心观察了解患者的思想状态、内心活动，积极与其交流，采用合适的语言与非语言交流技巧，使患者保持心情愉悦，减轻其思想负担，鼓励其战胜疾病。应理解患者发生的如猜疑、自私、幻觉、妄想等一些精神症状和性格变化是疾病的表现。要对患者精神上给予鼓励、安慰，生活上给予关心，以减缓痴呆的进展。

（四）预防褥疮发生

对晚期卧床不起的患者经常帮助其翻身，按摩其肩胛骨、骶尾部、髋、踝等受压部位，每天 4～6 次，每次 10 min；对大小便失禁的患者应注意清洁局部，保持床铺整洁干燥，常擦身，勤换衣被。

八、效果评价

针对护理目标，结合患者临床表现和身体健康状况的变化，从以下几个方面做出护理效果的评价：①记忆方面：近期遗忘、失认、命名性失语等；②智力方面：注意力不集中、计算和判断力障碍等；③定向障碍方面：对时间和地点的定向错误，如出门迷路等；④自理能力方面：注意个人卫生、穿衣、洗漱、如厕等；⑤语言表达方面：失语、语言混乱、词不达意等；⑥肢体运动方面：四肢僵直、平衡丧失、卧床不起、大小便失禁等；⑦异常行为方面：捡拾、徘徊、嗜食、吵闹等行为；⑧精神方面：多疑、幻觉、妄想等状况；⑨人格障碍方面：如不知廉耻，当众宽衣解带等；⑩其他方面：褥疮是否发生，肌力和关节功能的保持等。

九、健康教育

（一）疾病知识教育

向患者及家属说明相关病因，分析指导诱发因素的避免方法，从心理状态、生活习惯等多方面予以健康教育。

（二） 疾病预防措施的指导

指导老年人勤用脑，调节情志，养成良好生活规律，积极参加社会活动，有利于延缓大脑机能退化，维持生活能力。

（三） 指导患者进行自我病情监测

明确早期症状，早期诊断，制订计划，有地点定向障碍者减少外出以防走失等意外情况的发生。

第三节　路易体痴呆的护理

路易体痴呆（dementia with Lewy body，DLB），于1961年由冈崎（Okazaki）等首先在病理和临床表现上进行了描述并命名，是在临床和病理表现上重叠于帕金森病（PD）和阿尔茨海默病之间的神经系统变性疾病。病理特征为神经元胞质内的路易小体（Lewy体），广泛分布于大脑皮层及脑干。临床表现为进行性痴呆合并波动性认知障碍、反复发作的视幻觉和自发性锥体外系功能障碍三主征。

DLB的发病率在老年期痴呆中仅次于阿尔茨海默病居于第2位，占神经变性痴呆的15%～20%，已经引起医学界和社会的重视，大多数学者认为此病已构成一类独立的疾病。2015年，由中国微循环协会神经变性病专业委员会制定了"路易体痴呆诊治中国专家共识"，介绍了DLB的定义、流行病学、发病机制、临床特点、诊断、鉴别诊断及治疗等内容。

一、发病原因

DLB的病因及发病机制不清，男女发病年龄无明显差别，通常很少有家族遗传倾向，DLB和帕金森病的Lewy体是α-突触核蛋白由可溶性变为不溶性并且异常聚集而成，DLB的发病原因被认为可能与影响α-突触核蛋白表达和代谢的因素有关。

部分DLB患者和家族性PD患者存在α-突触核蛋白基因突变，可使α-突触核蛋白由可溶性变为不溶性并聚集。α-突触核蛋白是在中枢神经系统突触前及核周表达的可溶性蛋白质，可能参与到突触结构的维持、学习、记忆及多巴胺的摄取调控等许多方面。而多巴胺是一种神经传导物质，与人的情欲、感觉有关。此外，APOE ε4基因被认为也可能是DLB病的危险因素。

二、临床表现

路易体痴呆的病程进展缓慢，DLB的前驱症状包括非遗忘性认知功能损害、睡眠行为障碍、视幻觉、抑郁、谵妄、帕金森综合征样表现、嗅觉减退、便秘和体位性低血压等。主要特征性症状包括思维和推理能力的下降；一天至数天之内有多次意识模糊和清醒状态的交替。患者较多出现无原因晕厥,经过数年后最终呈全面痴呆。患者预后较差,病程一般为 5 ~ 10 年,多死于瘫痪、营养不良和感染等并发症。路易体痴呆的临床表现有 3 组特征。

(一) 波动性认知功能障碍

患者的注意力和警觉随时间有显著变化,比如白天过度昏睡,或者是白天的睡眠时间在 2 h 以上,长时间凝视远方,可伴有发作性的无序语言、视幻觉。

(二) 反复发作的视幻觉

大部分 DLB 患者都有真性视幻觉,幻觉形象往往鲜明生动。幻觉对象多为患者熟悉的人物或动物,这些视觉形象常常是活动的、会说话或发出声音的,偶尔幻觉形象有扭曲变形。这种视幻觉会反复发作。

(三) 自发性锥体外系功能障碍

典型的运动迟缓,肌张力增高,但是较少见 PD 特征性的静止性震颤,DLB 患者也可出现肌阵挛、舞蹈样动作等运动异常。

三、辅助检查

(一) 测定脑脊液

检测血清中载脂蛋白 E(APOE)多态性、tau 蛋白定量、β 淀粉样蛋白片段,有诊断与鉴别意义。

(二) 电子计算机断层扫描(CT)及磁共振成像(MRI)检查

头颅 MRI 检查有助于鉴别诊断,DLB 的内侧颞叶结构包括海马萎缩较 AD 轻,但是较正常对照重;DLB 的梅纳特基底核(NBM)和壳核萎缩较 AD 更显著;DLB 的扣带回中、后部,颞-枕叶上部及前额叶眶面的皮质萎缩,而 AD 则是在海马旁回、扣带回膝部、颞极。

(三) 神经递质显像检查

多巴胺转运体(DAT)作配体标记的单光子发射计算机化断层显像(SPECT)方法可用于诊断 DLB。DLB 国际共识标准和欧洲神经学会联盟(EFNS)指南均推荐用此方法鉴别 DLB 和 AD。病理学发现 DLB 患者存在黑质-纹状体异常,尤其是纹状体多巴胺转运体下降。多巴胺转运异常对于 DLB 诊断的敏感性超过 78% 且特异性超过 90%。

^{123}I-FP-CIT-SPECT 检测具有更高的敏感性(88%)和特异性(100%),用来鉴别

DLB 和其他非 DLB 痴呆。[123]I-FP-CIT 又称为 Ioflupane-DaTSCAN，是用一种放射性药剂（碘氟潘），专门标记脑中的多巴胺转运蛋白，用来辅助诊断帕金森病的技术，[123]I-FP-CIT-SPECT 则是在标记技术的基础上，再用 SPECT，也就是单光子发射计算机化断层显像技术进行图像显示。

[18]F-脱氧葡萄糖（FDG）可准确反映体内器官/组织的葡萄糖代谢水平，正电子发射型计算机断层显像（PET）以[18]F-FDG 为示踪剂，若发现扣带回中后部相对完整，称为扣带回岛征，其对 DLB 有 100% 的特异性。

（四）早期脑电图

多为正常，少数表现为背景波幅降低，可见 2~4 Hz 周期性放电，基本节律慢化，较多患者可见颞叶区 α 波减少和短暂性慢波，可出现短暂额颞叶爆发活动。睡眠时，脑电图（EEG）出现快速眼动期异常，对诊断有一定参考价值。

四、治疗原则

一般包括抗帕金森病的运动症状、抗痴呆治疗、抗精神症状和自主神经功能障碍等对症治疗，目的是解除精神行为症状，改善认知功能和社会生活能力。由于 DLB 患者精神行为症状和锥体外系症状比较突出，针对此方面的治疗成为主要关注点。

抗 PD 样的运动症状治疗：常首选左旋多巴单一疗法治疗 DLB，从小剂量开始，缓慢加量至能缓解 50% 以上症状所需的剂量后维持治疗。由于此类药物易引起意识紊乱和精神症状，所以使用时应当小心，最好不用抗胆碱能药物治疗。

DLB 抑郁症状很常见，目前，5-羟色胺再摄取抑制剂（SSRI）和 5-羟色胺-去甲肾上腺素再摄取抑制剂（SNRI）被推荐用于抑郁症的药物治疗，三环类抗抑郁药和抗胆碱能作用的药物应避免使用。

对于 DLB 患者的抗精神病药物治疗，临床上一般选用喹硫平、氯氮平和阿里哌唑等，由于典型抗精神病药物的不良反应较多，而且多数患者对这类药物有超敏反应，可能明显加重患者的精神症状，应避免使用。

患者对抗胆碱酯酶药如他克林（tacrine）和多奈哌齐（donepezil）的反应较好，认知功能及行为障碍可得到改善。

五、护理诊断

DLB 的护理诊断跟老年性痴呆基本相同，可参照老年性痴呆的相关条目。

六、护理目标

DLB 的护理目标跟老年性痴呆基本相同，可参照老年性痴呆的相关条目。

七、护理措施

DLB 的护理措施跟老年性痴呆基本相同，在生活照护、心理护理和卧床期间的护理方面，可参照老年性痴呆的相关条目。

认知刺激训练有助于轻到中度痴呆患者的记忆改善和生活质量的提高。物理治疗和有氧运动对于维持患者的活动能力很有帮助，因此，可以鼓励患者在注意安全的情况下积极参加有氧功能锻炼。根据 DLB 的临床表现特点，注意以下几方面的护理。

（一）安全护理

患者意识障碍波动出现，且可能有锥体外系功能障碍的出现，要注意防止出现摔伤，并告知患者家属，居家时注意采取防摔伤措施。对患者出现的肌痉挛不可强按，以免伤害患者。

（二）视幻觉护理

对于 DLB 患者真性视幻觉，因幻觉形象往往鲜明生动，护理时不宜针对性地否定，以事实为依据，帮助患者恢复认知功能。

（三）饮食护理

患者如出现吞咽困难，进食时要注意防止呛咳。

（四）服药护理

服药时要留意患者是否将药吞服，并在服用治疗帕金森综合征和抗精神病药物时，注意观察药物带来的不良反应。

八、效果评价

针对护理目标，结合患者临床表现和身体健康状况的变化，从以下几个方面做出护理效果的评价：①记忆方面：近期遗忘、失认、命名性失语；②智力方面：注意力不集中、计算和判断力障碍；③定向障碍方面：对时间和地点的定向错误，比如出门迷路；④自理能力方面：个人卫生、穿衣、洗漱、如厕等；⑤语言表达方面：言语不清、失语、语言混乱、词不达意；⑥肢体运动方面：肢体震颤、肌张力增高、运动迟缓、平衡丧失、卧床不起、大小便失禁；⑦精神方面：焦虑、抑郁、视幻觉发作；⑧其他方面：褥疮是否发生、肌力和关节功能的保持等。

九、健康教育

（一）疾病知识教育

向患者及家属说明相关病因，了解本病的临床表现特征、病情进展和主要并发症，从心理状态、生活习惯等方面予以健康教育，掌握疾病相关知识和自我护理方法，帮助分析和消除个人及家庭生活当中的不利因素，制订适当的护理计划。

（二）疾病预防措施的指导

指导患者勤用脑，调节情志，养成良好的生活规律，积极参加社会活动，有利于延缓大脑机能退化，维持生活能力。坚持适当的运动和锻炼，保持关节活动，延缓身体功能障碍的进展。

（三）指导自我病情监测

明确症状，制订计划，定期复查，考虑到波动性精神智能障碍和运动功能障碍，应减少外出，外出时要做好安全对策以防走失或受伤。

第四节　血管性痴呆的护理

血管性痴呆（vascular dementia，VD）是一组由脑血管疾病导致的智能及认知功能障碍综合征。是老年期痴呆的常见病因之一。血管性痴呆的发病率与年龄有关，男性多于女性。

一、发病原因

导致 VD 的危险因素不明，通常认为与卒中的危险因素类似，如高血压、冠状动脉疾病、房颤、糖尿病、高血脂、吸烟、高龄、既往卒中史等。目前认为 VD 的病因是脑血管病变（包括出血性和缺血性）引起的脑组织血液供应障碍，导致脑功能衰退。除了脑血流量降低的程度与痴呆的严重程度成正比外，脑血管病变的部位与痴呆的发生也有重要的关系。

二、临床表现

VD 较多出现夜间精神错乱，人格改变较少见，早期自知力存在，可伴发抑郁、情绪不稳和情感失控等症状。VD 的认知功能缺损通常较局限，记忆缺损可能不太严重。体格检查可有局灶性神经系统症状和体征。

（一）早期症状

以脑衰弱综合征为主，即情绪不稳定、头晕、头疼、易疲劳、注意力不集中、工作效率低、失眠或多眠，也有近记忆力的下降，因而引起患者的继发性焦虑。

（二）局限性痴呆

主要表现以记忆下降为主，但是患者在相当长的时期内保存自知力或部分自知力，日常生活能力、理解力、判断力及待人接物的能力均能在较长时期内保持良好状态，人格也保持较为完好。有的患者为此而产生焦虑或抑郁情绪，有的患者则出现病理性赘述，表现为说话啰唆、无主次、无次序。

（三）神经系统症状及体征

假性延髓性麻痹、构音障碍、吞咽困难、中枢性面肌麻痹、不同程度的偏瘫、失语、失用或失认、癫痫大发作及尿失禁等。

（四）其他

由于 VD 的原发疾病是脑血管病，所以可以出现脑血管病变（包括出血性和缺血性）的不同神经系统定位体征。

从诊断起，平均病程 6~8 年，许多研究表明 VD 患者的存活时间短于 AD 患者，而且最终往往死于心血管疾病或卒中发作。

三、辅助检查

（一）神经心理检查

常用简易精神状态量表、长谷川痴呆量表、blessed 痴呆量表、日常生活功能量表、临床痴呆评定量表等确立痴呆及其程度；Hachinski 缺血量表≥7 分支持 VD 诊断。

（二）电生理检查

EEG、视觉和听觉诱发电位（VEP、BAEP）、运动诱发电位（MEP）、体感诱发电位（SEP）和事件相关电位（ERP）。

（三）影像学检查

颅脑 CT 检查，颅脑 MRI 检查。

（四）核医学检查

SPECT 检查，PET 检查。

（五）其他

数字减影全脑血管造影，血清学、免疫学和生化检查。

四、治疗原则

目前还没有特效的药治疗 VD，要重视预防和治疗原发脑血管病，改善血流、预防再发脑梗死、促进大脑代谢，以阻止疾病进展，改善和缓解症状。

（1）控制血压和其他危险因素，如高脂血症、糖尿病、吸烟、酗酒和肥胖等，注意其他危险因素，如房颤和颈动脉狭窄等，华法林（warfarin）可减少卒中伴房颤的危险性。

（2）既往有短暂性脑缺血发作（TIA）或非出血性疾病致卒中史的患者，使用抗血小板聚集疗法可减少发病的危险性，可使用小剂量阿司匹林（aspirin）。在卒中或 TIA 患者伴发严重的颈动脉狭窄时，颈动脉内膜切除术或支架成形术是有效的治疗方法。

（3）石杉碱甲、多奈哌齐等胆碱酯酶抑制剂被认为可改善患者记忆力，延缓痴呆进程。他克林等拟胆碱药物也被用来治疗血管性痴呆。

（4）血管舒张剂（如二氢麦角碱、长春西丁）、脑代谢药、银杏叶制剂，神经保护剂、钙通道阻滞剂（钙拮抗剂，如尼莫地平）等，在临床上的疗效都不甚肯定。

（5）对伴发精神症状和行为障碍者应给予相应的治疗。

五、主要护理诊断

根据患者反应形态，可以做出以下几个方面的诊断。

1. 营养失调　与患者自理能力降低有关。

2. 大小便失禁　与认知障碍有关。

3. 皮肤完整性受损　与长期卧床有关。

4. 感染　与机体的免疫力下降有关。

5. 语言沟通障碍　与认知障碍有关。

6. 有走失的危险　与定向力障碍有关。

7. 睡眠形态紊乱　与脑部病变有关。

8. 生活自理障碍　与脑部病变有关。

9. 废用综合征　与功能丧失有关。

六、护理目标

对轻、中、重度血管性痴呆患者的护理目标可参照老年性痴呆的相关条目。

七、护理措施

血管性痴呆病的发生被认为是脑血管疾病导致的，因此在预防方面，应积极防治各种导致脑血管疾病的危险因素，如不良的生活方式和饮食习惯、情绪抑郁、环境污染等。对于血管性痴呆发病患者也应重视脑血管病等诱发因素的治疗和护理措施。其他护理措施可参照老年性痴呆护理的相关条目。

八、效果评价

针对护理目标，结合患者临床表现和身体健康状况的变化，从以下几个方面做出护理效果的评价：①记忆方面：近期遗忘、失认、命名性失语；②智力方面：注意力不集中、计算和判断力障碍；③定向障碍方面：对时间和地点的定向错误，比如出门迷路等；④自理能力方面：注意个人卫生、穿衣、洗漱、如厕等；⑤语言表达方面：构音障碍、自言自语、失语、说话无主次、无次序等；⑥肢体运动方面：面瘫、偏瘫、平衡丧失、卧床不起、大小便失禁等；⑦精神方面：焦虑、淡漠、幻觉、癫痫发作等；⑧其他方面：褥疮是否发生、肌力和关节功能的保持等。

九、健康教育

（一）疾病知识教育

向患者及家属说明相关病因，分析导致疾病的危险因素，从心理状态、生活习惯等方面予以健康教育。

（二）疾病预防措施的指导

指导老年人养成良好生活方式和饮食习惯，防治心血管疾病。勤用脑，调节情志，积极参加社会活动，有利于降低发病风险，延缓疾病发生。

（三）指导患者进行自我病情监测

明确早期症状，早期诊断，制订计划，有地点定向障碍者减少外出以防意外。

第五节 老年人癫痫的护理

癫痫是神经系统常见疾病，老年人癫痫是指 60 岁以后发病的癫痫，其发病率较高，病因、诊断、治疗等与其他年龄组癫痫有所不同。

一、发病原因

老年人癫痫当中，原发性癫痫比例极低，多为继发性，病因以脑血管疾病最常见，其次为脑肿瘤、颅内感染、脑外伤、代谢性疾病等。

（一）特发性癫痫

又称原发性癫痫，具有特征性临床及脑电图表现。此类癫痫目前原因不明，被认为可能与遗传有较密切关系，但是在老年人癫痫中，此类患者的比例极低。

（二）继发性癫痫

继发性癫痫多能找到原因，较常见的病因如下。

（1）脑血管病：各种脑血管病均可发生癫痫，占老年癫痫病因的 30% ~ 40%，主要为缺血性脑血管病。在出血性脑血管病中，癫痫多在急性期发生或为首发症状；而在缺血性脑血管病除急性期可发生外，约 33% 在之后发生。

（2）脑肿瘤：也是老年癫痫的常见病因，其中以脑膜瘤、脑转移瘤、脑胶质瘤多见，特别是脑膜瘤随年龄增长而增多。癫痫常是脑肿瘤的首发症状,比颅内压增高的症状早出现。

(3)脑外伤:颅脑外伤如合并颅骨骨折、颅内血肿、脑挫伤等,常可伴随癫痫的发作。

(4)脑萎缩:脑萎缩系多因素导致。其中高血压、血脂异常、脑小动脉硬化是老年性脑萎缩的重要危险因素。最近的研究发现,局灶性脑萎缩发生癫痫的机会比弥漫性脑萎缩更多。

(5)颅内感染:颅内感染主要有脑膜炎、脑炎、脑脓肿等。多由内源性感染引起,外伤、手术、寄生虫病、肉芽肿、结核等也可导致,颅内感染可导致脑组织炎症,从而引发癫痫。

(6)脑积水:老年人因颅内疾病引起的脑脊液分泌过多或(和)循环、吸收障碍而致颅内脑脊液存量增加。患者除精神障碍、步态障碍和尿失禁的表现之外,还可有人格改变、癫痫发生。

(7)代谢性疾病:①非酮性高血糖症、酮症酸中毒、高渗性昏迷等均可合并癫痫;②尿毒症晚期因水电解质严重紊乱常出现癫痫。

(8)慢性乙醇中毒:乙醇性癫痫在西方国家常见,在中国很少见。

(三)隐源性癫痫

指以现有的检查手段不能发现明确的病因,而临床表现提示症状性癫痫,患者多为儿童,在特定的年龄段起病,没有特殊的临床和脑电图特征。隐源性癫痫占全部癫痫的60% ~70%。

二、临床表现

脑神经元异常过度放电是癫痫发作的病理生理基础,是发作性意识丧失的常见原因。由于脑病变和放电起源部位不同,癫痫发作可表现为运动、感觉、意识、精神、行为、自主神经等各方面功能异常,并伴有各种异常脑电图变化,形成一组疾病或综合征。癫痫往往突然发作,自动终止,一次发作过程称为痫性发作,患者可同时有几种痫性发作。老年癫痫的发生与病灶的大小及疾病的严重程度不一定呈平行关系,而与病灶发生的部位有关。

老年癫痫的临床发作形式:以单纯部分性发作为主,少数人表现为复杂部分性发作。

(一)单纯部分性发作

又称为局限性发作。持续时间较短,一般不超过1 min,不伴意识障碍,主要是局部的抽动或局部感觉障碍。

(二)复杂部分性发作

又称为精神运动性发作。发作前常有精神感觉性发作的先兆,如幻嗅、幻视、幻听、眩晕、上腹部不适感和躁动、多汗等自主神经功能障碍。伴有不同程度的意识障碍与自动症，自动症包括进食样自动症、模仿性自动症、手势性自动症、词语性自动症、走动性自动症、假自主运动性自动症、性自动症等。

（三）大发作

又称为全身强直－阵挛性发作，发作以意识丧失和全身抽搐、口吐白沫等为特征。可分为强直期、阵挛期、痉挛后期。老年强直－阵挛性癫痫的发作类型可能是始发于局部，以后又迅速扩散为双侧大脑半球的继发性强直－阵挛性发作，几乎无失神发作。

（四）癫痫持续状态

指癫痫连续发作之间意识尚未恢复又频繁再发，或癫痫发作持续 30 min 以上不自行停止的状态。是老年人常见急症之一。若不及时治疗，可因高热、循环衰竭或神经元兴奋性毒性损伤导致永久性脑损害，致残率和死亡率很高。

三、辅助检查

脑电图、头颅 X 线平片、CT、MRI、实验室检查等。

四、治疗原则

（一）病因治疗

由于老年人癫痫多为继发性，所以病因治疗很重要。随着基础病因的消除，癫痫发作亦多会有所改善。

（二）对症治疗

老年人的抗癫痫药物治疗，在药物选择上与其他年龄组无明显差别，其原则是根据发作类型选药，尽可能单一用药。单纯部分性发作和复杂部分性发作首选卡马西平，其次是氯硝西泮、苯妥英钠。大发作首选苯妥英钠，其次是苯巴比妥。在服用方法上应从小剂量开始，逐渐加量，以免产生不良反应。长期用药需定期复查血象、尿常规及肝肾功能，有条件者应定期进行血药物浓度监测。考虑到老年人的药物代谢动力学方面的变化，药物浓度治疗范围的上限应该适当向下调整。

（三）对癫痫持续状态的治疗

（1）制止发作：地西泮、氯硝西泮静脉注射对各型癫痫持续状态的疗效俱佳。
（2）保持呼吸道通畅：吸痰，给氧。
（3）防止脑水肿：甘露醇、地塞米松静脉滴注。
（4）对症治疗：维持循环，高热时降温处理，纠正水、电解质紊乱，肺部抗感染等。

（四）手术治疗

对顽固性癫痫并且药物治疗无效者，可进行手术治疗以减少脑功能损害。

五、主要护理诊断

1. 营养失调　与意识模糊及生活自理能力缺失有关。
2. 有受伤的危险　与癫痫发作及脑部病变有关。
3. 有窒息的危险　与癫痫发作有关。
4. 语言沟通障碍　与脑部病变有关。
5. 社交障碍　与脑部病变有关。
6. 睡眠形态紊乱　与焦虑及疾病症状有关。
7. 自理缺陷　与年龄及脑部病变有关。
8. 感知觉障碍　与脑部病变有关。
9. 定向力障碍　与脑部病变有关。
10. 突发性意识障碍　与癫痫发作有关。
11. 记忆力障碍　与年龄及脑部病变有关。
12. 焦虑　与症状发作有关。

六、护理目标

（1）患者及其家属对疾病有正确的认识，能够说出癫痫的主要治疗和护理方法，在照护人员的指导下基本掌握脑疝发生的先兆及紧急救治方法。

（2）家属能掌握患者癫痫发作期间保持呼吸道通畅的方法，癫痫发作后患者保持平稳的呼吸，无发绀。

（3）患者及其家属能采取避免受伤的防护措施，癫痫发作期间身体未受到伤害，皮肤完好无破损，无并发症发生。

（4）其他：保持患者在允许范围内的最佳活动能力；患者的恐惧、焦虑感减轻；进食未出现误吸等。

七、护理措施

（一）心理疏导

由于癫痫反复发作影响正常生活与工作，甚至因在危险环境突然发作而危及生命，使患者焦虑、紧张、悲观、自卑。因此，要关怀患者，使其感受到家庭和社会的温暖，增强患者生活的信心。

（二）生活照护

选择安静舒适的居住环境，保证睡眠质量，避免精神刺激和其他诱发因素的刺激，不进行有潜在风险的活动，避免患者单独外出活动。饮食保证营养，以清淡为宜，控制盐类摄入及饮水量。

（三）医学护理

1. **病情监测**　严密观察生命体征及神志、瞳孔变化，注意发作过程有无心率增快、血压升高、呼吸减慢或暂停、瞳孔散大、牙关紧闭、大小便失禁等；观察发作的类型，记录发作的持续时间与频率；观察发作停止后患者是否意识完全恢复，有无头痛、疲乏及行为异常。

2. **对症护理**

（1）大发作时的护理：以控制癫痫发作和保护患者为重点。

①迅速将缠有纱布的压舌板或用毛巾置于患者口腔内的一侧上下白齿之间。用衬垫保护头部避免受伤。

②去枕平卧位，头偏向一侧，使口腔分泌物自行流出，以免误入气管引起窒息；解开衣领，将患者下颌托起，同时解松裤带。

③连续抽搐时，不能强力阻止患者的抽动，可在四肢大关节处稍加压力和保护，以防脱臼、骨折和坠床。

④发作后未完全清醒前，应设专护和加床栏，同时禁食、禁水。

⑤对自主呼吸不能立即恢复者，应及时进行人工呼吸和给氧。

⑥发作后嗜睡过程中，患者可有短时间的兴奋躁动，要加强保护性措施，以免自伤、伤人或外出。

⑦由于抽搐时出汗较多，患者清醒后常感口渴，饮水以少量多次为宜，以免导致再次抽搐发作。

⑧如有大小便失禁，及时更换床单、衣服，注意保暖，炎热季节应注意散热。

（2）癫痫持续状态时的护理：癫痫持续状态是一种危重病情，应积极协助医师抢救，及时控制抽搐发作，防治脑水肿及肺部感染，对高热者应迅速降温，注意水、电解质平衡，预防呼吸循环功能衰竭。

①观察抗痉挛药的应用：静注过程中随时调整速度，严密观察呼吸、心率、血压的变化，注意常用药物的毒性反应和注意事项。

②观察脱水药应用：用降颅压脱水药时，应注意药物的剂量和注射速度，保证脱水效果。若用药后患者呼吸、脉搏、血压逐渐恶化，昏迷加深或抽搐停止，应考虑脑水肿加重，迅速通知医师。

③并发症观察与处理：防止呼吸道阻塞，癫痫发作时应慎重给氧，高热应降温以防脑水肿，注意水及电解质平衡。

3. **用药护理**

（1）用药指导：告诉患者抗癫痫药物治疗的原则，指导患者掌握药物疗效及对不良反应的观察，鼓励遵医嘱坚持长期正确服药。

（2）服药原则：根据发作类型选择药物；坚持单药治疗；一般从小剂量开始，逐渐加量，以尽可能控制发作又不致引起毒性反应的最小有效剂量为宜；严格遵照医嘱用药，忌间断不规则服药。饭后服用可减轻胃肠道反应；应根据患者情况，给予个体化治疗和长期监控。

（3）药物不良反应观察：不良反应与血药浓度有关，多数为短暂性反应，进食时服药可减少恶心反应。与剂量有关的一般性不良反应，如头痛、消化道症状等，通过逐渐减量、调节剂量等方法可以避免或减轻。药物若引起严重特异性反应，须考虑减药或停药。

（4）停药时机：大发作、强直性发作、阵挛性发作应在完全控制 4～5 年后考虑停药，失神发作停止半年后可考虑停药，停药前应有一个缓慢减量的过程，一般不少于 1 年。

八、效果评价

结合患者临床表现和身体健康状况，从以下几个方面做出护理效果的评价：①患者生命体征和意识是否稳定；②精神症状是否得到控制和缓解；③患者的基本生活需要是否得到满足；④睡眠是否得到改善；⑤是否因精神症状而导致自伤或伤人的不良后果；⑥是否出现感染、压疮、骨折等并发症；⑦患者及其家属是否掌握疾病的观察方法和正确的护理方法；⑧患者的社会功能是否得到改善和维持等。

九、健康教育

（一）疾病知识教育

创造良好的家庭生活环境，纠正对癫痫病的错误认识，指导患者和家属掌握疾病相关知识及自我护理方法，帮助分析和去除各种不利因素，控制癫痫发作的诱因，减少癫痫发作引起的意外伤害，防止并发症。

（二）指导老年患者预防疾病

指导老年患者保持平衡心态，树立治疗信心。饮食注意营养、清淡、无刺激，保持大便通畅，避免饥饿或过饱，禁烟、酒，以及咖啡等刺激性食物。保持适当的休息和活动。遵医嘱服药，忌自作主张变更治疗方案，以免发展成为难治性癫痫和诱发癫痫持续状态。

（三）指导患者进行自我病情监测

定期检查抗癫痫药物的血药浓度、血常规和肝肾功能，动态了解血药浓度、脑电图变化和药物不良反应，发现问题及时就诊。平时随身携带标有姓名、住址、联系电话及疾病诊断的个人信息卡，以备发作时及时联系与急救。

第六章　常用服务与沟通

第一节　服务礼仪常用基本知识

礼仪是指在人际交往中，以一定的、约定俗成的程序方式来表现的律己敬人的过程，涉及穿着、交往、沟通、情商等内容。礼仪大致可分为政务礼仪、商务礼仪、服务礼仪、社交礼仪、涉外礼仪五大分支。服务礼仪就是在工作岗位上通过言谈、举止、行为等对服务对象表示尊重和友好的行为规范。

一、服务礼仪的基本原则

（一）尊重的原则

在服务过程中，要求我们把对服务对象的重视、恭敬、友好放在第一位，这是礼仪的重点与核心。在人际交往中，只要不失敬人之意，哪怕具体做法一时失当，也容易获得谅解。

（二）真诚的原则

在服务过程中，只有待人以诚，才能表达对服务对象的尊敬与友好，才会更好地被对方理解和接受。与此相反，倘若仅把礼仪作为一种道具和伪装，在具体操作礼仪规范时口是心非，言行不一，则是有悖礼仪的基本宗旨。

（三）宽容的原则

在服务过程中，服务人员既要严于律己，更要宽以待人。多体谅他人，多理解他人。学会心理换位，千万不要求全责备，咄咄逼人。

（四）从俗的原则

由于国情、民族、文化背景的不同，在人际交往中，实际上存在着"十里不同风，百里不同俗"的局面。这就要求我们在服务过程中，对各种礼仪文化、礼仪风俗及宗教禁忌等有全面、准确的了解，这样才能够得心应手。

（五）适度的原则

应用礼仪时，为了保证取得成效，必须注意掌握技巧，合乎规范，特别要把握好分寸，做得过了头，或者不到位，都不能正确表达自己的自律、敬人之意。

二、日常常用服务礼仪规范

（一）介绍礼仪

1. 自我介绍　在服务过程中如需进行自我介绍时，只要报清自己的姓名和身份及所负责的服务工作就可以了，但要注意态度热情、友好，手势自然、得体。

2. 为他人介绍　为他人作介绍主要是了解介绍的规则，即把谁介绍给谁的问题。国际公认的介绍顺序是：

（1）将男性介绍给女性。

（2）将年轻者介绍给年长者。

（3）将职位低者介绍给职位高者。

（4）将客人介绍给主人。

（5）将晚到者介绍给早到者。

在以上 5 个顺序中，如果被介绍者之间符合其中的两个以上的顺序，一般应按后一个顺序进行介绍。

（二）握手礼仪

1. 使用场合　握手礼是在人际交往中，使用频率最高、适应范围最广的一种礼节。见面、离别、迎来、送往、庆贺、致谢、鼓励、慰问等场合均可施行。

2. 基本要求　行握手礼时，通常距离受礼者约一步，两足立正，上身稍向前倾，伸出右手，四指并齐，拇指张开与对方相握，微微抖动三四次，时间不超过 3 s，双目要凝视对方，微笑致意。关系亲近者，握手可稍加力度和抖动次数。

3. 注意事项

（1）左手相握是严重失礼，万一因故（如右手患疾或沾有油污等）不能用右手相握，则主动向对方致歉并加以说明，免除握手礼。

（2）握手要先后有序。一般由年长者、身份高者、女士先伸手；年轻者、身份低者、男士，可先行问候致意，待对方伸手后再握。迎客时，主人要先伸手表示欢迎，而送客时应待客人先伸手，否则有逐客的嫌疑。

（3）在服务中不主动与客人握手，但有时客人主动伸手要求握手时，我们就应该按握手礼的礼规热情地回应。

（三）递接物品礼仪

（1）双手递送，上身略向前倾，轻拿轻放，递送的物品，要直接交到对方手中，并为对方留出便于接取物品的地方。

（2）接递中，应做到面带微笑，眼神注视对方的手部。

（3）递送或给对方翻阅文件资料时，应以文件正方向递呈或查阅（图6-1）。

（4）如需对方签名，应把笔套打开，用双手或左手的拇指、食指和中指轻握笔杆，笔尖朝向对方的左边或递笔者自己，递至对方的右手中。

（5）在接到对方递来的物品时，应向对方致以谢意。

（6）接名片时用双手，接过名片先仔细看，轻声阅读对方的名字或职位，然后再将对方的名片收好（图6-2）。

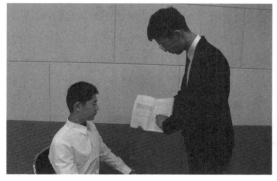

图6-1　翻阅文件资料礼仪

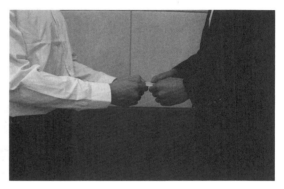

图6-2　接收名片礼仪

（四）出入房间礼仪

（1）进房间前要先敲门，得到允许后再入内。

（2）敲门时，每隔5 s敲两下。

（3）出房间时应面向房间的主人，礼貌地倒退两步，道别后轻轻把门关上。

（五）上下楼梯礼仪

（1）上下楼梯时要靠右行。

（2）脚步轻放，速度均匀。

（3）若遇来人，应主动靠右侧让行。

（六）电话礼仪

（1）电话铃声响起，三声以内接起电话。

（2）接起电话时，直言主题，简洁明了，不说空话、废话，用规范的语言问候："您好，请问有什么可以帮助您？"注意语调温和，语速适中。

（3）在对方陈述期间，随时进行记录。结束后，根据记录将要点重复，和咨询者进行确认。

（4）如所咨询的问题可立即回答，应当场给予肯定的答复；如所咨询的问题不能给予确切答复，应说明原因，请咨询者留下联系电话，并给予确切的答复时间。

（5）通话结束后应在对方挂机后再挂断电话。

三、仪容、仪表与仪态

(一) 仪容

仪容即容貌，是指一个人的外貌，它是由发式、面容及所有未被服饰遮掩、暴露在外的肌肤构成的，是个人仪表的基本要素。服务人员的仪容要求自然、大方、整洁、健美。

(二) 仪表

仪表指人的外部形象，是其仪容、衣着、修饰的统一，也是一个人的精神面貌的反映。端庄的仪表会给人带来良好的第一印象。一个人的仪表要与他的年龄、体型、职业和所在的环境相吻合。

1. 着装　着装是一种无声的语言，得体的着装会给对方留下非常深刻的印象，从而可以提升对方的认知度。既要自然得体，协调大方，又要遵守某种约定俗成的规范或原则。服装不但要与自己的具体条件相适应，还必须时刻注意客观环境、场合对人的着装要求。一般情况下，非工作时间不得穿工装，佩戴有职业标志的物品不得出现在非工作场所。西装外露衣兜不宜放东西，在正式场合一般应把上面的扣子扣上，坐下时解开。皮带宽度一般为 2.5~3 cm，皮带头的长度约为 12 cm，颜色以黑色、咖啡色为主，不能把钥匙挂在腰间皮带上。西装搭配的皮鞋质地要好，颜色要深，保持光亮。男士的袜子颜色应与鞋子颜色和谐，通常以黑色最为普遍，长度应以坐下不露出皮肤和腿毛为宜。女士应穿与肤色相近的袜子，任何时候袜口不能露出裙边。工作服可以提高行业形象和个人气质，要保持整体挺括，注意领子和袖口洁净，扣子齐全，无线头，无污点等。

2. 修饰　修饰要适度，要与自己的职业相适应。头发梳理整齐，无头皮屑，定期修剪，男士不留长发、不染发，女士短发以前不遮眉，侧不掩耳，后不搭肩为宜，长发应盘于脑后并使用统一发夹进行装饰；面部、鼻孔保持清洁，鼻毛不能露于鼻孔外，眼角不留分泌物，男士忌留胡须，女士化妆以淡雅、自然为宜，不浓妆艳抹，不得使用色彩夸张的口红、眼影等；保持口腔清洁无异味，不得在工作时间吸烟；通常情况下，不得佩戴首饰，如有特殊需要，应与工作氛围协调；养成勤洗手、勤剪指甲的良好习惯。如工作中因无菌技术、洗手消毒等操作需要，除遵守上述要求外，指甲不应超过指腹，不染指甲，不戴戒指与手镯。

(三) 仪态

仪态也叫仪姿、姿态，泛指人们身体所呈现出的各种姿态，它包括举止动作、神态表情和相对静止的体态。在服务过程中，工作人员应做到举止大方，不卑不亢，优雅自然。

1. 站姿　要求自然、优美、轻松、挺拔。

(1) 基本要点：脚跟并拢，脚尖分开（女士30°左右，男士45°左右），头正颈直，下颌微收，目光平视，挺胸收腹，立腰提臀，两肩略外展，双臂下垂，虎口向前，自然贴于身体两侧（图6-3）。

（2）在服务过程中，男性与女性通常根据各自不同的性别特点，在遵守基本站姿的基础上，还可以各有一些局部的变化，主要表现在其手位与脚位有时会存在一些不同。男性在站立时，要力求表现阳刚之美。具体来讲在站立时，可以将一只手（一般为右手）握住另一只手的外侧面，叠放于腹前（图6-4），或者相握于身后。双脚可以叉开，大致上与肩同宽。但需要注意的是，在郑重地向服务对象致意的时候，必须脚跟并拢，双手叠放于腹前。女性在站立时，要力求表现阴柔之美，在遵守基本站姿的基础上，可将双手虎口相交叠放于腹前，两脚前后差步或成微"丁"字步（图6-5）。要特别注意的是，在服务于人时，不论是男性还是女性，站立时一定要正面面对，切不可将自己的背对着对方。

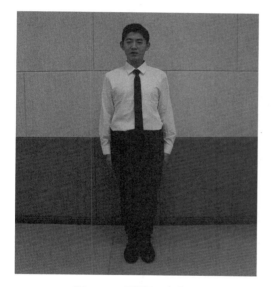

图6-3 双臂下垂站立

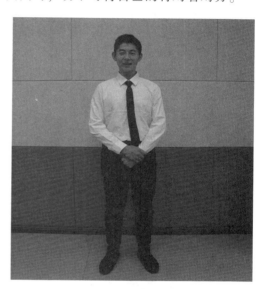

图6-4 双手叠放于腹前站立（男士）

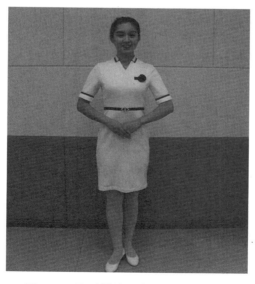

图6-5 双手叠放于腹前站立（女士）

2. 行姿　要求自然大方、充满活力、神采奕奕。

（1）基本要点：身体协调，姿势优美，步伐从容，步态平稳，步幅适中，步速均匀。行走时身体重心可稍向前倾，昂首、挺胸、收腹，上体正直，双目平视，嘴微闭，面露笑容，肩部放松，两臂自然下垂摆动，前后幅度不超过45°，步幅适中，一般标准是一脚踩出落地后，脚跟离未踩出脚脚尖距离大约是自己的脚长。

（2）行走前进路线：女士走一字线，双脚跟走成一条直线，步子较小，行如和风（图6－6）；男士行走脚跟走成两条直线，迈稳健大步。

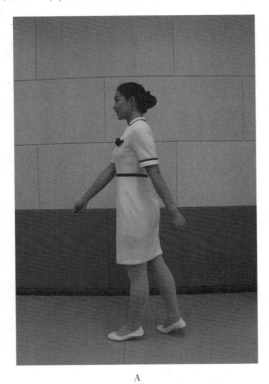
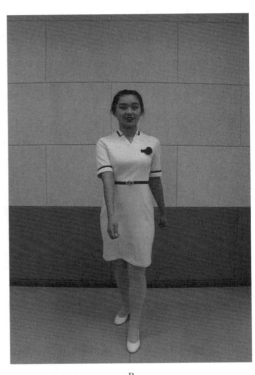

A　　　　　　　　　　　　　　　　　B

图6－6　女士行走姿势

（3）行走时路线一般靠右行，不可走在路中间。行走过程如遇他人通过，应自然注视对方（图6－7），点头示意并主动让路，不可抢道而行。如有急事需超越时，应先致歉再加快步伐超越，动作不可过猛；在路面较窄的地方遇到他人，应将身体正面转向他人。在来宾面前引导时，应尽量走在宾客的侧前方。

3. 坐姿　要求轻柔和缓，端庄文雅，得体大方。

（1）基本要点：标准的坐姿是在站姿的基础上，轻轻落座椅子的2/3，宽座沙发的1/2。神态从容自如，嘴唇微闭，下颌微收，面容平和自然，双肩平正放松，两臂自然弯曲，两手轻握置于腿上，亦可放在椅子或沙发扶手上，掌心向下，以自然得体为宜。

（2）坐姿与站姿同属一种静态造型，是举止的主要内容之一，无论是伏案学习、参加会议，还是会客交谈、娱乐休息，都离不开坐。正式场合一般从椅子的左边入座，离座时也要从椅子左边离开。男士两膝间可分开一拳左右的距离，脚态可取小八字步或稍分开，以显自然洒脱之美（图6-8）。女子入座尤要娴雅、文静、柔美，两腿并拢无空隙，小腿略后收或小交叉（图6-9），若是裙装，应用手将裙子轻轻捋平后再入座。

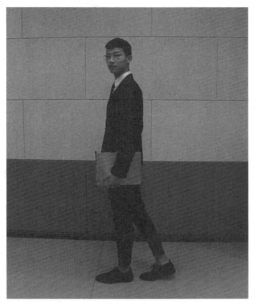

图6-7　行走过程中遇他人通过时自然注视对方

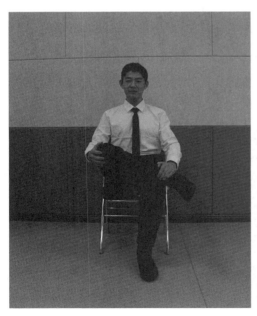

A

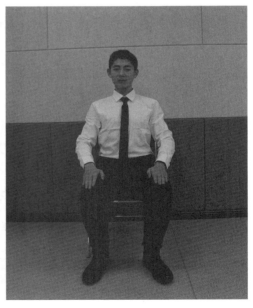

B

图6-8　男士坐姿（A为不正确坐姿，B为正确坐姿）

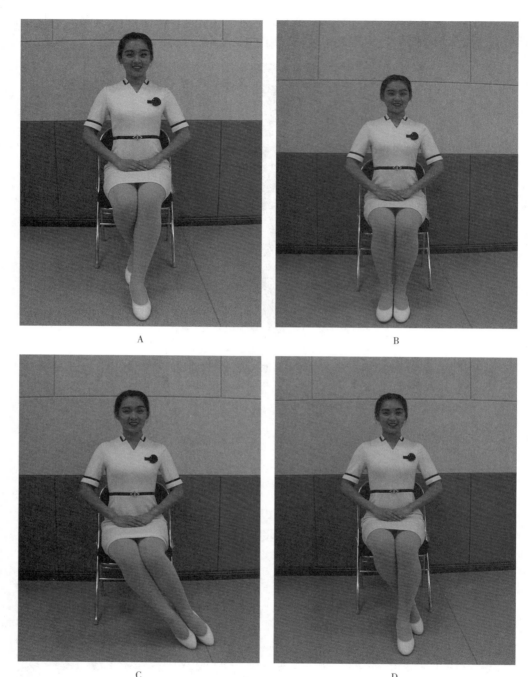

图 6 - 9　女士坐姿（A 和 B 为标准式，C 为侧点式，D 为前交叉式）

　　4. 蹲姿　采用蹲姿时，通常可以采用高低式蹲姿。

　　（1）基本要点：左脚在前，右脚稍后，左脚完全着地，小腿基本上垂直于地面，右脚脚掌着地，脚跟提起，基本上以右腿支撑身体。下蹲之时，脊背保持挺直，臀部向下，避免弯腰翘臀。女性两腿应靠紧（图 6 - 10），男性则可适度分开（图 6 - 11）。

（2）在工作中通常不采用蹲姿，只有遇上了下述几种比较特殊的情况，才允许酌情采用。

①整理工作环境时，需要对自己的工作岗位进行收拾、清理，可采取蹲姿。

②给予他人帮助时，需要下蹲帮助服务对象，可采用蹲姿。

③服务对象座位较低，需要提供必要的服务，以站姿为其服务既不文明又不方便，显得工作人员高高在上，失敬于人，此时采用蹲姿较合适。

④捡拾地面物品，若用右手拾物，可以先走到物品的左边，右脚后退半步或交叉（裙装）后再蹲下来捡拾（图6-12）。

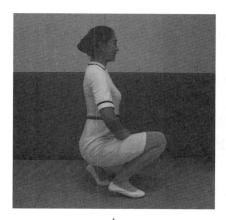
A

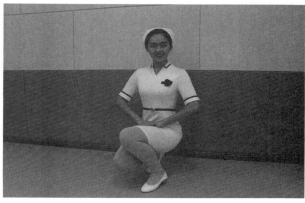
B

图6-10 女士蹲姿

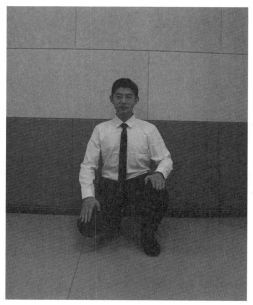

图6-11 男士蹲姿

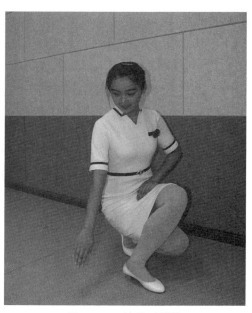

图6-12 拾物时蹲姿

四、医务人员常用服务礼仪、仪表及行为规范

医务人员学习礼仪，有助于密切医患关系，提升服务水平，改善服务形象，提高患者及家属的满意率、医疗机构的美誉度；可以达到内强个人素质、外树单位形象，提高同行业的竞争力。

1. 着装

（1）医务人员在岗期间，必须按规定统一着工作服。我国医生的服装一般以白色为主，执行手术等无菌操作时应戴圆帽；通常情况下，护士的职业着装是头戴白色燕式帽（无菌操作时戴圆帽），身着白色工作裙（冬季配白色工作裤），脚穿白色软底鞋。

（2）衣帽整洁，衣扣齐全，不敞衣露怀，白大衣袖口不外露内衣；女士裙长不超过白大衣，不穿艳色裤袜；男士夏季不穿短裤。

（3）医疗工作时间不穿拖鞋（手术室及特殊检查科室除外）、高跟鞋、响底鞋。

（4）离开工作岗位后，不穿岗位服装去食堂就餐、外出办事、逛商店等。

2. 工作标志 医务人员上岗须佩戴工作牌，注明姓名、职务、职称，工作牌应端正地佩戴在左胸前明显位置，不得挂于腰际或以其他衣服遮盖，也不能翻戴或插在衣兜里。

3. 仪容

（1）男士不留胡须，女士不浓妆艳抹，可以淡妆上岗，不在办公室等公共场所化妆。

（2）上班时间不戴耳环、戒指、手镯等饰物。经常修剪指甲，不留长指甲，也不要涂有色的指甲油。指甲的长度，以不超过指腹为宜。

（3）头发干净整齐，男发不过耳，女发不过肩。

4. 举止行为 医务人员举止要稳重、端庄、得体。

（1）站立时身体端正、双臂及手自然下垂或交叉于腹前。男性双脚与肩并宽，女性双脚略呈"V"字形，双足跟并拢。

（2）坐姿要端正，双手自然平放在膝盖或桌面上，面向对方。入座、离座的动作要从容和缓，衣裙应将平。

（3）走路时脚步轻盈，靠右行走，不摇晃身体，双臂自然前后摆动。多人行走时要两两并行，切忌勾肩搭背、边走边吃、嬉笑喧哗。非抢救时间不要跑步。

（4）乘坐电梯时，上梯要主动让他人先上，下梯要主动让他人先下。上下楼梯时，上梯要让他人先行，下梯要自己先行。

（5）取放物品及开关门窗动作要轻，下蹲拾取低处物品时，腿要前后错开，上体保持正直，将物品拾起。

（6）手持病历夹或书本时，手要在病历夹或书本中央，上肢肘部弯曲至胸前一侧（图6-13）。

（7）推治疗车（图6-14）、平车、物品车时，要双手平行扶车，切忌一手拖着车行走。端治疗盘时，应用双手拇指和食指撑住盘的两侧，其余3指分开托于盘的底部（图6-15）。

（8）工作中使用手势要简洁、明确。在指引方向、介绍情况、请让时，手臂要自然伸

展，手指并拢，手掌朝上，指向目标（图6－16）。

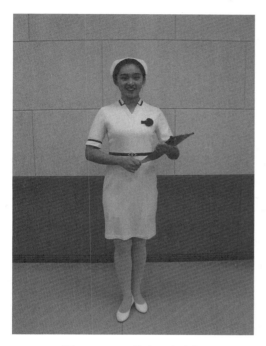

图6－13 手持病历夹姿势

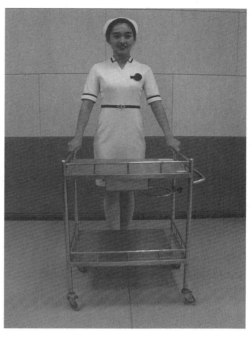

图6－14 推治疗车姿势

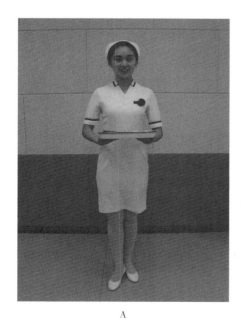

A

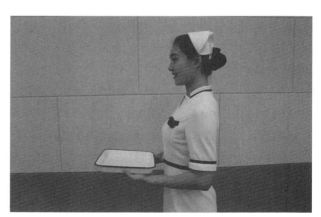

B

图6－15 端治疗盘姿势

5. 其他与工作相关的礼仪

（1）上岗礼仪：医师定岗定位，对步行来诊者，首先让患者就座；对来往单位的客人

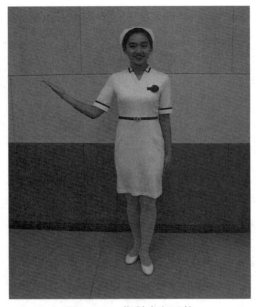

图 6-16　指引方向手势

要微笑示意。护士上岗后要站立服务。同事之间互相问好。

（2）接待患者礼仪

①接待门诊患者时，姿势端正，背部挺直，面向患者，表情和蔼自然。

②接待急诊患者时，必须有较强的应变能力，要求行动敏捷，技术熟练，具备良好的心理素质和行为习惯，做到急而不慌，忙而不乱，争分夺秒，处理果断。

③接待老年患者时，切忌直呼其名，以免引起老年人的不愉快，有的老年人由于视、听、嗅及触觉功能减退，造成不同程度的语言交流障碍，医务人员尽量采用触摸、手势、面部表情和身体姿势等多种方式与患者交流。

④接待儿童患者时，儿童由于生活不能自理、发病急、变化快、不善于语言表达等特点，医务人员要细心看，仔细听，善于从细微变化中发现问题。

（3）入户礼仪：入户是指医务人员因工作需要须进入患者家中进行服务。入户礼仪则在基本礼仪的基础上，还应注意以下几方面。

1）入户前准备

①工作人员（医生、护士、护理员、康复师等）接到工作安排后，核实自己所负责的患者。

②查看患者基本信息，包括姓名、年龄、文化程度、身份证号、申请病种、家庭住址等。

③入户前一天，认真查看患者的相关资料，了解患者的基本情况、护理服务形式（家护/巡护）等。

④确定入户时间，并提前与患者家属做好沟通，包括家属需准备的用物、病历资料等，注意通知家中留人。

⑤查看行车路线，节约路上行驶时间或为司机提供导航。

⑥存储家属电话，遇有特殊情况可与家属取得联系。

⑦备好需要携带的药品及用物：如血压计、听诊器、血糖测量仪、所需药品、一次性鞋套、一次性手套、一次性口罩、必要时备心电图机、紫外线灯、化学消毒剂等。

2）入户礼仪

①初次入户须医生、护士两人同时进入患者家中，便于全面了解病情，为制订照护计划提供真实、可靠的依据，又可以减少打扰患者的时间与次数。

②入户时先敲门（轻敲2~3下），待主人开门后进行询问："您好！我们是××社区医院（或诊所）的工作人员（出示工作牌），请问这是××先生（女士）家吗？您家××

申请的家护（巡护）已审核通过了，我们是您的家庭医生和家庭护士，单位派我们来为您服务，请问您现在方便吗?"

③得到家属允许后穿鞋套或经住户同意换拖鞋。

④为异性患者做检查或护理，如需暴露患者的隐私部位时必须有家属或另一名工作人员在场。

⑤由于工作原因需要录像时，应给患者或家属做好解释工作。

⑥工作结束后，确认满意度，清理用物，让家属签字，递送联系方式（电话或名片），与患者及其家属再见并致谢。

第二节　沟　通

一、沟通的概念

沟通又称交流，是人类最基本最重要的活动之一，是人与人之间、人与群体之间思想与感情的传递和反馈的过程，以求思想达成一致和感情通畅。简单地说，沟通就是指一方将信息传递给另一方，期待其做出反应的过程，包括语言沟通和非语言沟通，最有效的沟通是语言沟通和非语言沟通的有效结合。

二、沟通的作用

人们在工作、娱乐时，或者希望和一些人的关系更加稳固和持久时，都要通过交流、合作来达成协议。在居家护理服务过程中，照护人员想与服务对象及其家属构筑一个良好、相互信赖的人际关系，就需要通过合理的沟通方式，达到关系和谐，以致在连续的工作中使这种信赖关系进一步融洽、深化。沟通的主要作用包括以下两个方面。

（一）传递和获得信息

信息的采集、传送、整理、交换，无一不是沟通的过程。通过沟通，交换有意义、有价值的各种信息，生活中的大小事务才得以开展。掌握低成本的沟通技巧、了解如何有效地传递信息能提高人们的办事效率，而积极地获得信息更会提高人们的竞争优势。好的沟通者可以一直保持注意力，随时抓住内容重点，找出所需要的重要信息。他们能更透彻了解信息的内容，拥有最佳的工作效率，并节省时间与精力。

（二）改善人际关系

沟通与人际关系两者相互促进、相互影响。从某种意义上说，构筑良好的人际关系，关键在于沟通。有效的沟通可以赢得和谐的人际关系，而和谐的人际关系又使沟通更加顺畅。反之，人际关系不良会使沟通难以开展，而不恰当的沟通又会使人际关系变得紧张。

三、沟通的形式

（一）语言沟通

语言是人类用来交流的重要工具，语言沟通是指在词语发出时开始，它利用声音这一渠道传递信息，它能对词语进行控制，是结构化的，并且是被正式教授的。主要包括口头沟通和书面沟通。口头沟通是指借助语言进行的信息传递与交流，如会谈、电话、会议、广播、对话等；书面沟通是指借助文字进行的信息传递与交流，如通知、文件、报刊、备忘录、书面总结、汇报等。

（二）非语言沟通

非语言沟通包括形体语言、副语言、空间利用及沟通环境等，是通过人的眼神、表情、动作和空间距离、身体移动、姿势等来进行人与人之间的信息交流。概括地说，非语言沟通就是不使用语言的交流。它具有加强或减弱语言信息意义的作用，是通过模仿学到的，它可以突破语言沟通的局限性，能表达较复杂的内心世界和微妙的情绪情感。有研究者认为，在人际沟通的过程中，语言信息占35%，非语言信息占65%。由此可见，非言语沟通占据了不可替代、非常重要的作用。

四、有效沟通的技巧

（一）有效沟通常用的方法

1. 全神贯注　沟通中最重要的技巧是关注对方，通过体位和目光的接触表示出关心和真诚，保持舒适的体态以示耐心，注意尽量不要有四处张望、懒散的姿态，不要有分散注意力的小动作，如边与对方谈话边玩手机或边看手表等，这些行动会使对方认为你心不在焉。

2. 参与　适当地参与可促进谈话的进行。例如，在交流过程中，适当点头、轻声回复"是""嗯"等，可表示你在认真听，且接受对方所谈的内容，以鼓励对方继续往下交谈。

3. 倾听　倾听是人与人之间内心沟通的桥梁，是感情交流和心灵的相互碰撞。学会耐心倾听，是尊重他人最重要的文明习惯之一。倾听是一种艺术，也是一种技巧。倾听需要专心，还需要耐心。除了需要听到对方说话的内容以外，还要注意对方说话的声调、频率、语言的选择、面部表情、身体姿势等。一个好的倾听者应做到：

（1）肯花时间去倾听别人说话。

（2）学习如何在沟通过程中集中精力。

（3）不随便打断别人的谈话。

（4）不要因对方的说话形态如语音、语速等分心。

（5）不要急于做出判断。

（6）仔细听出"弦外音"。

（7）注意非语言性沟通，因为非语言的表达有时会比语言性表达的信息更接近事实。

4. 核对　在交流过程中，你的感觉是否正确或者你所要表达的意思对方是否明白，都需要核实并给对方一定的反馈信息，以确定信息的准确性。核对就是一种获得或给予反馈的方法。核对包括倾听、观察非语言性交流等。核对的方法可以是重复对方的内容，也可以是反问式方法提问，如"您刚才说的是……""是吗？"

5. 反映　反映是答复或示范对方所说的内容（包括语言性和非语言性），使对方可以重新评估一下他所说的话。可以用"您的意思是……"等待回应。

6. 沉默　语言可以促进沟通，但语言不是唯一帮助人们沟通的方法。适当以和蔼的态度表示沉默，不但可以给人十分放松的感觉，还可以给人以思考及调适的机会。善于运用沉默，可以打消因言词无法正确表达时出现的紧张或尴尬局面，而且还不会把不舒适的感觉传递给别人。当谈话对方突然出现沉默时，不要急于打破沉默，让对方有静静思考的时间，否则，将会丧失一些很重要的机会。在平时的工作中善用沉默的方式可以达到更理想的效果。例如，当朋友受到情绪打击或哭泣时，我们可以静静地陪伴在他身旁，此时的沉默比说话安慰更能传达对对方的同情与温暖。

7. 提问　提问可以有两种方式，即开放式与闭合式。所谓开放式，就是允许对方做出广泛的、不受限制的回答。开放式提问常作为鼓励对方倾诉个人思想和情感的主要方法，能给对方更多的自主权，但需要时间较长。闭合式提问就是将对方的反应限制在特定的信息范围之内，反应者仅能给予特定的或限制性的回答。常见的闭合式提问只要求对方回答"是"或者"否"。其特点是省时、效率高，但不利于对方表露自己的情感或提供进一步的信息。例如，"您吃饭了吗？"回答只能是"吃了"或"没吃"，这就是闭合式提问，如果这样问："您最近吃饭还好吗？"对方就可以回答很多的内容，如吃了多少、吃了什么、吃饭的感觉等，信息量较大，这就是开放式提问。

（二）与老年人的有效沟通技巧

居家护理的对象大多是卧床时间较长的老年人，他们的身体日渐衰弱，且多伴有糖尿病、关节炎、眼疾（白内障、青光眼、老花眼等）、大小便失禁、心脑血管病变、老年痴呆症、帕金森综合征等多种疾病。他们所患的这些疾病常常会影响大脑神经系统功能，影响到脑细胞营养的供给，使脑细胞活力不足，智力逐渐衰退导致老人失眠、健忘、记忆力减退、视力模糊、听力下降、适应力减弱、反应性降低、理解力退化等。因此，在治疗与护理服务过程中，会遇到很多的沟通障碍，正确运用恰当的沟通技巧，能更有效地发挥治疗与护理效果。与老年人的有效沟通应注意以下几点。

（1）给予充分的沟通时间：照护人员在与老年人的沟通过程中，要有足够的耐心，给予老人充分的理解时间，让交代的问题在他的脑子里形成深刻的印象，让其慢慢吸收，一点点消化。在沟通过程中，态度要和蔼可亲，时刻面带微笑。因为笑容能够给人一种亲切、愉悦感，拉近照护人员与老人之间的关系，以更好地了解对方，加深沟通。

（2）语言要通俗易懂：沟通中，要尽量多使用支持性语言，减少专业术语的运用。如"您今天的四测正常"应换成"老奶奶（爷爷），您今天的体温、脉搏、呼吸、血压都是正常的"。谈话位置要合适，可以适当拉近与老人的距离，必要时弯下腰去，不要让老人抬起头或远距离与你说话，那样，老人会感觉你高高在上，难以亲近。

（3）眼睛要注视对方：沟通时，视线不要游走不定，让老人觉得不受照护人员关注，必要时可以握着老人的手交谈。与老人及家属建立起信任和理解。

（4）语速稍慢，语调适中：根据老人的不同情况掌握适度的说话音量。对有耳疾的老人可稍提高声调，但不可过于吼叫，可以稍贴近老人的耳朵说话，要注意看着老人的表情和反应，去判断他们的需要。

（5）注意了解老人的脾气、喜好：沟通前，可以事先向家属了解老人的一些习惯与脾性，然后再进一步慢慢熟悉，以便在服务中达到沟通顺利的目的。

（6）选择老人喜爱的话题：老年人的特点是近事容易遗忘，而过去的事情记得很清楚，因此，在与老人沟通的过程中尽量选择老人感兴趣的话题，如老人的家乡、亲人、年轻时的趣事、电视节目等，避免提及老人敏感、伤心的话题。

（7）真诚地赞赏老人：人都渴望自己被肯定、被赞赏，尤其老年人，他们就像小朋友一样，喜欢被表扬、夸奖，所以，每当老人在被服务过程中有良好表现时，要及时、真诚、慷慨地多赞美老人，让谈话的气氛活跃而和谐。

（8）学会随机应变：与老人沟通时，常常会遇到老人情绪激动或服务不满意的地方，照护人员要学会随机应变，尽量不要劝说，可先用手轻拍老人的手或肩膀作安慰，待老人情绪稳定后再进一步交谈。

（9）耐心倾听老人诉说：照护人员在与老人的谈话中，尽量让老人倾诉他的苦楚和无奈，包括他心灵深处的真谛，甚至对一件事的态度、对世界的愤懑不平等。从某种意义上说，"听"比"说"更为重要。

（三）有效沟通在照护服务中的应用

1. 护患沟通　护患沟通是指照护人员与患者、患者家属及陪护人员之间的沟通。掌握好沟通的技巧，能更好地得到患者及家属的配合，有利于照护工作的顺利进行，也是减少护患摩擦与纠纷、构建和谐护患关系的重要纽带。良好护患沟通的技巧要注重以下几个方面。

（1）尊重患者与家属是沟通的基础：照护人员与患者及其家属的沟通中，首先要体现对他们的尊重，在此基础上认真做好每一项护理服务及护理操作，取得患者及家属的信任，让其乐于与照护人员沟通，才能实现有效的护患沟通。

（2）加强学习，提高自身素养：与患者及家属沟通，光有互敬谦虚的心态是不够的，还得"谈得来"，要有丰富广博的知识，以求在双方谈话中寻求到一些共同的话题。显然，唯有不断地拓展自己的知识面、丰富自己的生活阅历，努力做到博闻广学，才能更容易找到双方的共同话题。另外，照护人员的自身素质、技术水平在沟通中也占据了重要的作用，是取得患者或家属信任的前提。因此，要多学习理论知识，注重实践操作锻炼，虚心向经验丰富的同事学习，不断提高自身的综合素质。为了更好地塑造自身形象，提高护患间的亲和力，要注重个人仪表、审美等综合能力的培养，言行举止做到得体大方。平时要学习多学科的知识，拓展自己的知识面。以自己过硬的素质赢得患者及家属的满意与肯定。

（3）抓住时机，营造良好的沟通氛围：患者和家属对照护人员的第一印象非常重要，称呼是否得体，会影响到护患交流。照护人员可根据不同的身份、年龄、职业及文化层次的不同，因人而异地称呼他们。第一次进入患者家中，应面带微笑，主动向患者及家属作自我介绍，事先准备好开场白，用清晰的思路，纯朴的语言，温和、关怀的语气，真诚、热情的态度与他们交谈。从简短寒暄与问候开始，也可以先从饮食、睡眠等日常生活谈起，以创造温馨和谐的气氛，然后针对要了解的问题进行直接或间接提问。对性格开朗的，可给他们多一点的讲话机会，让其说出自己的意见、观点和感觉，以得到更完整、更全面的资料；对沉默寡言与不愿谈及疾病和有关真实情况的患者，照护人员应采用引导的方法，主动讲解有关疾病的知识，用讨论的方式进行引导或重点询问。交谈时与患者或家属保持恰当的距离，以使人感到舒适的距离和姿势最为合适。态度要和蔼，注意认真倾听，保持目光接触，不要不停地看手机，不要打断对方的话题。

（4）适当使用沉默和心理暗示：在沟通中，要鼓励患者充分表达自己的意愿与想法。然而，照护人员也要学会运用倾听与沉默，恰当应用沉默，会起到"此时无声胜有声"的效果。沉默一般用于沟通中期，主要是给患者提供思考的空间，尤其在患者悲伤时，照护人员如沉默片刻，患者会感到你不仅在认真听他讲述，而且他的讲述已感动了你，同时也增加对照护人员的信赖感；暗示是语言、寓意创造的一种非药物治疗，是心理治疗的方法之一，在某些时候使用暗示，能带来药物达不到的效果。

（5）不同层次的人员采用不同的沟通方式：每个人由于所接受教育和生活经历的不同，会形成不同的知识层次、知识结构、思维方式和价值取向。不同的知识与经历，会使人们产生语言差异、认知差异、价值观差异和处世方式差异等。居家服务过程中，所遇的沟通对象千差万别，不仅是患者所患疾病的不同，家里成员年龄、性格等也存在较大差异，而且还有地域、环境、喜好、信仰、语言表达能力等方面的差异，所以要求照护人员要针对患者的个人情况，采取不同的沟通方法，做到有的放矢，抓住契机进行有效沟通。例如，知识水平高者，大多经常阅读所患疾病的书籍，对每日治疗非常敏感，他们对所服药物的作用、不良反应了解得非常清楚；文化程度低者，由于对疾病认知的缺陷，对自己疾病的预后没有足够的预判，对某些护理操作还会表现出疑惑、紧张情绪，他们把治愈的希望较多地寄托于照护人员；有的对更改治疗方案、更换药物非常敏感，怀疑自己的病情是否恶化、医生是否更换了他的"好药"，等等；此外，在沟通中，还应重视与患者家属的沟通，特别对那种卧床时间长、经济花费多、心情绝望的患者，应给家属以正确的引导，倾听他们的心声，鼓励他们说出内心潜在的心理顾虑，通过与家属的接触，更多地了解患者需要哪一类的心理支持，共同为患者解除思想负担，提高生存、生活质量。亲人和好友的心理支持，对患者建立自信、积极配合治疗护理会起到不可替代的作用。因此，照护人员应依据不同的个体，扮演不同的角色进行沟通，给患者及家属讲解有关方面的知识，用通俗易懂的语言和亲切的口吻给予针对性的介绍，引导患者及家属参与讨论，参与照护计划的制订，并就患者及家属提出的问题进行准确答复，使患者及家属正确理解照护人员的行为，减少误会，达到沟通的目的。

（6）采用有效的提问方法：在与患者或家属的沟通中，适时提出开放式问题，因为此种提问方式，回答范围广泛，可诱导患者说出自己的观点、想法和感受，也可以使患者宣泄内心真实情感，达到心理的平衡。如"老奶奶，您这次发病是什么原因？""您现在哪里不舒服？"等，这种问题不能用"是"或"否"回答，从而使患者有较大的自主权，同时也可以使照护人员获取较多的信息，对制订照护计划更具有针对性。

（7）掌握良好的非语言沟通技巧：照护人员与患者及家属除了依靠语言性沟通外，还要善于运用非语言进行沟通。非语言性的表达方式和行为包括面部表情、身体姿势、语气、语调、手势、眼神的流露和空间位置等。照护人员的一个眼神、一个动作和一些举止会起到语言无法表达的效果。例如，轻轻握住老人的手可使老人感到照护人员对他的关怀，减轻老人孤独与寂寞之感。

2. 护理技术操作中的沟通用语　护理技术操作用语一般分为三大部分，操作前用语、操作中指导性语言及操作后用语等。

（1）操作前用语

①评估用语：操作前应了解患者身心状态及一般情况，对患者进行操作前的评估。

②解释用语：介绍本次操作的目的，即进行什么样的操作，为什么要做，向患者解释清楚，以取得患者的配合；询问患者的生理、心理状态；告诉患者应做什么样的准备工作；讲解简要的操作方法、操作过程中患者可能出现的感觉或不良反应，以缓解患者的紧张与焦虑情绪，鼓励患者提问。

③承诺用语：告诉患者，执行护理操作的态度与愿望，必要时向患者做出承诺与保证，但要实事求是，不能过分夸张承诺的内容。

（2）操作中指导性语言

①指导用语：具体交代患者在操作中配合的方法。

②鼓励用语：使用鼓励性语言，使患者积极配合本次操作。

③安慰用语：使用安慰性语言，转移患者注意力，使操作顺利进行。

④道歉用语：若操作失败，要向患者致歉。

（3）操作后用语

①评价用语：询问患者的感觉，是否达到预期效果。

②指导用语：交代必要的注意事项，指导患者做好自我护理和保健工作。

③感谢用语：操作结束后感谢患者的配合。

护患沟通情景示例

【情景1】

新护士小王，初次入户，由老护士领着熟悉各种护理程序，有一次在为一位卧床的老人刘大爷做居家服务时，医生为刘大爷开了静脉输液，因刘大爷的血管条件不好导致穿刺失败，面对带教老师、患者及家属，她感到很尴尬，不知如何是好。

【情景分析】

新护士输液操作失败或遇到患者不理解、不配合而感到束手无策的情况在居家照护服务中时有发生。遇到这种情况，首先护士要沉着冷静，不要慌张，然后态度诚恳地做出合理的解释，让患者感受到你的真诚，从而缓解尴尬或化解危机。

【沟通技巧参考】

王护士：刘爷爷，真对不起，这针我没给您扎好，让您受痛了（表现出歉意的表情）。

刘爷爷：没关系，是我的血管不太好。

王护士：虽然您说是您的血管不好，但我认为还是我今天的状态不好，有点紧张。看来，我的基本功练得还不够，遇到不好扎的血管心理就有点紧张。

刘爷爷：（微笑，看着带教老师）这小王还挺谦虚的。

王护士：（趁刘大爷能包容新护士操作失败的心理，抓住机会）爷爷，您看这样好不好，我再帮您在另一肢手臂上选选血管，如果我没有把握，就请老师帮您扎，您再给我一次机会好不好？（等待老人或家属应允）

刘爷爷：好的。

王护士：谢谢您给我再试一次的机会。

王护士：（穿刺成功后）刘爷爷，太谢谢您了，是您的理解和支持给了我自信，也是我成功的前提，让我顺利地完成了治疗任务，我回去后好好总结一下，一定加强练习，争取每次穿刺都能一针见血。再一次谢谢您！

【情景 2】

患者，张奶奶，为明确诊断，家庭医生建议去医院做纤维支气管镜检查，要求护士陪同。检查前一天，赵护士入户服务时发现患者神情紧张，恐惧不安，护士进行指导时，应如何与患者沟通。

【情景分析】

气管镜检查是一项常规的介入检查，但由于此项检查有一定的风险，特别是对老年人，更应注意检查过程中会给患者带来不适与痛苦。患者由于对医生操作水平和检查结果的担心，易产生焦虑、恐惧心理，甚至不愿接受检查。

【沟通技巧参考】

赵护士：张奶奶，您好！昨晚睡得怎么样？

张奶奶：睡得不太好，憋气，容易醒来。

赵护士：哦，张奶奶，为了给您明确诊断，医生昨天给您说过，建议您明天去医院做个气管镜检查，并且已经与医院提前联系好了，您准备好了吗？

张奶奶：（担心的表情）这个检查会痛吗？有危险吗？

赵护士：张奶奶，您是不是有些担心？其实气管镜检查没有您想象的那么可怕，现在实施的是一种无痛气管镜检查，检查前会用一些麻醉药，医院的护士还要给您注射镇静药及减少唾液分泌的一些药物，这样，整个检查过程就不会太痛苦，会有一点点不舒服，但能够耐受，我明天会陪您一起去，如果您感到不舒服时，我会在您身边指导您做深呼吸来减轻不适感。据我们了解，为您做检查的是经验非常丰富的李主任，您放心吧。

张奶奶：需要多长时间？

赵护士：检查时间一般都不长，有 10 ~ 20 min 就够了。张奶奶，您明天早晨起床后不要喝水，不要吃饭。检查完 2 h 以后就可以吃饭了。今晚好好休息，明天我会来接您，陪您一起去。

张奶奶：赵护士，经你这么一解释我放心多了，谢谢你！

赵护士：张奶奶，不用谢，这是我应该做的，您还有什么要求和疑问，可以随时给我打电话（给张奶奶留下联系方式）。

【情景 3】

患者，胡某，老年男性，神志清楚，因排尿不畅需要留置导尿。年轻护士小李入户服务时介绍情况后发现患者表现出尴尬、难为情的情形，且迟迟不愿接受导尿操作。这时，护士应如何进行操作前指导，说服患者接受治疗并积极配合操作。

【情景分析】

此患者为男性，给做操作的又是年轻的女护士，留置导尿术不仅会给患者带来一定的痛苦，还会因为暴露隐私使其难为情。在做此项操作前，不仅要说明操作的意义，还要注意保护患者的隐私，消除其紧张、难堪的心理，主动配合治疗。

【沟通技巧参考】

李护士：胡爷爷，您好！听医生说这些天您排尿有些困难，需要留置一个尿管来帮助您排尿，还可以通过留置尿管观察您的排尿情况，我要开始操作了，您准备好了吗？

胡大爷：（茫然的神情）留置尿管是什么意思？

李护士：留置尿管就是把一根经过严格消毒、带有润滑剂的导尿管从尿道口插进膀胱，见到尿液流出来，然后将尿管保留在尿道里帮助排尿的一种操作技术。留置尿管是临床上常用的一项诊疗技术，它不仅能解除因排尿困难造成的痛苦，还可以通过对尿量、尿液性质的观察来指导用药。

胡大爷：麻烦吗？

李护士：这项操作不太麻烦，我爷爷跟您的年龄差不多，有前列腺增生，尿不出尿的时候就让我给他导尿，他还夸我手法轻、动作快。一会儿我给您选一根比较柔软的气囊导尿管，轻轻地把它插进您的尿道，当您感到不舒服时就做几次深呼吸，导出尿液后操作就完成了，也不用胶布固定，整个过程不会让您很痛苦。等病情稳定了，您自己能排尿了，医生就会让我们帮您把尿管拔掉。

胡爷爷：（看看周围的人，难为情地）你们都是女的给男的插吗？

李护士：胡爷爷，我们护士给患者做操作从职业要求来讲一般是不分男女的，如果您有些担心的话，您看这样好不好，一会儿，我让您老伴留在您身边，其他人先回避一下。我相信，在您的配合下，我会很顺利地完成这项操作的。

胡爷爷：那好吧。

李护士：谢谢您的理解！我去准备一下用物，一会儿就给您来操作。

第七章 居家照护服务中常见护理风险与防范

第一节 护理风险的概念

护理风险是指护理人员在护理过程中，可能导致护理对象及护理人员本身发生的护理目的之外的不良事件。它是一种职业风险，即从事医疗护理服务职业，具有一定的发生频率并由该职业者承受的风险，包括经济风险、技术风险、法律风险、人身安全风险等。

医疗卫生领域的护理风险是指护理工作所具有的并由护士承担的风险，其含义是指在护理工作中对患者、工作人员、探视者造成的损害，或被投诉的事件。

家庭护理风险是指在进行家庭护理过程中，所实施的护理行为存在或潜在出现与护理对象、家庭护理机构与护理人员之间因相互期望值差异，甚至发生不良后果的可能性。除具有一般风险的特性外，还具有风险水平高、风险不确定、风险复杂、风险后果严重等特征，并存在于护理工作的各个环节。

第二节 常见护理风险与防范

一、分类

临床上常见的护理风险主要包括：护理差错事故、意外事件、护理纠纷和并发症等。

（一）护理差错事故

护理差错是指凡在护理工作中因责任心不强，粗心大意，不按规章制度办事或技术水平低而发生的过失，对患者产生直接或间接影响，但未造成严重不良后果。护理事故是指凡在护理工作中因责任心不强，不遵守规章制度和技术操作规程，作风粗暴或业务不熟练而给患者带来严重痛苦，造成残废或死亡等不良后果。护理差错分一般差错和严重差错，一般差错是指未对患者造成影响，或对患者有轻度影响，尚未造成不良后果，如违反操作流程，护理记录不准确等。严重差错是指由于护理人员的失职行为或技术过失，给患者造成痛苦，延长治疗时间，如错服、多服、漏服药物，漏做药物过敏试验或做药物过敏试验后未及时观察而又重做等，经短期治疗痊愈，未造成不良后果。护理事故分为3级，一级是指由于护理人员的过失，直接造成患者死亡；二级是促使患者死亡或造成残废；三级是指造成轻度残废或严重痛苦。

（二）意外事件

意外事件常常是由于无法抗拒的因素，导致服务对象出现难以预料和防范的不良后果，例如，有些药物虽然按操作规程进行皮肤过敏试验，但还是会有个别药物过敏试验结果为阴性者发生过敏反应，严重者甚至引起过敏性休克的现象出现。另外，服务对象跌伤、烫伤、自杀也属意外事件的范畴。常见的意外事件如下。

1. 跌倒　跌倒是最常见的护理风险之一，因居家服务的对象，特别是老年患者的平衡稳定性差，肌肉力量明显下降，步态不稳；有的视力下降、视觉的分辨能力低下，容易导致跌倒。

2. 猝死　猝死主要有心源性猝死、中风性猝死、肺源性猝死和噎食性猝死等，其中，90%的猝死为心源性猝死。

3. 自杀　居家长期卧床者，饱受疾病折磨，孤独无助，情绪刺激，有的甚至子女不孝，有纠纷矛盾，家庭重大变故，心理压力过大等，这些都是导致这部分人自杀的主要原因。

（三）护理纠纷

护理纠纷是指护理人员在护理过程中，护患双方出现的争执。护理人员与服务对象接触过程中，由于多种因素的影响，一旦护患关系处理不当就会发生纠纷。如服务对象及其家属对护理人员态度、工作责任心、技术操作的不满意而引发的争执与投诉等。

（四）并发症

在诊疗护理过程中，服务对象发生了现代医学事件能够预见但却不能避免和防范的不良后果被称为并发症，如难免性压疮等。

二、原因

任何护理活动，即使是极为简单或看似微不足道的护理工作，都带有一定的风险性。例如，给某些患者使用静脉化疗药物时，并非护理人员操作技术不当而导致的静脉炎；护理人员按护理常规给予瘫痪患者定时翻身，但受压部位仍发生了病情加重的情况等。在护理工作中一切影响服务对象健康的因素，如工作人员自身因素、环境、设备因素、组织管理因素等都成为护理服务工作中的风险因素。

（一）人为或环境因素

在护理机构中，所有人员、设备、服务都存在着不同程度的风险。人为因素导致的护理风险大多与个人的敬业精神和业务素质有关，如岗位人员责任心不强、政策观念淡薄；临床经验不足，专业水平与岗位职责和质量标准要求不相适应，不能正确判断病情变化，延误服务对象的诊治及护理；对新的操作技能掌握不熟练导致操作失败或失误；护患交流的信息缺失，对护理服务工作解释不到位等，容易导致服务对象及家属对治疗护理产生误解或不满。护理人员法制观念薄弱，忽视服务对象的权益，忽视他们的隐私权和知情同意权，没有及时履行告知义务，地面湿滑致服务对象跌倒等，都是导致护理风险发生的危险因素。

（二）生理、心理因素

接受居家服务的人员一般是卧床时间较长，长达几个月甚至 10 年以上，生活不能自理而导致压疮的发生；有的同时患多种疾病，免疫功能降低易并发严重感染性疾病；有的因脏器储备功能低下，一旦应激则病情迅速恶化发生全身衰竭死亡；由于生活自理能力丧失，常常感到力不从心而悲观失望、沉默寡言、焦虑厌世等而伴发多种心理疾病。

（三）管理因素

管理不严是影响护理安全的重要风险因素。例如，管理者对存在的护理风险缺乏预见性，缺乏识别、分析风险因素的能力，发生不安全事件后，不查找问题的根源，等问题严重了才重视；护理人员安排不合理、服务不到位，各种规章制度或操作规程不健全、不完善，对职责制度、操作常规的落实监控不力；护理人员的基础理论知识和基本技能未定期培训、考核，没有针对性的强化训练措施；护理服务记录真实性、及时性、准确性不够，一旦发生纠纷，护理记录单不能提供有力的法律依据，护理人员十分被动。

（四）护患配合程度

护理服务工作是一项护患双方共同参与的活动，护理活动的正常开展有赖于服务对象及其家属的密切配合与支持。他们的某些动机和行为，能否与护理人员密切合作，是否积极参与具有重要影响。如果服务对象明白自身的病情并与护理人员充分合作，就会获得良好的效果，也使医护过程中的效率大大增加。若服务对象有冒险行为、存在不健康的生活方式或采取不合作态度，护理过程中的风险将会明显上升。此外，老年人因视、听、触觉等感知能力差也会产生不安全因素使护理过程中的风险加大。

（五）护理过失

对于居家照护来说，此项风险潜在危险性较大，因为居住地分散、地点私密、服务内容个性化及某些护理人员不专业等特点，且在服务过程中没有同事商量，没有上级领导监管，对不能"慎独"者，不严格执行操作规程，不认真履行"三查七对"，其服务过程完全是依据从业人员个人经验，对经验不足者，或发生护理过失隐瞒不报者，不能及时处理，其服务风险远远大于机构护理。

（六）其他

在居家服务过程中由于专业护理技术的介入，对于专业性较强的技术操作，如插鼻胃管、导尿管、居家输液等，因环境的特殊性和专业人员水平的差异性，有潜在发生感染与交叉感染的可能。

三、防范措施

（一）意外事件

1. 跌倒

（1）加强宣传与培训工作，包括工作人员、家属等，提高全员防跌倒风险的能力。

（2）教育服务对象及家属跌倒的风险。

（3）将服务对象所需物品放在触手可及的地方。

（4）告知服务对象及家属如何寻求帮助。

（5）必要时应在房间内醒目的位置设置警示标志。

2. 猝死

（1）定期查体：定期查体是筛选出猝死高危人群的有效措施之一，有针对性地进行治疗与预防，以减少猝死的发生。

（2）防止情绪激动：精神刺激、情绪激动是猝死的诱因之一，因此，要注意随时保持心情愉快，情绪稳定。对病情日趋严重者，不要与家属在服务对象面前谈论有关病情、进展与预后。

（3）备好急救药品：居家照护服务中，对有猝死风险者，家里应备有急救药品，并指导急救药品的使用方法，以防止猝死事件的发生。

（4）积极治疗原发病：长期口服普萘洛尔，每日 10～20 mg，对冠心病性猝死的预防有较好效果；血压高者应有效地进行降压治疗；心绞痛急性发作时，常突然出现面色苍白、大汗淋漓、血压下降，特别是出现心律失常时，常是猝死的预兆，及时治疗是预防猝死的关键；平时饮食勿过饱，戒烟酒，保持大便通畅。

3. 自杀

（1）加强安全管理，一旦发现服务对象有自杀行为倾向，应及时与家属做好沟通，指导防范措施，确保人身安全。

（2）提高医患沟通技巧，减少因医源性刺激导致情绪失控所致的意外事件。

（3）教育家属应有安全防患意识，远离刀具、玻璃瓶等危险物品。

（4）经常与家属保持联系，告知家属一旦发现异常行为，及时与家庭护士或家庭医生取得联系。对寂寞、孤独的老年人，劝导子女抽空多陪伴，使老人得到较多的心理慰藉。

（二）护理过失与护理纠纷

（1）对全体护理人员进行质控与安全等教育，树立爱岗敬业精神，对居家护理工作具有强烈的事业心和责任感。

（2）严格遵守各项规章制度，严格自律，恪守慎独，熟练掌握各种仪器的使用与操作技能，努力提高专业水平。

（3）建立严格的培训制度，增强风险意识及法制意识。

（4）认真履行告知义务，如吸痰时告知家属其目的是保持呼吸道通畅，但有可能损伤黏膜导致出血风险则很少有人告之。对自费项目、创伤性操作等需要履行签字手续。

（5）进行各项技术操作时，认真执行操作规程，严格执行"三查七对"制度，无菌操作时应严格按无菌技术操作规程进行。给药时应注意药物配伍禁忌，须两人查对后方可执行。

（6）按规定要求进行巡诊服务，认真观察病情变化，及时书写护理文书。如遇意外、投诉或发生护理纠纷，应及时向业务主管汇报，必要时上报上级领导，不得隐瞒，并保存好现场或相关证据资料。

（三）并发症处理

由于并发症能够预见，所以护理人员需要事先向服务对象及其家属说明，让其有一定的心理准备。当并发症发生时，其服务对象与家属需共同配合医生处理，并采取适当措施，尽最大努力减轻服务对象所遭受的不良后果。

第三节　护理风险管理与评价

一、护理风险管理

护理风险管理是指有组织、有系统地消除或减少护理风险的危害和经济损失。护理工作中任何一个环节的失误，都会直接或间接危害服务对象的健康乃至生命，同时，护理机构和服务人员也将承担经济、法律、人身方面的风险。为了杜绝事故、减少差错、确保服务对象安全，护理人员在决定进行某些护理活动时，必须根据专业经验及服务对象潜在风险所占比例等因素加强风险评估，制订防范措施，实施有效的护理风险管理，将风险降到最低。

（一）护理风险的识别与评估

1. 风险识别　风险识别是护理风险管理的基础，其主要任务是分析、识别护理服务过程中可能出现的风险事件。由于护理服务过程中服务对象的人员素质、病情轻重、检查条件、护理需求等都是一个不确定因素，因此，风险的识别，实际上是对风险的一个动态监测过程。风险识别的方法主要有3种。

（1）从以往积累的资料入手，区分各类风险事件的易发情况、关键环节、人员因素等。

（2）设计专门的调查表，调查关键人员，掌握可能发生风险事件的信息。

（3）对各项护理服务的流程进行分析，全面综合地分析总体的护理风险分布情况。

2. 风险评估　是通过风险识别发现护理服务中可能存在的风险因素，确认风险的性质，获得有关数据，如高风险患者的跌倒评估，化疗患者静脉炎的评估等。并通过对资料和数据的处理，得到关于损失程度和发生概率的信息，为选择处理方法，进行正确的风险管理决策提供依据。

（二）护理风险管理措施

1. **积极预防，防微杜渐**　通过护理风险管理可使护理人员从"怕出错"的意识转变为积极思考"哪里可能出错"的问题，管理者对差错的处置行为改变为对风险的控制行为，将危险管理提高到安全管理的角度，注重质量管理，使各种潜在的风险得到有效控制，做到防微杜渐，积极而超前的风险管理意识比消极的事后处理更全面、更科学。

2. **健全并严格执行各项规章制度**　严格执行规章制度，本身就能有效保证护理服务质量和避免护理风险，最大限度减少乃至杜绝工作中的各种不安全因素。居家照护服务集专业性、技术性、个体差异性、疾病复杂性等特点于一体，客观上造成了护理活动中各项管理制度还不能全面、完善。因此，加强护理风险管理的重点在于发现机制体制上的缺陷，制定确保护理质量和护理安全的标准和规范。建立健全的规章制度，严格执行各项技术操作规程。对违反规章制度的人员及时进行教育，并对事件进行分析，总结经验，吸取教训。主要制度包括：专业人员继续教育制度、培训制度、业务督导制度、差错事故管理制度、工作质量监控与考核制度、巡诊服务制度、满意度调查及公众意见汇集制度等。

3. **防范责任与技术风险**　强化护理人员的教育与培训，加强素质教育。积极改善服务态度和加强风险防范教育，重视对照护服务各环节中潜在风险事件的管理，最大限度降低护理差错的发生率。增强法制观念，学会运用法律手段维护护患双方的合法权益。对高危人群要给予足够的重视和业务指导，避免出现责任及技术风险。

4. **遵循"全人全责"的服务宗旨**　实施护理风险管理的首要目的是减少护理差错的发生，减轻服务对象不必要的损失，确保护理服务的安全性和有效性。护理机构应牢固树立"全人"的理念，把护理对象看成一个整体，对他们急性期后的维持性医疗、基本生活照料、功能维护、长期护理、精神慰藉等多方面的需求进行全面评估，通过医疗、护理、照料资源及照护队伍人员的整合，综合考虑服务时间与服务内容，进行多层次、多角度、全方位的照护服务保障，并体现照护服务的人性化与个性化，确保参保人获得的照护服务及时、连续、优质，降低因碎片化服务而导致的服务脱节或重复无效服务的风险。同时，要做到护理人员素质过硬、责任清晰、服务到位、家属放心。

5. **认真履行护理告知义务**　护患双方应加强沟通，建立新型的护患关系。护理服务工作是一种高风险的职业，要化解职业风险，光靠护理人员的努力是不够的，还需要服务对象本人和家属的理解与配合。在护理服务中，要尊重对方的权利，时刻换位思考，争取服务对象及家属的配合。在进行治疗、护理时，要将操作的目的、注意事项、风险因素告知对方和家属；在进行特殊治疗、护理时要征求服务对象的同意并在告知书上签字后才执行；当对方拒绝治疗、护理时要在护理记录单上签字，并报告上级领导和家庭医生，将护理风险降低到最小限度。

6. **加强质量监控**　护理风险管理是护理质量改进工作的一部分，风险管理计划应与护理质量保证计划同步实施。在强化护理风险意识的同时，护理机构要加强质量监控，加强对基础护理质量、环节质量、终末质量的控制。抓好医嘱查对制度，交接班制度，护理文件书写等工作。同时，明确职责，注意薄弱环节，努力把护理风险控制在最小范围内。

7. 加强"三基"训练　护理机构定期组织理论考试和操作训练考核，实行护理业务骨干交叉巡查、护理管理人员重点抽查制度，及早发现风险点。坚持理论与实践相结合，最大限度地降低护理风险。

8. 其他风险防范措施

（1）对执行专业技术操作要求高（如插鼻胃管、导尿管）的人员必须有 5 年以上的工作经验或在护士长、高年资的护士指导下操作，并经过严格培训达标后方可独立操作。

（2）按医嘱给药，不提倡居家输液，但如病情需要，护士须在医生开写医嘱后方可执行。严格执行无菌操作，认真执行查对制度，并有护理人员守护，输液结束后应及时清理输液用具，按规定处理医用垃圾。

（3）严格执行交接班制度，如护理人员分管的服务对象发生了变化，应做好医疗、护理方案的交接工作，以利于治疗护理的连续性服务。

（4）对带有风险性的诊疗护理措施，应严格履行签约制度。对可能出现的意外情况、并发症等，要详细向服务对象本人或家属说明，并让其签字确认，以避免不必要的误会和医疗纠纷的发生。

二、护理风险管理评价

风险的效果评价是指对风险处理手段的适用性和效益性进行分析、检查、修正和评估。风险处理方案是否为最佳，其效果如何，需要用科学的方法来评价。看风险管理效益的高低，主要看其能否以最小的成本取得最大的安全保障。护理风险管理评价是指在采取各种护理管理措施后，对护理风险的预防所起的作用进行评价。主要评价风险管理的措施是否全面、方法是否得当，是否起到了预期的效果等。护理机构应根据自己的实际情况，建立护理风险管理的评价制度，设计评价量表，进行定期评价，通过评价结果反馈，完善风险管理的内容。

附录 A 青岛市长期护理保险政策

QDCR－2018－001001

青岛市人民政府文件

青政发〔2018〕12 号

青岛市人民政府关于印发
青岛市长期护理保险暂行办法的通知

各区、市人民政府，青岛西海岸新区管委，市政府各部门，市直各单位：
  现将《青岛市长期护理保险暂行办法》印发给你们，请认真贯彻执行。

青岛市人民政府
2018 年 2 月 28 日

（此件公开发布）

青岛市长期护理保险暂行办法

第一章　总　则

第一条　为积极应对人口老龄化，不断完善与经济社会发展相协调的社会保障体系，满足失能失智人员基本照护需求，根据《人力资源社会保障部办公厅关于开展长期护理保险制度试点的指导意见》（人社厅发〔2016〕80号）、《山东省人民政府办公厅关于试行职工长期护理保险制度的意见》（鲁政办字〔2017〕63号）和《青岛市社会医疗保险办法》（青岛市人民政府令第235号）有关规定，结合本市实际，制定本办法。

第二条　长期护理保险（以下简称"护理保险"）为因年老、疾病、伤残等导致丧失自理能力的完全失能人员和重度失智人员提供基本生活照料及与基本生活密切相关的医疗护理服务或者资金保障；为半失能人员、轻中度失智人员和高危人群，以项目的形式提供身体功能维护等训练和指导，延缓失能失智。

护理保险分为职工护理保险和居民护理保险。职工社会医疗保险参保人应同步参加职工护理保险，居民社会医疗保险参保人应同步参加居民护理保险。

第三条　建立完善以护理保险为基础，以社会救助、商业保险、慈善事业为补充，各类社会保障制度相衔接的多层次护理保障体系。

第四条　市、区（市）人力资源社会保障部门负责长期护理保险制度的组织实施和监督管理工作。市、区（市）社会保险经办机构具体负责护理保险资金筹集、支付和经办管理工作。

民政部门负责对提供长期护理服务的养老服务机构进行行业管理，统筹配置养老服务资源，做好护理保险与民政救助制度衔接工作。

卫生计生部门负责对提供长期护理服务的医疗机构进行行业管理，并给予医疗护理服务技术指导。

财政部门负责做好护理保险相关资金保障和监督管理等工作。

残疾人联合会负责做好护理保险与残疾保障制度衔接工作。

保险监管部门负责对相关商业保险机构的护理保险经办行为进行监管。

发展改革、物价、食品药品监管、教育、公安、审计、电子政务、总工会等单位应当按照各自职责，协同人力资源社会保障部门做好本办法的实施工作。

各区（市）政府要将护理保险事业纳入经济社会发展规划，在组织实施、经费投入、人员配置等方面，对护理保险工作予以积极支持，加大对护理保险事业的投入，逐步提高护理保障水平。各区（市）政府应当组织做好辖区内居民参保、政策宣传等工作。

第二章　资金筹集

第五条　护理保险资金按照"以收定支、收支平衡、略有结余"的原则筹集，建立动态调整机制。

护理保险资金执行社会保险基金管理制度，实行市级统筹。职工护理保险资金和居民护理保险资金，实行收支两条线，纳入财政专户管理，专款专用，任何单位和个人不得挤占、挪用。

第六条 职工护理保险资金主要通过以下渠道筹集：

（一）按照基本医疗保险缴费基数总额 0.5% 的比例，从职工基本医疗保险统筹基金中按月划转。

（二）按照基本医疗保险个人缴费基数 0.2% 的比例，从应划入在职职工本人医疗保险个人账户的资金中按月代扣。

（三）按照每人每年 30 元标准，财政予以补贴。

（四）按照《青岛市社会医疗保险办法》第三十四条第一项规定，从职工基本医疗保险历年结余基金中一次性划转。

（五）接受社会捐赠。

第七条 居民护理保险资金的筹集，按照《青岛市社会医疗保险办法》第三十四条第二项规定执行。

第八条 护理保险资金筹集标准由市人力资源社会保障部门会同市财政、民政、卫生计生等部门，根据经济社会发展情况、保障范围和水平、护理服务成本等因素适时进行调整，报市政府批准后实施。

第三章 资金管理

第九条 护理保险资金不得支付应由医疗保险、工伤保险、生育保险支付的，或者应由第三人依法负担的医疗、护理、康复等照护费用。

第十条 建立职工居民护理保险调剂金，每年从职工和居民护理保险资金中分别按不超过 5% 的比例划取，统一调剂使用。

第十一条 建立延缓失能失智预防保障金，每年从职工和居民护理保险资金中分别按不超过 1% 的比例划取，接受社会各界捐赠，统一用于延缓失能失智预防工作。具体管理办法由市人力资源社会保障部门会同市财政、民政、卫生计生等部门另行制定。

第四章 服务内容与形式

第十二条 建立全人全责护理服务模式和无缝衔接的护理服务保障机制，为失能失智人员提供及时、连续、整合式的照护服务。

第十三条 服务内容主要包括急性期后的健康管理和维持性治疗、长期护理、生活照料、功能维护（康复训练）、安宁疗护、临终关怀、精神慰藉等基本照护服务。

第十四条 根据失能人员多样化照护需求，确定以下服务形式：

（一）专护。由开设医疗专护区的护理服务机构提供长期在院照护服务。

（二）院护。由开设医养院护区的护理服务机构提供长期在院照护服务。

（三）家护。由护理服务机构照护人员通过上门形式，提供长期居家照护服务。

（四）巡护。由护理服务机构（含一体化管理村卫生室）照护人员通过上门形式，提供巡诊照护服务。

第十五条　根据失智人员多样化照护需求，确定以下服务形式：

（一）长期照护。由开设失智专区的护理服务机构提供长期照护服务。

（二）日间照护。由开设失智专区的护理服务机构提供日间托管照护服务。

（三）短期照护。由开设失智专区的护理服务机构提供短期托管照护服务。短期托管时间原则上一个自然年度内累计不超过60天。

第十六条　护理保险服务内容与形式由市人力资源社会保障部门根据失能失智人员疾病特点、失能状况、照护需求及护理保险制度运行等情况适时调整。

第五章　待遇标准

第十七条　护理保险待遇设置等待期，执行社会医疗保险等待期有关规定。

第十八条　参保人申请护理保险待遇，须经过长期照护需求等级评估，根据评估等级享受相应待遇。长期照护需求等级评估办法由市人力资源社会保障部门会同市民政、卫生计生、财政等部门另行制定。

第十九条　参保职工可申办本办法第十四、第十五条规定的服务形式。

一档缴费成年居民、少年儿童和大学生可申办本办法第十四条规定的专护、院护、巡护和第十五条规定的长期照护、短期照护服务形式。

二档缴费成年居民可申办本办法第十四条规定的巡护服务形式。

第二十条　参保人按以下标准享受护理保险待遇：

（一）参保职工发生的符合规定的基本生活照料和与基本生活密切相关的医疗护理费用，报销比例为90%。

（二）参保居民发生的符合规定的医疗护理费用，一档缴费成年居民、少年儿童和大学生报销比例为80%，二档缴费成年居民报销比例为70%。

巡护期间发生的出诊费、治疗费、医用耗材等费用由护理保险基金按上述标准支付，期间发生的药品、检查检验等费用，按医疗保险门诊大病、门诊统筹有关规定结算。

第二十一条　护理保险待遇由市人力资源社会保障部门会同财政部门，根据护理服务供给能力、资金收支情况等因素适时调整，报市政府批准后实施。

第六章　服务管理与监督检查

第二十二条　对护理服务机构实行定点协议管理。市人力资源社会保障部门负责制定定点协议管理细则，并向社会公布。

定点护理服务机构应当具备为失能失智人员提供急性期后健康管理和维持性治疗、长期护理、生活照料、功能维护（康复训练）等整合式照护服务的能力，原则上为二级及以上住院定点医疗机构、专业护理服务机构和社区定点医疗机构。

第二十三条　社会保险经办机构对定点护理服务机构发生的长期护理费用，按照"以收定支、收支平衡、略有结余"原则，以护理保险年度资金预算为基础，按照人头包干定额结算和评估等级限额结算相结合的办法进行结算。

第二十四条　人力资源社会保障部门、社会保险经办机构应当加强对定点护理服务机构遵守有关法律、法规、规章、服务协议等情况的监督检查，对违反有关管理规定发生的护理费用不予支付，并按规定予以处理。

第二十五条　社会保险经办机构应建立和完善公共参与机制，实施护理服务机构信息公开制度，建立延缓失能失智预防项目管理和传播平台，对护理服务机构实施动态管理，对护理保险实行标准化管理，引入具有资质的商业保险机构参与护理保险经办服务，创新完善护理保险公共服务机制，探索志愿者照护服务"时间银行"储蓄管理模式。

第二十六条　定点护理服务机构及其工作人员、护理保险参保人骗取护理保险待遇或者资金，以及违反护理保险管理规定的，按照《青岛市社会医疗保险办法》有关规定处理。

第二十七条　加强护理保险信息化建设，实现护理保险照护需求评估、护理服务申请与提供、待遇支付、结算拨付、护理服务机构和人员管理等全流程网上运行和信息共享，全面提升护理保险服务、经办管理的信息化、智能化、精细化、标准化水平。

第二十八条　市人力资源社会保障部门协同市民政、卫生计生等部门推进长期护理服务体系建设，引导社会力量、社会组织参与长期护理服务，鼓励专业护理服务机构、社区嵌入式小型微型连锁护理服务机构发展，支持护理服务机构平台建设，促进长期护理服务产业发展。

第二十九条　建立护理保险服务队伍能力建设机制，强化护理服务从业人员技能培训和能力提升，培训费用从就业补助金或者福彩公益金中列支。鼓励对家庭照料者进行照护技能培训，提升其照护能力。

第七章　附　则

第三十条　职工和居民护理保险分类分步推进。其中，职工医疗护理和生活照料等待遇在全市同步实施；居民医疗护理待遇在全市同步实施，生活照料等待遇根据资金筹集情况适时推进。

第三十一条　已参加社会统筹的离休人员符合条件的，可按照规定申办护理保险的服务形式。符合规定的医疗护理费由离休人员医疗基金支付。生活照料费用按照国家有关规定执行。

第三十二条　本办法自 2018 年 4 月 1 日起施行，有效期至 2020 年 3 月 31 日。《青岛市长期医疗护理保险管理办法》（青人社发〔2014〕23 号）同时废止。

抄送：市委各部委，市人大常委会办公厅，市政协办公厅，市法院，市检察院，中央、省驻青单位，驻青部队领导机关，各民主党派，人民团体。

青岛市人民政府办公厅　　　　　　　　　　　2018 年 2 月 28 日印发

QDCR-2018-012003

青岛市人力资源和社会保障局
青岛市卫生和计划生育委员会
青 岛 市 民 政 局

文件

青人社规〔2018〕3 号

关于印发《青岛市长期照护需求等级
评估实施办法》的通知

各区市人力资源社会保障局、卫生计生局、民政局，各有关单位：

现将《青岛市长期照护需求等级评估实施办法》印发给你们，请认真贯彻执行。

青岛市人力资源和社会保障局
青岛市卫生和计划生育委员会
青岛市民政局
2018 年 3 月 15 日

青岛市长期照护需求等级评估实施办法

为保障我市长期护理保险制度顺利实施，推进养老服务业健康发展，逐步建立科学合理、公平公正的第三方评估机制，根据《青岛市人民政府关于印发青岛市长期护理保险暂行办法的通知》（青政发〔2018〕12号）、《青岛市人民政府关于加快推进养老服务业发展的实施意见》（青政发〔2016〕36号），制定本办法。

第一条　评估对象

（一）因疾病、年老、伤残等原因生活不能自理已达或预期达6个月以上，申请护理保险待遇的身体失能的长期护理保险参保人。

（二）申请政府失能补贴、居家服务，以及轮候入住公办养老机构的城乡居民。

（三）享受政府运营补助政策的养老机构入住的本地户籍老年人。

第二条　评估机构

评估机构应是依法独立登记的企事业单位或社会组织，且具备以下条件：

（一）至少配备2名评估师。评估师应为从事临床医疗、护理或康复专业5年以上，具有中级及以上职称且经过长期照护评估专门培训的医生和护士。评估师负责评估工作及组织管理。

（二）至少配备4名评估员。评估员应具有医疗、护理、康复等专业背景，或从事养老服务、长期照护工作2年以上，具有大专及以上学历，且经过长期照护评估专门培训。评估员在评估师的指导下具体开展评估业务。

（三）具有独立开展评估工作的办公场所、设施和符合主管部门要求的信息管理系统。

在我市专业评估机构建立之前，申请护理保险待遇人员的评估工作，暂由政府公开招标采购中标开展社商合作的商业保险公司承担；申请其他待遇人员的评估工作，由民政部门确定的评估机构承担。

第三条　评估内容、标准和等级

评估内容包括"日常生活活动""精神状态""感知觉与沟通""社会参与""疾病状况""特殊医疗护理需求""营养状况""家庭经济情况""生活环境状况"等（具体内容及标准见附件1）。

评估等级分为0级、一级、二级、三级、四级、五级6个级别，对应国家民政行业标准《老年人能力评估》，0级为能力完好，一级对应轻度失能，二级、三级对应中度失能，四级、五级对应重度失能。

业务主管部门可根据实际管理需要和业务特点适当简化或调整评估内容和标准。

第四条　评估程序

（一）申请与受理

申请护理保险待遇的人员，可向自愿选定的长期护理保险定点护理服务机构提出申请，填写《青岛市长期照护需求等级评估申请表》（附件2），由定点护理服务机构按照《日常生活能力评定量表》进行初步筛查。经筛查符合条件的，通过信息系统向评估机构提交评估申请。申请人对初筛结果有异议的，可直接向评估机构提出评估申请。

申请其他待遇的人员，应向民政部门确定的评估机构提出评估申请，由评估机构根据民政部门有关规定，做出受理或不予受理决定。

（二）评估实施

1. 首次评估

首次评估分为现场评估和综合评估两个阶段。评估机构应自受理申请之日起，在20个工作日内完成两个阶段的评估工作，做出评估结论。

（1）现场评估。由2名评估人员实施，其中1人须具备医疗、护理或康复专业背景。对护理保险参保人的评估，评估机构必须派评估人员登门实施；申请其他待遇人员的评估，可由监护人陪同到评估机构实施。

评估人员应提前通知评估对象准备好病历等资料，评估时监护人应在现场。评估人员按规定评估，进行视频录像，如实记录情况，填写相关表格。信息提供者应在相关表格签名。

（2）综合评估。由评估师组织至少3名评估人员，对现场评估案例逐一进行审核讨论，确定评估结果，并出具《青岛市长期照护需求等级评估结果告知书》（附件3）。对有望康复或降低评估等级的评估对象，应确定评估有效期，有效期一般为6个月，最长不超过12个月，有效期满需重新评估。

评估材料（含录像）由评估机构妥善保管，以备后续评估、争议处理或监督检查时使用。

2. 后续评估

评估有效期满或已确定评估等级，但随年龄增长、病情恶化等因素导致身体状况发生变化的，可申请后续评估。后续评估申请原则上应在前一次评估1年后提出；申请人因病情需要长期保留胃管、气管套管、胆道外引流管、造瘘管、深静脉置管等各种管道或因各种原因导致长期昏迷的，可提前申请。后续评估的程序与首次评估相同。

3. 评估结果告知

评估机构应在做出评估结论2个工作日内，将评估结果告知初筛机构或申请人，申请人应在《青岛市长期照护需求等级评估结果告知书》（附件3）上签收。

（三）争议处理

申请人对评估结果有异议的，可自收到《青岛市长期照护需求等级评估结果告知书》之日起5个工作日内向原评估机构书面提出复核申请。评估机构应在接到复核申请之日起20个工作日内，重新安排评估人员进行复核，并做出复核结论。复核时，参加第一次评估的人员应当回避。

申请人对复核结论有异议的，可在收到复核结论之日起5个工作日内，向相关部门提出复审申请，其中市南、市北、李沧区的护理保险待遇申请人，向市社会保险经办机构提出复审申请，其他区（市）护理保险待遇申请人向所在区（市）社会保险经办机构提出复审申请，申请其他待遇的人员向区（市）民政部门提出复审申请。负责复审的部门应在受理复审之日起20个工作日内组织专家进行复审，做出复审结论。复审结果为最终结论。

申请人在接到评估结果5个工作日后提出异议的，相关部门不再受理复核、复审申请。

第五条 评估结果使用

各有关部门、单位、申请人根据以下规定使用评估结果，落实或享受相关政策待遇：

（一）护理保险待遇申请人评估等级为三、四、五级的，可按规定享受护理保险待遇，其他等级不享受护理保险待遇。

（二）街道办事处（镇政府）、村（居）委会根据评估结果为辖区困难失能老人办理失能补贴、安排居家养老服务或轮候入住公办养老机构。

（三）享受政府运营补助的养老机构，凭入住本机构老年人的评估结果，向民政部门申领运营补助。

第六条 管理与监督

（一）评估工作主管部门应加强对评估工作及评估机构的监督管理，与评估机构签订相关协议或合同，受理投诉举报，处理违规行为，对因违规等各种原因已不具备评估条件的机构，解除承担评估任务的相关协议。探索以政府购买服务的方式，委托相关行业协会参与对评估工作的监督管理。

（二）评估机构应加强评估管理工作，制定评估管理制度，明确工作流程，加强评估人员业务培训，严格按规定实施评估，确保评估质量，接受有关部门监管。评估机构应当组织本机构评估人员参加相关行业协会或社会组织举办的长期照护评估专门培训。

（三）评估工作主管部门根据业务职能逐步建立完善长期照护需求评估信息管理系统和统一的信息管理平台，实现信息共享。

第七条 其他

（一）重度失智人员享受长期护理保险待遇的评估办法另行制定。

（二）本办法由市人力资源和社会保障局、市卫生计生委、市民政局根据各自职能负责解释。

（三）本办法自2018年4月1日起施行，有效期至2020年3月31日。

附件：1. 青岛市长期照护需求等级评估表

2. 青岛市长期照护需求等级评估申请表

3. 青岛市长期照护需求等级评估结果告知书

附件 1

青岛市长期照护需求等级评估表

申请人姓名____________________

评估表编号____________________

评估类别　□首次评估
□后续评估第________次评估（含首次）
□争议评估（□复核　□复审）

____________年________月________日

A. 基本情况调查

A.1 基本信息

A.1.1 姓名			A.1.2 性别	1 男　2 女	☐
A.1.3 出生日期	年　月　日		A.1.4 民族	1 汉族　2 少数民族＿＿＿＿	☐
A.1.5 身份证号			A.1.6 社保卡号		
A.1.7 户籍所在地			A.1.8 居住地		
A.1.9 文化程度	1 文盲　2 小学　3 初中　4 高中/技校/中专　5 大学专科及以上　6 不详				☐
A.1.10 婚姻状况	1 未婚　2 已婚　3 丧偶　4 离婚　5 未说明的婚姻状况				☐
A.1.11 经济状况	A.1.11.1 人员类别	1 离休　2 退休（含退职）　3 在职　4 低保户 5 低保边缘户　6 城乡特困人员　7 其他＿＿＿＿＿＿＿			☐
	A.1.11.2 医疗费用支付方式	1 职工基本医疗保险　2 居民基本医疗保险　3 医疗救助 4 商业医疗保险　5 自费　6 其他			
A.1.12 生活环境	A.1.12.1 居住状况	1 与子女同住　2 与其他亲属同住 3 空巢（有或无子女，有配偶）　4 独居 5 已入住养老机构　6 其他			☐
	A.1.12.2 居住安全	1 居所安全设施完备，无须改进 2 可改进的不安全因素： 3 不可改进的不安全因素：			☐
	A.1.12.3 居住楼层	1 一或二楼较方便　2 三楼以上无电梯　3 楼房有电梯			☐
	A.1.12.4 洗浴设施	1 独用　2 合用　3 无			☐
A.1.13 家庭支持	A.1.13.1 家庭支持状况	1 提供足够的物质和情感支持　2 仅提供物质支持 3 仅提供情感支持　4 缺乏物质和情感支持			☐
	A.1.13.2 家庭经济状况	1 家庭年收入 2 万以下 2 家庭年收入 2 万～5 万（不含 5 万） 3 家庭年收入 5 万～10 万（不含 10 万） 4 家庭年收入 10 万～20 万（不含 20 万） 5 家庭年收入 20 万及以上			☐
	A.1.13.3 照护者身份	1 配偶　　　2 子女　　　3 亲戚朋友 4 保姆　　　5 无照护者　　6 其他			☐
	A.1.13.4 照护者或被评估者对照护方式的意见	1 居家照护　　2 日间照护　　3 入住机构			☐

A. 2 健康状况

<table>
<tr><td rowspan="18">A. 2. 1
疾病
状况</td><td>A. 2. 1. 1
就医方式</td><td colspan="2">1 居家医疗　2 外出就诊　习惯就医地点为_____</td><td>□</td></tr>
<tr><td rowspan="12">A. 2. 1. 2
神经系统</td><td>疾病类别或名称</td><td>程度或主要并发症</td><td></td></tr>
<tr><td rowspan="2">□脑血管疾病、中枢神经系统感染</td><td>1 左侧偏瘫　2 右侧偏瘫　3 左侧上肢　4 左侧下肢
5 右侧上肢　6 右侧下肢　7 全瘫　　　　8 其他____</td><td>□</td></tr>
<tr><td>1 肌力 0 级　2 肌力Ⅰ级　3 肌力Ⅱ级　4 肌力Ⅲ级
5 肌力Ⅳ级　6 肌力Ⅴ级</td><td>□</td></tr>
<tr><td rowspan="2">□运动障碍与神经变性疾病（运动神经元疾病等）</td><td>1 运动障碍　2 感觉障碍　3 吞咽障碍　4 呼吸障碍
5 截瘫　　　6 其他____</td><td>□</td></tr>
<tr><td>1 肌力 0 级　2 肌力Ⅰ级　3 肌力Ⅱ级　4 肌力Ⅲ级
5 肌力Ⅳ级　6 肌力Ⅴ级</td><td>□</td></tr>
<tr><td>□癫痫</td><td>1 大发作　2 小发作　3 精神运动发作　4 其他____</td><td>□</td></tr>
<tr><td>□帕金森综合征</td><td>1 震颤　2 活动障碍　3 僵直　4 其他____</td><td>□</td></tr>
<tr><td>□认知功能障碍与痴呆</td><td>1 轻度　2 中度　3 重度</td><td>□</td></tr>
<tr><td>□其他</td><td></td><td></td></tr>
<tr><td rowspan="3">A. 2. 1. 3
心血管系统</td><td>□高血压病</td><td>1 高血压病 1 级　2 高血压病 2 级　3 高血压病 3 级</td><td>□</td></tr>
<tr><td>□冠心病</td><td>1 心功能Ⅰ级　2 心功能Ⅱ级
3 心功能Ⅲ级　4 心功能Ⅳ级</td><td>□</td></tr>
<tr><td>□其他</td><td></td><td></td></tr>
<tr><td rowspan="4">A. 2. 1. 4
呼吸系统</td><td>□慢性阻塞性肺疾病</td><td>1 肺功能Ⅰ级（基本正常）　　2 肺功能Ⅱ级（稍有减退）
3 肺功能Ⅲ级（显著减退）　　4 肺功能Ⅳ级（严重损害）
5 肺功能Ⅴ级（呼吸衰竭）</td><td>□</td></tr>
<tr><td>□肺心病</td><td>1 心功能Ⅰ级　2 心功能Ⅱ级
3 心功能Ⅲ级　4 心功能Ⅳ级</td><td>□</td></tr>
<tr><td>□肺纤维化</td><td>1 早期　2 中后期</td><td>□</td></tr>
<tr><td>□其他</td><td></td><td></td></tr>
</table>

续表

A.2.1 疾病 状况	A.2.1.5 内分泌系统	□糖尿病	1 糖尿病 1 型　　2 糖尿病 2 型	□
			1 糖尿病眼病　2 糖尿病坏疽　3 糖尿病肾病　4 其他____	□
		□甲状腺疾病	1 甲状腺危象　2 其他____	□
		□其他		
	A.2.1.6 消化系统	□消化性溃疡	1 出血　2 穿孔　3 幽门梗阻　4 恶变　5 其他____	□
		□消化道出血	1 呕血　2 黑粪　3 昏厥　4 休克　5 贫血　6 发热	
		□肝、胆疾病	1 肝硬化　2 胆石症　3 胆囊炎	□
		□其他		
	A.2.1.7 泌尿系统	□慢性肾功能 不全	1 代偿期　2 功能不全期　3 衰竭期　4 尿毒症期	□
		□前列腺疾病	1 感染　2 肥大	□
		□其他		
	A.2.1.8 运动系统	□骨质疏松	1 轻度　2 重度	□
		□骨折	1 上肢　2 下肢　3 髋部　4 脊柱　5 其他____	□
			1 坠积性肺炎　2 下肢深静脉血栓形成　3 压疮	□
		□骨关节病	1 活动障碍　2 关节轻度变形　3 多个关节严重变形 4 其他____	□
		□其他		
	A.2.1.9 感觉系统	□白内障	1 失明　2 光感　3 其他____	□
		□视网膜病变	1 失明　2 光感　3 其他____	□
		□其他		
	A.2.1.10 其他疾病	□恶性肿瘤	1 恶病质　2 其他____	□
		□其他		
A.2.2 特殊医 疗护理 需求	A.2.2.1 近 2 年医药费 使用情况	1 年均 5 千元以下　　　　　　　　　2 年均 5 千～1 万（不含 1 万） 3 年均 1 万～2 万（不含 2 万）　　4 年均 2 万元及以上		□
	A.2.2.2 最 后一次出院 护理级别	1 特级护理　2 一级护理　3 二级护理　4 三级护理		□
	A.2.2.3 意 识状态	1 清醒　2 模糊　3 嗜睡　4 昏迷　5 其他____		□

A.2.2 特殊医疗护理需求	A.2.2.4 管道留置	1 鼻胃管　2 导尿管　3 气管套管　4 其他____	☐
	A.2.2.5 呼吸机使用情况（有创/无创）	1 持续使用　2 间断使用　3 其他____	☐
	A.2.2.6 压疮	1 可疑的深部组织损伤　2 Ⅰ期　3 Ⅱ期　4 Ⅲ期　5 Ⅳ期　6 不明确分期	☐
	A.2.2.7 近2年住院	1 无　2 有1次　3 有2次　4 有3次　5 有4次及以上	☐
A.2.3 近30天内意外事件	A.2.3.1 跌倒	1 无　2 发生过1次　3 发生过2次　4 发生过3次及以上	☐
	A.2.3.2 噎食	1 无　2 发生过1次　3 发生过2次　4 发生过3次及以上	☐
	A.2.3.3 自杀	1 无　2 发生过1次　3 发生过2次　4 发生过3次及以上	☐
	A.2.3.4 走失	1 无　2 发生过1次　3 发生过2次　4 发生过3次及以上	☐
	A.2.3.5 其他		
A.2.4 营养状况	A.2.4.1 过去3个月中，是否因食欲不振，咀嚼或吞咽困难，消化不良等问题导致进食量越来越少？	1 厌食　2 食欲不振　3 食欲正常	☐
	A.2.4.2 近3个月体重变化	1 体重减轻 >3 kg　2 体重减轻 1~3 kg　3 体重无改变　　4 不清楚	☐
	A.2.4.3 身体质量指数（BMI）体重（kg）／身高（m）^{2}	1 BMI < 18.5　　2 18.5≤BMI < 24　3 24≤BMI < 28　4 28≤BMI≤32　5 BMI > 32	☐
	A.2.4.4 小腿围（CC）（cm）（若无BMI）	1 CC < 31　2 CC≥31	☐

A.3 信息提供者及联系人信息

A.3.1 信息提供者与被评估者的关系	1 配偶　2 子女　3 其他亲属　4 雇佣照顾者　5 其他	☐
A.3.2 联系人（主要监护人）	姓名：　　　　1 配偶　2 子女　3 其他	☐
A.3.3 联系人电话		
A.3.4 信息提供者签名		

说明：此表选项可做多项选择。

B. 能力评估

B.1 日常生活活动评估表

B.1.1 进食：指用餐具将食物由容器送到口中、咀嚼、吞咽等过程	☐分	10分，可独立进食（在合理的时间内独立进食准备好的食物）
		5分，需部分帮助（进食过程中需要一定帮助，如协助把持餐具）
		0分，需极大帮助或完全依赖他人，或通过鼻饲管进食
B.1.2 洗澡	☐分	5分，准备好洗澡水后，可自己独立完成洗澡过程
		0分，在洗澡过程中需他人帮助
B.1.3 修饰：指洗脸、刷牙、梳头、刮脸等	☐分	5分，可自己独立完成
		0分，需他人帮助
B.1.4 穿衣：指穿脱衣服、拉拉链、穿脱鞋袜、系鞋带等	☐分	10分，可独立完成
		5分，需部分帮助（能自己穿脱，但需他人帮助整理衣物、系扣/鞋带、拉拉链）
		0分，需极大帮助或完全依赖他人
B.1.5 大便控制	☐分	10分，可控制大便
		5分，偶尔失控（每周＜1 次），或需要他人提示
		0分，完全失控
B.1.6 小便控制	☐分	10分，可控制小便
		5分，偶尔失控（每天＜1 次，但每周＞1 次），或需要他人提示
		0分，完全失控，或留置导尿管
B.1.7 如厕：包括去厕所、解开衣裤、擦净、整理衣裤、冲水	☐分	10分，可独立完成
		5分，需部分帮助（需他人搀扶去厕所、需他人帮忙冲水或整理衣裤等）
		0分，需极大帮助或完全依赖他人

B.1.8 床椅转移	□分	15分，可独立完成
		10分，需部分帮助（需他人搀扶或使用拐杖）
		5分，需极大帮助（2人，能坐）
		0分，完全依赖他人
B.1.9 平地行走	□分	15分，可独立在平地上行走（可用辅助器具）
		10分，需部分帮助（因肢体残疾、平衡能力差、过度衰弱、视力等问题，在一定程度上需他人搀扶）
		5分，需极大帮助（因肢体残疾、平衡能力差、过度衰弱、视力等问题，在较大程度上依赖他人搀扶，或坐在轮椅上自行移动）
		0分，完全依赖他人
B.1.10 上下楼梯	□分	10分，可独立上下楼梯
		5分，需部分帮助（需他人搀扶，或扶着楼梯、使用拐杖等）
		0分，完全依赖他人
B.1.11 日常生活活动总分	□分	上述10个项目得分之和
B.1.12 日常生活活动分级	□级	0 能力完好：总分100分
		1 轻度受损：总分65～95分
		2 中度受损：总分45～60分
		3 重度受损：总分≤40分

B.2 精神状态评估表

B.2.1 认知功能：此项绝大多数失能人员无法配合	测验	"我说三样东西，请重复一遍，并记住，一会儿会问您"：苹果、手表、国旗
		（1）画钟测验："请在这儿画一个圆形时钟，在时钟上标出10点45分"
		（2）回忆词语："现在请您告诉我，刚才我要您记住的三样东西是什么？"答：_____、_____、_____（不必按顺序）
	评分□分	0分，画钟正确（画出一个闭锁圆，指针位置准确），且能回忆出2～3个词
		1分，画钟错误（画的圆不闭锁，或指针位置不准确），或只回忆出0～1个词
		2分，已确诊为认知障碍，如老年痴呆
B.2.2 攻击行为	□分	0分，无身体攻击行为（如打/踢/推/咬/抓/摔东西）和语言攻击行为（如骂人、语言威胁、尖叫）
		1分，每月有几次身体攻击行为，或每周有几次语言攻击行为
		2分，每周有几次身体攻击行为，或每日有语言攻击行为

B.2.3 抑郁症状	□分	0分，无
		1分，情绪低落、不爱说话、不爱梳洗、不爱活动
		2分，有自杀念头或自杀行为
B.2.4 精神状态总分	□分	上述3个项目得分之和
B.2.5 精神状态分级	□级	0 能力完好：总分为0分 1 轻度受损：总分为1分 2 中度受损：总分2~3分 3 重度受损：总分4~6分

B.3 感知觉与沟通评估表

B.3.1 意识水平	□分	0分，神志清醒，对周围环境警觉
		1分，嗜睡，表现为睡眠状态过度延长。当呼唤或推动其肢体时可唤醒，并能进行正确的交谈或执行指令，停止刺激后又继续入睡
		2分，昏睡，一般的外界刺激不能使其觉醒，给予较强烈的刺激时可有短时的意识清醒，醒后可简短回答提问，当刺激减弱后又很快进入睡眠状态
		3分，昏迷，处于浅昏迷时对疼痛刺激有回避和痛苦表情；处于深昏迷时对刺激无反应（若评定为昏迷，直接评定为重度失能，可不进行以下项目的评估）
B.3.2 视力：若平日带老花镜或近视镜，应在佩戴眼镜的情况下评估	□分	0分，能看清书报上的标准字体
		1分，能看清楚大字体，但看不清书报上的标准字体
		2分，视力有限，看不清报纸大标题，但能辨认物体
		3分，辨认物体有困难，但眼睛能跟随物体移动，只能看到光、颜色和形状
		4分，没有视力，眼睛不能跟随物体移动
B.3.3 听力：若平时佩戴助听器，应在佩戴助听器的情况下评估	□分	0分，可正常交谈，能听到电视、电话、门铃的声音
		1分，在轻声说话或说话距离超过2米时听不清
		2分，正常交流有些困难，需在安静的环境或大声说话才能听到
		3分，讲话者大声说话或说话很慢，才能部分听见
		4分，完全听不见
B.3.4 沟通交流：包括非语言沟通	□分	0分，无困难，能与他人正常沟通和交流
		1分，能够表达自己的需要及理解别人的话，但需要增加时间或给予帮助
		2分，表达需要或理解有困难，需频繁重复或简化口头表达
		3分，不能表达需要或理解他人的话

B.3.5 感知觉与沟通分级	□级	0 能力完好：意识清醒，且视力和听力评为 0 或 1，沟通评为 0 1 轻度受损：意识清醒，但视力或听力中至少 1 项评为 2，或沟通评为 1 2 中度受损：意识清醒，但视力或听力中至少 1 项评为 3，或沟通评为 2；或嗜睡，视力或听力评定为 3 及以下，沟通评定为 2 及以下 3 重度受损：意识清醒或嗜睡，但视力或听力中至少 1 项评为 4，或沟通评为 3；或昏睡/昏迷

B.4 社会参与评估表

B.4.1 生活能力	□分	0 分，除个人生活自理外（如饮食、洗漱、穿戴、二便），能料理家务（如做饭、洗衣、擦玻璃、铺床等）或当家管理事务（如钱财管理）
		1 分，除个人生活自理外，能做家务（如洗碗、叠被、整理衣物等），但欠好，家庭事务安排欠条理
		2 分，个人生活能自理；只有在他人帮助下才能做些家务，但质量不好
		3 分，个人基本生活事务能自理（如饮食、二便），在督促下可洗漱
		4 分，个人基本生活事务（如饮食、二便）需要部分帮助或完全依赖他人帮助
B.4.2 脑力或体力运作能力	□分	0 分，原来熟练的脑力工作或体力技巧性工作可照常进行
		1 分，原来熟练的脑力工作或体力技巧性工作能力有所下降
		2 分，原来熟练的脑力工作或体力技巧性工作明显不如以往，部分遗忘
		3 分，对熟练工作只有一些片段保留，技能全部遗忘
		4 分，对以往的知识或技能全部磨灭
B.4.3 时间/空间定向	□分	0 分，时间观念（年、月、日、时）清楚；可单独出远门，能很快掌握新环境的方位
		1 分，时间观念有些下降，年、月、日清楚，但有时相差几天；可单独来往于近街，知道现住地的名称和方位，但不知回家路线
		2 分，时间观念较差，年、月、日不清楚，可知上半年或下半年；只能单独在家附近行动，对现住地只知名称，不知道方位
		3 分，时间观念很差，年、月、日不清楚，可知上午或下午；只能在左邻右舍间串门，对现住地不知名称和方位
		4 分，无时间观念或不能单独外出

续表

B.4.4 人物定向	□分	0分，知道周围人们的关系，知道祖孙、叔伯、姑姨、侄子、侄女等称谓的意义；可分辨陌生人的大致年龄和身份，可用适当称呼
		1分，只知家中亲密近亲的关系（包括经常服务的医务人员、社工、护理员等），不会分辨陌生人的大致年龄，不能称呼陌生人
		2分，只能称呼家中人，或只能照样称呼，不知其关系，不辨辈分
		3分，只认识常同住的亲人，可称呼子女或孙子女，可辨熟人和生人
		4分，只认识保护人，不辨熟人和生人
B.4.5 社会交往能力	□分	0分，参与社会，在社会环境有一定的适应能力，待人接物恰当
		1分，能适应单纯环境（如社区日间照料中心、养老机构内环境等），主动接触人，初见面时难让人发现智力问题，不能理解隐喻语
		2分，脱离社会，可被动接触，不会主动待人，谈话中很多不适词句，容易上当受骗
		3分，勉强可与人交往，谈吐内容不清楚，表情不恰当
		4分，难以与人接触
B.4.6 社会参与总分	□分	上述5个项目得分之和
B.4.7 社会参与分级	□级	0 能力完好：总分0~2分 1 轻度受损：总分3~7分 2 中度受损：总分8~13分 3 重度受损：总分14-20分

照护需求等级评估结果

1 现场评估

维度分级	1.1 日常生活活动：□级	1.2 精神状态：□级
	1.3 感知觉与沟通：□级	1.4 社会参与：□级

2 综合评估

2.1 综合评估标准	0级（能力完好）： 　　日常生活活动、精神状态、感知觉与沟通分级均为0，社会参与分级为0或1 一级（轻度失能）： 　　日常生活活动分级为0，但精神状态、感知觉与沟通中至少1项分级为1及以上；或社会参与分级为2及以上；或日常生活活动能力为1，精神状态、感知觉与沟通、社会参与中至少有1项分级为0或1

续表

2.1 综合评估标准	二级（中度失能1）： 　　日常生活活动能力为1，但精神状态、感知觉与沟通、社会参与均为2；或有1项为3 三级（中度失能2）： 　　日常生活活动能力为2，且精神状态、感知觉与沟通、社会参与其中1项的分级为2以下 四级（重度失能1）： 　　日常生活活动能力和精神状态为2，感知觉与沟通、社会参与均大于等于2；或日常生活活动能力为2，精神状态为3 五级（重度失能2）： 　　日常生活活动能力为3，或处于昏迷状态的可直接确定为五级
2.2 综合评估结论	□0级（能力完好）　　□一级（轻度失能）　　□二级（中度失能1） □三级（中度失能2）　　□四级（重度失能1）　　□五级（重度失能2） <div align="right">本次评估有效期　　　月</div>
现场评估员签名_____、_____； 综合评估人员（评估师）签名_____、_____、_____。 <div align="right">年　　　月　　　日</div>	

注：本评估表由评估机构存档。

附件 2

青岛市长期照护需求等级评估申请表

年 月 日

姓 名		性别		出生年月		文化程度	
曾经主要职业		婚姻状况		子女情况	____子____女		
社保类别	□职工 □居民		身份证号				
现住址			联系电话				
所属街道居委会							

申请人简要病史：

拟申请服务形式：□专护 □院护 □家护 □巡护 □其他_____

　　温馨提示：根据有关规定，失能者申请享受某种社会保障待遇，必须接受专业人员对本人的经济状况、生活环境、病情及自理能力的评估。相关工作人员将登门调查生活环境等情况，并实施查看病历资料、询问病情、查体等工作，根据需要，可能还要录音、录像及采集指纹信息等，申请人及家属应给予积极配合。不予配合、无法完成相关评估和确认工作的，将终止待遇核准。

　　□本人已认真阅读上述内容，理解并愿意配合做好上述工作。

　　　　　　　　　　　　　　申请人签字：　　　　　　监护人签字：
监护人与申请人关系：

　　　　　　　　　　　　　　　　　　　　　　　　　　年 月 日

受理机构（部门）意见：
　　　（公章）

　　　　　　　　　　　　　　　　　　　　　　负责人签字：
　　　　　　　　　　　　　　　　　　　　　　　年 月 日

注：本表由受理机构（部门）负责发放并指导申请人填写。由照护机构受理的一式 3 份，照护机构、评估机构、申请人各 1 份；由评估机构受理的一式 2 份，评估机构与申请人各 1 份。

附件3

青岛市长期照护需求等级评估结果告知书

姓名		性别		年龄		身份证号 （或社保卡号）	
评估结论 （已包含失智症提高等级）				□0级（能力完好）　　　□一级（轻度失能） □二级（中度失能1）　□三级（中度失能2） □四级（重度失能1）　□五级（重度失能2） 本次评估有效期　　个月			
护理保险服务形式：□专护　　　□院护　　　□家护　　　□巡护 □其他_____							
						评估机构： 　　　　　年　　月　　日	
						签收人签名： 　　　　　年　　月　　日	

注：本表由申请人、初筛机构和评估机构各存档1份。

青岛市人力资源和社会保障局办公室　　　　2018年3月15日印发

QDCR－2018－012004

青岛市人力资源和社会保障局 青 岛 市 财 政 局 文件

青人社规〔2018〕4 号

关于实施《青岛市长期护理保险暂行办法》
有关问题的通知

各区市人力资源社会保障局、财政局，各定点护理服务机构，各有关单位：

为贯彻落实《青岛市人民政府关于印发青岛市长期护理保险暂行办法的通知》（青政发〔2018〕12 号）（以下简称《暂行办法》），确保长期护理保险（以下简称"护理保险"）制度稳健运行，现就有关问题通知如下：

一、护理保险待遇资格

（一）参加职工社会医疗保险的参保人，应同步参加职工护理保险；参加居民社会医疗保险的参保人，应同步参加居民护理保险。参加护理保险且享受医疗保险统筹待遇的参保人，经评估符合条件的，可按规定享受护理保险待遇。

（二）参保人医疗保险中断缴费的，中断缴费期间和等待期内不享受护理保险待遇。参保人补缴医疗保险费的，自享受医疗保险统筹待遇之月起享受护理保险待遇。参保人医疗保险统筹待遇享受类别发生变化的，按不同待遇享受类别时间段分段享受护理保险待遇。

（三）参保职工补缴医疗保险费的，应在补记医疗保险个人账户时，补扣应从个人账户代扣的护理保险资金。

（四）护理保险年度执行社会医疗保险年度有关规定。

（五）参保人享受专护、院护、家护、长期照护、日间照护、短期照护待遇期间，不得同时享受住院、异地医疗、门诊大病、门诊统筹、意外伤害等其他社会医疗保险待遇；参保人享受巡护待遇期间，不得同时享受住院、异地医疗、意外伤害等其他社会医疗保险待遇。

二、长期照护需求等级评估

参保人申请护理保险待遇，应进行长期照护需求等级评估。

（一）失能人员需求等级评估

因年老、疾病、伤残等原因长期卧床、生活不能自理，已达或预期达 6 个月以上的失能人员，应按照《关于印发〈青岛市长期照护需求等级评估实施办法〉的通知》（青人社规〔2018〕3 号）（以下简称《评估办法》）的规定实施评估。政府公开招标采购中标的商业保险公司暂作为青岛市护理保险第三方评估机构，负责市南区、市北区、李沧区、崂山区、城阳区、西海岸新区失能人员评估工作。

1. 参保人或家属应携带社保卡、病历资料向自愿选定的定点护理服务机构或其连锁机构提出申请，并填写《青岛市长期照护需求等级评估申请表》。定点护理服务机构接到申请后，应认真核对参保人身份，及时安排医护人员按照《日常生活能力评定量表》（附件 1，以下简称《评定量表》）对参保人进行初筛；其中，对无病历资料的，定点护理服务机构应安排医保家庭医生参与初筛并出具《医保家庭医生意见书》（附件 2）。对评分小于或等于 60 分的，在收到申请之日起 3 个工作日内，按规定将评分情况和申请信息通过一体化系统提交给评估机构实施评估；参保人或家属对定点护理服务机构初筛结果有异议的，可按规定直接向评估机构提出评估申请。

2. 评估机构应按照《评估办法》规定，及时完成评估工作，做出评估结论，并出具《评估结果告知书》。《评估结果告知书》应明确评估等级、有效期及可享受的护理保险服务形式。《评估结果告知书》通过社保一体化系统反馈参保人自愿选定的定点护理服务机构。

即墨区、胶州市、平度市、莱西市失能人员评估工作，在未确定第三方评估机构前，暂由社保经办机构负责实施，并参照上述流程办理。

（二）失智人员需求等级评估

患阿尔茨海默症、血管性痴呆等疾病导致生活不能自理的重度失智人员，应按照《关于将重度失智老人纳入长期护理保险保障范围并实行"失智专区"管理的试点意见》（青人社发〔2016〕27 号）规定实施评估，评估工作由社保经办机构确定的失智诊断评估机构，作为青岛市护理保险第三方评估机构负责实施。

（三）第三方评估机构及评估人员管理

1. 承担失能人员评估业务的第三方评估机构，应按照《评估办法》要求，配备专业化评估队伍，至少配备 1 名专职或兼职副主任医（护）师及以上职称临床医疗护理专家担任评估工作指导专家；应制定评估工作管理制度，明确评估受理、实施、查询、争议处理等工作流程和操作规范；应加强评估业务全过程管控，保证评估质量；应将评估人员信息报社保经办机构备案，未备案人员不得从事护理保险失能评估工作。

2. 承担失智人员评估业务的第三方评估机构应设立记忆门诊，安排至少2名副主任医师及以上职称临床医学专家担任评估专家，并由其中1人具体负责相关管理工作，评估专家有关信息按规定报社保经办机构备案，未备案人员不得从事护理保险失智评估工作。

3. 评估机构及其评估人员在评估过程中，应坚持真实、全面、客观、公正的原则。社保经办机构对评估机构和评估人员实行动态管理，对因各种原因不适宜承担评估工作的，取消评估机构或评估人员评估资格。

三、护理服务形式及申办条件

（一）失能人员护理服务形式及办理条件

评估等级为三、四、五级的失能人员，可按下列规定申请专护、院护、家护或巡护服务：

1. 申请专护服务的，评估等级应为五级，近12个月内医疗保险统筹金和护理保险资金支付额超过5000元，且符合以下条件之一：

（1）因病情需长期保留气管套管、胆道等外引流管、造瘘管、深静脉置管等管道（不包括鼻饲管及导尿管）的；

（2）因神经系统疾病或外伤等原因导致昏迷、全身瘫痪、偏瘫、截瘫，双下肢肌力或单侧上下肢肌力均为0级的；

（3）其他经社保经办机构认定符合专护条件的。

2. 申请院护、家护服务的，评估等级应为三、四、五级，近24个月内医疗保险统筹金和护理保险资金支付额超过5000元或近12个月内医疗保险统筹金和护理保险资金支付额超过3000元，且符合以下条件之一：

（1）有以下慢性疾病或情况：脑卒中后遗症（至少一侧下肢肌力为0～Ⅲ级）、帕金森病（重度）、重症类风湿性关节炎晚期（多个关节严重变形）或其他严重慢性骨关节病等影响持物和行走、植物人、恶病质；

（2）需长期保留胃管、尿管等各种管道；

（3）骨折长期不愈合，合并慢性重病；

（4）各种原因导致长期昏迷、全身瘫痪或截瘫；

（5）其他经社保经办机构认定符合条件的。

3. 申请巡护服务的，评估等级应为三、四、五级。

（二）失智人员护理服务形式及办理条件

经评估为重度失智的人员可按规定申请长期照护、日间照护或短期照护。

（三）参保人参保类别发生变化且需变更护理服务形式的，应按规定重新核定。

四、照护服务要求

定点护理服务机构应秉持"以人为中心"的理念，根据参保人疾病状况、评估等级和实际需求，按照"全人全责"护理服务模式要求，统筹配置照护服务资源，提供及时的、连续的急性期后的健康管理和维持性治疗、长期护理、生活照料、功能维护（康复训练）、安宁疗护、临终关怀、精神慰藉等整合式基本照护服务。

（一）联网登记

1. 定点护理服务机构接到《评估结果告知书》后，应及时告知申请人，并为符合条件者办理联网登记，开展照护服务。自登记之日起，参保人按规定享受护理保险待遇。

2. 参保人在核准有效期内，中途结算或其他原因撤床后需再次护理的，可到原定点护理服务机构办理联网登记；需变更定点护理服务机构的，直接到新的定点护理服务机构办理联网登记。

3. 联网登记之前发生的费用，护理保险资金不予支付。因参保人原因未及时办理联网登记的，联网登记之前发生的费用由本人负担；因定点护理服务机构原因未及时办理联网登记的，登记前的相关费用由定点护理服务机构承担。

（二）照护服务管理

1. 定点护理服务机构应加强在床人员管理，建立建床、撤床登记簿和在床人员一览表。

2. 专护、院护、失智专区按照住院管理有关规定提供医疗护理服务，家护按照社区卫生管理有关规定提供医疗护理服务，生活照料等照护服务按照养老服务等有关规定执行。参保人入住承担院护业务的定点护理服务机构并办理巡护的，按照院护模式提供照护服务；参保人居家或入住其他养老机构并办理巡护的，按照家护模式提供照护服务。

3. 医保医师对每位家护、巡护患者每月至少巡诊1次，护士每周至少巡诊1次，其中，在村卫生室办理巡护的，医生或护士每周至少巡诊1次；对病情变化的，及时巡诊或协助转诊。具体照护服务内容和时间，由参保人或家属根据实际需求，与定点护理服务机构协商确定。护士、养老护理员、社工及康复人员等照护人员上门服务时，应按规定使用护理保险移动终端APP，如实上传服务时间及服务内容，服务结束后应由参保人或其照护者确认。

4. 医保医师应当为院护、失智专区、家护、巡护患者建立门诊病历，为专护患者建立住院病历。护士和其他照护人员应根据患者及其家庭具体情况和需求制订并执行照护计划，及时进行记录。患者在床期间，病历、照护计划、护理记录单等由定点护理服务机构集中保管。终止服务并办理结算后，应将《评估申请表》《评定量表》《评估结果告知书》复印件、病历、检查检验报告、照护计划、护理记录单等材料一并归档保存，保存期不少于2年。

5. 定点护理服务机构应规范使用药品、耗材、服务项目，优先使用基本药物、常规耗材和服务项目；确需使用范围外药品、耗材和诊疗项目的，应经参保人或家属签字同意；提供特需照护服务或超过居家照护规定服务时间的，应征得参保职工或家属同意并签字确认，未经参保职工或家属签字同意所发生的相关费用由定点护理服务机构承担。应加强药品耗材发放管理，建立登记制度，向家护、巡护患者发放口服药品和耗材的，应填写《药品耗材发放记录单》，由参保人或其照护者签字确认。

6. 市南、市北、李沧三区定点护理服务机构家护、巡护服务半径为4千米，其他区市可根据实际情况适当调整。

五、结算管理要求

（一）定点护理服务机构与参保人结算

参保职工发生的基本生活照料和与基本生活密切相关的医疗护理费用，参保居民发生的医疗护理费用，由护理保险资金按规定支付。

1. 专护、院护、失智专区结算

参保人办理专护、院护、失智专区期间，发生的符合基本医疗保险"三个目录"支付范围的医疗护理相关费用，按规定比例进行结算。参保职工发生的基本生活照料等相关费用，根据评估等级、月度限额标准、实际床日和收费情况据实结算，超过月度限额标准部分由个人自负。评估等级为三、四、五级的，月度限额标准（含个人自负部分，下同）分别为660元/月（22元/天）、1050元/月（35元/天）和1500元/月（50元/天）；重度失智参保职工发生的基本生活照料等相关费用，对应评估等级五级标准结算，月度限额标准为1500元/月（50元/天），日间照护为750元/月（25元/天）。入住承担院护业务的定点护理服务机构并享受巡护待遇的参保职工发生的符合基本医疗保险"三个目录"支付范围的医疗护理相关费用，按规定比例进行结算，发生的基本生活照料等相关费用按照院护有关规定结算。

2. 家护、巡护结算

参保职工办理家护、巡护期间，发生的符合《青岛市长期护理保险家护、巡护支付范围》（附件3）统筹使用包项目（以下简称"统筹包"）的相关费用，由护理保险资金按规定支付；发生的符合个人使用包项目（以下简称"个人包"）的相关费用，根据评估等级、服务时间、小时结算标准据实结算。超出支付范围、规定服务时间或小时结算标准的费用由个人自负。参保职工评估等级为三、四、五级的，每周可享受3、5、7小时的基本照护服务待遇。

参保居民办理巡护，发生的符合基本医疗保险"三个目录"支付范围的医疗护理费用由护理保险资金按规定支付。

（二）社保经办机构与定点护理服务机构结算

1. 社保经办机构与定点护理服务机构结算时，对参保职工专护、院护及失智专区医疗护理费、家护及巡护统筹包费用，以及参保居民医疗护理费实行"定额包干，超支不补"的结算管理办法。根据护理服务形式、定点护理服务机构资质与服务能力，分别确定包干标准。对专护、院护、失智专区、家护费用实行床日包干管理，对巡护费用实行年度包干管理。市南、市北、李沧、崂山、城阳、西海岸新区、即墨七区包干额度按下列标准执行。专护：三级医院210元/天，二级医院180元/天，其中，气管切开患者300元/天；院护、长期照护、短期照护：65元/天；家护、日间照护：50元/天；巡护：参保职工2500元/年，一档缴费成年居民、少年儿童、大学生2200元/年，二档缴费成年居民1500元/年。其中，家护结算标准与护理机构护理服务实际完成情况挂钩，每月结算时，护理机构实际结算患者，每月护士人均服务次数达到4次的，按包干标准100%执行；每月护士人均服务次数少于4次的，按包干标准80%执行。专护包干额度是指医疗护理费用总额（超标准床位费除外，离休人员床位费标准按相关规定执行），其他护理服务形式包干额度是指统筹范围内费用总额。胶州、莱西、平度三市根据本地实际情况确定包干结算标准，报市社保经办机构备案后实施。定点护理服务机构应根据参保人病情合理统筹使用包干费用，不得将包干标准分解到参保人个人，不得限制基本医疗护理需求，不得推诿参保人。

2. 社保经办机构对参保职工专护、院护、失智专区基本生活照料等相关费用，根据当期结算人数、评估等级、月度限额标准、实际照护床日和收费情况据实拨付；对参保职工家护、巡护个人包相关费用，根据当期结算人数、评估等级、规定服务时间、结算床日、照护服务情况和收费情况据实拨付；对超过限额标准部分，护理保险资金不予支付。

（三）结算管理要求

1. 定点护理服务机构应每3个月与参保人办理中途结算，因病情变化或其他原因结束护理服务的应及时结算。家护、巡护结算时，小时结算标准按50元/小时执行（含个人自负部分），不足半小时的以半小时计算（25元/半小时）。应及时上传护理保险费用明细，按照实际发生费用与其结算，按规定收取应由个人自负的费用，开具符合规定的票据并打印《青岛市长期护理保险结算单》，由参保人或家属签字确认。医疗保险个人账户可支付护理保险个人自负部分。参保职工由非定点护理服务机构提供照护服务发生的照护费用，护理保险资金不予支付。

2. 参保人在床期间，在本市定点医院发生的急诊医疗费，急诊留观时间不足24小时的，经定点护理服务机构审核同意，相关医疗费用可按规定纳入护理保险结算；急诊留观时间超过24小时或不足24小时抢救无效死亡的，按照基本医疗保险有关规定结算。

3. 定点护理服务机构不得伪造服务项目、虚报服务时间，骗取护理保险资金，增加参保人负担；不得将床位费（专护除外）、伙食费、特需服务费等应由参保人自负的范围外费用纳入护理保险资金支付。

4. 定点护理服务机构应于每月10日前，将上月与参保人结算的护理保险费用结算单及汇总表报送区（市）社保经办机构。社保经办机构对报送的月结算材料进行审核，根据实际结算床日、包干额度、月度限额标准、服务时间和扣罚违规金额等计算护理保险资金实际拨付金额，经财务审核后，于当月月底前通过网上银行予以拨付。

六、基础管理

（一）定点护理服务机构应设置护理保险管理科，由专人负责护理保险业务管理工作。定点护理服务机构应按规定将医生、护士、养老护理员、社工人员、康复人员等照护人员信息报社保经办机构备案，人员流动及岗位变动的应及时办理变更手续。定点护理服务机构应加强照护人员培训，不断提高照护服务能力和水平。

（二）定点护理服务机构应安排医生或护士，专人具体负责评估申请工作，按规定进行初筛，并在《评定量表》上签字确认。应建立评估结果登记簿，接到评估机构网上反馈的《评估结果告知书》后及时打印，交付参保人或家属并由其签字确认。

（三）定点护理服务机构应根据管理和服务能力，合理安排和承接护理保险业务，确保服务质量。人员、设施、设备等应与服务数量和质量相匹配。医保家庭医生可在定点护理服务机构及其连锁机构范围内多点备案，每位家庭医生同期管理的家护人数不得超过30人，不承担门诊统筹签约的家庭医生管理的家护人数不超过60人；每位护士同期管理家护人数不得超过 30 人。

（四）参保人入住其他养老机构、残疾人托养机构等照护服务机构的，符合条件的可按规定纳入家护、巡护管理。定点护理服务机构应与相关照护服务机构签订合作协议，并报社保经办机构备案。

（五）护理服务收费价格实行市场调节。定点护理服务机构应规范护理服务收费管理，收费标准应在本机构显要位置公示，按规定向社保经办机构备案，并在规定的信息平台向社会公开。其中，承担院护业务定点护理服务机构的床位费、伙食费一并纳入备案和公示范围。定点护理服务机构应按备案的标准收费；调整收费标准的，应重新备案。

（六）社保经办机构应对在床患者和定点护理服务机构进行日常检查，及时受理投诉举报。对定点护理服务机构违反规定和服务协议发生的费用，经查实后，在与定点护理服务机构月结算的拨付额中按规定予以扣除。

（七）社保经办机构、第三方评估机构、定点护理服务机构原则上每半年对在床人员失能失智情况进行复核，复核采取普查或抽查方式。

七、财务管理

（一）定点护理服务机构应严格执行《青岛市医疗保险定点医疗机构资金财务管理办法》（青医保管〔2007〕30 号）和《关于进一步加强定点社区卫生服务机构医保财务管理的通知》（青医保管〔2009〕7 号）等文件规定，规范财务管理工作。

（二）定点护理服务机构应在"应收医疗款"下设"长期护理保险医疗费"和"长期护理保险照护服务费"科目。参保人撤床结算时，定点护理服务机构应以医疗护理费/医疗费、在院基本生活照料费/居家照护费收据记账联和《青岛市长期护理保险结算单》中的医疗费统筹支付额和照护服务费为记账依据，分别在"应收医疗款——长期护理保险医疗费""应收医疗款——长期护理保险照护服务费"科目借方核算；收到社保经办机构拨款时，以"青岛市长期护理保险统筹金拨付单"为记账依据，在"应收医疗款——长期护理保险医疗费""应收医疗款——长期护理保险照护服务费"科目贷方核算。

（三）定点护理服务机构与参保人结算时，应如实一次性开具医疗护理费/医疗费、在院基本生活照料费/居家照护费收据交参保人或家属，收据内容要详细注明费用总额及项目明细，同时还应列明护理保险统筹支付额和个人自负额。

八、离休人员有关事宜

（一）符合条件的离休人员可申请专护、院护、失智专区服务，并应按规定实施评估。

（二）离休人员接受专护、院护、失智专区医疗护理期间，发生的符合规定的医疗护理费先从个人账户金支付，个人账户金不足时由离休人员医疗统筹金支付。专护实际床位费超出普通床位结算标准以上部分，按照离休人员床位结算标准单独结算，不纳入定点护理服务机构床日包干管理。离休人员基本生活照料待遇按照国家有关规定执行。

九、其　他

（一）护理保险资金实行市级统筹，市级统筹相关事宜按医疗保险有关规定执行。护理保险财政补贴资金由市与区市两级财政按 1：1 比例负担。职工护理保险资金单独设立财政专户管理，原在职工基本医疗保险财政专户存储的长期护理保险历史结余资金，根据专户存款的存储状态划转护理保险专户。建立护理保险延缓失能失智预防保障金，自《暂行办法》实施之日起暂按 1% 的比例分别从职工和居民护理保险资金中提取，统一用于延缓失能失智预防工作。《暂行办法》实施后，不再执行《关于青岛市社会医疗保险办法实施后基金管理有关问题的通知》（青人社办字〔2016〕107 号）"长期护理保险已引入商业保险经办的区市，统筹金划转金额按照合作协议规定执行"的规定。

（二）对新申请护理保险待遇的失能人员，自 2018 年 4 月 1 日起按规定进行评估；对正在享受护理保险待遇的人员，自 2018 年 4 月 1 日起，依参保人申请进行评估，10 月 1 日前完成，对未提出申请的失能人员评估等级统一核定为三级；10 月 1 日前失能失智人员统一按评估等级三级享受相关待遇。10 月 1 日起根据本人实际评估等级享受待遇，重度失智人员按照失能人员评估等级五级享受待遇。

（三）本通知自 2018 年 4 月 1 日起施行，有效期至 2020 年 3 月 31 日。《关于规范长期医疗护理保险经办管理有关问题的通知》（青人社字〔2014〕74 号）、《关于长期医疗护理保险申办管理有关问题的补充通知》（青社保函〔2015〕10 号）、《关于调整护理保险医疗专护、社区巡护结算标准的通知》（青人社字〔2017〕32 号）、《关于离休人员享受长期医疗护理保险待遇有关问题的通知》（青社保函〔2017〕60 号）同时废止。

附件：1. 日常生活能力评定量表
　　　2. 医保家庭医生意见书
　　　3. 青岛市长期护理保险家护、巡护支付范围

青岛市人力资源和社会保障局
青岛市财政局
2018 年 3 月 15 日

附件1

日常生活能力评定量表

项目	评定标准	评分	
		分值标准	护理机构评分
1. 进食	较大或完全依赖	0	
	需部分帮助（夹菜、盛饭）	5	
	全面自理	10	
2. 洗澡	依赖	0	
	自理	5	
3. 梳洗修饰	依赖	0	
	自理（能独立完成洗脸、梳头、刷牙、剃须）	5	
4. 穿衣	依赖	0	
	需一半帮助	5	
	自理（系开纽扣、开关拉链和穿鞋）	10	
5. 控制大便	昏迷或失禁	0	
	偶尔失禁（每周<1次）	5	
	能控制	10	
6. 控制小便	失禁或昏迷或导尿	0	
	偶尔失禁（<1次/24小时；>1次/周）	5	
	能控制	10	
7. 如厕	依赖	0	
	需部分帮助	5	
	自理	10	
8. 床椅转移	完全依赖	0	
	需大量帮助（2人），能坐	5	
	需小量帮助（1人），或监护	10	
	自理	15	

项目	评定标准	评分	
		分值标准	护理机构评分
9. 行走	不能	0	
	在轮椅上独立行动	5	
	需1人帮助（体力或语言督导）	10	
	独自步行（可用辅助器具）	15	
10. 上下楼梯	不能	0	
	需帮助	5	
	自理	10	
合计		100	

附件 **2**

医保家庭医生意见书

（失能人员申请护理保险长期照护需求等级评估用）

申请人姓名		性别		年龄		身份证号	
住址						联系电话	
家属姓名		与申请人关系		联系电话			

医保家庭医生意见：

1. 日常生活自理情况

《日常生活能力评定量表》评分：

　　　□自理　　　　　□部分自理　　　　□不能自理

2. 家庭医生意见（含病情描述、临床诊断及医学建议，对生活不能自理者应说明导致失能的原因）：

家庭医生签字：

年　　　月　　　日

定点护理服务机构意见：

（护理保险业务专用章）_____

经办人签字：

年　　　月　　　日

注：本表一式4份，申请人、家庭医生、定点护理服务机构、评估机构各1份。

附件 3

青岛市长期护理保险家护、巡护支付范围

第一部分 统筹使用包项目

（维持性治疗及耗材）

服务类别	序号	服务项目
医疗服务	1	医师服务（巡诊、查体、制订或调整医疗计划、实施治疗等）
	2	药品
	3	检查检验
	4	耗材
	5	吸氧
	6	防褥疮气垫使用费
	7	其他

注：医疗服务类第 7 项："其他"指符合基本医疗保险三个目录的项目。

第二部分 个人使用包项目

（长期护理、生活照料、功能维护及其他照护服务）

服务类别	序号	服务项目
医疗护理	1	护士巡诊
	2	生命体征监测
	3	各种注射（输液）
	4	动静脉血标本采集
	5	二便标本采集
	6	换药
	7	叩背排痰
	8	雾化吸入
	9	吸痰护理
	10	鼻饲管置管
	11	鼻饲管护理
	12	口腔护理
	13	导尿

续表

服务类别	序号	服务项目
医疗护理	14	膀胱冲洗
	15	留置导尿护理
	16	尿潴留护理
	17	灌肠
	18	物理降温
	19	口服给药
	20	眼、耳、鼻给药
	21	阴道给药
	22	直肠给药
	23	皮肤外涂药
	24	造瘘口护理
	25	其他护理服务
生活照料	1	饮食照料
	2	排泄照料
	3	清洁照料
	4	口腔清洁
	5	会阴护理
	6	擦浴
	7	洗澡照料
	8	更换一次性尿袋、肛袋
	9	人工取便
	10	肠胀气、便秘护理
	11	失禁护理
	12	协助更衣及指导
	13	协助更换体位
	14	协助肢体被动活动及指导
	15	居室消毒
	16	安全保护或安全转移
	17	其他基本生活照料项目
功能维护（康复训练）	1	语言训练
	2	吞咽训练

服务类别	序号	服务项目
功能维护 （康复训练）	3	床上移动训练
	4	站立训练
	5	轮椅转移训练
	6	行走训练
	7	认知能力训练
	8	日常生活能力训练
	9	肢体摆放及指导
	10	翻身训练及指导
	11	叩背排痰指导
	12	预防压疮指导
	13	预防噎食吞咽障碍指导
	14	预防跌倒、坠床、烫伤指导
	15	其他康复训练项目
其他服务	1	药物管理和服用督导
	2	陪同就医
	3	健康生活指导和心理疏导

注：1. 医疗护理类的第 25 项："其他护理服务" 指其他由护士执行的符合基本医疗保险支付范围的护理或治疗项目及适合社区层面开展的其他基本护理项目。

2. 生活照料类的第 3 项："清洁照料" 指除会阴护理、洗澡照料、擦浴等专业护理类之外的其他清洁照料。

3. 功能维护（康复训练）类的第 15 项："其他康复训练项目" 指符合基本医疗保险支付范围的物理治疗、康复和中医及民族医诊疗项目及其他必需的基本的适合社区层面开展的康复训练项目。

4. 服务项目的具体内容及人员服务资质按国家有关规定执行；国家没有规定的，按长期照护、养老等有关行业协会确定的规范和标准执行。

5. 巡护期间发生的药品、检查检验等费用，按医疗保险门诊大病、门诊统筹有关规定结算，不纳入护理保险统筹使用包管理。

青岛市人力资源和社会保障局文件

青人社办字〔2016〕81 号

关于长期医疗护理保险医疗护理服务
实行标准化管理的通知

各区、市社会保险经办机构，各护理服务机构，各有关单位：

为了进一步推进我市长期医疗护理保险工作，切实维护失能患者的医疗护理权益，根据《青岛市社会医疗保险办法》（青岛市人民政府令第 235 号）、《青岛市长期医疗护理保险管理办法》（青人社发〔2014〕23 号）等规定，决定对长期医疗护理保险医疗护理服务实行标准化管理。现就有关问题通知如下：

一、管理目标

通过对医疗护理服务全市统一实行标准化、规范化、精细化管理，促使护理服务机构为失能患者提供的医疗护理服务有目标、有计划、有执行、有评价、有监督，确保失能患者获得的医疗护理服务到位、有序、规范、标准，切实保障失能患者的医疗护理服务需求，提升护理保险基金支出效能。

二、管理内容

（一）建立护理服务综合评估制度

护理服务机构应建立护理服务综合评估制度，对收治的失能患者进行综合评估。综合评估内容包括基本情况评估（如性别、年龄、过敏史、家族史等）、生活状况评估（如饮食、睡眠、排便、排尿等）、生命体征评估（如体温、脉搏、呼吸、血压等）、心理社会评估（如情绪、思维等）、跌倒风险评估（如自理能力、肢体活动、跌倒史等）、体格检查（如皮肤黏膜、呼吸系统、生殖系统等）、置管与治疗情况（如胃管、尿管、造瘘管等）7 个方面，评估人员同时填写《护理服务对象综合评估表》（附件 1）。通过综合评估，明确失能患者主要的健康问题和医疗护理服务需求。综合评估结果作为护理服务机构为失能患者制订个性化护理服务计划的重要依据。

（二）制订个性化的护理服务计划

护理服务机构应根据护理服务综合评估结果，为失能患者制订个性化的护理服务计划。护理服务计划应包括患者需要护理的主要问题、采取的具体护理措施、家护巡护护理服务时间频次、预期的护理目标等。护理服务计划可由医护人员制订，也可由医生、护士、护理人员、营养师等组成的团队制订，同时填写《护理服务计划与评价表》（附件 2）。护理服务机构要严格按照制订的个性化护理服务计划为失能患者提供医疗护理服务。

（三）适时评价护理服务计划

护理服务机构要严格执行护理服务计划，不断规范护理服务行为，认真记录患者生命体征、给药护理、口腔护理、皮肤护理、排痰护理、管道护理等具体护理内容及过程，填写《护理记录单》（附件 3）；严格执行药品、医用耗材发放患者及家属签字制度，填写《药品、医用耗材发放记录单》（附件 4）。护理服务计划执行人员在执行过程中发现的问题应及时反馈给计划制订者或制订团队。护理服务机构应对护理服务计划执行情况适时进行评价，根据评价结果及时进行修订完善，不断调整优化护理服务内容，同时填写《护理服务计划与评价表》。评价时间最长不得超过 3 个月。

（四）实施多层次患者满意度评价

护理服务机构应建立患者满意度评价制度，每季度结算时对医护人员为患者提供的医疗护理服务进行患者满意度评价，并将患者满意度评价结果与医护人员考核挂钩。对满意度评价过程中发现的问题及时进行整改完善；社会保险经办机构对护理服务机构提供的医疗护理服务情况进行患者满意度抽查，每年至少随机抽查 2000 名患者或者家属，患者满意度评价结果同时纳入护理服务机构考核范围。患者满意度评价采取问卷调查、电话随访、入户探访、投诉举报等不同形式。

（五）标准化管理制度统一上墙公布

护理服务机构应将失能患者的综合评估结果、主要健康问题、主要的医疗护理问题、具体的护理服务计划、具体的护理服务频次时间、护理服务效果等内容告知患者或家属，并实行签字制度。应将护理服务综合评估制度、制订个性化护理服务计划制度、护理效果评价制度及患者满意度评价制度等标准化管理内容和工作流程统一上墙公布。主动接受患者、家属和社会监督。

三、有关要求

（一）各护理服务机构应高度重视护理服务标准化管理工作，按本通知要求建立配套管理措施，明确职责分工，完善工作流程，加强内部培训，为参保患者提供优质、高效、温馨的人性化服务。

（二）各级社会保险经办机构负责对护理服务机构执行标准化管理情况进行培训指导和监督管理。执行过程中出现的新情况、新问题，及时反馈给市社会保险经办机构。

（三）市社会保险经办机构将根据实际运行情况，对标准化管理的各项制度、工作流程、服务表格等内容适时进行调整完善。

四、其　他

本通知自下发之日起执行。

附件：1. 护理服务对象综合评估表

2. 护理服务计划与评价表

3. 护理记录单

4. 药品、医用耗材发放记录单

5. 护理服务机构医疗护理服务患者或家属满意度评价表

6. 青岛市长期医疗护理保险医疗护理服务标准化管理流程图

青岛市人力资源和社会保障局

2016 年 6 月 12 日

附件 1

护理服务对象综合评估表

社区编号：

单位名称：　　　　科别：　　　　病历号：　　　　个人编号：　　　　身份证号：

一、基本情况评估

姓名		性别		年龄		文化程度	
民族		籍贯		婚姻		医保医师	
职业		联系人		联系电话		医保护士	
医疗诊断			日常生活能力评定评分			家庭住址	
审批通过时间			收集资料时间				

既往史：□无　□有（高血压、冠心病、糖尿病、脑卒中、肺结核、精神病、肿瘤、其他
　　　　　_____）

过敏史：□无　□有（药物_____；食物_____；其他_____）

家族史：□无　□有（高血压、冠心病、糖尿病、精神病、肿瘤、癫痫、传染病、遗传病、其他
　　　　　_____）

二、生活状况评估

1. 饮食：□普食　□软食　□半流质　□流汁　□禁食　□管饲　□其他

2. 睡眠：□正常　□异常（入睡困难、多梦、早醒、失眠、药物辅助、其他）

3. 排泄

　（1）排便：□正常　□便秘　□腹泻　□失禁　□造瘘（自理：能　不能）□其他

　（2）排尿：□正常　□尿失禁　□尿潴留　□排尿困难　□留置尿管　□其他

4. 体位：□主动体位　□被动体位　□被迫体位（半坐卧位、端坐位、俯卧位、其他）

5. 嗜好：□吸烟　□饮酒　□喜咸　□喜甜　□喜辛辣　□喜油腻　□其他

　（1）吸烟：□无　□偶尔　□经常（　　年，　　支/日，已戒烟　　年）□其他

　（2）饮酒：□无　□偶尔　□经常（　　年，　　两/日）□其他

6. 其他

三、生命体征评估

1. 体温：　　　℃（口温、腋温、直肠温度、其他）

2. 脉搏（心率）：　　　次/分（律齐、期前收缩、细脉、其他）

3. 呼吸：□规则（　　　次/分）　□不规则（喘息样、抽泣样、叹息样、其他）

4. 血压：　　　mmHg

四、心理社会评估

1. 情绪：□镇静　□易激动　□焦虑　□恐惧　□悲哀　□无反应　□其他

2. 思维过程：□正常　□注意力分散　□远/近期记忆力下降　□思维混乱　□其他

3. 与亲友关系：□和睦　□冷淡　□紧张　□其他

4. 就业状态：□固定职业　□丧失劳动能力　□失业　□待业　□退休　□其他

5. 居住：□独居　□与配偶同住　□与子女同住　□与亲戚同住　□其他

6. 医疗费来源：□医保 □自费 □其他

五、跌倒风险评估

1. 肢体活动：□正常 □活动障碍（左/右偏瘫、截瘫、全瘫、其他）
2. 使用辅助用具：□无 □拐杖 □轮椅 □助行器 □义肢 □其他
3. 疼痛：□无 □有（部位：　　　　，程度：轻微痛、较痛、剧痛）
4. 视力：□正常 □戴眼镜 □视力模糊 □青光眼 □视觉障碍 □失明 □其他
5. 听力：□正常 □耳鸣 □听力下降（左/右）□耳聋（左/右）□助听器 □其他
6. 跌倒史：□无 □有（偶尔、经常）
7. 其他：□药物/乙醇戒断 □骨折史 □严重骨质疏松 □缺氧症 □其他

六、体格检查

1. 皮肤黏膜

  （1）皮肤颜色：□正常 □潮红 □苍白 □发绀 □黄染 □其他
  （2）皮肤温度：□正常 □干燥 □潮湿 □多汗 □其他
  （3）皮肤完整性：□完整 □皮疹 □出血点 □压疮（Ⅰ°、Ⅱ°、Ⅲ°，部位_____，大小____ cm）□其他
  （4）口腔黏膜：□正常 □充血 □白斑 □溃疡 □糜烂 □其他

2. 腹部检查：□平软 □肌紧张 □压痛/反跳痛 □可触及包块（部位及性质_____）□腹胀 □腹水（腹围_____ cm）

3. 神经系统

  （1）意识：□清楚 □嗜睡 □模糊 □昏睡 □谵妄 □昏迷（浅昏迷、深昏迷）
  （2）沟通：□正常 □表达困难 □语言障碍 □失语 □其他
  （3）定向力：□准确 □障碍（自我、时间、地点、人物）

4. 呼吸系统

  （1）呼吸方式：□自主呼吸 □辅助呼吸 □机械通气
  （2）症状：□咳嗽 □咳痰（黏痰、黄痰、脓痰、铁锈色痰、红色痰）□其他

5. 循环系统：□心悸 □胸闷 □胸痛（针刺样、压榨样、烧灼样、其他）□水肿（凹陷性、非凹陷性）□晕厥（偶尔、经常）□发绀（部位_____）□其他

6. 消化系统：□恶心 □呕吐（　　次/天，总量　　mL）□嗳气 □反酸 □烧灼感 □其他

7. 外阴、生殖系统

  （1）女性：□外阴（正常 瘙痒 白斑 其他）□生殖系统（月经紊乱 痛经 月经量过多/过少 白带异常 已绝经 其他）
  （2）男性：□外阴（正常 瘙痒 白斑 其他）□生殖系统（前列腺增生 前列腺炎 前列腺钙化 前列腺囊肿 其他）

七、置管与治疗

□鼻胃管 □留置尿管 □气管插管 □造瘘管 □膀胱冲洗/滴药 □肛管排气 □其他

八、补充说明

评估时间：

护士签名：

患者或家属签字：

附件 2

护理服务计划与评价表

姓名：　　　　个人编号：　　　　年龄：　　　性别：　　　诊断：　　　　□职工　□居民

日期/时间	主要护理问题	预期目标	护理措施	家护（巡护）服务时间、频次	护士签名	患者家属签名	护理计划评价			
							日期/时间	计划完成情况	护士签名	护士长签名

备注：专护和院护机构可按照住院有关规定进行优化调整。

附件 3

护理记录单

姓名： 个人编号： 年龄： 性别： 诊断： 日期/时间： □职工 □居民

项目	内容			
生命体征	体温　℃；　脉搏　次/分；　呼吸　次/分； 血压　　mmHg	吸氧　　（L/min）		
给药 护理	途径	次数 （次/天）	医生姓名	护士签名
	□口服 □舌下 □吸入 □皮下 □肌注 □静脉 □直肠 □其他			
口腔 护理	评估：黏膜完整性（是　否）；感染（是　否） 护理：□指导清洁口腔 □协助清洁口腔 　　　□口腔护理	护理过程记录：		
皮肤 护理	评估：皮肤完整性（是　否）；感染（是　否） 　　　□压疮：无　Ⅰ°　Ⅱ°　Ⅲ° 护理：□全背按摩 □局部按摩 □其他			
排痰 护理	评估：□白色泡沫痰 □黄痰 □铁锈色痰 　　　□棕色痰 □血性痰 □其他 护理：□变换体位 □叩背 □使用振动器 　　　□雾化 □其他			
管道 护理	□鼻胃管 □留置尿管 □膀胱冲洗 □肛管排气 □气管插管 □其他			
其他	□头发护理 □会阴护理 □心理护理 □功能锻炼 □其他			

备注：专护和院护机构可按照住院有关规定进行优化调整。

护士签名： 患者或家属签字：

附件4

药品、医用耗材发放记录单

姓名：　　　　个人编号：　　　　　　年龄：　　　　性别：　　　　诊断：　　　　　□职工　□居民

日期/时间	药品、材料名称	数量	药品自负比例	发放医护人员签字	患者或家属签字

说明：自费比例相同的药物可写在同一格内，但须注明每种药品数量。

附件5

护理服务机构医疗护理服务
患者或家属满意度评价表

机构名称				
满意度情况	□非常满意	□满意	□基本满意	□不满意
问题及建议：				

患者或家属签名：　　　　　　　　　　　　时间：　　年　月　日

附件6

青岛市长期医疗护理保险
医疗护理服务标准化管理流程图

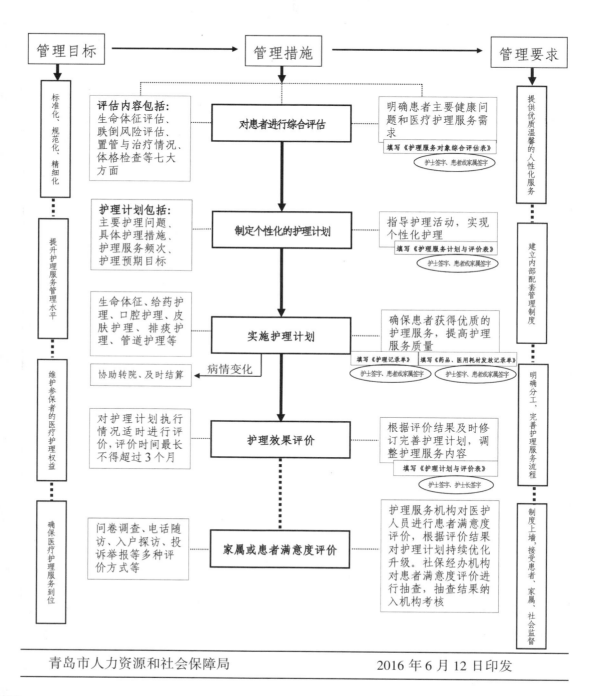

| 管理目标 | 管理措施 | 管理要求 |

标准化、规范化、精细化

提升护理服务管理水平

维护参保者的医疗护理权益

确保医疗护理服务到位

评估内容包括:
生命体征评估、跌倒风险评估、置管与治疗情况、体格检查等七大方面

护理计划包括:
主要护理问题、具体护理措施、护理服务频次、护理预期目标

生命体征、给药护理、口腔护理、皮肤护理、排痰护理、管道护理等

协助转院、及时结算

对护理计划执行情况适时进行评价,评价时间最长不得超过3个月

问卷调查、电话随访、入户探访、投诉举报等多种评价方式等

对患者进行综合评估

制定个性化的护理计划

实施护理计划

病情变化

护理效果评价

家属或患者满意度评价

明确患者主要健康问题和医疗护理服务需求

填写《护理服务对象综合评估表》
护士签字、患者或家属签字

指导护理活动,实现个性化护理

填写《护理服务计划与评价表》
护士签字、患者或家属签字

确保患者获得优质的护理服务,提高护理服务质量

填写《护理记录单》
护士签字、患者或家属签字

填写《药品、医用耗材发放记录单》
护士签字、患者或家属签字

根据评价结果及时修订完善护理计划,调整护理服务内容

填写《护理计划与评价表》
护士签字、护士长签字

护理服务机构对医护人员进行患者满意度评价,根据评价结果对护理计划持续优化升级。社保经办机构对患者满意度评价进行抽查,抽查结果纳入机构考核

提供优质温馨的人性化服务

建立内部配套管理制度

明确分工,完善护理服务流程

制度上墙,接受患者、家属、社会监督

青岛市人力资源和社会保障局　　　　　2016年6月12日印发

QDCR－2016－012019

青岛市人力资源和社会保障局
青岛市财政局 文件

青人社发〔2016〕27号

关于将重度失智老人
纳入长期护理保险保障范围
并实行"失智专区"管理的试点意见

各区市人力资源社会保障局、财政局，各定点护理服务机构，各有关单位：

为积极应对日益严峻的人口老龄化，探索解决失智老人医疗照护难题，让失智老人公平享有护理保险待遇，不断增强参保人员的获得感，根据《人力资源社会保障部办公厅关于开展长期护理保险制度试点的指导意见》（人社厅发〔2016〕80号）、《青岛市社会医疗保险办法》（青岛市人民政府令第235号）、《关于印发〈青岛市长期医疗护理保险管理办法〉的通知》（青人社发〔2014〕23号）有关规定，决定将重度失智老人试点纳入长期护理保险保障范围，并实行"失智专区"管理。现提出如下试点意见：

一、重度失智老人长期护理保险保障范围

试点期间，将在定点护理服务机构接受专业照护的60岁及以上重度失智老人（以下简称"失智老人"）纳入长期护理保险保障范围，其基本生活照料和与基本生活密切相关的医疗护理费用，由护理保险资金按规定支付。

二、失智老人准入条件

参加我市社会医疗保险，年满 60 周岁的参保职工和一档缴费成年居民，经社会保险经办机构确定的失智诊断评估机构特约专家明确诊断，《青岛市长期护理保险失智老人失智状况评估量表》（《中文简易智能精神状态检查量表（MMSE）》，见附件 1，必备）、《蒙特利尔认知评估量表（MoCA）》、《日常生活能力量表（ADL）》、《汉密尔顿抑郁量表（HAMD）》、《哈金斯基缺血量表》等有关检查量表支持临床诊断和病情判断，病情为重度的失智人员。

三、对失智老人实行"失智专区"管理

（一）"失智专区"条件

"失智专区"至少设置 20 张床位，至少配有 2 名经过失智照护专业培训的医护人员、社工师或高级养老护理员，照护人员与失智老人配比不少于 1：3。"失智专区"应封闭安全、自由舒适，具备提供多样化照护服务的能力，满足失智老人不同层次的医疗照护需要。

试点初期，按照机构自愿申请、综合评估和协商谈判的程序和合理布局的原则，从承担"护理院护理"业务的护理服务机构中确定试点单位。综合评估主要评估申请机构开展失智照护业务的时间、规模、经验和服务能力等因素。对试点单位实行协议管理，签订护理服务补充协议。补充协议对服务人群、服务范围、费用结算、生活照料收费标准、个人负担、约束措施使用等方面进行约定。

（二）照护服务形式

根据失智老人疾病特点和不同照护需要，分别确定"长期照护""日间照护""短期照护（喘息服务）"3 种照护服务形式。

1. 长期照护：是指失智老人入住"失智专区"长期接受 24 小时在院照护服务。

2. 日间照护：是指失智老人在"失智专区"接受日间照护服务。

3. 短期照护（喘息服务）：是指失智老人短期入住"失智专区"接受 24 小时在院照护服务。照护时间从几天到几十天不等，以便为家庭照料者提供休整喘息时间。喘息服务原则上一个自然年度内累计时间不超过 60 天。

符合条件的参保职工可按规定申办其中一种照护服务形式，一档缴费成年居民可以申办长期照护或喘息服务。参保人员不得同时办理多种护理服务形式。

（三）照护服务内容

照护服务内容按照《关于印发〈青岛市长期医疗护理保险管理办法〉的通知》（青人社发〔2014〕23 号）有关规定执行，并针对失智老人具体情况，重点做好以下方面的服务：

1. 针对失智行为和精神症状（BPSD）实施个性化、人性化照护。精神症状（BPSD）主要包括：易激惹、攻击、幻觉、妄想、多疑、健忘、焦虑、抑郁、谵妄、反常行为（徘徊、乱吃东西、摆弄粪便、反常性行为）等。

2. 提供平衡能力、吞咽能力、咀嚼能力、语言能力、记忆能力、生活自理能力等维护身体机能的残存能力的康复训练。

3. 基础疾病和常见临床问题处理。

4. 饮食照料、睡眠照料、排泄照料、个人卫生照料等。

5. 对失智老人及家属进行心理干预；对家属进行照护培训，以及营养、康复等方面指导；为失智家庭提供信息、咨询、帮助获得社会支持等。

6. 对精神症状（BPSD）严重或病情发生重大变化的失智老人，及时联系家属，协助转诊。

四、待遇标准与结算方式

（一）待遇标准

在"失智专区"接受照护服务期间发生的符合规定的医疗护理费，由长期护理保险资金按照下列标准支付：参保职工支付比例为90%；一档缴费成年居民支付比例为80%。

（二）结算方式

对"失智专区"发生的符合规定的长期护理费用，实行"定额包干、超支不补"的结算管理办法，并按床日包干管理。包干额度按下列标准执行：长期照护、喘息服务65元/天，日间照护50元/天，包干标准包含抗阿尔茨海默症药物、抗帕金森药物、抗精神病等药物及其他符合规定的医疗护理费用。

伙食费、床位费、接送费等自理，自费项目及标准由双方协商，列入入住协议。

五、申办流程

（一）对申请享受护理保险待遇的失智老人采取第三方评估认定方式。诊断评估机构（社保经办机构另行确定并公布）指定专业医生担任特约评估专家，并报社会保险经办机构备案。失智诊断评估机构进行诊断评估时，应同时在病历上提出具体的医疗护理指导意见。

（二）失智老人申办护理保险待遇，应由其家属携带申请人身份证、社保卡、病历资料等，向纳入试点的定点护理服务机构（另行公布）提出申请，填写《青岛市长期护理保险待遇申请表（重度失智老人用）》（以下简称《申请表》，见附件2）。

（三）定点护理服务机构接到申请后，对符合条件的失智老人，采集病情、视频资料等有关信息，及时通过社会保险一体化系统进行网上申报，并将申请表、病历（原件、复印件）、MMSE量表等相关资料报社会保险经办机构；对不符合条件的，不得进行申报，并做好解释工作。对不符合条件的失智老人入住机构发生的相关照护费用，护理保险资金不予支付。

（四）社会保险经办机构自收到病历、MMSE量表等资料之日起，10个工作日内提出审核意见。审核通过的，自通过之日起享受护理保险待遇。定点护理服务机构应及时通过社会保险一体化系统查询审核进度及意见，并将查询结果及时反馈申请人或家属，同时做好解释工作。

（五）社会保险经办机构对审核通过的病例，将适时组织专家进行现场评估复核。经评估复核，达不到准入条件的，终止护理保险待遇。

六、试点要求

（一）试点单位要认真参与试点，强化管理，制定专门的"失智专区"管理制度，不断规范护理服务行为，提高护理服务质量，并对试点情况及遇到的问题及时向市社会保险经办机构反馈。

（二）市社会保险经办机构要加强协调和追踪调研，及时研究解决试点中出现的新问题、新情况，及时研究完善试点意见和"失智专区"试点单位协议管理等配套办法。

（三）本试点意见未明确的其他事项，按照《关于印发〈青岛市长期医疗护理保险管理办法〉的通知》（青人社发〔2014〕23 号）、《关于规范长期医疗护理保险经办管理有关问题的通知》（青人社字〔2014〕74 号）、《关于长期医疗护理保险医疗护理服务实行标准化管理的通知》（青人社办字〔2016〕81 号）等文件规定执行。

本试点意见自 2017 年 1 月 1 日起执行，有效期至 2019 年 12 月 31 日。

附件：1. 青岛市长期护理保险失智老人失智状况评估量表（《中文简易智能精神状态检查量表（MMSE）》）

2. 青岛市长期护理保险待遇申请表（重度失智老人用）

青岛市人力资源和社会保障局
青岛市财政局
2016 年 11 月 30 日

附件1

青岛市长期护理保险失智老人失智状况评估量表
(《中文简易智能精神状态检查量表(MMSE)》)

评估机构:(章)　　　　　　　　　　　　　评估时间:　　　年　　月　　日

姓名		性别		出生年月		文化程度		职业			
身份证号				社保类别		职工□　居民一档□		子女情况		婚姻状况	

家属对老人的病史及病情(含基础疾病)陈述:

与老人的关系:　　　　　　　　　　　　　家属(签字):

	项目	最高分	评分
定向力 (10分)	今年是哪一年?	1	
	现在是什么季节?	1	
	现在是几月份?	1	
	今天是几号?	1	
	今天是星期几?	1	
	您住在哪个省?	1	
	您住在哪个县(区)?	1	
	您住在哪个村/组(街道)?	1	
	我们现在在什么地方?(这是哪里?)	1	
	我们现在在第几层楼?	1	
记忆力 (3分)	现在我告诉您三种东西(任意与他生活工作相关的物品),我说完后,请你重复一遍并记住,待会还会问你(各1分,共3分)	3	
注意力和计算力 (5分)	100-7=?连续减5次(93、86、79、72、65。各1分,共5分。若错了,但下一个答案正确,只记一次错误)	5	

回忆能力（3分）	现在请您说出我刚才告诉您让您记住的那些东西	3	
语言能力（9分）	出示手表，问："这个是什么东西?"	1	
	出示钢笔，问："这个是什么东西?"	1	
	我现在说一句话，请跟我清楚地重复一遍（四十四只石狮子）	1	
	（闭上你的眼睛）请你念念这句话，并按上面意思去做	1	
	我给您一张纸请您按我说的去做，现在开始："用右手拿着这张纸，用两只手将它对折起来，放在您的左腿上。"（右手拿纸、把纸对折、放在腿上，每个动作1分，共3分）	3	
	书写能力要求受试者自己写一句完整的句子/口述一句完整的、有意义的句子（句子必须有主语，动词)，记录所述句子的全文	1	
	（出示图案）请你照上面图案画下来！	1	
评估结论	评估专家（签字）：	合计	

注：本表一式2份。

判定标准：1. 认知功能障碍：最高得分为30分，分数在27～30分为正常，分数<27为认知功能障碍。

2. 按受试者受教育程度进行认知障碍评分修正：文盲≤17分，小学程度≤20分，中学程度（包括中专）≤22分，大学程度（包括大专）≤23分。

3. 认知功能障碍严重程度分级：轻度，MMSE≥21分；中度，MMSE为10～20分；重度，MMSE≤9分。

附件 **2**

青岛市长期护理保险待遇申请表
（重度失智老人用）

护理机构结算编码：

姓名		性别		年龄		学历	
主要诊断				身份证号			
社保类别		职工□　居民一档□		申办类别		长期照护□　日间照护□　喘息服务□	
现住址				家属电话			

病史与病情：

身份证复印件粘贴处：

　　　　　正面　　　　　　　　　　　　　　　反面

家属签字：　　　　　　　　　　　与患者关系：　　　　　　　年　　月　　日

定点护理服务机构意见：

经办人签字：

定点护理服务机构（公章）　　年　　月　　日　　负责人签字：

注：本表一式 2 份，定点护理服务机构、患者各 1 份。

附录 B 居家照护护理病历书写示范

表 B-1 护理服务对象综合评估

社区编号：3××××8

单位名称：青岛市××医院 科别：居家科 病历号：D0050 个人编号：10×××00

身份证号：37233××××××××80000

一、基本情况评估

姓名：段荣 性别：女 年龄：75 岁 文化程度：高中

民族：汉 籍贯：山东青岛 婚姻：已婚 医保医师：郭云

职业：退休 联系人：彭为一 联系电话：×××× 医保护士：徐林

医疗诊断：脑梗死后遗症 日常生活能力评定评分：0

家庭住址：××××

审批通过时间：2018.2.23 收集资料时间：2018.2.23

既往史：□无 ☑有（☑高血压、冠心病、糖尿病、脑卒中、肺结核、精神病、肿瘤、其他_____）

过敏史：☑无 □有（药物_____；食物_____；其他_____）

家族史：□无 ☑有（☑高血压、冠心病、糖尿病、精神病、肿瘤、癫痫、传染病、遗传病、其他____）

二、生活状况评估

1. 饮食：□普食 □软食 □半流质 □流汁 □禁食 ☑管饲 □其他

2. 睡眠：□正常 ☑异常（入睡困难✔、多梦、早醒、失眠、药物辅助、其他）

3. 排泄

  （1）排便：□正常 □便秘 □腹泻 ☑失禁 □造瘘（自理：能 不能）□其他

  （2）排尿：□正常 □尿失禁 □尿潴留 □排尿困难 ☑留置尿管 □其他

4. 体位：□主动体位 ☑被动体位 □被迫体位（半坐卧位、端坐位、俯卧位、其他）

5. 嗜好：□吸烟 □饮酒 □喜咸 □喜甜 □喜辛辣 □喜油腻 ☑其他

  （1）吸烟：☑无 □偶尔 □经常（ 年， 支/日，已戒烟 年）□其他

  （2）饮酒：☑无 □偶尔 □经常（ 年， 两/日）□其他

6. 其他

三、生命体征评估

1. 体温：36.7 ℃（口温、腋温✔、直肠温度、其他）

2. 脉搏（心率）：84 次/分（律齐✔、期前收缩、细脉、其他）

3. 呼吸：☑规则（16 次/分） □不规则（喘息样、抽泣样、叹息样、其他）

4. 血压：130/80 mmHg

四、心理社会评估

1. 情绪：□镇静 □易激动 □焦虑 □恐惧 □悲哀 ☑无反应 □其他

2. 思维过程：□正常 □注意力分散 □远/近期记忆力下降 □思维混乱 ☑其他

3. 与亲友关系：☑和睦 □冷淡 □紧张 □其他

4. 就业状态：□固定职业 □丧失劳动能力 □失业 □待业 ☑退休 □其他

5. 居住：□独居　☑与配偶同住　□与子女同住　□与亲戚同住　□其他
6. 医疗费来源：☑医保　□自费　□其他

五、跌倒风险评估

1. 肢体活动：□正常　☑活动障碍（左/右偏瘫、截瘫、全瘫✓、其他）
2. 使用辅助用具：□无　□拐杖　□轮椅　□助行器　□义肢　☑其他
3. 疼痛：☑无　□有（部位：　　　　，程度：轻微痛、较痛、剧痛）
4. 视力：□正常　□戴眼镜　□视力模糊　□青光眼　□视觉障碍　□失明　☑其他
5. 听力：□正常　□耳鸣　□听力下降（左/右）　□耳聋（左/右）　□助听器　☑其他
6. 跌倒史：☑无　□有（偶尔✓、经常）
7. 其他：□药物/乙醇戒断　□骨折史　□严重骨质疏松　□缺氧症　☑其他

六、体格检查

1. 皮肤黏膜

（1）皮肤颜色：☑正常　□潮红　□苍白　□发绀　□黄染　□其他
（2）皮肤温度：☑正常　□干燥　□潮湿　□多汗　□其他
（3）皮肤完整性：☑完整　□皮疹　□出血点　□压疮（Ⅰ期、Ⅱ期、Ⅲ期，部位　　　　，大小　　　　cm）　□其他
（4）口腔黏膜：☑正常　□充血　□白斑　□溃疡　□糜烂　□其他

2. 腹部检查：☑平软　□肌紧张　□压痛/反跳痛　□可触及包块（部位及性质　　　　　　）　□腹胀　□腹水（腹围　　　　cm）

3. 神经系统

（1）意识：□清楚　□嗜睡　□模糊　□昏睡　□谵妄　☑昏迷（浅昏迷、深昏迷）
（2）沟通：□正常　□表达困难　□语言障碍　☑失语　□其他
（3）定向力：□准确　☑障碍（自我✓、时间✓、地点✓、人物✓）

4. 呼吸系统

（1）呼吸方式：☑自主呼吸　□辅助呼吸　□机械通气
（2）症状：□咳嗽　☑咳痰（黏痰、黄痰、脓痰、铁锈色痰、红色痰）　□其他

5. 循环系统：□心悸　□胸闷　□胸痛（针刺样、压榨样、烧灼样、其他）　□水肿（凹陷性、非凹陷性）　□晕厥（偶尔、经常）　□发绀（部位　　　）　☑其他

6. 消化系统：□恶心　□呕吐（　　次/天，总量　　　　mL）　□嗳气　□反酸　□烧灼感　☑其他

7. 外阴、生殖系统

（1）女性：☑外阴（正常✓　瘙痒　白斑　其他）□生殖系统（月经紊乱　痛经　月经量过多/过少　白带异常　已绝经✓　其他）
（2）男性：□外阴（正常　瘙痒　白斑　其他）□生殖系统（前列腺增生　前列腺炎　前列腺钙化　前列腺囊肿　其他）

七、置管与治疗

☑鼻胃管　☑留置尿管　□气管插管　□造瘘管　☑膀胱冲洗/滴药　□肛管排气　□其他

八、补充说明

患者浅昏迷状态，咳嗽、咳痰，痰液较多，为稀薄样。

评估时间：2018.2.23

护士签名：徐林

患者或家属签字：彭为一

表 B – 2　护理记录单 1

姓名：段荣　个人编号：1003400　年龄：75 岁　性别：女　诊断：脑梗死后遗症

日期时间：2018.2.23　☑职工　□居民

项目	内容			
生命体征	体温 36.7℃；脉搏 84 次/分；呼吸 16 次/分；血压 130/80 mmHg		吸氧（L/min）	
给药护理	途径	次数（次/天）	医生姓名	护士签名
	□口服　□舌下　□吸入　□皮下　□肌注　□静脉 □直肠　☑其他	3	郭云	徐林
口腔护理	评估：黏膜完整性（是✓　否）；感染（是　否✓） 护理：☑指导清洁口腔　□协助清洁口腔 　　　□口腔护理	护理过程记录： 　患者于 2018 年 2 月 23 日，经评估机构审核通过，今入住居家护理科。浅昏迷状态，生命体征平稳，四肢活动障碍，双上肢肌力 2 级，双下肢肌力 0 级。吞咽功能丧失，呼吸道分泌物较多，大小便失禁，皮肤完好。 　医嘱给予脑梗死后遗症护理常规，鼻饲饮食，留置尿管，吸痰，必要时膀胱冲洗，监测生命体征每日 1 次，美托洛尔 47.5 mg，每日 1 次，德巴金 30 mg，每日 1 次，拜阿司匹林 0.1 mg，每日 1 次，鼻饲管注入。 　制订脑梗死后遗症护理计划，定期巡诊，定期更换鼻饲管、尿管，叩背排痰，必要时雾化吸入。 　指导家属完成基本生活照料，定时翻身并记录，观察尿液澄清度，避免鼻饲管拔出，预防长期卧床并发症。示范鼻饲管饲食方法（药片需碾碎溶解后注入），教会鼻饲管、留置尿管的有关护理常识及注意事项，如有异常，及时联系家庭医生或分管护理人员		
皮肤护理	评估：皮肤完整性（是✓　否）；感染（是　否✓） 　　　□压疮：无✓ Ⅰ期　Ⅱ期　Ⅲ期 护理：□全背按摩　☑局部按摩　□其他			
排痰护理	评估：□白色泡沫痰　□黄痰　　□铁锈色痰 　　　□棕色痰　　　□血性痰　☑其他 护理：☑变换体位　☑叩背　□使用振动器 　　　□雾化　　　□其他			
管道护理	☑鼻胃管　☑留置尿管　□膀胱冲洗 □肛管排气　☑气管插管　□其他			
其他	□头发护理　□会阴护理　□心理护理　□功能锻炼 ☑其他			

备注：专护和院护机构可按照住院有关规定进行优化调整。

护士签名：徐林　患者或家属签字：彭为一

表 B – 3 护理记录单 2

姓名：段荣　个人编号：1003400　年龄：75 岁　性别：女　诊断：脑出血后遗症
日期时间：2018.2.26　☑职工　□居民

项目	内容			
生命体征	体温 36.7℃；脉搏 84 次/分；呼吸 16 次/分；血压 130/80 mmHg		吸氧（L/min）	
给药护理	途径	次数（次/天）	医生姓名	护士签名
	□口服　□舌下　□吸入　□皮下　□肌注　□静脉 □直肠　☑其他	3	郭云	徐林
口腔护理	评估：黏膜完整性（是✔　否）；感染（是　否✔） 护理：☑指导清洁口腔　□协助清洁口腔 　　　□口腔护理	护理过程记录： 　呼吸道分泌物较多，生命体征平稳，全身皮肤完整，无压疮。尿管通畅，尿液澄清。		
皮肤护理	评估：皮肤完整性（是✔　否）；感染（是　否✔） 　　　□压疮：无✔　Ⅰ期　Ⅱ期　Ⅲ期 护理：□全背按摩　☑局部按摩　□其他	按医嘱常规用药，按摩受压部位皮肤，协助翻身、叩背、吸痰，检查家属翻身记录。		
排痰护理	评估：□白色泡沫痰　□黄痰　□铁锈色痰 　　　□棕色痰　□血性痰　☑其他 护理：☑变换体位　□叩背　□使用振动器 　　　□雾化　□其他	指导家属继续做好基本生活照料，定时翻身，做好翻身记录，告知家属管道的更换时间，期间不要随意拔出管道，教会家属痰液堵塞呼吸道的紧急处理方法等		
管道护理	☑鼻胃管　☑留置尿管　□膀胱冲洗 □肛管排气　☑气管插管　□其他			
其他	□头发护理　□会阴护理　□心理护理　☑功能锻炼 □其他			

备注：专护和院护机构可按照住院有关规定进行优化调整。

护士签名：徐林　患者或家属签字：彭为一

表 B－4　护理记录单 3

姓名：段荣　个人编号：1003400　年龄：75 岁　性别：女　诊断：脑出血后遗症
日期时间：2018.3.1　☑职工　□居民

项目	内容			
生命体征	体温 36.7℃；脉搏 84 次/分；呼吸 16 次/分；血压 130/80 mmHg		吸氧（L/min）	
给药护理	途径	次数（次/天）	医生姓名	护士签名
	□口服　□舌下　□吸入　□皮下　□肌注　□静脉 □直肠　☑其他	3	郭云	徐林
口腔护理	评估：黏膜完整性（是✓　否）；感染（是　否✓） 护理：☑指导清洁口腔　□协助清洁口腔 　　　□口腔护理	护理过程记录： 　呼吸道分泌物较前减少，但痰液黏稠。生命体征平稳，皮肤无破损。尿管通畅，尿液澄清。 　按医嘱常规用药，按居家护理常规护理，给予雾化吸入，协助吸痰。 　嘱家属定时翻身，做好记录，继续做好生活照料，观察尿液，定时管饲饮食，注意营养搭配合理，教会家属叩背排痰方法			
皮肤护理	评估：皮肤完整性（是✓　否）；感染（是　否✓） 　　　□压疮：无✓　I 期　　II 期　　III 期 护理：□全背按摩　☑局部按摩　□其他				
排痰护理	评估：□白色泡沫痰　□黄痰　　□铁锈色痰 　　　□棕色痰　　　□血性痰　☑其他 护理：☑变换体位　☑叩背　　□使用振动器 　　　□雾化　　　□其他				
管道护理	☑鼻胃管　☑留置尿管　□膀胱冲洗 □肛管排气　☑气管插管　□其他				
其他	☑头发护理　□会阴护理　□心理护理　□功能锻炼 □其他				

备注：专护和院护机构可按照住院有关规定进行优化调整。

护士签名：徐林　患者或家属签字：彭为一

表 B-5 护理记录单4

姓名：段荣 个人编号：1003400 年龄：75 岁 性别：女 诊断：脑梗死后遗症

日期时间：2018.3.5 ☑职工 □居民

项目	内容			
生命体征	体温 36.5℃；脉搏 84 次/分；呼吸 16 次/分；血压 130/80 mmHg		吸氧(L/min)	
给药护理	途径	次数（次/天）	医生姓名	护士签名
	☑口服 □舌下 □吸入 □皮下 □肌注 □静脉 □直肠 □其他	3	郭云	徐林
口腔护理	评估：黏膜完整性（是✓ 否）；感染（是 否✓） 护理：☑指导清洁口腔 □协助清洁口腔 □口腔护理	护理过程记录： 　呼吸道仍有分泌物，生命体征平稳，皮肤无压疮，尿管通畅，尿液澄清。眼部分泌物较多。		
皮肤护理	评估：皮肤完整性（是✓ 否）；感染（是 否✓） □压疮：无✓ I 期 II 期 III 期 护理：□全背按摩 ☑局部按摩 □其他	按医嘱给予润舒滴眼液 2~3 滴，每日 3 次滴眼，给予吸痰、雾化吸入，其他仍常规用药。检查家属翻身记录，更换尿管顺利，无异常。		
排痰护理	评估：□白色泡沫痰 □黄痰 □铁锈色痰 □棕色痰 □血性痰 ☑其他 护理：☑变换体位 ☑叩背 □使用振动器 □雾化 □其他	嘱家属勿拔出尿管，更换尿袋时注意防尿液反流，观察尿管异常现象，如出现尿液颜色改变，及时与家庭医生及分管护士取得联系，按要求给予叩背排痰，定时翻身并记录，继续做好基本生活照料等		
管道护理	☑鼻胃管 ☑留置尿管 □膀胱冲洗 □肛管排气 ☑气管插管 □其他			
其他	□头发护理 □会阴护理 □心理护理 □功能锻炼 ☑其他			

备注：专护和院护机构可按照住院有关规定进行优化调整。

护士签名：徐林　患者或家属签字：彭为一

表 B-6 护理记录单 5

姓名：段荣　个人编号：1003400　年龄：75 岁　性别：女　诊断：脑梗死后遗症

日期时间：2018.3.15　☑职工　□居民

项目	内容			
生命体征	体温 36.7℃；脉搏 84 次/分；呼吸 16 次/分；血压 130/80 mmHg		吸氧（L/min）	
给药护理	途径		次数（次/天）	医生姓名	护士签名
	□口服　□舌下　□吸入　□皮下　□肌注　□静脉 □直肠　☑其他		3	郭云	徐林
口腔护理	评估：黏膜完整性（是✓ 否）；感染（是 否✓） 护理：☑指导清洁口腔　□协助清洁口腔 　　　□口腔护理		护理过程记录： 　生命体征平稳，呼吸道分泌物减少，但尿液颜色变深，家属告知排便困难。 　按医嘱给予 500 mL 生理盐水膀胱冲洗，每日 2 次，开塞露 20 mL 肛注，其余仍常规用药，今更换鼻饲管，操作顺利，位置正确，注食通畅。 　指导家属鼻饲管的护理要点，保持鼻饲管壁清洁，指导固定方法，以防脱出。继续常规照料		
皮肤护理	评估：皮肤完整性（是✓ 否）；感染（是 否✓） 　　　□压疮：无✓ Ⅰ期　Ⅱ期　Ⅲ期 护理：□全背按摩　☑局部按摩　□其他				
排痰护理	评估：□白色泡沫痰　□黄痰　　□铁锈色痰 　　　□棕色痰　　　□血性痰　☑其他 护理：☑变换体位　☑叩背　　□使用振动器 　　　□雾化　　　　□其他				
管道护理	☑鼻胃管　　☑留置尿管　☑膀胱冲洗 □肛管排气　□气管插管　□其他				

备注：专护和院护机构可按照住院有关规定进行优化调整。

护士签名：徐林　患者或家属签字：彭为一

表 B－7　药品、医用耗材发放记录单

姓名：段荣　　个人编号：1003400　　年龄：75 岁　　性别：女　　诊断：脑梗死后遗症　　☑职工　□居民

日期/时间	药品、材料名称	数量	药品自负比例	发放医护人员签字	患者或家属签字
2018. 2. 23	德巴金 30 mg	2 盒	10%	徐林	彭为一
2018. 2. 23	美托洛尔 47.5 mg	2 盒	/		
2018. 2. 23	拜阿司匹林 100 mg	1 盒	/		
2018. 3. 1	生理盐水 10 mL	1 支	/	徐林	彭为一
2018. 3. 1	地塞米松 5 mg	1 支	/		
2018. 3. 1	庆大霉素 8 万 U	1 支	/		
2018. 3. 1	糜蛋白酶 5 mg	1 支	/		
2018. 3. 5	生理盐水 10 mL	1 支	/	徐林	彭为一
2018. 3. 5	地塞米松 5 mg	1 支	/		
2018. 3. 5	庆大霉素 8 万 U	1 支	/		
2018. 3. 5	糜蛋白酶 5 mg	1 支	/		
2018. 3. 5	尿管及一次性耗材	1 套	/		
2018. 3. 5	润舒滴眼液 5 mL	2 支	/		
2018. 3. 15	生理盐水 500 mL	2 瓶	/	徐林	彭为一
2018. 3. 15	开塞露 20 mL＊20 支	1 盒	/		
2018. 3. 15	鼻饲管及一次性耗材	1 套	10%		

说明：自费比例相同的药物可写在同一格内，但须注明每种药品数量。

表B-8 护理服务计划与评价

姓名:段荣 个人编号:1003400 年龄:75岁 性别:女 就诊日期/时间:2018.2.23 诊断:脑梗死后遗症 ☑职工 □居民

主要护理问题	预期目标	护理措施	家护(巡护)服务时间、频次	护士签名	患者家属签名	护理计划评价			
						日期/时间	计划完成情况	护士签名	护士长签名
生活自理缺陷:与全身瘫、意识丧失,长期卧床有关	患者卧床期间感到清洁舒适,生活需要得到满足	1. 由家属协助完成各项生活照料: (1)帮助患者穿衣、整理床单元 (2)完成晨、晚间护理,定时给予床上擦浴 (3)鼻饲注食,每日3~5次,定时胃管注水,每日口腔清洁2次 (4)帮助完成大小便清洁 2. 安置患者于舒适卧位,四肢关节进行被动活动	每周2次	徐林	彭为一	2018.5.23	完成	崔芳	孙莉
清理呼吸道无效:与肺部感染、分泌物多、咳嗽无力有关	患者呼吸道通畅,表现为呼吸音清晰,呼吸正常,经治疗后能有效咳痰	1. 保持室内空气新鲜,每天通风2次,每次15~30分钟,并注意保暖 2. 保持室温在18~22℃,湿度50%~70%。如果患者有痰鸣音,指导家属有效排痰方法,必要时给予吸痰 3. 指导家属翻身、拍背、拍背排痰方法,排痰前协助患者翻身,拍背,拍背时要由下向上,由外向内 4. 遵医嘱使用抗生素,注意观察药物疗效和药物不良反应。遵医嘱给予床旁雾化吸入,达到稀释痰液和消炎的目的 5. 嘱家属适当增加鼻饲水次数,少量多次给水 6. 家属有上呼吸道感染者,嘱别接近患者	每周2次	徐林	彭为一	2018.2.26 / 2018.3.5 / 2018.5.23	部分未完成。痰液黏稠不易排出 / 部分未完成。痰液黏稠稀释易排出,必要时吸痰 / 部分完成。必要时吸痰	崔芳	孙莉

续表

主要护理问题	预期目标	护理措施	家护(巡护)服务时间、频次	护士签名	患者家属签名	护理计划评价			
						日期/时间	计划完成情况	护士签名	护士长签名
有发生压疮的可能:与肢体瘫痪、长期卧床、营养不良、大小便失禁等有关	不发生压疮。患者感到清洁、舒适	1. 合理饮食,补充均衡的营养。增加皮肤抵抗力 2. 床单元平整、清洁,定期更换 3. 2小时变换一次体位,按摩受压部位,骨隆突出处垫软枕或自制的棉圈,翻身时避免推、拉、拖等动作,以免擦伤皮肤 4. 有条件时,鼓励睡辅气垫床,以减轻局部受压 5. 保持皮肤清洁、干燥。出汗多时,及时擦洗、更换衣裤及床单 6. 温水擦浴,促进皮肤血液循环 7. 患者慎用热水袋、冰袋,防止烫伤或冻伤	每周2次	徐林	彭为一	2018.5.23	皮肤完好,计划按要求完成	崔芳	孙莉
有外伤的危险:与意识障碍、躁动等有关	患者处于安全的环境,不发生受伤、坠床	1. 正确评估患者的危险因素,与家属共同制定安全有效的防护措施 2. 床头、横立软枕保护头部,床旁加床栏,防止患者躁动而发生坠床 3. 患者躁动时嘱咐家属守护床旁,防发生碰伤、撞伤等意外情况 4. 进行肢体功能锻炼时,注意力量均匀,运动适度,方法得当	每周2次	徐林	彭为一	2018.5.23	计划按要求完成,未发生外伤等意外	崔芳	孙莉

续表

主要护理问题	预期目标	护理措施	家护(巡护)服务时间、频次	护士签名	患者家属签名	护理计划评价			
						日期/时间	计划完成情况	护士签名	护士长签名
潜在并发症：肺部感染。与长期卧床、机体抵抗力下降、不能进行有效的咳嗽促进痰液的排出有关	1. 患者理解预期防并发症的重要性，并积极配合完成护理计划 2. 居家护理期间无感染的症状和体征	1. 向患者解释预防并发症的重要性 2. 每2小时翻身、拍背1次，及时吸出口、鼻腔分泌物，预防坠积性肺炎的发生 3. 遵医嘱给予雾化吸入	每周2次	徐林	彭为一	2018.5.23	计划完成，未发生感染	崔芳	孙莉

备注：专护和院护机构可按照住院有关规定进行优化调整。

附录 C   国际经验借鉴

荷兰博组客居家照护需求评估、护理计划及实例解析

第一节   社区照护需求评估及其评估工具

社区照护的对象多为高龄及失能失智的老人。社区照护需求的评估是从服务对象"全人"的角度出发，从他们能重新适应居家及社区生活的场景出发，对病理状况、环境、经济状况、社会生活资源使用状况、躯体功能状况、精神心理状况等方面做出的一个综合需求评估。在此基础上制订出适合他们个人状况的照护和援助方案，指导专业人员为服务对象提供个性化的照护服务。这些照护活动，可以是家庭医生的巡诊，社区护士居家或社区机构医疗护理，护理员的居家/社区机构的生活照料，也可以是物理理疗师，作业疗法师和语言治疗师的居家康复和居所硬件功能化调整。而且被服务者还在健康饮食、安全出行、个人行政、社会心理和家政等方面有得到帮助的需求。

社区照护需求的评估从其用途上分可以分为：服务对象取得社区照护服务的准入评估和照护服务内容的评估。

准入评估是通过医疗、护理或者其他专业人员对有得到社区照护服务意愿的潜在服务对象，使用政府、保险商或者该行业制定的评估标准对其进行评估。符合标准的，将接受由登记在案的专业社区照护服务供应组织提供不同种类和等级的社区护理，包括居家的和由社区机构提供的照护。这些评估标准基本由日常生活活动功能（ADL）、运动功能、平衡与步态功能、吞咽功能、感官功能、社会经济能力和老年精神心理评估组成。例如，日常生活活动功能经常会用到巴氏指数（Barthel）、Katz 日常生活功能指数，平衡与步态功能常会用到 Tinetti 平衡与步态量表，而简易精神状态评价量表 MMSE 测试则可以对智力和认知能力做一个判断。通过对这些量表的应用，可以对潜在服务对象的失能和失智状态进行一个量化的评估，从而做出是否有资格得到社区照护服务的决定，制订出服务种类和数量的指标。

服务对象在得到社区照护服务准入后，专业的服务机构将使用专业的评估工具对服务对象的具体照护需求进行评估，从而能制订照护服务的计划，指导之后具体的照护服务，并对照护的过程进行记录、管理及对照护的成果进行评估。国际通用的护理分级体系有关于功能、残疾和健康的国际分类（ICF）、北美护理诊断协会（NANDA）护理诊断分类、护理措施和结果分类（NIC + NOC）、高登健康功能评估（GORDEN）、奥马哈（OMAHA）系统和 INTERRAI 评估系统。通过对这些体系的运用，可以覆盖和满足各种情况下对综合

性照护的过程管理需求。在使用哪一种情况体系的选择上，取决于被使用的场景，例如，奥马哈系统就是1970—1980年在公共卫生服务领域发展起来的一种护理分级体系，它非常注重服务对象和周围环境的关系及这些关系对于服务对象健康状况的影响。它逐渐成为社区照护主流的护理分级体系。

第二节　奥马哈系统简介

奥马哈系统是一个经过循证管理论证的全面的护理实践和文件标准化分类体系，旨在描述和评估社区和公共卫生服务活动的全过程：为服务对象提供什么样的照护服务、为什么要提供这样的照护服务，以及服务后的结果是否符合预期。因此，奥马哈系统包括评估组件（照护问题分类），护理计划/服务组件（照护干预）和照护产出成果评估组件（产出评估量表）。例如，在指导和管理照护服务的整个流程中，利用奥马哈系统能和服务对象一起快速、有效地做出为整个照护活动提供抓手的照护计划。

一、奥马哈系统带来的服务单项的合理分类

在社区照护发展的初期，照护活动常常会被分为：①家政服务；②生活照料；③医疗护理；④个人辅导。但是在服务和管理过程中会产生的现象是：如此的分类并不能解决服务内容分类问题。例如，健康咨询、教育和个案管理等无法归类到以上的照护活动单项中，奥马哈系统则将功能归类为以下4种：

（1）健康教育、指导和建议。

（2）照护操作和照护程序。

（3）个案管理。

（4）监测。

二、服务时间的合理预估

在以往的实践中，社区服务的供应机构经常会非常注重一种"小时激励机制"：以服务单项的收入为导向，各种服务项目越来越细分使得每个细分的工作单项都能得到归类、检查、收入和支付。"服务单项A"15分钟，"服务单项B"30分钟等，通过在照护计划中所指明干预措施的汇总来指明可用的照护时间。奥马哈系统不提倡这种做法，原因如下：

（1）照护干预的种类非常多（有超过10 000种）。

（2）有些细小的照护工作，无法在分类清单中找到，无法对之进行分类和计算。

（3）这种时间的评估仅仅能说明在评估时间点短暂的大致需求。

（4）通过标准的照护干预项的简单叠加不适合服务对象个性化的需求。

奥马哈系统会帮助专业人员，经常是对服务对象进行照护需求评估的专业人员，从服务对象服务所需的大致时间出发来估算照护时间长度。这种估算没有对每种照护干预进行简单的叠加。使得这种时间估算更贴近服务对象的需求和机构的效率。

三、奥马哈系统内容

奥马哈系统包含：

（1）照护需求评估的原因——为什么有这次评估。

（2）内容——护理诊断单项和与之对应的护理干预。

（3）照护频次，服务时间的估算——照护服务的时间成本和费用。

奥马哈系统的内容中，护理诊断分类由四大领域、42 项护理诊断单项及其所属的体征和症状组成，每一个护理诊断单项都可以按其状态分为现存的问题、潜在的问题和健康促进（护理诊断分类详见表 C－1）。

表 C－1　护理诊断分类

环境	社会心理学	生理	健康相关行为
邻里/工作场所的安全	联络社区资源	呼吸作用	身体活动
收入	精神健康	传染/感染情况	物质滥用
日常卫生	成长和发育	意识	计划生育
住宅	人际关系	循环	健康照顾督导
	照顾/育儿	认知	药物治疗方案
	虐待	消化－水合	个人照顾
	角色互换	听觉	睡眠和休息形态
	哀伤	生殖功能	营养
	性	皮肤	
	社交	口腔健康	
	灵性	神经－肌肉－骨骼功能	
	疏忽	疼痛	
		产后	
		排便功能	
		说话和语言	
		泌尿功能	
		视觉	
		怀孕	

每一个护理诊断，都要从问题（症状和体征）、认知和行为这 3 个方面来进行评估，每一个方面都用五级的评分系统来描述和分析。通过评估时间周期的界定并制订相应的目标评分来完成护理目标（评分系统详见表 C－2）。

表 C-2　护理诊断的评分系统

症状和体征	认知	行为
0. 不明/不适用	0. 不明/不适用	0. 不明/不适用
1. 极端的信号和症状	1. 没有	1. 不正确的行为
2. 严重的信号和症状	2. 非常少	2. 很少有正确的行为
3. 普通的信号和症状	3. 最基本	3. 是不是有正确的行为
4. 少量的信号和症状	4. 合格的	4. 大部分时间正确的行为
5. 没有信号和症状	5. 非常丰富	5. 一直正确的行为

　　围绕目标计划，奥马哈系统还通过健康教育、指导和建议，照护操作和程序、个案管理及监测这 4 种方法和 76 个具体的干预方案任意组合来完成照护干预计划的制订及之后的实施。针对这 76 个干预方案，在制订具体的照护计划时可以按服务对象的个性化状况进行制订。这些护理干预之后由个人、家庭或者社会来实施（照护干预方法详见表 C-3）。

表 C-3　照护干预方法

1. 解剖/生理	20. 就业	39. 服用药物	58. 安全
2. 愤怒管理	21. 临终关怀	40. 药物协调/订购	59. 筛检程序
3. 行为修正	22. 环境	41. 药物处方	60. 疾病/创伤护理
4. 膀胱护理	23. 运动	42. 药物设置	61. 症状/体征—精神性/情感性
5. 联结/依附	24. 计划生育护理	43. 身体活动/转移	62. 症状/体征—生理性
6. 排便护理	25. 喂食程序	44. 护理照顾	63. 皮肤护理
7. 心脏护理	26. 财务管理	45. 营养师护理	64. 社会工作/咨询服务
8. 照护/育儿技巧	27. 步态训练	46. 职业治疗护理	65. 标本采集
9. 石膏护理	28. 遗传	47. 造口护理	66. 说话和语言治疗护理
10. 沟通	29. 生长/发育护理	48. 其他社区资源	67. 灵性护理
11. 社区外展工作者服务	30. 住宅	49. 辅助性专业人员/助理服务	68. 刺激/培育
12. 连续护理	31. 家政/家务	50. 个人卫生	69. 压力管理
13. 应对技巧	32. 预防感染	51. 物理治疗护理	70. 终止物质滥用
14. 日间护理/暂托	33. 互动	52. 体位	71. 补给（用品库存）
15. 饮食管理	34. 传译员/翻译服务	53. 娱乐治疗护理	72. 支持小组
16. 训导	35. 实验室结果	54. 放松/呼吸技巧	73. 支持系统
17. 换药/伤口护理	36. 法律制度	55. 呼吸护理	74. 交通运送
18. 耐用医疗物品	37. 医疗/牙科保健	56. 呼吸治疗护理	75. 保健
19. 教育	38. 药物作用/不良反应	57. 休息/睡眠	76. 其他

案例分析

【典型案例】

×年×月×日下午，一位周姓老人家在小区散步时，正好看到某小区门口开设的新诊所和居家护理服务团队。当老人知道能为他提供上门的医疗护理服务和生活照料，马上就表达了强烈的意向。老人家使用助听器，只能用不是很流畅的话语表达他有糖尿病，近两个月一直有便秘的情况，看上去他有些焦虑和无助。于是第二天上午，诊所派护理人员去老人家里进行了一次评估。并填写了照护需求评估表（表C-4和表C-5）。

表C-4 照护需求评估1

服务对象信息			
姓名	周某	性别	男
服务地址	城阳区××街××号	邮政编码	1000××
联系方式	1593456574		
上门服务注意事项	1. 由于注射胰岛素，提请老人注意定时定量的饮食习惯 2. 由于听力问题和脑梗后遗症，和老人的沟通需要耐心，对话中不要经常揣测老人的想法，不要主动帮助其对话，而是应给与老人充分的思考时间，使他有充分的表达机会		
联系人信息和联络方式	1. 第一联络人：赵某，夫妻关系 1390123×××× 2. 第二联络人：周一某，父子关系 1304562×××× 3. 第三联络人：周二某，父女关系 1590123××××		
过敏情况（药物/食物/石膏等）	药物过敏：布洛芬过敏史，请严格检视老人服用的各类消炎止痛药和感冒药等		
个人生活履历	老人退休前为银行会计师，受过高等教育，为老一代知识分子。和其夫人育有一子一女。夫人退休前为机关食堂工作人员。老人乐观开朗，爱运动。刚退休时常常参加自行车短途旅游活动。之后逐渐开始喜欢打麻将。夫人是参与各类兴趣爱好的积极分子，经常早出晚归。退休生活中，两位老人家各自奔忙于自己的兴趣爱好活动中，见面不多。子女和老人关系很好，但是工作和养育孩子较忙，较少关心老夫妻。5 年前脑梗后，老人大部分时间待在家里，时而会去楼下散步		

表 C–5　照护需求评估 2

评估		
所患疾病种类：中风/暂时性脑缺血	是否有医生的诊断：有	对健康状况是否有影响：有
是否有糖尿病：有		

	诊疗历史： 1. 2015 年右侧额叶、顶叶脑出血。既往基底节区等多发腔隙性脑梗死。脑出血采用保守疗法，现无明显情绪激动状况 2. 2004 年糖尿病，目前采用药物加长效胰岛素来控制，目前空腹基本在8 mmol 以上，10 mmol 以上非常多 3. 高血压，通过药物控制，目前血压较稳定 4. 高血脂，无治疗措施 5. 骨质疏松，无治疗措施 6. 左侧胫骨骨髓炎，病发自年轻时，目前偶尔复发 7. 突发性便秘，最近两个月内发生 3 次，使用开塞露治疗 用药： 1. 厄贝沙坦分散片：用于 2 型糖尿病的高血压治疗，其不良反应有肾功能、肝功能损伤，血容量不足 2. 瑞格列奈片：用于糖尿病治疗，其不良反应有恶心，消化道问题，罕见便秘 3. 诺和灵长效胰岛素注射笔：用于治疗糖尿病，其不良反应有高血糖/低血糖、视力模糊、注射部位出现淤血、肿块等、胰岛素过敏 4. 盐酸二甲双胍片：用于治疗糖尿病，其不良反应有恶心、呕吐、胃胀、乏力、消化不良等消化道症状 5. 奥拉西坦：用于改善智力，肾功能不全者慎用 6. 奋乃静：抗精神病、抗焦虑药，也用于治疗恶心、呕吐等症及配合其他药物治疗，其不良反应可致迟发性运动障碍、心悸、心动过速、恶心、呕吐、便秘、食欲改变等 7. 开塞露：用于治疗习惯性便秘，用后嘱保留 10 分钟左右后再排便
诊疗历史和用药	

【护理诊断】

护理诊断 1（表 C–6 和表 C–7）

单项名称：生理——排便功能

症状和体征：大便频率/软硬度异常；排便痛苦

问题状况：现存的问题

护理干预实施单位：家庭共同

表 C-6　护理诊断 1

症状和体征	评估时分值	2	老人自 2 月前经常便秘,他和家属不能清楚表达最后一次排便日期。老人主诉无便意;腹部按压检查:膨隆,可触及粪块。其家属时而使用开塞露帮助老人排便。最近一次使用开塞露后效果不明显,老人和家属较焦虑
	预计达到分值	4	
认知	评估时分值	3	老人和家属不能明确表明如何应对便秘问题,而且担心使用开塞露后会上瘾
	预计达到分值	4	
行为	评估时分值	3	家属会帮助老人使用开塞露,但是已经有 3 天没有使用了
	预计达到分值	4	

注:评估时分值和预计达到分值详见表 C-2 的解释。

下次评估时间:一周后/×月×日。

表 C-7　照护干预 1

| 健康教育 | 膳食管理 | 饮食指导:对老人的膳食进行评估、指导 | 1. 联系营养师对老人的饮食习惯进行评估,从老人糖尿病、高血压、便秘的角度出发,提出合理的膳食方案(星期×前完成)
2. 寻找合理的食物/非处方药物,如膳食纤维,使得老人能够进行日常维护和发生便秘时及时采取措施
3. 建议多饮水,2 L/天。每天早晨空腹食用适量西梅、火龙果或者猕猴桃。每次服务时询问依从性 |
| 照护操作和程序 | 胃肠护理 | 排便护理:腹部按摩和合理使用开塞露 | 1. 每周两次上门指导,并由老人自己每天多次进行下腹按摩,促进肠蠕动和排便。每次服务时询问下腹按摩的效果及通便情况
2. 指导老人和家属合理使用开塞露,并帮助其做好库存开塞露的检查工作 |

护理诊断 2(表 C-8 和表 C-9)

单项名称:健康相关行为——健康照顾督导

症状和体征:未能按症状所需寻求评估/治疗;治疗计划不足;不能协调多个就诊预约/治疗计划;健康照顾来源不足

问题状况:现存的问题

护理干预实施单位:个人

表 C – 8   护理诊断 2

症状和体征	评估时分值	3	血糖指数空腹基本高于 8 mmol，大部分高于 10 mmol
	预计达到分值	4	
认知	评估时分值	2	老人和家属缺乏慢病管理知识。例如，觉得血糖已经比以前低就可以了，尽管其数值仍然非常高，对与之相关的日常饮食习惯等缺乏辩证的认识
	预计达到分值	4	
行为	评估时分值	3	老人对饮食没有忌口，平时每次食用太多，在便秘发生时又食用太少
	预计达到分值	4	

下次评估时间：两个星期后／ ×月×日。

表 C – 9   照护干预 2

个案管理	护士护理	帮助老人建立自我健康管理体系	1. 帮助老人及其家属一起分析面临的健康问题 2. 对健康问题提出专业的建议和指导，并帮助老人联系营养师或者未来需要的其他专业人员 3. 激发老人对自我健康管理的意愿，日常沟通中对老人的正确做法给以正面和积极的反馈，使得他和家属有信心做好健康的自我管理，并不断提高健康管理的认知水平
监测	生理症状	测量生命体征	1. 每周为老人测量 2 次空腹血糖 2. 血糖指数连续高于 10 mmol，请联系家庭医生来调整治疗方案 3. 每周测量 2 次血压 4. 经常帮助老人分析生命体征指标变化的原因，帮助做好三级预防工作 5. 建议每半年检查视力、经常做小腿部、足部维护和适量按摩（糖尿病）

护理诊断 3（表 C – 10 和表 C – 11）

单项名称：生理——听觉

症状和体征：对声音的反应缺失/异常

问题状况：现存的问题

护理干预实施单位：个人

表 C‑10 护理诊断 3

症状和体征	评估时分值	3	谈话中，老人需要家属不断为其复述。老人主诉助听器质量不好
	预计达到分值	4	
认知	评估时分值	3	老人和家属没有充分意识到听觉问题会带来的诸多不便和社交生活的减少
	预计达到分值	4	
行为	评估时分值	2	老人和家属没有过多关注听觉问题的补救方案
	预计达到分值	4	

下次评估时间：一个月后/×月×日。

表 C‑11 照护干预 3

健康教育	交流沟通	提高沟通的有效性	1. 和老人沟通时，注意语速、口齿清晰，不断通过小结、提问来确认和老人的沟通正确和畅通 2. 沟通中给予老人充分的时间思考和表述，不要太快介入帮助老人完成对话
健康建议	耐用医疗设备	助听器的选择维护	1. 观察在和老人沟通过程中老人是否能正常交流（助听器是否发挥合格的作用） 2. 帮助老人评估使用助听器的效果。如有需要，协同老人寻找替代的适宜助听器 3. 每周一次，协同老人一起做助听器的清洁保养工作，如果有需要，帮助清除耳垢

护理诊断 4（表 C‑12 和表 C‑13）
单项名称：社会心理学——社交
症状和体征：有限的社交接触，极少的外界刺激/休闲活动
问题状况：现存的问题
护理干预实施单位：家庭

表 C‑12 护理诊断 4

症状和体征	评估时分值	3	老人及家属之前日常生活中积极参与丰富的各类活动，但是由于文化水平的差异，各自有不同的兴趣爱好，经常分别活动。而最近由于便秘，老人经常居家，言谈间流露出落寞和各类抱怨
	预计达到分值	4	

认知	评估时分值	3	老人有对晚年生活美好的憧憬，但对于慢性病和年龄增长带来的体能退化所造成的（社会）生活类型转变缺少认识，产生问题后缺少足够的应对知识和技巧
	预计达到分值	4	
行为	评估时分值	2	老人脑梗后便经常一个人待在家里，无聊时会花很多时间用手机来阅读各种资讯，偶尔去小区里散散步
	预计达到分值	4	

下次评估时间：一个月后/×月×日。

表 C-13　照护干预4

| 健康建议 | 互动交流 | 通过加强社会交往维持和改善客户的认知能力 | 1. 每次服务认真倾听老人，帮助老人完成由于慢性病和身体功能衰退所产生的心理转变，帮助老人建立信心和寻找生活新乐趣的动力
2. 和家属（伴侣和子女）沟通，探寻家属为老人提供社交活动的可能性，比如和伴侣共同参加活动，增加社会交往
3. 寻找社区周围日间活动的可能性，帮助老人找到适合其习惯和爱好的日间活动并使老人能经常参与 |

致谢：文中所引用的奥马哈中文系统由中国香港特别行政区香港理工大学护理学院黄金月教授及其团队翻译，在此表示衷心的感谢！

附录 D　知识拓展

知识拓展一　失智照护中常见的问题与应对方法

　　根据日本厚生劳动省的调查研究，推算出 2012 年本国 65 岁以上的老年人当中，失智的发病率约占 15%，总数约 462 万人，轻度认知障碍（MCI）的老年人约 400 万人，二者相加占比超过 1/4。2015 年 1 月日本厚生劳动省发表研究报告认为，2025 年日本的失智患者预计会超过 700 万人，而 MCI 约 1300 万人，也就是说，65 岁以上的老年人当中，有 1/3 可能会变为失智（图 D - 1）。

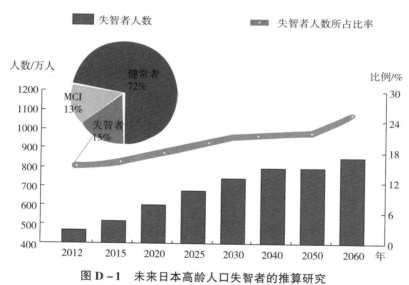

图 D - 1　未来日本高龄人口失智者的推算研究

一、基础知识

　　1. 怎样接触失智老人?

　　要怀着尊敬的态度接触老人，对其发言首先要表示肯定和接受。如果老人认为自己不被他人所接受，反而会更加强硬地坚持自己的主张。所以要弄清老人的愿望，以柔和灵活的态度来对应。

　　2. 照护的注意点是什么?

　　如果环境变化过大会导致老人生活产生混乱，照护时尽量考虑延续老人原来的生活方式。最好不要变更老人既有的生活规律。房间的布置及日常活动尽量避免过大的变化。顺着老人的生活节奏，考虑能做哪些事情，同时要注意对老人健康的影响。

3. 什么状况会导致照护困难？

导致照护困难的状况多种多样，大体可以分为三类：①失智症状较多出现时；②照护力低下；③身体状况恶化时。

其中第①和第③种情况需要找专业医生进行诊疗，第②种情况有必要找当地相关管理服务机构，首先应找专业医生问询。

4. 怎样做可以使照护不易疲劳？

不要一个人为照护而烦恼，可以与周围的照护人员一起交谈交换有关信息和照护心得，从精神上消解疲劳。可以利用介护保险等社会资源的力量，帮助减少照护的负担，也要争取家属的协助，从而获得休息的时间。

5. 如何在环境和设备上下功夫？

照护失智老人的环境和设备，尽量不要改变老人既有的生活方式。居住场所突然改换，可以在一些地方做好标记。例如，在厕所处写上"厕所"的字样或做上相应的标识，在照护对象的房间门口可以用其喜欢的东西作为标识。安全方面，要注意厨房的火源和烟蒂，杀虫剂等危险物品要放到照护对象无法拿到的地方。

6. 居家照护和机构照护有何不同？

居家照护的好处是能够感受到家庭的温暖，能够保持家庭成员之间的关系。由于熟悉的住所、附近的邻居等因素，居家生活需要照护的时期会变得较晚。因为家里是常年用惯了的家具，时间可以自由支配，在自家生活，心情会比较放松。缺点是当身体健康状况不佳时，老人的社会关系容易逐渐减少。相反，在照护机构内，会有人 24 小时值守，相对有安全感。设备和安全保障上会比较到位。会结识到比较投机的友人，还可以参加一些集体活动或社会活动。

7. 怎样开展对话比较好？

根据照护对象的状况，采取的方式也会不同。如果对方失语，交流方式就要有所变化。说话时，即使是相同问题被多次问及，也要耐心地回答。对于照护对象的一些事、理不通的话语，也不要否定，这样会给老人以安全感。例如，自己被照护对象错当成其女儿时，也不要否定。实际 93 岁的人，却把自己当成 23 岁时的样子说话，这时也要继续听着，让对方感受到情感共鸣。

8. 语言之外的交流方式有哪些？

对失智的老人即使无法用语言沟通，也可以通过手势、动作和身体接触来传达信息。微笑、用手指示、轻柔拥抱等，可以对照护对象传达自己的心情和意思。有时可以用手轻轻触摸、配合面部表情做出身体动作来与老人进行交流。

9. 根据症状和程度，照护内容有何不同？

当在一起生活的老人初次表现出失智症状时，对家属的心理打击是很大的。失智即使是初期症状，对于家属来说从精神方面也很难接受，要让亲属正确理解并从心理上接受这种疾病，要让家属知道通过照护是可以使症状有所缓解的。可以利用各种机构和相关患者家属的聚会来获得帮助。当病情逐渐进展到中期后，失智者会开始出现徘徊、夜间精神不稳定等状况，这个时期要注意防范危险的发生。失智进入最终阶段时，要有接受患者卧床不起的心理准备。

10. 通过照护可以改变症状吗？

放置不管的话，失智会恶化。照护人员如果理解失智的病状，可以通过照护的方法使失智者的症状减轻。失智症状出现后，患者会因为夜间精神不稳定频繁叫醒家属，有时为老人找一点力所能及的事情做也可能会有安定精神的效果。

11. 脱水、便秘可能引发哪些问题？如何处理？

重度脱水可能会发生精神萎靡、谵妄等症状。尤其是失智者有时无法表达自己的感受，因此，需要注意观察照护对象这方面的日常状况，标准是一天的饮水量在1L左右，并且记录排尿次数。比如，对于去厕所的次数增加却没有及时补水的照护对象，要有意识地让其喝茶或吃点纤维素多的水果等，以消除脱水隐患。

二、遗忘的应对

1. 老人刚打完电话内容就忘了，怎么办？

刚做过的事情却忘记了，这是失智的症状。有些老人打完电话之后，电话内容立刻就忘记了。作为失智早期共有的症状，就是不记得最近刚刚发生的事情（近期遗忘）。这是阿尔茨海默病等疾病导致的记忆障碍，而记忆力健全时的远期记忆会保留下来。因此，不要指出老人的错误，也不要责怪，重要的是迎合着老人的认识和记忆。

2. 不认得家人了怎么办？

随着失智的进展，有的老人会认错人，比如，有时把妻子当成是自己的女儿，有时当成照护人员。这种情况的对应方法就是顺着老人的认识，不要否定和指出错误。

3. 读钟表却弄不懂时间是什么原因？

能够读钟表，却不知道意味着什么。比如，对于指针式的时钟，老人会把针的位置看成像画一样的东西，所以不知道时间是什么时候。而对于用数字表示的钟表，可以正确地读出几点几分，却不知道这意味着什么。这与大脑顶叶有关，老人无法理解看到或听到的内容，照护人员应当同情理解这个问题，并做出正确对应。

4. 存折（或贵重物品）放哪里了？

失智老人经常会不记得存折和印章放到了哪里，说是忘记了存放处，其实大多数情况是不记得放存折本身这个事情。因此，会认为是"被偷了"，这是失智疾病导致的记忆障碍。因为存折是重要物品，知道存放处的自然是家人或照护人员，所以容易被老人怀疑。遇到这种情况，不要擅自寻找，而是与老人一起寻找。

三、徘徊症状的应对

1. 一天到晚在家里打转怎么办?

有些老人会一整天在家里来回不停地走动,原因有很多。有时是因为有想做的事情而来回走动,照护人员可以努力找到这种走动的原因,如可以询问:"您怎么了?"有时候可能是因为老人想出门买东西而在寻找出口,这时可以问:"今日晚餐想吃点啥?"然后让老人坐下一起说说话,使其安静下来。要给老人安全感,不管是在家还是在照护机构。

2. 一天多次外出,并走相同的路线怎么办?

如果是有跌倒或交通危险的路线,要一直守护着,直到回家。考虑到老人可能会发生危险,可以请近邻帮忙。

3. 外出不穿鞋怎么办?

如果总是不穿鞋外出,是因为老人忘记了穿鞋这件事情。这时可以打声招呼并准备好鞋子,然后当着老人的面穿好鞋子并一起外出。"外出 = 穿鞋",用这种视觉刺激的方法表现出来。

4. 如何防止老人自己外出或外出不会回来?

随着疾病进展,患者不明白的事情会越来越多,有时可能找不到回家的路,并且,有时会什么也不说就外出。遇到这种情况,可以联系近邻,请他们协助,或者请公安机关协助,或者跟照护代理机构商谈,利用"日间服务"的方式。把姓名、联络方式等标识装到老人身上,并对老人交代好"如果遇到困难请向周围的人寻求帮助"。如果老人在夜里开始徘徊,有引发交通事故的风险,这时可以找寻专业医生进行诊疗。

5. 到了傍晚,就收拾东西准备外出怎么办?

这是因为他们的潜意识当中一定有某种理由。碰到这种情况,要耐心询问老人,即使是在自己家里,老人的意识也可能回到十几岁的年代,想回到当时曾经住过的家。如果曾经住过的家还存在,陪同着去可以算是一种解决方法,围着家转几圈会有效果。当转回来的时候,会起到安心的作用。

6. 在徘徊发生之前有何征兆?

引起徘徊的原因各有不同,大多是因为一些令老人不安的事情。例如,在家时,自己曾经从事的送报纸的职业记忆恢复,于是想着要早上起来干工作而徘徊。在照护机构里,岁末年初来探望的人较多,老人情绪会高涨而频繁徘徊。

7. 老人不停徘徊时,如何制止?

明明是在自己的家里,老人却说"我要回家",这时可以说"已经很晚了,请在这里住一晚吧",不要不由分说强行阻止老人的行动。当老人精神兴奋不听劝阻时,可以陪同一起外出散步一会儿,然后诱导回家。到家时对老人说"欢迎回家",这样会让其安心。

8. 如何防止老人迷路时找不到家?

为了防止老人在外徘徊迷路,可以把写有住址和电话的标识带在老人身上。标识的位置应适当，如果不显眼可能会起不到作用，但过于显眼又可能被老人嫌弃，因此，标识一般应装在老人不容易看到而又容易被其他人发现的地方，如标记在上衣的后襟等处。

9. 当老人徘徊时，应采取哪些措施？

精神上的不安定通常是徘徊发生的原因，所以要为老人提供一个安稳的生活环境。每天安排老人定时散步，养成有规律的生活习惯，会减少徘徊现象的发生。另外，寻找到老人的兴趣点也可以减少徘徊的发生。徘徊，对于老人来说是个耗费能量的事情，消耗体力可能会引起脱水症状，当老人回家后要注意补充运动饮料和糖果，要观察健康状况，平复精神上的不安定。

四、日常生活遇到困难

1. 不会使用家电产品怎么办？

对于老人来说，即使是没有失智，也不太会使用最新的微波炉或洗碗机等家电产品。年轻人认为使用比较便利的带声音解说的机器可以解决这个问题，但机器发声又有可能会给老人带来意识的混乱。因此，最好的办法是不要让老人去学习复杂的操作，让老人使用简单的家用电器或继续沿用老人一直以来保持的生活习惯，如用手洗碗等，则不容易发生混乱。如果有必要，则把说明书的字写得大一点，这有助于失智老人的理解。

2. 不会进行找零钱的计算怎么办？

失智老人当中，有出门买东西不会计算零钱的情况发生，也有老人把找零钱的事儿给忘记了。买东西时家属可以陪同前往，如果总是到固定的商店去买东西，可以跟店家说明情况并请求协助。不宜限制老人出门购物，老人有时会拿出大额纸币，却因为不会计算就直接接受找回的零钱，因此，一起购物时要注意这个问题。

3. 如何防止老人对上门推销的东西什么都买？

整日独居在家的老人，有时会对上门推销的东西什么都买。对失智老人推销商品的行为是不好的，但是有些推销人员并不知道老人有失智的疾病，所以无法对此做出好坏的评价。对策：当了解到不当购物或签订了不当购物契约时，要立即取消，充分利用售货退回制度等法规来保护老人的权益，平时，不要把印章和信用卡等物品放在老人身边。预计有这样的事情会发生时，可以联系当地福利权力机构，请求保护等援助，也可以与当地相关机构进行沟通，协商解决。

4. 老人大量购物怎么办？

因为失智，老人可能忘记已经购买了东西的事情，多次购买相同的东西。但是老人本身并不觉得这是个不好的事情，对于这种情况，批评老人可能会起到相反的效果。可以与老人一起购物，也可以跟店家说明情况并请求协助。

5. 捡拾别人家的东西怎么办？

老人在外出时，有时会把别人庭院里的花草、公共机构放置的雨伞或者把公厕的手纸拿回家，被称为"收集癖"症状。如果知道是从哪里拿的，可以去给人道歉，并说明情况请求谅解。

6. 什么都往家里拿，并且堆在家里怎么办？

有的老人，什么都往家里拿，还有的老人担心小偷来偷盗自己的东西而感到心里不安等。这种行为不太容易阻止，因为失智老人不记得之前发生的事情，自己收集了什么东西，怎样收集的，等等。针对这种情况，可以趁老人不在家时进行处理；有时老人也会记得拿回家的东西，家里没有东西就感到不安，家人可以把抽屉里塞满东西让其安心。

7. 白天关门闭窗怎么办？

有一些老人白天关门闭窗成为习惯，可能有担心遭遇强盗的原因。一般来说，这是时间定向障碍造成的，应该耐心向其解释说明，然后寻找并鼓励老人做一些自己感兴趣的事情。或者告诉老人说，天亮了，可以打开门窗了，然后与老人一起打开门窗。

8. 当老人说假话时如何应对？

这是因为老人对过去的事情只能回忆起一些片段，为了补充忘记的部分就自己编一些话，或者是话语中加入了愿望、空想之类的内容，与过去经历的事情混同。对失智者而言，还能够说这样的假话也可以认为是一个相对较好的状态，因此，即使是假话，照护人员也可以化身为假话中的人物，顺着假话扮演下去来作为对应手段。

9. 把自己贵重的东西送人怎么办？

老人有时会把自己的贵重物品送人，然后又闹腾着说"那东西放到哪里哪里了""东西被偷了"之类的。为了防止此类事情的多次发生，照护人员可以说"这是老爷爷的贵重物品，那我给您放这里了哈"，然后与老人一起把东西收拾起来保管好，并且对近邻说明情况，如果获赠了就给保管一下。

10. 不想停止驾驶车辆怎么办？

高龄者中有人不想停止驾驶以前的车辆。有时或许是有继续驾驶车辆的残存能力，但是这样很危险。可以借口说"车子坏了"或"去找眼镜带上再开车吧"等，制止住老人开车，无法制止的情况下，就有必要采取拔掉车钥匙的手段了。

五、情感异常的应对

1. 人格改变如何应对？

失智疾病中有几个类型或者是精神分裂等疾病，会导致人格障碍，如果发现有明显的人格改变时，请找专业医生进行诊疗。失智类疾病当中，人格变化明显的有皮克病（脑叶硬化症）等，即使勉强治疗，也会因为是脑病变引发的症状而没有多少效果。照护人员要了解这种疾病的特征，辅助专业人员进行照护。

2. 总是说一些悲观的话语怎么应对？

有些老人经常会说"真想死啊"。当身体功能低下，不管干什么都需要家人或周围的人提供帮助的时候，也许会产生这样的情绪。这时要根据老人的状态，可以利用专业的失智"日间服务"进行照护，如果是抑郁症，可以找专业医生进行诊疗。

3. 老人什么都不想做怎么办?

自己的身体无法自如地活动,老人会因此厌倦一切,不管怎么劝,老人什么都不做。此种情况,大部分原因可能是大脑的部分性损伤导致老人无法理解话语的内容,因此,没有行动的动力。有些老人以前能够很好地完成一些事情,现在却无法完成,因此而感到羞耻,所以不愿行动。照护人员要理解这样的情况,对这些老人要花工夫仔细解释,对于老人无法做到的事情要分辨清楚,若无其事地帮助一起做。

4. 像戴了面具一样没有了表情如何应对?

这是失智的一种临床表现,随着病情的进展,失智者对于事物的理解力和感知力都会下降。因此,面部表情像戴了面具一样。对于这样的情况,照护人员要积极地与老人说话,或利用"日间服务",做出一些能够让老人感动的刺激。对于抑郁症则需要找专业医生进行诊治。

5. 心情变化过于激烈如何应对?

随着失智的进展,知性的部分和抑制力衰退,会出现心情变化过于激烈的症状。遇到这种情况不要着急,转变老人的情绪是最重要的,找到一个老人平常最喜欢的或最有兴趣的事情,当老人情绪激动时,就用这个事情来诱导。适当做些身体的接触如拥抱等也可能会有效。

6. 看到孩子或幼儿老人会出现什么情况?

老人看到孩子或幼儿,心情会变得和缓,因为这些情景会诱导老人回忆起年轻时的场景。这个时候,老人的意识也会回到年轻时养育孩子的时代。照护人员也要顺着老人的情绪,应着老人的话,保持并度过这种舒缓的时间,给老人以安心。

六、日常会话

1. 言语意思表达不清怎么办?

这是因为运动性语言障碍造成的,是由于脑血管后遗症等疾病造成的言语障碍,自己想说却又无法很好地表达,老人有时会变得很焦躁,反而说不出话来。这种时候,要创造一个让老人慢慢说话的语境,问话的内容要简单,要容易回答,不要让老人变得不愿说话。要珍视老人努力想说话的心情。

2. 老人自己不主动说话怎么办?

这是由于感觉性语言障碍造成的,老人无法理解文章的内容,有时说的话缺乏条理性。原因可能包括:无法想起词汇、身体和精神状态不安、本来就不喜欢说话,等等。随着失智的进展,无法表达语言时,为老人倒茶时不要让其简单地说"好"或"不",而是设置问题促使其说话,如"要绿茶?还是海带茶?要么乌梅茶?"不要让老人封闭地生活,要创造轻松的说话环境。

3. 总是重复同样的话如何应对?

反反复复总是听到老人说相同的话,照护人员有时心里会感到很烦,但是也要做出像头一次听到那样的表情，应和着老人的话语。因为老人没有意识到这是在重复着相同的话，所以照护人员如果应对不恰当，容易招致老人的迷惑和反感。当老人反复问及某个问题时，也许是因为有使其不安的因素存在，应该耐心仔细地询问。

4. 整日喋喋不休怎么办？

除了失智，其他疾病也会出现这种症状，不分昼夜，总是在不停地说话，这时要找专业医生进行诊疗。

七、周边症状（BPSD）的应对

1. 伤害自己的身体怎么办？

伤害自己身体的行为称为"自残行为"。这种情况有可能是因为别的精神疾患，可以找专业的医生进行诊疗，然后照护人员也要接受专业人员的相关指导。

2. 抓挠床垫、撕扯布料如何应对？

失智老人当中，有人会整天反复抓挠床垫、撕扯布料。这样的行为可能是因为闲得无聊或有什么目的，例如，以前从事手工业的记忆恢复或感受到了某种精神压力。这时候可以用老人感兴趣的事情去诱导，或者是递一些可以撕扯的布料，也可提供一些手工作业给老人去做。

3. 玩弄火怎么办？

要把一些能引火的物品如点火器、打火机、火柴等，放到老人看不到的地方，防止发生火灾。如果感觉燃气灶不安全，可以换成电磁炉，或者是提前关闭燃气总阀。

4. 大声喊叫如何应对？

老人如果大声喊叫，可能是因为自己的一些想法无法传达，这时要了解清楚老人想要什么。平日生活的不满、不安或身体的不适，房间或浴室的温度、家具等物品难以使用，便秘，失眠，等等，都可能成为老人大声喊叫的原因，因此，照护人员在日常生活中要注意这些方面的因素。

5. 突然出现兴奋骚动如何应对？

遇到这种情况，照护人员首先用语言安抚，让其情绪平复，然后分析引起这种状况的原因。周围的人要顺着老人的意思进行语言的对应和行动。如果老人从平常的状态突然变得发怒，可以考虑以下几个原因：①对于老人本身来说，这不是突然发生的，而是周围的人没有意识到；②一连串的事情出现，而老人瞬间发生了遗忘，因此搞不清事情的前因后果，于是情绪变得不安，这种情况并不少见。

6. 忽然惊慌"有人要袭击我"怎么办？

老人怀着惊恐的心情诉说时，不要否定，要慢慢地耐心听，目的就是让老人先平复心情。如果这种状况频繁发生，可能是有失智以外的病因，可以找专业医生进行诊疗。

7. 对他人变得具有攻击性如何应对？

这是因为不能控制自己的感情而出现的症状。可能是因为他人阻止了老人想要做的事情，或者是批评了老人，也可能是其他原因的刺激，使老人的行为变得具有攻击性。如果老人变成对他人施以暴力、语言过于粗暴等亢奋状态，不要对老人做无谓的说教，要柔声安抚，使老人情绪平复。如果这种状况频繁发生，可能是失智之外的病因所引发，可以找专业医生进行诊疗。

8. 称呼照护人员为小偷怎么办？

对于最亲近和信赖的人，这种情况的发生相对较多。如果老人说东西丢失了，不要否定，要先答应着然后一起寻找，这样会使老人心情比较缓和，如果照护人员感到对应比较困难时，可以请求老人家属的帮助，大家一起寻找，来平复老人的心情。

9. 对照护人员施加暴力如何应对？

老人施加暴力时，照护人员首先要镇定。对老人施以如拥抱之类的身体接触可能会有效果。对老人的想法表示接受是最重要的。暴力行为可能是因为日常生活的不满、不安等积累所致。家属当中如果有男性在场，可能会用力量进行制约，这样反而会使老人情绪更加亢奋，使暴力升级。这种情况也可能有别的原因，可以找专业医生进行诊疗。

10. 发生幻觉时如何应对？

老人发生幻觉时，即使是在现实中不可能存在的事情，对于老人来说，也是看得见听得见的，照护人员对此要有所了解。不要说"啥也没听见呀""那样的人是不存在的"之类否定的话，先应着老人的话。当老人说"有小偷"的时候，就做出赶走小偷的动作，或者是把门锁好让老人安心。这种症状也可能是其他病因所致，可以找专业医生进行诊疗。

11. 对着镜子说话或招手如何处理？

对着镜子说话的行为称为"镜像反应"或"镜像现象"，是患阿尔茨海默病老人的特有现象。可能是因为没有意识到镜子是个实物，所以老人会对着镜子说话或招手。照护人员要理解这种症状并守护。有些老人可能会忽然发怒并对镜子进行殴打，这样很危险，可以把镜子变换角度或者加个罩子。

12. 在看电视的过程中变得情绪激动，试图阻止故事情节的发展如何应对？

重要的是给老人以安心的感觉。照护人员如果否定老人这种行为，老人即使把内容忘记了，心中也会留下被责备的感觉，心情会因此变得不安。所以应尽量避免观看那些令老人不安的故事或事件之类的电视节目。

13. 明明没人，却说那里有个人怎么办？

当老人怀着惊慌的心情来诉说时，不要否定，耐心听老人说话，使其安心。如果频繁发生这种情况，可能是周边症状的幻觉现象，可以找专业医生进行诊治。

14. 拒绝照护、洗澡、服药如何处理？

照护人员要注意观察，可以趁着老人情绪好的时候进行劝诱，对其说明这是什么样的药物、要进行什么样的就诊，等等，或与老人一起进浴室并帮助洗澡。失智老人与健全人相比，在适应环境变化方面的能力较差，如无法自己穿脱衣服，裸体则会感到不安等，对他们来说，有各种令其不安的状况。情绪低落时会感到什么都不想做，有时会产生"食物里有毒"等妄想，照护人员要在各方面多动脑筋、下功夫，要分析老人不愿配合的各种原因。

15. 老人暴饮暴食怎么办？

随着失智的进展，老人大脑的食欲中枢功能退化，导致没有饱腹感，近期遗忘也会导致老人认为自己没吃饭。如果老人说"还没吃饭"时，照护人员可以说"那我这就给您准备，您先吃点这个吧"，然后让老人吃些水果之类的食物。有些老人是为了驱除不安或不满的情绪而过度饮食。总之，要注意不要使食物总量增加，照护人员如果担心老人饮食过多，就减少每餐的量以保证餐食总量不增加。有些老人还有异食的情况，吃一些不该吃的东西。这时照护人员不要说"这个不能吃！"并强行阻止，而是可以说"这个东西更好吃哟"，然后巧妙地诱使老人进行物品交换。如果发生了吃下电池或药物等情况，可能会导致危险，因此，要把此类物品放到老人拿不到的地方。

16. 老人失眠应如何处理？

老人白天睡觉不活动的时间过长，到了晚上就会昼夜颠倒而失眠。要使老人养成正确的生活规律，白天陪同散步，让老人做一些力所能及的事情。可以利用"日间服务"等照护方式，也可以利用娱乐或体验活动等，使老人的身体和头脑进行活动。随着年龄的增长，老人的睡眠状态会变差，容易发生浅度睡眠甚至失眠，可以调节寝室的亮度和温度，失眠时让老人饮用热牛奶等温暖的饮品来尝试调节改善睡眠质量。在老人入睡之前要给老人以安全感，陪同一起入睡也会有效果。如果老人怎样都无法入睡，可以联系专业医生进行诊治。

17. 排便失败应如何处理？

排便失败对于老人来说精神打击很大，要考虑到老人的羞耻心。不要说"怎么又这样了呀""这样可不行啊"之类责难的话语，责难老人可能会使老人的失禁变得严重甚至变成习惯性，进而导致老人试图隐藏排泄物而发生不洁行为。不要过度反应，而是迅速收拾排泄物，避免伤害老人的自尊心。有时，老人会试图掩饰排便失败而把内裤等藏起来，然后可能会忘记这件事情，看到这种情况就迅速收拾整理。留出比较充裕的时间使老人按时去厕所，在厕所门上做醒目的标识。在夜间，老人排便失败的情况比较多，可以在室内放置便器，去厕所的路径可以用灯光作导引标识，减少失败情况的发生。

18. 发生不洁行为怎么办？

照护人员如果发现老人有不洁行为，容易着急生气，这时不要责怪老人，而是要在防止这种行为的发生方面下功夫。如果不洁行为已经发生，要让老人情绪安定下来，然后用热水仔细帮其洗干净。用粪便弄脏衣服或墙壁、玩弄粪便等行为被称为"弄便"。为了消除纸尿裤当中有大便带来的不适感，老人可能会用手去掏，然后因为弄脏了手，又把粪便抹到墙壁和衣服上，试图来擦干净手。有时也会因为排便失败弄脏了厕所，老人会变得慌张，试图用手去收拾干净，结果把事情搞得愈发糟糕。有时，老人会产生错觉，把玩弄粪便当成是在做馅儿。要防止"弄便"的发生，关键在于控制排便，要使老人养成定时去厕所的习惯，每间隔数小时就确认一下，房间内的便器设置也是有必要的。对策还包括让老人经常洗手，剪短指甲，常备消毒液等。

八、有关性行为的应对

1. 失智老人说"请上来"时怎么办？

遇到这种情况时，要装作若无其事，自然地改变话题。老人如果发生用异样的眼神观察人体，然后说"请上来"的行为时，这是因为失智导致知性的抑制力减弱而出现的症状，可以找专业医生进行诊治。

2. 显露性器官应如何应对？

如果碰到这种情况，要装作若无其事，自然地改变话题。失智者表现出显露性器官的行为，其原因有多种，如阴部瘙痒，纸尿裤湿了，想去厕所等，这些原因会导致老人想脱掉裤子。如果失智者要照护人员触摸自己的性器官，可以若无其事地将手抽离，如果轻蔑、粗暴地甩开，可能会使其行为升级。

3. 欲强迫发生性行为如何应对？

老人也有性的欲望。但是，如果照护对象不由分说要强迫发生性行为时，照护人员要镇定，采取坚决的态度拒绝照护对象的要求。如果遇到这种情况，照护人员不要被这种情况所困扰，夜里要保证自己的睡眠质量，考虑好白天的工作和生活。

知识拓展二　康复辅具应用技术

一、护理床及其应用

（一）护理床的结构

护理床，通常在患者住院、护理院或居家护理时使用，其主要目的是便于护理人员进行照顾，促进患者床上活动及康复。不同类型的护理床构造稍有差别，但大体来讲，护理床的结构包括床身、床面、床头板、床尾板、护栏、脚轮等，有些护理床还配有小桌板、输液架等配件。护理床的结构如图 D-2 所示。

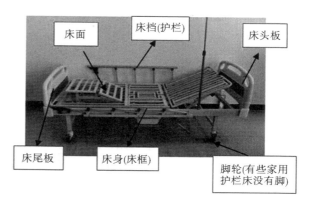

图 D-2　护理床的结构

床档，又叫护栏，是护栏床两侧的围挡结构。主要有 3 个方面的功能：一是防止使用者坠床；二是用作扶手，辅助使用者变换体位；三是作为支撑，放置桌板等。床档的类型多种多样，其外观和开闭方式都有所不同,适用对象也有所差别。例如,根据材质的不同,分为不锈钢、ABS、木质等,根据开闭方式分为插拔式、下折式、外拉式、折叠式等。

图 D-3 中展示了各种不同类型的床档,图 D-3A 所示床档在头侧和尾侧各有一套床档,使用时可打开或关闭任意一个,从而便于照护人员操作的同时,保证使用者的安全,但是要注意床档之间的缝隙,当使用者意识不清或躁动时,可能造成身体局部卡在缝隙中而受损伤,另外,该床档只能由照护人员从外侧开启,因此,不适用于下床活动需求较多的人,一般应用于医院中。图 D-3B 和图 D-3C 都属于折叠式床档,开启和关闭比较方便,使用者可以自行操作,适用于意识清醒、活动能力较好的患者,但同样需要注意预防床档的缝隙卡到使用者的身体。图 D-3D 中的床档具有可旋转的功能,使用者下床时可将扶手旋转至与床成 90°角的位置,从而便于支撑站立。图 D-3E 中的床档属于从头到脚全方位的保护,适用于坠床风险较大的人。

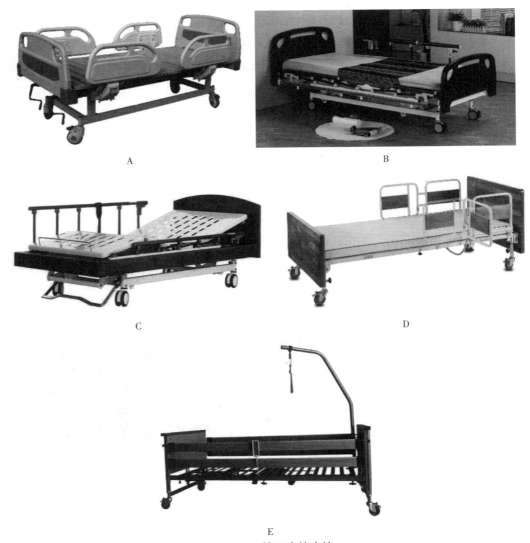

图 D-3　护理床的床档

（二）护理床的功能及使用方法

目前，护理床的基本功能有起背、背膝联动、膝抬起、高度升降等。部分护理床还具有二便护理、翻身、全椅位、坐位外出位、特伦德伦伯格（Trendelenburg）卧位与反特伦德伦伯格卧位、防压疮位等功能。目前，智能化的护理床还加入了体重监测、离床报警、失禁报警、安全感应等功能。

1. 背起和背降功能　在需要时，可将使用者背部随着床背板向上慢慢抬起或向下慢慢放平，背板最大升起角度约为75°（图D-4）。绝大多数护理床均具有此功能。

背起功能可使使用者呈坐位或半坐位，扩大其视野范围，便于与其他人交流，促进身心健康，因此，建议长期卧床者在白天尽量应用该功能，增强与外界的联系；另外，在协助卧床者进餐时，为了便于吞咽食物，避免呛咳的发生，应将其背部抬起30°~50°；同样，协助卧床者使用便器时，为了使其排泄更顺畅，也应在病情允许的情况下，将其背部抬起30°~50°。

需要注意的是，在抬起背部的过程中，一些身体虚弱、平衡功能较差的使用者可能会出现下滑和侧滑的情况，此时要注意协助其对体位进行微调，或用软枕等进行体位的固定，保障其安全。同时，抬起背部时身体下滑所产生的剪切力也是压疮的危险因素之一，对于压疮发生风险较高的人员要格外注意。此时，可将其腿部抬起20°~30°，这样体位更稳定，使用者也会更舒适。有些护理床特意增加了防下滑和侧滑功能，即在背部抬起时，背部两侧的床板同时向内运动，形成一个半包围的结构，这样就避免了使用者坐起时左右倾倒。

2. 抬腿和腿平功能　腿部可随床板向上抬起或放平，最大升起角度一般约为40°（图D-5）。绝大多数护理床均具有此功能。

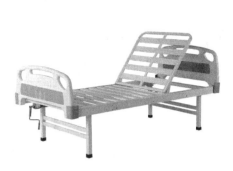

图D-4　护理床背起功能

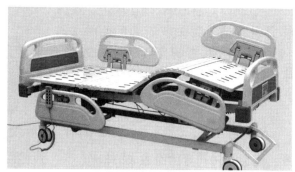

图D-5　腿部抬起功能

抬腿功能使长期卧床者的下肢获得富有弹性的托举，有助于血液循环，缓解髋关节、膝关节的疲劳感。该功能可单独使用，也可配合背起功能同时使用。

3. 背膝联动功能　背膝联动时，膝部先升起，然后背部再上升，同时膝部腿板缓慢下降，从而防止下滑，有效降低长期卧床者患压疮的可能性，减少胸腹部的压力，使使用者倍感舒适（图D-6）。该功能实际上是对单独背部抬起功能的一种升级，一些高档护理床具备此功能，适用于长期卧床，有压疮风险者。

4. 下屈腿功能　床尾板可在0°~90°折叠弯曲，实现人体腿部的自然下垂，从而实现床上端坐位，像一个大沙发或大轮椅一样，从而避免使用者因长期卧床导致腿部肌肉萎缩，促进使用者的血液循环（图D-7）。同时，也更便于床上进餐、床上如厕等，该功能适用于长期卧床，下床困难者。

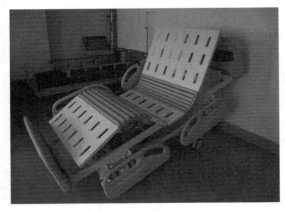

图D-6　背膝联动功能

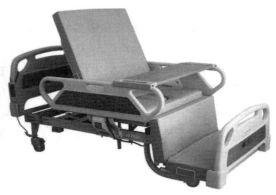

图D-7　下屈腿功能

5. 整体升降功能　即床体高度可根据需求进行调节（图D-8），不同品牌型号的护理床，床体高度升降范围不同，如400~700 mm、380~610 mm等，有的护理床最低可降至250 mm。

床的整体升降功能无论对于照顾者还是床的使用者都是具有重要意义的，当床面降低时，可方便使用者上下床。最合适的床面高度应该是使用者坐在床边，双脚能够完全着地，膝关节屈曲约90°（图D-9），根据使用者的身高不同，最适宜的床体高度也有所不同，一般为400~450 mm；夜间睡眠时，将护理床降至最低，还可预防由于意外坠床而造成的伤害；而当床体升高时，则方便照顾者提供服务，避免长时间弯腰而造成的损伤，一般来说，便于操作的高度约为600 mm（图D-10）。因此，对于那些长期卧床行动不便，需要照顾的使用者来说，应尽量选择可整体升降的护理床。但是，要注意床体的升降范围，如有的护理床其升降范围为500~700 mm，那么，即使降至最低，对于大多数使用者而言，仍有些过高，在上下床时可能会存在危险。

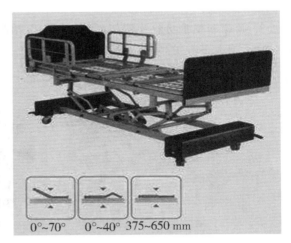

0°~70°　0°~40°　375~650 mm

图D-8　可整体升降的床

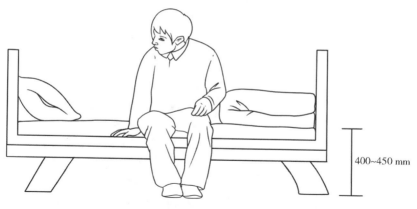

图 D-9　方便使用者的床高度

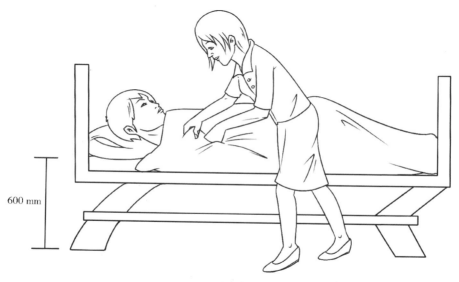

图 D-10　方便照顾者的床高度

6. 侧翻身功能　一般是通过床面的三折式倾斜，实现使用者向左或向右翻身 30°（图 D-11）。对于长期卧床者，为避免出现压疮，需每 2 h 协助其翻身一次，这对照护者而言，是一项比较繁重的工作，而且翻身过程中也容易影响使用者休息，造成其出现不舒适的体验。在此情况下，翻身护理床则能起到非常重要的作用，它极大地降低了照护者的工作强度，同时，也促进了使用者的舒适。需要注意的是，由于这种翻身功能比较机械，在使用有翻身功能的护理床时，仍然不能忽视人工摆位的重要性，自动翻身后还是要观察一下其体位是否安全舒适，必要时给予微调。如果长期完全依赖护理床的翻身功能，不做人为的观察和保护，仍有可能出现局部压疮、关节损伤等情况。

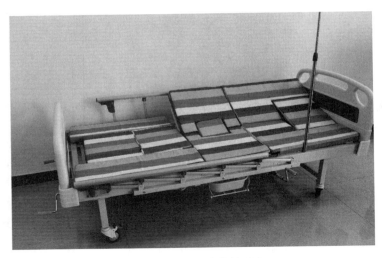

图 D-11 可翻身的护理床

7. **便盆功能** 在床面靠近臀部的位置，有一个便孔，在便盆功能状态下，便孔上的盖板打开，同时便器载体沿横向自动送到使用者臀下，使用者可进行大小便，完成后关闭便盆功能，则便孔盖关闭与床面保持齐平，同时便盆自动送到操作者一侧，以便照护人员拿走清洗，清洗后的便盆放回便盆载体，以备下次使用（图 D-12）。此功能一般会配合下屈腿功能，使使用者呈端坐位，从而更利于排便，适用于有床上排便需求者。

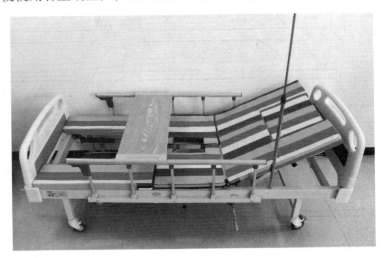

图 D-12 大小便护理床

8. **其他功能** 随着科技及辅具行业的发展，为了满足人们不同的需求，开发出了许多具有丰富功能的护理床，如自动报警功能、体重监测功能、夜灯功能、站立功能等，每种功能都有其适用对象，在选择时要综合考虑使用者的身心状况、经济状况、售后服务情况等。

（三）护理床的种类与选择

根据护理床驱动方式可将护理床分为手动护理床与电动护理床。手动护理床多需要护理人员操作，而电动护理床护理人员与患者均可操作，增强了患者的生活独立性。根据材质的不同，可分为全不锈钢材质、碳钢材质、ABS材质、木质及喷塑材质；根据功能可分为1功能、2功能、3功能、4功能、5功能等；根据马达的数量可以分为1马达、2马达、3马达、4马达等，详见表D-1。

表D-1　手动与电动护理床的分类与功能

驱动方式	马达数量	功能	背膝联动	背起	膝抬起	上下升降	屈腿	侧翻身	外观
电动护理床	1马达	1功能	○						
		2功能	○	○					
	2马达	2功能	○			○			
			○	○					
	3马达	3功能		○	○	○			
	4马达	4功能		○	○	○	○		
				○	○	○		○	
				○	○	○			○
手动护理床	1摇杆	1功能		○					
	2摇杆	2功能		○	○				
				○		○			
	3摇杆	3功能		○	○	○			
	4摇杆	4功能		○	○	○		○	

护理床在选配时应该注意考虑使用者和照护者的身体情况、经济情况、护理床的情况、环境评估。

二、防压疮辅具及其应用

（一）防压疮辅具的功能

压力性损伤是指皮肤和（或）皮下组织的局部损伤，通常位于骨隆突处，由强和（或）持久的压力或压力联合剪切力所致，或与医疗器械或其他器具相关。一旦发生损伤，会给患者带来痛苦，加重病情，延长康复时间，严重时可因继发感染引起败血症而危及患者生命。相比于费用高昂、患者痛苦的医学治疗，加强翻身护理，预防压力性损伤的发生十分重要，然而频繁的翻身不仅伴随着护理强度增加，也为患者带来痛苦，所以使用防压疮辅具辅助压力性损伤的预防及治疗变得十分必要。

防压疮辅具通过均压材料的特性与符合人体工学的形状设计，可以减少支持表面的压力、摩擦力与剪切力，同时辅具表面材料防水、透气、降温的特性改善支持面的微环境，最大限度减少压力性损伤的发生。

（二）防压疮辅具的种类与结构

1. **体位垫** 由聚氨酯泡沫、凝胶、泡沫粒子等材料制成，放置于患者身下，在保持患者良好的肢体位置，避免畸形的同时，减少压力性损伤的发生。常见的种类如下。

（1）凝胶体位垫：常用于手术室，在长时间手术过程中为手术患者提供良好的体位固定，最大限度暴露术野，最大限度分散压力，如图 D−13 所示。

（2）楔形垫：三角柱状垫子，用于翻身侧卧楔形垫一般一侧为30°角，用于在翻身至侧卧位时支持被照护者脊柱，减少压力性损伤的发生，如图 D−14 所示。

（3）足部减压垫：被照护者平躺时放置于其小腿或大腿下方，将足跟抬离地面悬空，踝关节保持于功能位，尽可能减少足跟受压损伤与踝关节跖屈畸形，如图 D−15 所示。

（4）粒子摆位垫：由不同大小、形状不同的垫子构成，用于不同的身体部位，内部填充泡沫粒子与少量空气起到均压作用，帮助功能障碍者保持良好体位，避免关节畸形，缓解肌肉紧张，同时进行压力分散，如图 D−16 所示。

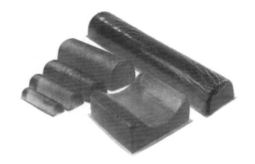

图 D−13　凝胶体位垫

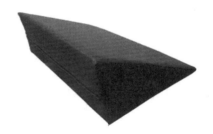

图 D−14　楔形垫

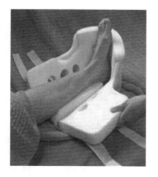

图 D−15　足部减压垫

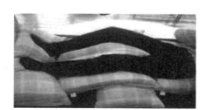

图 D−16　粒子摆位垫

2. **减压床垫** 使用有效的减压床垫后可延长翻身频率至 4 h 一次，对不能够有规律翻身或翻身会导致生命体征改变的个体应考虑使用减压床垫。减压床垫按照产品的材质可分为海绵垫、凝胶垫、空气垫；按照产品动力性可分为静止型床垫与波动型床垫；按照铺设方式可分为覆盖式床垫与替代式床垫，覆盖式床垫一般比较薄，覆盖于原有床垫之上配合使用，但在使用时应注意两层床垫的总体厚度不宜过厚，容易导致病患翻出护理床栏杆。替代式床垫，厚度较大，可以替代普通床垫单独使用，取得更好的减压效果。

3. 聚氨酯海绵床垫　使用高密度聚氨酯海绵制成，厚度比一般床垫大，表面切成不同形状用于均匀接触压力，可由不同硬度的海绵组合而成，如图 D-17 所示。

4. 凝胶海绵床垫　由海绵与凝胶两种材料复合制成，在需要重点减压的骶尾部使用凝胶材质均匀压力，上层与下层复合海绵材质，减少凝胶床垫整体重量，如图 D-18 所示。

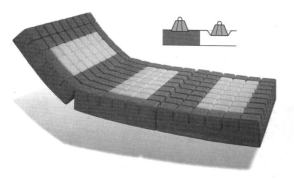

图 D-17　聚氨酯海绵床垫

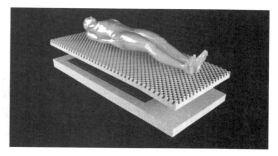

图 D-18　凝胶海绵床垫

5. 气囊海绵床垫　由充气气囊与海绵材质复合制成，在需要重点减压的部位使用充气气囊均匀压力，头部、床垫四周复合海绵材质，保持使用者的稳定性，如图 D-19 所示。

6. 低空气损失空气床垫　在气垫表面采用激光打孔形成多个喷气微孔，不断吹出空气，使患者浮动，帮助减少水分，来保持正常的皮肤温度，湿度水平，如图 D-20 所示。

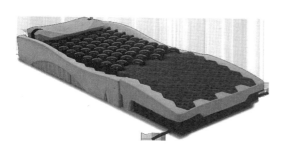

图 D-19　气囊海绵床垫

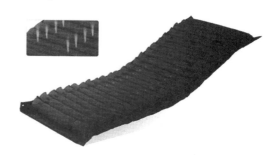

图 D-20　低空气损失空气床垫

7. 交替压力空气床垫　单个气管缓慢地放气，重新充气，然后相邻的气管在床垫上缓慢地上下移动，交替减压并促进循环，如图 D-21 所示。

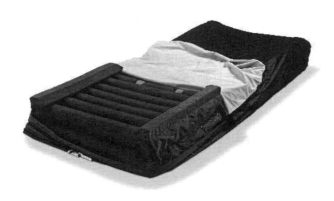

图 D-21　交替压力空气床垫

8. 翻身空气床垫　有一组横向气管使患者从一侧向另一侧翻转，以循环改变压力点，减少肺并发症的风险，刺激胃肠道，改善循环，提供压力释放，如图 D-22 所示。

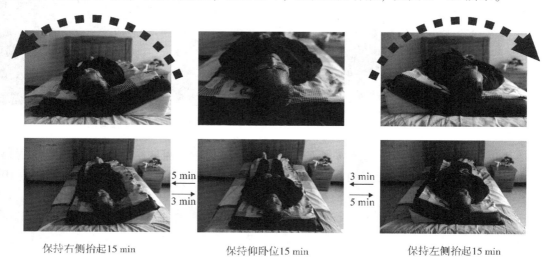

保持右侧抬起15 min　　　　　保持仰卧位15 min　　　　　保持左侧抬起15 min

图 D-22　翻身空气床垫

参考文献

[1] 罗灿辉. 病人标准护理计划（内科分册）[M]. 湖南：湖南科学技术出版社，2001.

[2] 李树贞，赵曦光. 康复护理学 [M]. 北京：人民军医出版社，2001.

[3] 柳青. 有效沟通技巧 [M]. 北京：北京大学出版社，2002.

[4] 尤黎明. 内科护理学 [M]. 北京：人民卫生出版社，2002.

[5] 郑修霞. 护理学基础 [M]. 北京：北京大学医学出版社，2005.

[6] 李晓松. 护理学基础 [M]. 2 版. 北京：人民卫生出版社，2008.

[7] 吴丽文. 老年护理学 [M]. 北京：科学出版社，2011.

[8] 冷晓红. 人际沟通 [M]. 北京：人民卫生出版社，2011.

[9] 罗悦性. 老年护理学 [M]. 北京：人民卫生出版社，2011.

[10] 刘美萍. 护理学基础 [M]. 北京：科学出版社，2011.

[11] 李小寒. 基础护理学 [M]. 5 版. 北京：人民卫生出版社，2012.

[12] 李小萍. 基础护理学 [M]. 2 版. 北京：人民卫生出版社，2012.

[13] 李春玉. 社区护理学 [M]. 4 版. 北京：人民卫生出版社，2012.

[14] 王刚. 社区康复 [M]. 北京. 人民卫生出版社，2013.

[15] 黄霞. 心血管疾病预防与健康教育 [M]. 北京：人民军医出版社，2013.

[16] 侯晓霞. 老年常见病的预防与照护 [M]. 北京：北京大学出版社，2013.

[17] 罗先武，王冉. 2015 护士执业资格考试轻松过 [M]. 北京：人民卫生出版社，2014.

[18] 李素君. 老年护理学 [M]. 北京：中国协和医科大学出版社，2014.

[19] 汲芳. 医疗专护病房工作手册 [M]. 北京：科学技术文献出版社，2015.

[20] 李玲，蒙雅萍. 护理学基础 [M]. 3 版. 北京：人民卫生出版社，2015.

[21] 张小燕. 老年护理 [M]. 北京：人民卫生出版社，2015.

[22] 徐守宇，叶祥明. 脑卒中的康复护理 [M]. 浙江：浙江大学出版社，2016.

[23] 黄弋冰，卢玉彬. 护理技能综合实训 [M]. 北京. 人民卫生出版社，2016.

[24] 郭丽. 老年人技术护理 [M]. 北京：海洋出版社，2017.

[25] 张宁宁，魏宝生. 临床护士实习手册 [M]. 北京：中国医药科技出版社，2017.

[26] 刘哲宁，杨芳宇. 精神科护理 [M]. 北京：人民卫生出版社，2017.

[27] 燕铁斌，尹安春. 康复护理学 [M]. 4 版. 北京：人民卫生出版社，2017.

[28] 李春玉，姜丽萍. 社区护理学 [M]. 4 版. 北京：人民卫生出版社，2017.

[29] 李小寒，尚少梅. 基础护理学 [M]. 6 版. 北京：人民卫生出版社，2017.

[30] 李乐之. 外科护理学 [M]. 5 版. 北京：人民卫生出版社，2017.

［31］尤黎明，吴瑛．内科护理学［M］．5 版．北京：人民卫生出版，2017.

［32］徐洪伟，柳明仁．康复护理学［M］．北京：科学出版社，2018.

［33］张美琴，刘美萍．护理学基础［M］．2 版．北京：科学出版社，2018.

［34］中国知网：http：//www. cnki. net/.

［35］万方数据知识服务平台：http：//www. wanfangdata. com. cn/.

［36］百度文库：http：//wenku. baidu. com/.

［37］百度学术：http：//xueshu. baidu. com/.

［38］奥马哈系统：http：//www. omahasystem. org/.

［39］http：//www. qdwanlin. com.